Qualitätsmanagement in der Therapie

Walter Leal Filho (Hrsg.)

Qualitätsmanagement in der Therapie

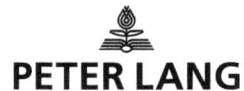

Bibliografische Information der Deutschen Nationalbibliothek
Die Deutsche Nationalbibliothek verzeichnet diese Publikation
in der Deutschen Nationalbibliografie; detaillierte bibliografische
Daten sind im Internet über http://dnb.d-nb.de abrufbar.

ISBN 978-3-631-84827-2 (Print)
E-ISBN 978-3-631-85359-7 (E-PDF)
E-ISBN 978-3-631-85360-3 (EPUB)
E-ISBN 978-3-631-85361-0 (MOBI)
DOI 10.3726/b18351

© Peter Lang GmbH
Internationaler Verlag der Wissenschaften
Berlin 2021
Alle Rechte vorbehalten.

Peter Lang – Berlin · Bern · Bruxelles · New York ·
Oxford · Warszawa · Wien

Das Werk einschließlich aller seiner Teile ist urheberrechtlich geschützt. Jede Verwertung außerhalb der engen Grenzen des Urheberrechtsgesetzes ist ohne Zustimmung des Verlages unzulässig und strafbar. Das gilt insbesondere für Vervielfältigungen, Übersetzungen, Mikroverfilmungen und die Einspeicherung und Verarbeitung in elektronischen Systemen.

Diese Publikation wurde begutachtet.

www.peterlang.com

Inhaltsverzeichnis

Prof. Dr. Walter Leal Filho
1. Vorwort 7

Prof. Dr. Walter Leal Filho
2. Der Wert des Qualitätsmanagements in der Therapie 9

Lena Sophie Hirsch
3. Qualitätsmanagement im Therapiesektor der Traumatherapie 13

Theresa Paloma Mera Euler
4. Qualitätsmanagements im Therapiesektor der Hypnosetherapie 33

Elisa Rongstock
5. Qualitätsmanagement im Therapiesektor der Tanz- und Kunsttherapie 55

Veronika Esipova
6. Qualitätsmanagement im Therapiesektor der Musiktherapie 75

Marlene Blecken und Olivia Wadislohner
7. Qualitätsmanagement im Therapiesektor der Familientherapie 99

Julia Faul
8. Qualitätsmanagement im Therapiesektor der Paartherapie 123

Rebecca Holst
9. Qualitätsmanagement im Therapiesektor der Verhaltenstherapie 151

Selina Yasemin Rauterberg
10. Qualitätsmanagement im Therapiesektor der Selbsthilfe 173

Lisa Merlin Timmermann
11. Qualitätsmanagement im Therapiesektor der Ergotherapie 199

Janika Niecke
12. Grundlage des Qualitätsmanagements im Therapiebereich
Osteopathie in Deutschland 219

Wenke Schoof
13. Qualitätsmanagement im Therapiesektor der Atemtherapie 245

Sandra Miriam Schwan
14. Qualitätsmanagement im Therapiesektor der Chemotherapie 261

Ronja Rohr
15. Qualitätsmanagement im Therapiesektor der Systemischen Therapie 279

Vera Heinrichs
16. Qualitätsmanagement im Therapiesektor der Theatertherapie 297

Jonas Fermin Wülfing
17. Qualitätsmanagement-Ansätze in der Gestalttherapie 317

Melis Özbudakci
18. Qualitätsmanagement im Therapiesektor Progressive
Muskelentspannung (nach Jacobsen) 337

Abbildungsverzeichnis 353

Tabellenverzeichnis 357

Die Autorinnen und Autoren 359

Prof. Dr. Walter Leal Filho

1 Vorwort

Es gibt verschiedene Arten von Therapien und diese werden entsprechend den individuellen Bedürfnissen der Patienten ausgewählt. Sie zeichnen sich dadurch aus, dass es sich um Prozesse handelt, die über lange Zeiträume verfolgt werden müssen, um den erwarteten Nutzen zu erzielen. Die Größe des Therapiesektors ist beträchtlich, und jedes Jahr werden über zwei Milliarden Euro zur Finanzierung der verschiedenen Arten von Therapien und der Millionen von Patienten, die sie in Anspruch nehmen, ausgegeben. Die Liste der Arten von Therapien ist lang und umfasst so unterschiedliche Bereiche wie u.a.:

1. Atemtherapie
2. Autogenes Training (nach H.J. Schulz)
3. Chemotherapie
4. Ergotherapie
5. Familientherapie
6. Farblichttherapie
7. Gesprächstherapie
8. Gestalttherapie
9. Gruppentherapie
10. Hypnose
11. Logotherapie
12. Musiktherapie
13. Osteopathie
14. Paartherapie
15. Physiotherapie
16. Progressive Muskelentspannung (nach Jacobsen)
17. Psychotherapie
18. Reittherapie (bzw. tiergestützte Therapie)
19. Schmerztherapie
20. Selbsthilfegruppe
21. Systemische Therapie
22. Tanz- & Kunsttherapie
23. Theatertherapie
24. Traumatherapie
25. Verhaltenstherapie

Aber auch wenn sich die Art und die Arten der Therapie unterscheiden, so haben sie doch einige Aspekte gemeinsam. Zum Beispiel, sie werden von Fachleuten durchgeführt, die in Kliniken und Krankenhäusern oder als Selbständige arbeiten. Außerdem ist die Arbeit von verschiedenen Verfahren umgeben, die ihre Qualität sicherstellen sollen.

Aber auch wenn die Qualität ein wesentlicher Faktor im Therapiebereich ist, gibt es nicht viele Publikationen, die beide Aspekte (Qualitätsmanagement und Therapien) in einer kombinierten Weise behandeln. In diesem Zusammenhang ist dieses Buch entstanden. Es erläutert die Zusammenhänge und Besonderheiten des Qualitätsmanagements in verschiedenen Sektoren und enthält praktische Beispiele, die veranschaulichen, wie Qualitätsmanagement in verschiedenen Kontexten integriert und praktiziert wird.

Ich danke allen Autorinnen und Autoren, die derzeit an der Fakultät Life Sciences, Department Gesundheitswissenschaften der Hochschule für Angewandte Wissenschaften Hamburg ausgebildet werden, für ihre Bemühungen bei der Untersuchung der verschiedenen Therapieformen. Wir hoffen, dass dieses Buch für alle, die im Gesundheitssektor arbeiten und sich für den transformativen Wert des Qualitätsmanagements im Therapiebereich interessieren, von Nutzen sein wird. Mein Dank gilt auch Marie Hornbogen für die wertvolle Unterstützung in der Gestaltung des Manuskripts.

Prof. Dr. (mult.), Dr. h.c. (mult.) Walter Leal
Frühjahr 2021

Prof. Dr. Walter Leal Filho

2 Der Wert des Qualitätsmanagements in der Therapie

Zusammenfassung: Dieses einleitende Kapitel gibt einen Hintergrund zum Thema Qualitätsmanagement und erläutert das Konzept des Qualitätsmanagements im Therapiebereich.

Schlüsselwörter: Therapie, Qualität, Therapeuten, Prozesse, Patienten

1. Einführung

Die Therapie ist ein komplexer Sektor, der vielschichtige Ansätze zur Gewährleistung des Wohlergehens der Patienten beinhaltet. Das Qualitätsmanagement in der im Gesundheitssektor im Allgemeinen und im Therapiebereich im Besonderen ist unerlässlich, um die Sicherheit der Patienten zu gewährleisten und unerlässlich, um die dabei auftretenden operativen Herausforderungen zu bewältigen.

Dabei ist das Qualitätsmanagement darauf ausgerichtet, die Bedürfnisse der Patienten in den Vordergrund zu stellen und die Angehörigen der Gesundheitsberufe zu ermutigen, qualitativ hochwertige Leistungen zu erbringen (Aggarwal et al., 2019).

Das Konzept des Qualitätsmanagements blieb bis vor kurzem mehrdeutig. Zunächst dachte man, es sei die Anleitung von Gesundheitsfachkräften zu bestimmten Pflichten und Aufgaben. Später wurde dies jedoch dahingehend interpretiert, dass man den Versorgungsprozess von Patienten durch eine Analyse des Organisationsprozesses steuert und sich entweder individuell oder kollektiv an sie wendet (Salehi et al., 2018; Aggarwal et al., 2019).

Im Wesentlichen basiert das Qualitätsmanagement auf dem Prinzip, dass das höhere Management im Gesundheitswesen dafür sorgt, dass sich die Art und Weise der Betriebsführung ändert, dass der Kunde im Mittelpunkt steht, dass die Befähigung der Mitarbeiter, die Verbesserung des Engagements, die Mitarbeiterschulung und Übungen zur Teambildung gefördert werden. Der Wert solcher Praktiken ermöglicht die Zufriedenheit der Mitarbeiter, was zu einem effektiven und effizienten Betrieb und letztendlich zur Zufriedenheit der Patienten führt (Halis et al., 2017). Frühere Studien haben gezeigt, dass die Konzentration auf die Mitarbeiterzufriedenheit zu einer besseren Leistungserbringung geführt hat. Dies wurde festgestellt, als sich die Einstellung des Gesundheitspersonals gegenüber der Patientenversorgung zu verbessern begann (Ju & Park, 2016). Dabei entwickelt das Management eine fokussierte Strategie, die die Beziehung zwischen Patienten und Leistungserbringer aufbaut. Dies fördert die Nachhaltigkeit des Unternehmens weiter und ermöglicht Wettbewerbsvorteile (Ahmad et al., 2017).

2. Vorteile des Qualitätsmanagements in der Therapie

Einer der größten Vorteile von Qualitätsmanagementsystemen ist die Zufriedenheit der Patienten im Gesundheitswesen. Dies wird erreicht, indem eine effiziente Verwaltung, Hygiene, Besuche von Ärzten und Krankenschwestern, kosteneffektive Behandlungen und ein kompetenter Umgang mit Patientenbeschwerden gewährleistet werden (Kamra et al., 2016).

Um optimale Ergebnisse zu gewährleisten, kann das Total-Quality-Management (TQM) eingesetzt werden. Genauer gesagt konzentriert sich das TQM darauf, auf die Bedürfnisse der Patienten einzugehen und gleichzeitig die Herausforderungen im Gesundheitssystem anzugehen (Sadikoglu & Olcay, 2014). Dies ist besonders vorteilhaft, da es sowohl auf die direkten medizinischen Dienstleistungen und Behandlungen als auch auf die indirekten Verwaltungsprozesse abzielen kann. Insgesamt ermöglicht dies eine verbesserte Qualität in der Gesundheitsversorgung und Therapie und ermöglicht eine Kostensenkung, da das Management Probleme erkennen kann, bevor sie auftreten (Murti et al., 2013; Aggarwal et al., 2019).

Dies ist besonders wichtig im Therapiesektor, der verschiedene Arten von Therapie umfasst und in dem Tausende von Fachleuten im ganzen Land tätig sind.

Darüber hinaus nimmt der globale wirtschaftliche Wettbewerb im Gesundheitswesen stetig zu. Die Organisationen sind daher veranlasst, ihr Gesundheitsmanagement zu verbessern, um sich einen Wettbewerbsvorteil zu verschaffen. Dies wird vor allem durch die Verringerung der mit der Krankheit verbundenen Risiken erreicht, um so die Sicherheit und die Bedürfnisse der Patienten zu befriedigen, die Wirksamkeit der Behandlung und die Qualität der Gesundheitsversorgung zu verbessern (Alzoubi et al., 2019). Darüber hinaus ermöglicht TQM einen raschen Fortschritt in wissenschaftlichen Studien und Forschungen, die den Praktikern im

Gesundheitswesen helfen, die medizinische Behandlung und Diagnostik zu verbessern (Halis et al., 2017).

Frühere Studien weisen darauf hin, dass die von den Therapeuten erbrachten Leistungen ein Hauptfaktor für den Erfolg von Gesundheitsinterventionen sind, sowohl im Zusammenhang mit der Gesundheitsversorgung nach Operationen (Therapien im Zusammenhang mit Krebs oder nach Sportunfällen) als auch losgelöst davon (z.b. Paar- oder Familientherapie).

Ein Bereich, der z.b. weiterentwickelt werden kann, ist die sogenannte „therapeutische Allianz", die Gellhaus Thomas, Werner-Wilson, & Murphy (2005) definieren als „das Ausmaß, in dem Klient und Therapeut zusammen und zielgerichtet arbeiten und sich emotional verbinden, und das als gemeinsamer oder generischer Faktor konzeptualisiert wird, von dem angenommen wird, dass er sich über verschiedene Behandlungsansätze erstreckt". Der Einsatz von therapeutischen Allianzen kann wesentlich zu einem größeren Erfolg von Interventionen beitragen und ihre Wirkung maximieren.

Damit aber das transformative Potenzial von Therapien ausgeschöpft werden kann, müssen wir das Verständnis nicht nur einzelner therapeutischer Prozesse, sondern auch, wie andere dazu beitragen Faktoren wie Einfühlungsvermögen, Erfahrung des Therapeuten, therapeutische Modalität, Ebene des Klienten von Motivation, und Persönlichkeit erhöhen die positiven therapeutischen Ergebnisse.

3. Schlussfolgerungen

Mit dem Verständnis, dass gut geführte therapeutische Ansätze ein Hauptfaktor für eine erfolgreiche Behandlungsergebnisse, scheint es auch andere überlappende Komponenten zu geben, die das Therapieergebnis beeinflussen. Empathie z.B. hat sich als ein weiteres unverzichtbares Element des therapeutischen Prozesses erwiesen. Obwohl das Einfühlungsvermögen eines Therapeuten gegenüber seinem Klienten ein Teil der Erfolg ist (z.B. mit erhöhtem Augenkontakt, Körperhaltung, Tonfall und zuhören Fähigkeiten), ist es ebenso wichtig, dass sie ordnungsgemäß qualifiziert und über die neuesten Entwicklungen in ihrem jeweiligen Bereich gut informiert sind. Auf diese Weise können sie nicht nur sicherstellen, dass sie ihren Patienten einen guten Service bieten, sondern auch zum wirtschaftlichen Erfolg ihrer Arbeit beitragen, insbesondere wenn sie selbstständig in der Theotherapie tätig sind.

References

Aggarwal, A., Aeran, H., & Rathee, M. (2019). Quality management in healthcare: The pivotal desideratum. *Journal of oral biology and craniofacial research, 9*(2), 180–182. doi: https://doi.org/10.1016/j.jobcr.2018.06.006

Ahmad, M. F., Nee, P. S., Nor, N. H. M., Wei, C. S., Hassan, M. F., & Hamid, N. A. A. (2017). Total quality management practices in Malaysia healthcare industry. Paper presented at the AIP Conference Proceedings.

Alzoubi, M. M., Hayati, K., Rosliza, A., Ahmad, A., & Al-Hamdan, Z. (2019). Total quality management in the health-care context: integrating the literature and directing future research. *Risk management and healthcare policy, 12*, 167–177. doi: 10.2147/RMHP.S197038

Gellhaus Thomas, S.E., Werner-Wilson, R., & Murphy, M.J. (2005). Influence of therapist and client behaviors on therapy alliance. Contemporary Family Therapy, 27(1).

Halis, M., R Twati, M., & Halis, M. (2017). Total quality management implementation in the healthcare industry: Findings from Libya. *Total Quality Management Implementation in the Healthcare Industry: Findings from Libya, Online*, 4–21. doi: https://ssrn.com/abstract=3347650

Ju, K.-J., & Park, B. (2016). An empirical study of total quality management and its influences on nurses' attitude and service performance in healthcare organisations. *International Journal of Services and Operations Management, 24*(2), 147–166. doi: https://doi.org/10.1504/IJSOM.2016.076501

Kamra, V., Singh, H., & Kumar De, K. (2016). Factors affecting patient satisfaction: an exploratory study for quality management in the health-care sector. *Total Quality Management & Business Excellence, 27*(9–10), 1013–1027. doi: https://doi.org/10.1080/14783363.2015.1057488

Murti, A., Deshpande, A., & Srivastava, N. (2013). Service quality, customer (patient) satisfaction and behavioural intention in health care services: exploring the Indian perspective. *Journal of Health Management, 15*(1), 29–44. doi: https://doi.org/10.1177/0972063413486035

Sadikoglu, E., & Olcay, H. (2014). The effects of total quality management practices on performance and the reasons of and the barriers to TQM practices in Turkey. *Advances in Decision Sciences, 537605*, 17. doi: http://dx.doi.org/10.1155/2014/537605

Salehi, A., Janati, A., Nosratnejad, S., & Heydari, L. (2018). Factors influencing the inpatients satisfaction in public hospitals: a systematic review. *Bali Medical Journal, 7*(1), 17–26. doi: 10.15562/bmj.v7i1.533

Lena Sophie Hirsch

3 Qualitätsmanagement im Therapiesektor der Traumatherapie

Zusammenfassung: Die Traumatherapie findet unter besonderen Umständen statt. Vulnerable Personen suchen nach extremen Ereignissen wie Gewalt oder Kriegserfahrungen nach Hilfe. Hier ist die Sicherung der Qualität der Therapie besonders wichtig.

Ziel: Diese Arbeit soll den aktuellen Stand des Qualitätsmanagements (QM) in der Traumatherapie abbilden. Es werden Herausforderungen dargestellt und Empfehlungen für eine verbesserte Qualitätssicherung gegeben.

Methode: Es wurde eine qualitative Befragung einer Traumatherapeutin des Universitätsklinikums Hamburg-Eppendorf (UKE) mittels Telefoninterview durchgeführt. Zudem erfolgte eine umfassende Literaturrecherche.

Ergebnisse: Das Qualitätsmanagement gewinnt immer mehr an Bedeutung. Hierbei stehen Intervisionen, die Dokumentation und externe Audits im Fokus von Anbietern der Traumatherapie. Als Basis für ein hohes Maß an Qualität dienen Qualitätsmanagementhandbücher und Qualitätszirkel.

Diskussion, Schlussfolgerung: Die Ausbildung von psychotherapeutischen Fachkräften muss mehr Kompetenzen aus der Traumatherapie vermitteln. Außerdem muss der zusätzliche Aufwand von Fachkräften im QM finanziell gesichert werden. Ebenso müssen genügend Therapieplätze zur Verfügung stehen, um eine hohe Qualität zu erreichen. Kollegiale Reflexionen der eigenen Arbeit in einem offenen Klima sind essenziell.

Schlüsselwörter: Qualitätsmanagement, Posttraumatische Belastungsstörung, Traumatherapie, Qualitätssicherung, Traumafolgestörung

1. Einleitung

In den letzten Jahren wuchs die Aufmerksamkeit für Themen wie Gewalt, Flucht und Vertreibung. Die mediale Präsenz wurde größer. Jedoch sind die traumatischen Belastungen selten Teil der Debatte. Häufig wird übersehen, welche Anstrengungen die Betroffenen aufbringen, um ihren Weg zurück ins Leben zu finden. Die Lebensfreude der Traumabetroffenen kann durch angemessene Therapie unterstützt werden. Dafür ist ein Zusammenspiel zwischen psychologischen, physiologischen und sozialen Prozessen notwendig. Traumatische Belastungen sind für die Betroffenen sowie für die Hilfeleistenden eine große Herausforderung, aber auch eine Chance (Gahleitner & Rohdeutsch-Ganzer, 2016, S. 142).

Die Traumatherapie ist ein Therapiebereich unter besonderen Umständen. Vulnerable Personen werden nach extremen Ereignissen behandelt. Umso wichtiger ist es, dass während der Therapie keine Behandlungsfehler auftreten und die Qualität der Diagnostik sowie Therapie gesichert ist.

Auch außerhalb der Traumatherapie wird dem Qualitätsmanagement eine immer höhere Bedeutung zugeschrieben. Es ist notwendig Behandlungsfehler zu vermeiden und somit die Patientensicherheit zu gewährleisten. Zudem sollen die begrenzten Ressourcen effizient genutzt werden.

Qualität in der Gesundheitsversorgung ist „das Ausmaß, in dem Gesundheitsleistungen für Individuen und Populationen die Wahrscheinlichkeit erwünschter, gesundheitlicher Behandlungsergebnisse erhöhen und mit dem gegenwärtigen professionellen Wissensstand übereinstimmen‚" (Institute of Medicine, 2002). Die Gewährleistung von guter Qualität geschieht in der Praxis durch Qualitätsmanagement und Qualitätssicherung. Definiert wird das Qualitätsmanagement als „aufeinander abgestimmte Tätigkeiten zum Leiten und Lenken einer Organisation bezüglich Qualität" (DIN ISO 9000, 2005). Es zielt darauf ab, herauszuarbeiten, welche Anforderungen gestellt werden, um anschließend einen Prozess zu entwickeln, der die Leistungsqualität verbessert (Prütz, 2016, S. 108). Der Anspruch dabei ist, alle Bereiche einer Gesundheitsorganisation zu erfassen. Hierfür ist es notwendig, dass das Qualitätsmanagement als Teil der Unternehmenspolitik verstanden wird. Man spricht in diesem Zusammenhang auch vom „Total Quality Management". Dies bedeutet, dass die Qualität im Mittelpunkt steht und alle Mitarbeiter einer Einrichtung dieses Ziel unterstützen. Damit soll eine langfristige Zufriedenstellung der Patienten sowie der Behandlungserfolg erzielt werden (Hensen, 2016, S. 41).

Qualitätssicherung bildet den „Teil des Qualitätsmanagements ab, der auf das Erzeugen von Vertrauen darauf gerichtet ist, dass die Qualitätsanforderungen erfüllt werden " (DIN ISO 9000, 2005) Qualitätssicherung ist nicht nur bloße Datenerhebung. Es bedeutet im Bereich der Dienstleistung eine ständige selbstkritische Reflexion über die Strukturen und Prozesse der Leistungserbringung, sowie das ständige Bemühen um Verbesserung im Interesse der Patient_innen (Laireiter & Vogel, 1998, S. 11).

Im weiteren Verlauf soll auf die Traumatherapie als Therapiesektor sowie auf die Qualitätsmanagement-Prozesse des Sektors eingegangen werden. Dies soll auch an einem praktischen Beispiel erfolgen. Auch die Herausforderungen des Qualitätsmanagements in der Traumatherapie wird in dieser Ausarbeitung thematisiert. Abschließend werden Empfehlungen für die Verbesserung der Prozesse gegeben.

2. Der Therapiesektor Traumatherapie

Laut der International Classification of Diseases ist ein Trauma ein belastendes Ereignis, das eine außergewöhnliche Bedrohung darstellt oder von katastrophalem Ausmaß ist (ICD, 2015). Dazu gehören beispielsweise das Erleben eines schweren Unfalls, einer Naturkatastrophe, einer lebensbedrohlichen Erkrankung, körperlichen Missbrauchs, einer Vergewaltigung oder Kriegserfahrungen. Auch bedrohliche Formen von verbaler Gewalt oder Stalking können traumatisch wirken. Das Auftreten von Traumafolgestörungen ist nach interpersoneller Gewalt häufiger als nach Ereignissen, die nicht durch Handlungen anderer Menschen erfolgt sind.

Im deutschsprachigen Raum sind 28% der Frauen und 21% der Männer in ihrem Leben mindestens von einem traumatischen Ereignis betroffen (Deutschsprachige Gesellschaft für Psychotraumatologie, 2019, S. 10). Frauen erleben häufiger Missbrauch oder Vergewaltigung. Männer betreffen eher schwere Unfälle und körperliche Gewalt. Vulnerable Personengruppen für die Ausbildung einer traumatischen Störung sind neben den primären Betroffenen auch deren Angehörige bzw. engere Freunde, Flüchtende, Geflüchtete und Asylsuchende. Zudem sind auch Rettungskräfte, Einsatzkräfte der Feuerwehr, sowie Polizei oder Soldaten stärker gefährdet ein traumatisches Ereignis zu erleben (DeGPT, 2019, S. 11).

Traumafolgestörungen können in unterschiedlichem Ausmaß auftreten. Sie reichen von kurz andauernden Belastungsreaktionen bis zu akuten Störungen. Als Folge des Traumas können belastende Erinnerungen und Gedanken immer wieder aus dem Gedächtnis zurückkehren. Dies kann auch in Form von Alpträumen oder Flashbacks der Fall sein. Auch Symptome der Überregung wie Schlafstörungen, Wutausbrüche oder Konzentrationsstörungen sind typisch. Im Gegensatz dazu sind aber auch Rückzugsverhalten wie Teilnahmslosigkeit, Vermeidung von sozialen Kontakten oder depressive Reaktionen denkbar. Psychosomatische Symptome wie Schmerzen in Kopf oder Bauch, Übelkeit oder Blähungen können ebenfalls Folge eines Traumas sein. Die Symptome entwickeln sich innerhalb von Stunden bis Tagen, nehmen in der Regel während der ersten Woche ab und verschwinden häufig innerhalb der nächsten Wochen (DeGPT, 2019, S. 19).

Die Bewältigung von traumatischen Ereignissen hängt nicht nur von dem Ereignis selbst ab, sondern auch von individuellen Schutz- und Risikofaktoren. Bereits bestehende psychische Erkrankungen, Missbrauch in der Kindheit und andere negative Erfahrungen als Kind erhöhen das Risiko einer Symptomatik. Auch fehlende soziale Unterstützung, die eigene Schuldzuweisung sowie körperliche Verletzungen sind Risikofaktoren. Dagegen können eine hohe Selbstwirksamkeitserwartung und ein hohes Kohärenzgefühl Schutzfaktoren sein. Auch die soziale Unterstützung der Betroffenen durch Angehörige, Freunde oder sozialpsychische Beratungsstellen ist von Bedeutung. Ist eine seelische Verarbeitung der Erlebnisse auch nach längerer Zeit nicht möglich, spricht man von einer posttraumatischen Belastungsstörung (PTBS). Körper und Seele können sich nicht mehr regulieren und es entwickeln sich daraus psychische Störungen (DeGPT, 2019, S. 6ff).

3. Qualitätsmanagement und die Umsetzung in der Traumatherapie

Im weiteren Verlauf wird dargestellt, wie Qualitätsmanagement im Therapiesektor der Traumatherapie umgesetzt wird. Es wird sich dabei insbesondere auf die Leitlinie S2k „Diagnostik und Behandlung von akuten Folgen psychischer Traumatisierung" bezogen. Außerdem hat die Deutschsprachige Gesellschaft für Psychotraumatologie (DeGPT) Standards zur Qualifikation für die spezialisierte psychotherapeutische Behandlung von Erwachsenen mit Traumafolgestörungen definiert.

In der Frühdiagnostik sind der psychische Befund, die äußere Sicherheit, Risikofaktoren und körperliche Verletzungen der Betroffenen zu erheben. Auch die Selbst- und Fremdgefährdung muss beurteilt werden. Die Sicherheit und der Schutz der Betroffenen muss sichergestellt werden. Innere und äußere Sicherheit sind in der Phase der Stabilisierung die Voraussetzung für weitere Behandlungsschritte. Zu der Frühdiagnostik gehört auch der Aufbau einer professionellen Beziehung zu einem/r Psychotherapeut_in sowie die Erschließung weiterer sozialer Ressourcen. Nur eine geschützte therapeutische Beziehung kann den Veränderungsprozess ermöglichen (DeGPT, 2019, S. 15f).

Anschließend sollen zur Diagnosesicherung spezifisch strukturierte klinische Interviews und psychometrische Tests durchgeführt werden. Bei den genutzten Instrumenten muss die Vorhersagegüte (Sensitivität, Spezifität, Gesamteffizienz) empirisch überprüft worden sein, um die Qualität der Instrumente zu gewährleisten. Die Umsetzung sollte durch Berufsgruppen erfolgen, die eine psychotraumatologische Zusatzqualifikation besitzen. Die Gesprächsführung im ersten Kontakt mit Traumapatienten ist in der Frühintervention sehr wichtig, da die Betroffenen vulnerabel sind. Aufgrund dessen sollten die Fachkräfte das Gespräch empathisch, wertschätzend und mit Akzeptanz führen. Verstehen und Verstandenwerden sind die Basis für den Traumabewältigungsprozess. Nur dann ist eine Unterstützung möglich (DeGPT, 2019, S. 16f).

Den Betroffenen sollte offen vermittelt werden, welche diagnostischen und therapeutischen Maßnahmen möglich beziehungsweise notwendig sind. Dabei soll die Person die Möglichkeit erhalten selbst entscheiden zu können, soweit dies in der Situation realisierbar ist. Die Aufklärung über Maßnahmen, Risiken und Nebenwirkungen, Diagnose, Verfügbarkeit von Therapie und Kosten sind essenziell. Die ersten Interventionen sollten die Ziele des Beruhigens und Entlastens, des Steigern von Kontrolle und Selbstwirksamkeit, der Förderung von sozialen Kontakten sowie der Stärkung von Hoffnung und Zukunftsorientierung verfolgen (DeGPT, 2019, S. 16ff). Man sollte „den Patienten dort abholen, wo er steht". Das bedeutet, dass der/die Patient_in selbstverantwortlich und informiert handeln soll, soweit es geht. Die Person sollte den Behandlungsverlauf gleichberechtigt mitgestalten dürfen (Laireiter & Vogel, S. 282, 1998).

In der Behandlung kommen Beratung, Psychoedukation, Screening bezüglich Schutz- und Risikofaktoren sowie Monitoring und soziale Vernetzung zum Einsatz. Psychoedukation beinhaltet die Information der betroffenen Person. Dabei geht es um Symptome, Hinweise zum Umgang mit den Beschwerden und mögliche Behandlungen. Betroffene Personen sollen damit aufmerksam auf die Möglichkeiten werden und die auftretenden Symptome besser einordnen können (DeGPT, 2019, S. 25) Das Screening und Monitoring während der ersten Wochen ist ebenfalls wichtig. Betroffene werden durch Beobachtung und/oder Selbstbeurteilung zu ihren Symptomen, ihrem Verhalten sowie Schutz- und Risikofaktoren untersucht. Darüber hinaus sollte im Umfeld des/der Traumapatient_in Hilfestellung in Anspruch genommen werden. Dies betrifft zum einen Fachpersonal, sozialpsychiatrische Sprechstunden, Vereine oder auch Selbsthilfegruppen. Im besten Fall sollten auch nahestehende Personen wie Lebenspartner_innen, Angehörige oder Freunde einbezogen werden. Diese Unterstützung kann den Betroffenen helfen die negativen Emotionen besser zu bewältigen. Zudem wird der Einfluss von PTBS-Symptomen auf suizidales Verhalten reduziert. Die soziale Unterstützung hat sowohl direkt greifende als auch langfristig positive Effekte. Auch der Einsatz von Psychopharmaka kann den Betroffenen helfen, die Symptomatik zu bewältigen. Es sollte jedoch davon abgeraten werden, wenn keine akute Suizidalität vorliegt. Zeigen die nicht-pharmakologischen Maßnahmen keine Besserung, kann der Einsatz von Medikamenten für eine konkrete Symptomatik erwogen werden (DeGPT, 2019, S. 27ff).

Die Qualitätssicherung in der Psychiatrie soll insbesondere dem Interesse und dem Schutz der Patient_innen dienen. Von jedem/r ambulant behandelten Patient_in sollte eine Einverständniserklärung für Qualitätssicherungsdatenerhebungen und -analysen erfragt werden. Die Dokumentation aller

Behandlungsschritte ist zwingend notwendig zur Sicherung der Qualität. Eine Basisdokumentation bildet dabei die strukturellen Rahmenbedingungen, Prozesse und Ergebnisse individueller Therapien ab und gibt auf diese Weise einen ständigen Überblick über den Stand der Behandlungen. Darüber hinaus wird die Qualität im Therapiesektor der Traumatherapie gesichert, indem regelmäßig interne Fortbildungen, Fachsupervisionen, kollegiale Intervisionen, Stations- und Behandlungskonferenzen sowie regelmäßig stattfindende Qualitätsgruppen, sog. „Qualitätszirkel", stattfinden (Laireiter & Vogel, 1998, S. 31). Supervision ist dabei die Sicherstellung und Verbesserung der laufenden Routine. Qualitätszirkel setzen auf höherer Ebene an und konzentrieren sich auf Qualitätsmängel und deren längerfristige Verbesserung.Sie bieten die Möglichkeit, dass sich die Beteiligten über Fehler, Fehlerursachen und deren Veränderung auf Basis systematischer Qualitätsstandards und -beobachtungen verständigen können. Die interne Qualitätssicherung hat den Vorteil, dass die Sicherstellung der Qualität durch selbstgenerierte Standards und Maßnahmen als motivierender und mit mehr Selbstverantwortung verbunden wahrgenommen wird als bei externer Kontrolle. Qualitätsmanagement ist ohne motivierte, eigenverantwortlich handelnde Mitarbeiter undenkbar (Laireiter & Vogel, 1998, S. 22).

Zudem werden Qualitätsindikatoren für das Qualitätsmanagement genutzt. Diese sind spezifische und messbare Elemente der Versorgung, die gemessen werden können und die Qualität der Behandlung abbilden sollen. Sie können anschließend nach vorgegebenen Standards der Normen, wie Qualitätszielen, beurteilt oder direkt mit anderen Gesundheitsorganisationen verglichen werden (Prütz, 2016, S. 109). Im Rahmen der Traumatherapie sind diese beispielsweise Behandlungsdauer, Anzahl der Beschwerden, Wartezeit auf eine Therapie oder Kosten pro Behandlung.

Nach Avedis Donabedian werden drei Dimensionen von Qualität beschrieben: Struktur-, Prozess- und Ergebnisqualität. Die Strukturqualität beinhaltet die strukturellen Voraussetzungen, die zur erfolgreichen Leistungserbringung notwendig sind. Dabei sind sowohl personelle, materielle als auch finanzielle Ressourcen gemeint. Beispiele sind die Dichte der Traumatherapeut_innen sowie deren Qualifikation. Die Prozessqualität umfasst ärztliche, pflegerische und administrative Aktivitäten. Hier spielen medizinische Versorgung, Pflege, Dokumentation, Supervision und Beratung eine Rolle. Auch die Vernetzung psychotherapeutischer Angebote mit anderen Gesundheitsleistungen lassen sich hier nennen. Unter der Ergebnisqualität versteht man die Veränderung, die durch die Leistungserbringung erfolgt ist. Es spielen dabei sowohl objektive Veränderungen, wie die Verbesserung des Krankheitszustandes, als auch subjektive Kriterien, wie die Patientenzufriedenheit oder Lebensqualität eine Rolle (Hensen, 2016, S. 24). Die Behandlungsqualität sollte demensprechend sehr hoch sein, um das entsprechende Ergebnis zu erreichen. Das Ergebnis einer psychiatrischen Behandlung ist jedoch sehr schwer zu bewerten. Es sind mehrere Kriterien sowie die Stabilität nach dem Ende der Therapie zu berücksichtigen. In diesem Zusammenhang sollten Kriterien für die diagnostischen und therapeutischen Leistungen festgelegt werden. Auch Mindestanforderungen für die Struktur-, Prozess- und Ergebnisqualität sollen genannt werden. Da auch die Hygiene eine große Rolle für eine ausreichende Qualität im Krankenhaus spielt, müssen hierfür ebenfalls Indikatoren zur Beurteilung der Hygienequalität festgelegt werden. Wesentliche Merkmale zur Verbesserung der Patientensicherheit und Mindeststandards des Risikomanagement- und Fehlermeldesystem sind weiterhin festzuschreiben. Mindestens im Abstand von fünf Jahren müssen Nachweise zu der Fortbildungspflichten der Fachärzte und Psychologischen Psychotherapeuten erbracht werden (Laireiter & Vogel, S. 846, 1998).

Der grundsätzliche Rahmen zur Qualitätsverbesserung basiert auf der Idee eines Qualitätsmanagement-Kreislauf nach Deming und Shewhart. Er ist auch bekannt unter dem PDCA-Zyklus. Demnach wird der Prozess in eine Planungsphase (Plan), Ausführungsphase (Do), Prüfphase (Check) und Verbesserungsphase (Act) eingeteilt. Dies beinhaltet die Festlegung von konkreten Qualitätszielen, das Ergreifen von Umsetzungsmaßnahmen, die systematische Überprüfung der Zielerreichung sowie – falls notwendig – die Anpassung der Maßnahmen (Hensen, S. 61, 2016).

Instrumente eines einrichtungsinternen Qualitätsmanagements für die Traumatherapie sind zum einen regelmäßige, strukturierte Teambesprechungen, in denen das Fachpersonal sich austauschen kann. Zudem ist es wichtig Prozess-, Ablauf- und Durchführungsanleitungen zu verfassen. Somit hat jeder Mitarbeiter die Möglichkeit die Abläufe nach geltenden Standards durchzuführen und Behandlungsfehler zu vermeiden. Auch Patientenbefragungen zur Zufriedenheit und ein Beschwerdemanagement sollten eingerichtet werden. Es ist zudem sehr wichtig, dass die Behandlungsverläufe und Beratungen präzise und genau dokumentiert werden. Auch hier ist der PDCA-Zyklus anzuwenden: es sollten nachvollziehbare Qualitätsziele gesetzt werden (Plan), Maßnahmen umgesetzt werden (Do), die Zielerreichung systematisch überprüft werden (Check) und die erforderlichen Maßnahmen angepasst werden (Act) (Hensen, S. 115, 2016).

Behandlungen sollen den Qualitätszielen und Standards entsprechen. Eine Festlegung von Behandlungsstandards geschieht durch Leitlinien, die als

„systematisch entwickelte Entscheidungshilfe über die angemessene ärztliche Vorgehensweise bei speziellen gesundheitlichen Problemen" definiert werden. Relevante Zielgrößen sind hierbei „nicht nur Morbidität und Mortalität, sondern auch Patientenzufriedenheit und Lebensqualität". Dies entspricht den Grundsätzen der evidenzbasierten Medizin (Prütz, 2016, S. 109). Einrichtungen für Traumatherapie sollten stets evidenzbasiert handeln. Evidenzbasierte Medizin ist „gewissenhafter und vernünftiger Gebrauch der gegenwärtig besten wissenschaftlichen Evidenz für Entscheidungen in der medizinischen Versorgung individueller Patienten" (Hensen, S. 369, 2016). Leitlinien und Standards bilden im Versorgungsalltag wichtige Brücken von der bestmöglichen Evidenz zur Anwendung. Leitlinien sind systematisch entwickelte Richtlinien zur Entscheidungsfindung. In Form von Handlungsempfehlungen stellen sie den gegenwärtigen Erkenntnisstand aus wissenschaftlicher Evidenz und Praxiserfahrung dar. Sie können dem behandelnden Fachpersonal die Entscheidungsfindung für eine angemessene Behandlung in spezifischen Krankheitssituationen erleichtern. Aus den Leitlinien können auch Qualitätsindikatoren für Struktur-, Prozess- und Ergebnisqualität abgeleitet werden, an denen die Versorgungsqualität gemessen werden kann. S1-Leitlinien sind grundsätzliche Handlungsempfehlungen von Experten. S2-Leitlinien zeichnet aus, dass sie den Aspekt der Evidenzbasierung adressieren. Sie beruhen auf Verfahren der strukturierten Konsensfindung eines Gremiums. S3-Leitlinien vereinen sowohl die Konsensfindung als auch die Evidenzbasierung in gleichem Maße (Hensen, S. 374, 2016).

Posttraumatische Belastungsstörungen werden nach der entsprechenden S3-Leitlinie behandelt. Diese beinhaltet Empfehlungen zur Diagnostik und Behandlung. Subsyndromale Störungsbilder sind jedoch wesentlich häufiger. Dementsprechend ist eine Empfehlung der Leitlinie in der Diagnostik darauf zu achten, dass die vorliegende Erkrankung, wenn auch der PTBS ähnlich, eine Andere sein kann. Komorbide Störungen sind zudem bei der PTBS häufig. Wichtig ist es eine PTBS nicht zu übersehen. Dies kann beispielsweise bei lang zurückliegenden Traumatisierungen durch körperliche Gewalt bei Kindern oder frühen Kriegserfahrungen der Fall sein (Schäfer, 2011, S. 204).

Audits sollen ebenfalls Teil des Qualitätsmanagements in der Traumatherapie sein und regelmäßig durchgeführt werden. Diese sind „systematische und objektive Prüfungen und Bewertungen des Erfüllungsgrades von Anforderungen bezüglich einer Betrachtungseinheit". Mithilfe von Audits können

Schwachstellen aufgedeckt, Anregungen zur Verbesserung gegeben und eingeleitete Maßnahmen evaluiert werden. Sie werden von qualifizierten Fachpersonen durchgeführt, die unabhängig den Arbeitsplatz beurteilen. Demnach dürfen sie nicht selbst dort arbeiten (Hensen, S. 163, 2016).

Insgesamt ist eine Reihe von Maßnahmen notwendig, um die Qualität in de Traumatherapie auf einem möglichst hohen Niveau zu halten. Ein Qualitätsmanagementhandbuch (QMH) ermöglicht hier die Sammlung und Zusammenstellung aller qualitätsrelevanten Dokumente, die Auskunft über die Anordnungen und Vorgänge innerhalb der Einrichtung geben. Es ist als ein lebendes Dokument gedacht und soll als Arbeitsgrundlage dienen. Das QMH beinhaltet die Darstellung der Qualitätsziele, den Stellenwert der Qualität in der Einrichtung, die Beschreibung der Prozesse sowie die Festlegung von Verantwortlichkeiten (Laireiter & Vogel, 1998, S. 668).

4. Ein Fallbeispiel aus der Praxis des Qualitätsmanagements in der Traumatherapie

4.1 Methodik

Neben den allgemeinen Standards zur Qualitätssicherung in der Traumatherapie soll sich diese Ausarbeitung auch mit einem konkreten Beispiel einer behandelnden Einrichtung beschäftigen. Um diese ausfindig zu machen und in Kontakt mit ihr zu treten, wurde zunächst eine Online-Recherche durchgeführt. Dabei wurde nach Einrichtungen im Raum Hamburg gesucht, die Traumatherapie anbieten. Anschließend erfolgte eine Anfrage per E-Mail nach der Möglichkeit eines Interviews. Eine Traumatherapeutin der Traumaambulanz des Universitätsklinikum Hamburg-Eppendorf (UKE) meldet sich anschließend . Es wurde ein Telefon-Interview vereinbart. In der Vorbereitung wurde ein Fragebogen entwickelt, der für das Gespräch genutzt werden sollte. Der Fragebogen umfasste 10 Fragen. Es handelt sich um Inhalte zu den Qualitätsmanagement-Prozesse, Qualitätszielen und den genutzten Instrumenten. Außerdem wurden die Überwachung der Qualitätsprozesse, die Art der Kommunikation innerhalb der Einrichtung, die Durchführung von Mitarbeiterschulungen, sowie den Aufgabenbereich des Qualitätsbeauftragten abgefragt. Abschließend war auch die externe Qualitätskontrolle Teil des Fragebogens.

> **Fragebogen**
> 1. Wie ist der Qualitätsmanagement-Prozess für die Therapie aufgebaut?
> 2. Gibt es konkrete Qualitätsziele?
> 3. Gilt das Qualitätsmanagement speziell für die Traumaambulanz oder allgemein für das UKE?
> 4. Wie werden die Prozesse evaluiert? Welche Daten werden dazu erhoben?
> 5. Welche Instrumente werden genutzt?
> 6. Wo sind die Qualitätsmanagement-Prozesse festgeschrieben?
> 7. Wer überwacht die Prozesse und wie wird das Qualitätsmanagement kommuniziert?
> 8. Wie häufig finden Mitarbeiterschulungen statt?
> 9. Gibt es einen Qualitätsbeauftragten oder Qualitätszirkel?
> 10. Wird das Qualitätsmanagement durch Externe kontrolliert?

4.2 Qualitätsmanagement in der Spezialambulanz für Traumafolgestörungen des Universitätsklinikum Hamburg-Eppendorf

Die Spezialambulanz für Traumafolgestörungen ist Teil des Universitätsklinikums Hamburg-Eppendorf (UKE). Sie ist der Klinik und Poliklinik für Psychiatrie und Psychotherapie untergeordnet. Die Ambulanz folgt dem Versorgungsauftrag durch die Stadt Hamburg, Therapieplätze für Traumatherapie anzubieten. Sie verfügt über die Möglichkeit einer ambulanten Vorstellung zur Diagnostik und Beratung. Auch Krisenintervention und stabilisierende Maßnahmen werden den Betroffenen angeboten. Dazu gehören psychotherapeutische Gespräche, aber auch pharmakologische Behandlungen. Die Patient_innen werden bei der Suche nach einer ambulanten, teilstationären oder stationären Behandlung unterstützt. Auch einige interne Therapieplätze stehen zur Verfügung. Die Ambulanz bietet weiterhin eine ressourcenorientierte stabilisierende Aufbaugruppe (R.O.S.A.) sowie Peer-Beratung zu Traumafolgestörungen an. Opfern von Gewalttaten stehen, im Rahmen der Zusammenarbeit mit dem Versorgungsamt, nach dem Entschädigungsgesetz sofort Erstgespräche zur Verfügung (UKE, 2020).

Das UKE war das erste Krankenhaus in Deutschland, das 1997 die Regelungen und Vorgaben in einem Qualitätsmanagementhandbuch zusammenfasste. Im Jahr 2000 erfolgte die erste Zertifizierung nach DIN EN ISO

9001 (UKE, 2020). Die Einführung und Weiterentwicklung eines internen Qualitätsmanagements ist gesetzlich im § 137 SGB V vorgeschrieben. Auch externe Qualitätssicherung ist verpflichtend. Für Krankenhäuser regelt die „Qualitätsmanagement-Richtlinie Krankenhäuser (KQM-RL)" des Gemeinsamen Bundesausschuss (G-BA) die grundsätzlichen Anforderungen an das Qualitätsmanagementkonzepts. Es ist dabei jedoch gewünscht, dass die Krankenhäuser eigene Prozesse entwickeln (Hensen, 2016, S. 51).

Das Qualitätsmanagement der Traumaambulanz richtet sich nach den Regeln, die für das gesamte Krankenhaus gelten. Das UKE verfügt über einen Qualitätsmanagement-Koordinator sowie einen Qualitätszirkel. Aufgaben des Koordinators sind die Steuerung und Realisierung der Maßnahmen der internen Qualitätssicherung. Die Anforderungen des Qualitäts- und Risikomanagements werden ausführlich im QM-Handbuch dokumentiert. Im Rahmen des klinischen Risikomanagements werden Risiken identifiziert, analysiert und die entsprechende Risikostrategien festgelegt. Die identifizierten Risiken werden bewertet und durch die Umsetzung von Präventionsmaßnahmen reduziert. Dementsprechend beinhaltet das QM-Handbuch beispielsweise Standards zur sicheren Medikamentenvergabe, dem Schmerzmanagement und zur Sturzprophylaxe. Auch das Entlassungsmanagement und Hygienemaßnahmen werden hier beschrieben. Es findet halbjährlich eine Tagung der Hygienekommission statt. Zur Vermeidung von Infektionen werden beispielsweise die hygienische Händedesinfektion und die Anwendung eines Mund Nasen Schutzes genutzt (UKE, 2020).

Die Verabreichung von Arzneimitteln ist eine therapeutische Maßnahme in der Gesundheitsversorgung, die ein hohes Fehlerpotenzial birgt. Anordnungen von Medikamenten werden im UKE daher mittels elektronischer Verordnungssoftware erfasst und an die Apotheke übertragen. Hier werden sie computergesteuert beschriftet und verpackt. Auf der Station wird das Medikament nach Kontrolle des Patientenarmbands zur Identifikation verabreicht. Die Identifikation des Patienten bildet hier das Fundament der Maßnahme zur Vermeidung von Verwechslungen. Patientensicherheit ist ein Qualitätsmerkmal guter Versorgungsqualität (UKE, 2020).

Erwähnenswert ist zudem auch, dass das UKE über eine eigene Klinikschule des Kindes- und Jugendalters für Patient_innen der Psychiatrie und Psychotherapie verfügt. Somit kann gewährleistet werden, dass die Ausbildung der Patient_innen während des Aufenthalts nicht gefährdet ist (UKE, 2020).

Das UKE verfügt zudem über ein internes Fehlermeldesystem. Dies soll dazu dienen die Patientensicherheit und Behandlungsqualität zu verbessern. Die Meldungen können freiwillig, anonym und sanktionsfrei durch die Mitarbeiter erfolgen. Auf Grundlage der eingegangenen Meldungen erfolgt die Analyse der Prozesse. Daraus können wiederum entsprechende Präventionsmaßnahmen abgleitet und umgesetzt werden (UKE, 2020).

Die Mitarbeiter haben die Möglichkeit durch regelmäßige Fortbildungs- und Schulungsmaßnahmen zu den aktuellen Anforderungen des Qualitätsmanagements informiert zu werden. Es gibt zudem Einarbeitungskonzepte für neue Mitarbeiter, in denen auch die nötigen Fähigkeiten für eine qualitätsorientierte Arbeit vermittelt werden.

Eine externe Kontrolle erfolgt durch den Medizinischen Dienst der Krankenkassen. Die Ergebnisse der externen Qualitätssicherung werden anschließend innerhalb der Abteilunge berufsgruppenübergreifend diskutiert. Gegebenenfalls werden auch Verbesserungsmöglichkeiten abgeleitet.

> **Feedback der Patient_innen**
>
> Die Messung der Zufriedenheit der Patienten ist für die Qualitätssicherung des UKE von großer Bedeutung. Zum einen werden dafür seit 2012 Onlinebefragungen über Patiententerminals angeboten. Außerdem stehen im Krankenhaus Flyer zur Verfügung, die auf Möglichkeiten von Lob und Beschwerde hinweisen. Zudem gibt es die Möglichkeit auf der UKE-Website ein Online-Formular auszufüllen. Durch den Ergebnisbericht pro Quartal können Verbesserungspotenziale schnell identifiziert und geeignete Maßnahmen eingeleitet werden. Ebenso können Erfolge durch neue Qualitätsmaßnahmen hierdurch gemessen werden. Alle drei Jahre werden Patient_innen auch durch ein externes Institut befragt (UKE, 2020).

4.3 Ergebnisse der Untersuchung

Es zeigt sich, dass der Bereich der Traumatherapie besondere Anforderungen in der Qualitätssicherung mit sich bringt. Die Patient_innen sind sehr vulnerabel. Dementsprechend ist eine hohe Qualifikation der Therapeut_innen von großer Bedeutung. Sowohl während der Ausbildung als auch in der Praxis müssen die Fachkräfte zu den notwendigen Kriterien des Qualitätsmanagements geschult werden. Hierbei sind auch regelmäßige Fortbildungen die Basis einer Qualitätssicherung auf hohem Niveau. Nur auf dieser Grundlage kann eine erfolgreiche Therapie stattfinden. Es ist dabei sehr wichtig, dass die Therapeut_innen sich Feedback einholen. Dies kann direkt im Gespräch, über Fragebögen oder auch online erfolgen. Eine Reflektion des Feedbacks hilft, das hohe Niveau des

Qualitätsmanagements aufrecht zu erhalten. Durch die Recherche zeigte sich, dass insbesondere die interne Reflektion zur Qualität beiträgt. Mithilfe von Qualitätszirkeln können sich die Fachkräfte austauschen und sich gegenseitig auf Fehler aufmerksam machen. Auch Audits und Supervisionen helfen Verbesserungspotential ausfindig zu machen.

Als Grundlage einer standardisierten Qualitätssicherung sollte Qualitätsmanagementhandbücher und Leitlinien stehen. Die Dokumentation der Therapie ist ebenfalls von großer Bedeutung und sollte stets gewissenhaft durchgeführt werden.

5. Herausforderungen für das Qualitätsmanagement in der Traumatherapie

Der Aufbau eines Qualitätsmanagements ist zunächst sehr aufwendig. Gerade in der ambulanten Traumatherapie drohen Qualitätsmaßnahmen zu einer schlecht bezahlten Zusatzbelastung zu werden. Insbesondere niedergelassene Praxen stoßen hier an ihre Grenzen. Jedoch hat die Sicherung der Qualität einen großen Nutzen und ist die Basis jeder Behandlung. Das Qualitätsmanagementhandbuch als zentrales Dokument und Wegweiser im Qualitätsmanagement sollte in jeder Einrichtung für Traumatherapie aufgesetzt werden. Eine engagierte Weiterentwicklung von Grundlagen und Rahmenbedingungen sowie von konkreten Inhalten der Qualitätssicherung in der Traumatherapie, ist weiterhin notwendig. Dies sollte patientenorientiert erfolgen. Die Nutzer_innen psychotherapeutischer Angebote sollten in die Qualitätsdiskussion mit einbezogen werden (Hensen, 2016, S. 181).

Eine weitere Herausforderung kann es jedoch sein, dass die verantwortlichen Mitarbeiter_innen nicht über das Vorhandensein oder die Inhalte des QM-Handbuchs oder den Leitlinien informiert sind. Möglicherweise fehlen für die Umsetzung auch die fehlenden spezifischen Fähigkeiten. Außerdem ist es möglich, dass die Mitarbeiter_innen kein Interesse oder Anreize haben, die Leitlinien umzusetzen. Auch Organisationsbarrieren wie fehlendes Teamverhalten, Strukturen oder betriebliche Vorgaben können die Umsetzung der Leitlinienanwendung verhindern. Das Qualitätsmanagement in der Traumatherapie ist, wie auch in anderen Bereichen, jedoch eine Aufgabe, die von allen Mitarbeiter_innen getragen werden muss. So kann das Qualitätsmanagement einen wertvollen Beitrag leisten, die Ziele der Gesundheitsversorgung zu realisieren (Hensen, 2016, S. 182).

Ein großes Problem in der Psychotherapie und ebenso in der Traumatherapie ist die Erreichbarkeit der Therapeut_innen und Ärzt_innen. Patient_ innen müssen teilweise monatelang auf einen Therapieplatz warten, wenn sie keine suizidale Symptomatik aufweisen. Diese Lücke in der Behandlung muss geschlossen werden. Hier ist auch auf Bundesebene noch keine optimale Lösung des Problems gefunden worden. Eine Einheit Psychotherapie pro Woche reicht zudem oft nicht aus, um Halt zu finden. Mehrere Einheiten sind aber nicht oder kaum finanzierbar bzw. werden vom Gesundheitssystem nicht gefördert. Auch Krankenkassenzuschüsse sind streng limitiert. Es gibt kaum oder gar keine Finanzmodelle für die Finanzierung vom Ausstieg aus destruktiven therapeutischen Bindungen, die Unterbringung von Gefährdeten, die Betreuung und Psychotherapie von Heranwachsenden und jungen traumatisierten Erwachsenen. Generell sind traumatisierte Patient_innen häufig nicht in der Lage erwerbstätig zu sein bzw. üben sie aufgrund von Einschränkungen Tätigkeiten aus, die nicht ihren Qualifikationen entsprechen und geringer bezahlt werden. Die Teilfinanzierung eines Therapieplatzes mit einem Selbstbehalt von häufig 75% ist für Patient_innen schwierig. Das bringt anschließend nicht nur die Betroffenen unter Druck, sondern auch die Therapeut_innen. Stabilisierung und Ressourcenaufbau sowie auch Diagnose als wichtige Bausteine Trauma-therapeutischen Arbeitens, benötigen oft viele Sitzungen. Vor Beginn Trauma-aufdeckenden Arbeitens sollte geklärt sein, ob die/der Patient sich die nächsten Monate, vielleicht Jahre kontinuierlicher Therapie leisten kann, denn unfreiwillige Therapieabbrüche werden sehr häufig als Re-Traumatisierung erlebt (Bernhaupt-Hopfner & Kosicek, 2017, S. 16).

Eine Studie zur psychotherapeutischen Versorgung traumatisierter Menschen in Deutschland ergibt hierzu alarmierende Ergebnisse. Als Auswirkungen einer unfreiwilligen Unterbrechung der ambulanten Psychotherapie aufgrund der Kassenfinanzierungsvorgaben gaben 80,1% an, sich im therapeutischen Prozess zurückgeworfen gefühlt zu haben. Mehr als zwei Drittel der Befragten gaben einen Vertrauensverlust in der therapeutischen Beziehung an. 82,6% beobachteten verstärkte oder neue psychosomatische Symptome. Es wurde ein erhöhter Bedarf an medikamentöser Behandlung bei 54,1% sowie eine Zunahme von selbstverletzendem Verhalten bei 61,8% verzeichnet. Eine Zunahme von suizidaler Symptomatik wurde von 68,5% berichtet. 46,5% mussten selbst aufgrund der Unterbrechung der Therapie stationär aufgenommen werden (Bernhaupt-Hopfner & Kosicek, 2017, S. 16).

Auch für den Prozess der Diagnosefindung und den Aufbau einer sicheren therapeutischen Bindung muss finanzierte Zeit zur Verfügung stehen. Es erfordert in der Traumatherapie eine Zugangsweise von helfenden Personen, die speziell wissen, wie sich jemand fühlt, der diese Zustände von seelischer Erschütterung erlebt hat. Die Therapeuten müssen wissen wie fragmentiert die

Person die Situation wahrgenommen und gespeichert hat und wie verzweifelt sie versucht, die Menschen und sich selbst zu verstehen (Bernhaupt-Hopfner & Kosicek, 2017, S. 15).

Problematisch ist auch die Bewertung einer Ergebnisqualität in der psychiatrischen Behandlung. So sind zwei der oft berücksichtigten Kriterien die Lebensqualität sowie die Patientenzufriedenheit. Dies lässt sich jedoch schwer messbar machen oder auch vergleichen, da die Patienten in unterschiedlichsten Lebensbedingungen in gleichem Maße zufrieden sein können (Laireiter & Vogel, S. 389, 1998).

Eine Erhebung der Phönix-Initiative zeigt, dass betroffene Menschen mit Traumafolgestörungen Psychotherapeut_innen, Psychiater_innen oder Ärzt_innen aufgesucht haben, die sehr wenig von Traumafolgestörungen wussten. Die Vermittlung von therapeutischem Knowhow aus einem sehr wesentlichen und grundlegenden Forschungsgebiet der letzten beiden Jahrzehnte findet in fachspezifischen Therapie-Ausbildungen weitgehend nicht statt. Fundiertes therapeutisches Fachwissen in der Psychotraumatherapie kann überwiegend nur im Rahmen von spezifischen Fort- bzw. umfangreichen Weiterbildungen nach Ende der Ausbildung erworben werden. Die korrekte Diagnose von Trauma-Symptomen beispielsweise ist selbst unter Fachleuten weder selbstverständlich noch weit verbreitet, wie eine Studie aus Deutschland zeigt. In dieser Studie wurden mehr als 550 Einweisungen in eine stationäre psychiatrische Behandlung evaluiert. Die Evaluation von Wirtz und Fromberger ergab eine deutliche Diskrepanz in der diagnostischen Praxis" zwischen den einweisenden Fachärzten für Psychiatrie und Psychotherapie sowie psychotherapeutische und psychosomatische Medizin und den Diagnosen, welche mittels strukturierter diagnostischer Einschätzung durch die Kliniker_innen erhoben wurden. Immer wieder berichten Patient_innen von entwürdigenden Erfahrungen durch Ungeduld, Kritik, mangelndem Verständnis im Rahmen von Kontakten mit Helfersystemen. Diagnostik-Termine oder Kontrollen im Rahmen von Kassenbegutachtungen führen teilweise zu Irritation oder gar Krisen. Muttersprachliche Angebote stehen kaum zur Verfügung und Online-Angebote sind erst im Kommen (Bernhaupt-Hopfner & Kosicek, 2017, S. 14).

Die Befragung ergab auch, dass diejenigen Fachleute, die mit Komplextrauma arbeiten, mehr arbeiten, besser ausgebildet sind, weniger verdienen und die schwierigsten Patient_innen haben. Hier gibt es ein großes Problem und auch die Fachgesellschaften sind besorgt, wenn sie sehen, dass die Burnout-Gefahr bei diesen Therapeut_innen so hoch ist. Die traumatisierten Patient_innen, also jene mit den besonders frühen bzw. besonders schweren und häufigen seelischen Belastungen, verursachen die größten Kosten im

Gesundheits- und auch im Sozialsystem. Der Grund ist, weil sie weniger lang und qualifiziert arbeiten können und früher berentet werden müssen (Huber & Schwetz-Würth, 2017, S. 21).

6. Empfehlungen

Aus den Herausforderungen für die Traumatherapie ergeben sich Aufgaben, die die Qualität und die Behandlungsumstände für Therapeut_innen, Ärzt_innen und insbesondere die Betroffenen verbessern können. Qualitätssicherung von Psychotherapie und somit auch der Traumatherapie obliegt dabei nicht nur den einzelnen Leistungserbringern vor Ort, sondern dem gesamten System der Gesundheitsversorgung. Politiker_innen und Expert_innen des Gesundheitssystems sind gefragt, um Veränderungen des bestehenden Versorgungssystems für traumatisierte Patient_innen zu entwickeln. Es braucht sowohl Verbesserungen in der Therapiefinanzierung als auch in der Versorgung der Patient_innen in Krisenzeiten bei gleichzeitiger finanzieller Schonung der Behandelnden.

Die Implementierung eines Qualitätsmanagements ist für alle Anbieter von Traumatherapie wichtig – für große Kliniken, kleine Ambulanzen oder einzelne Therapiepraxen. Die Dokumentation ist dabei eine grundlegende Aufgabe. Es ist wichtig, auf Anhieb einen raschen Überblick über Problematiken und Ressourcen, schon Bearbeitetes und noch Offenes zu haben. Auch für die rasche Weitergabe von Informationen über ergänzende Unterstützungsangebote, fachliche Weiterempfehlungen oder Diagnostikbögen sowie eigene Arbeitsmaterialien empfiehlt sich eine Übersicht zur Erleichterung der praktischen Arbeit (Bernhaupt-Hopfner & Kosicek, 2017, S. 17).

Als zentrales Kriterium für Qualitätsanforderungen aus Patientensicht ist die Vertrauenswürdigkeit. In „existenziell bedrohlichen und angstbesetzten Situationen möchten Patienten das Gefühl haben, dass sie sich einer Einrichtung anvertrauen können". Diese Anforderung ist bei Traumapatienten umso entscheidender. Durch das Qualitätsmanagement sollte ein geschützter Raum für die therapeutische Interaktion im Krankenhaus geschaffen werden (Prütz, 2016, S. 112f).

Es braucht eine Berücksichtigung der Forschungsergebnisse zu Trauma, Traumafolgen und Traumabehandlung in der Ausbildung. Nur durch Vermittlung eines fundierten Basiswissens bereits in der Ausbildung kann erreicht werden, dass Absolvent_innen traumatisierten Menschen fachlich fundiert beggnen oder sie ggf. auch gleich an spezialisierte KollegInnen weiter verweisen können. Es ist weiterhin wichtig regelmäßige Schulungen der Mitarbeiter durchzuführen, um dem entgegen zu wirken, dass sie nicht über das Qualitätsmanagementhandbuch oder die Leitlinien informiert sind. Die Dokumente sollten einfach zu finden, stets aktuell und schnell verfügbar sein. Außerdem sollten die Schulungen auch Workshops beinhalten, die die Inhalte aus dem Qualitätsmanagementhandbuch direkt praktisch anwenden. Den Teilnehmern der Workshops sollte auch vermittelt werden, dass die Errungenschaften durch die Umsetzung der Richtlinien ein gemeinsames Ziel ist und man immer im Gedanken an den Patienten und deren Wohlbefinden handelt. Indem Qualitätsmaßnahmen evaluiert und reflektiert werden, kann bei erfolgreicher Durchführung die Motivation der Mitarbeiter gesteigert werden. Die Teams sollten sich bewusst über die Verbesserung in der Qualität freuen (Bernhaupt-Hopfner & Kosicek, 2017, S. 17).

Empfehlenswert sind für die einzelnen Therapeuten regelmäßige Supervisionen mit erfahrenen Expert_innen und eine engmaschige Intervision, also eine kollegiale Reflexion der eigenen Arbeit in einem offenen Klima. Zudem sind regelmäßige Fortbildung, um up-to-date zu sein, das Lesen neuer Fachliteratur, sowie Vernetzung mit anderen Berufsgruppen und mit Kolleg_innen ist zu empfehlen. Schließlich sollte auch ein übersichtliches Informationsmanagement in der Praxis angestrebt werden (Bernhaupt-Hopfner & Kosicek, 2017, S. 17f).

7. Fazit

Qualitätsmanagement ist ein essenzieller Bestandteil jedes Therapiesektors und somit auch dem der Traumatherapie. Die Therapie von Traumafolgestörungen ist eine sehr herausfordernde Disziplin. In den letzten Jahrzehnten hat die Qualitätssicherung immer mehr an Bedeutung gewonnen und auch Traumatisierungen kam mehr Aufmerksamkeit zu. Es ist in vielen Bereichen, wie im Universitätsklinikum Hamburg-Eppendorf gelungen, standardisierte Behandlungsabläufe, Qualitätsmanagementhandbücher, Qualitätszirkel etc. zu integrieren. Dies ist ein guter Schritt in die richtige Richtung. Jedoch gibt es noch viel Aufgaben, die zu bewältigen sind, um eine höhere Stufe an Qualität zu erreichen. Die Lage von Patienten mit Traumafolgestörungen ist nicht genügend. Die Qualität einer Behandlung kann nur gesichert werden, wenn genügend Therapieplätze zur Verfügung stehen und auch die Finanzierung von den gesetzlichen Krankenkassen übernommen werden kann. Therapeut_innen und Ärzt_innen benötigen die Zusicherung von außerbudgetären Geldern, die auch den Aufwand des Aufbaus und der Durchführung eines Qualitätsmanagements sichern. Es ist zudem essenziell an der Basis, der Ausbildung, mehr

Fähigkeiten zu vermitteln, die für eine evidenzbasierte Therapie von Traumabetroffenen notwendig ist. Studierende müssen vermittelt bekommen, welche Fähigkeiten sie benötigen, um alle notwendigen Bereiche abzudecken. Somit ergeben sich viele Bereiche, in denen Verbesserungen notwendig sind. Durch weitere Forschung und das vermehrte Lenken der Aufmerksamkeit auf die Probleme im Bereich des Qualitätsmanagements sollte es möglich sein das Interesse zu steigern. Durch engagiertes Arbeiten im Bereich der Qualitätssicherung, sowohl in kleinen Praxen als auch in ambulanten und stationären Kliniken, kann eine erfolgreiche Bewältigung von Traumata für die Betroffenen möglich sein. So wird es ihnen der erste Schritt in ein normales Leben ermöglicht.

Literaturverzeichnis

Bernhaupt-Hopfner, M. & Kosicek, T. (2017). Traumatherapie in der psychotherapeutischen Praxis. *Psychotherapie Forum, 22*(1–2), 12–18. https://doi.org/10.1007/s00729-017-0088-9 (Letzter Zugriff: 25.07.2020)

DeGPT (Hrsg.). (2019). *S2k-Leitlinie Diagnostik und Behandlung von akuten Folgen psychischer Traumatisierung.* AWMF.

Gahleitner, S. B. & Rothdeutsch-Granzer, C. (2016). Traumatherapie, Traumaberatung und Traumapädagogik. *Psychotherapie Forum, 21*(4), 142–148. https://doi.org/10.1007/s00729-016-0081-8 (Letzter Zugriff: 25.07.2020)

Hensen, P. (2016). *Qualitätsmanagement im Gesundheitswesen: Grundlagen für Studium und Praxis.* Wiesbaden: Springer Gabler.

Huber, M. & Schwetz-Würth, J. (2017). Die Tücken der traumatherapeutischen Praxis. *Psychotherapie Forum, 22*(1–2), 19–23. https://doi.org/10.1007/s00729-017-0092-0

Institute of Medicine. (2002). Guidance for the national healthcare disparities report. Washing-ton, DC: National Academy Press. https://www.nap.edu/catalog/10512/guidance-for-the-national-healthcare-disparities-report (Letzter Zugriff: 18.07.2020)

Laireiter, A.-P. & Vogel, H. (Hrsg.). (1998). *Qualitätssicherung in der Psychotherapie und psychosozialen Versorgung.* Tübingen: Dgvt-Verl.

Prütz, F. (2012, März 16). *Was ist Qualität im Gesundheitswesen?* Ethik in der Medizin. https://link.springer.com/article/10.1007/s00481-012-0189-5?error=cookies_not_supported&code=4f3d3ac1-4edc-462f-9234-dcbec19bbe7b (Letzter Zugriff: 17.07.2020)

Schäfer, I., Gast, U., Hofmann, A., Knaevelsrud, C., Lampe, A., Liebermann, P., Lotzin, A., Maercker, A., Rosner, R. & Wöller, W. (2019). *S3-Leitlinie*

Posttraumatische Belastungsstörung (German Edition) (1. Aufl. 2019 Aufl.). Springer.

UKE (2020). *Qualität im UKE.* https://www.uke.de/patienten-besucher/qualit%C3%A4t/index.html (Letzter Zugriff: 27.07.2020)

Theresa Paloma Mera Euler

4 Qualitätsmanagement im Therapiesektor der Hypnosetherapie

Zusammenfassung: Qualitätsmanagement (QM) im Gesundheitswesen ist unabdingbar. Die Therapieform der Hypnose bildet ein spezielles Gebiet, da sie von jeder Privatperson angeboten werden darf.

Ziel: Diese Arbeit soll aufzeigen welcher Standard bisher im QM in der Hypnotherapie besteht.

Methode: Qualitative Befragung zweier Hypnotherapeuten mittels Telefoninterview. Unterstützend wurde eine umfangreiche Literaturrecherche vorgenommen.

Ergebnisse: Die Behandlung nicht klinisch relevanter Symptome darf von jeder Privatperson durchgeführt werden und die Sicherstellung eines einheitlichen Qualitätsstandards ist daher schwierig. Der deutsche Verband für Hypnose e.V. gibt einen Ethikkodex für Mitglieder vor, welcher zur Orientierung dienen kann.

Diskussion, Schlussfolgerung: Die Befragten wurden nicht randomisiert ausgewählt. Es wird aufgezeigt, dass in der Etablierung des QMs in der Hypnotherapie noch viel Bedarf besteht. Bestehende Orientierungshilfen sind gering und eine Weiterentwicklung dieser wäre sinnvoll.

Schlüsselwörter: Qualitätsmanagement, Qualitätssicherung, Hypnose, Hypnotherapie, Hypnocoaching

1. Einleitung

Verfahren, in denen Hypnose angewendet wird, gehören zu den ältesten psychischen Heilmethoden. Seit den 1980er Jahren wird der Hypnose und Hypnosetherapie im deutschen Gesundheitsmarkt wieder eine bedeutendere Rolle zugesprochen (Bose, Peter, Piesbergen, Staudacher, Hagl, 2012, S. 7). Man unterscheidet bei der Hypnosetherapie, auch Hypnotherapie genannt, zwischen medizinisch angewandten und nicht medizinischen Methoden. Diese beiden Unterbegriffe teilen sich ebenfalls noch einmal in verschiedene Praktiken, Anwendungsbereiche und Rahmenbedingungen auf. Die Hypnose kann bei klinisch relevanten Krankheitsbildern oder beispielsweise bei Süchten wie dem Rauchen eingesetzt werden (Deutscher Verband für Hypnose e.V. (DVH), 2018a). Untersuchungen zeigen, dass mittels Hypnose, trotz kurzer

Behandlungsdauer, eine hohe Wirkung erreicht werden kann (Revenstorf, 2014, S. 1). Bei allen genannten Unterteilungen ist Qualitätsmanagement (QM) unabdinglich, um das Wohl des Behandelten bzw. der Klienten sicherzustellen. Die vorliegende Arbeit soll nach einer Vorstellung der Hypnotherapie aufzeigen, welcher Standard bisher im QM-Bereich dieser Therapieform besteht.

Den Beginn dieser Arbeit bildet der Einstieg in die Hypnose und Hypnosetherapie allgemein. Im weiteren Verlauf werden die Grundzüge des Qualitätsmanagements in dieser Therapieform dargestellt. Es wird auf Qualität generell und in der Hypnotherapie eingegangen. Anschließend werden die Ergebnisse zweier Experteninterviews, samt Fallbeispiel und davon abgeleitete Qualitätssicherungsinstrumente vorgestellt. Abschließend folgen damit einhergehende Herausforderungen und Schlussfolgerungen.

Der Begriff der Hypnose kommt aus dem Griechischen und bedeutet Schlaf (Hypnos). Die Hypnose ist laut Conn (1949) eine „{…} dynamische, interpersonelle Beziehung, die mit Imaginationen und unbewussten Vorstellungen einhergeht" (Revenstorf, 2013, S. 7–8).

Das Werkzeug der Hypnose wird sich in der Hypnotherapie oder beim Hypnocoaching zu Nutze gemacht. Bei körperlichen und seelischen Krankheitssymptomen kann Hypnose als Heilverfahren eingesetzt werden. Sie ist eine der ältesten Psychotherapiemethoden (Benaguid, Schramm, 2016, S. 15). Hypnose ermöglicht Klient_innen, insofern es förderlich ist, die bewusste Kontrolle abzugeben bzw. zu reduzieren. Unwillkürliche Körperreaktionen, Lernvorgänge und kreative Potenziale können in Veränderungsprozesse miteinbezogen werden. Die Therapie mittels Hypnose ist lösungsorientiert. Persönliche Hintergründe, welche zu Konflikten im Leben führen, können aufgedeckt werden. Hypnotherapie ist in der Regel ausschließlich an Einzelpersonen gerichtet, kann aber auch in besonderen Fällen als Gruppentherapie durchgeführt werden. Oft wird den Klient_innen mittels Selbsthypnose die Selbstwirksamkeit im Alltag stückweise ermöglicht (Revenstorf, 2012, S. 136, 137). In einer Metaanalyse von Revenstorf wird der Hypnose eine hohe Wirksamkeit und ein starker Effekt zugesprochen. Die Analyse ergibt, dass Behandelte während des Trancezustands in der Hypnose bestimmte Suggestionen annehmen können, ohne sie mit dem persönlichen Selbstbild abzugleichen (Revenstorf, 2014, S. 1). Dieser Trancezustand wird im Folgenden erläutert.

2. Der Begriff der *Trance*

Hypnose arbeitet mit der sogenannten Trance, was einen gezielt hervorgerufenen und spontan auftretenden veränderten Bewusstseinszustand meint (Benaguid, Schramm, 2016, S. 15). Der Begriff Trance wird aus dem lateinischen „transire" abgeleitet und bedeutet „hinübergehen". In einem Trancezustand liegt der Fokus auf Unbewusstem und Unwillkürlichem. Der Hypnotisand, also die Person, die hypnotisiert wird, hat den Eindruck nicht mehr aktiv zu steuern und sich „innerlich zurückzulehnen" und das Erleben entsteht dabei unwillkürlich. Im Gegensatz zum Normalzustand ist die Aufmerksamkeit fokussiert und eher nach innen gerichtet. Diese Trancezustände können unwillkürlich und spontan im Alltag auftreten und können von Personen deshalb häufig nicht bewusst wahrgenommen werden. Aber auch gezielt können solche Zustände herbeigeführt werden, was sich in der Hypnotherapie zu Nutze gemacht wird. Man kann zwischen verschiedenen Trancezuständen unterscheiden. Nennenswert sind hier z.B. die Alltagstrance, Entspannungstrance, Aktivtrance, Problem- und Lösungstrance und die hypnotische Trance. Außerdem unterscheidet man zwischen unterschiedlichen Tiefen der Trance. Gängig ist hier die Unterteilung zwischen leichter, mittlerer und tiefer Trance. Je höher die Fähigkeit des Klienten zur Fokussierung der Aufmerksamkeit ist, desto tiefer der mögliche Trancezustand. Für den Erfolg der Hypnotherapie reichen leichte Trancezustände aus. (Benaguid, Schramm, 2016, S. 32–38).

3. Hypnotherapie nach Milton H. Erickson

Erickson entwickelte in den 50er Jahren in den USA eine spezielle Form der Hypnotherapie. Im Fokus stehen hierbei die im Inneren vorhandenen, bisher nicht zugänglichen Ressourcen der Klient_innen und deren unbewussten Fähigkeiten. Um Entwicklungsprozesse anstoßen zu können, dient das Unbewusste als Konstrukt und Instanz, welches inneres Wissen und Weisheit verkörpert, welches man sich zu Nutze machen kann. Erickson beschreibt die Hypnotherapie als Ausdruck der im Klienten selbst liegenden Kraft, auch intrapersonal genannt. Ihm geht es verstärkt um die Frage des Zugangs und des Transfers zu diesen inneren Ressourcen der Klient_innen und weniger um den Aufbau neuer Fähigkeiten. Die Beziehung zwischen Klient_in und Therapeut_in steht in Wechselwirkung und beide Instanzen beeinflussen sich gegenseitig (Benaguid, Schramm, 2016, S. 22).

4. Hypnosetechniken

In der Hypnotherapie wird die Einleitung einer hypnotischen Trance zum Hervorrufen bestimmter Prozesse eingesetzt, welche in nachfolgender Tabelle zu sehen sind (Revenstorf, 2012, S. 136).

Tabelle 1: Therapieziel und Prozess, eigene Darstellung

Therapieziel	Prozess
Vorbereitung von Verhaltensänderungen, Entwicklung von Lösungsstrategien	Bahnung von Verhaltensänderungen
Problembewältigung durch Zugang zu eigenen Ressourcen	Assoziation von Erfahrungen, Korrektur von Bewertungen und Haltungen, Veränderung affektiver Muster
Dissoziation störender Wahrnehmungen (z.B. Schmerzen)	Dissoziation von Empfindungen
Trauma-Bewältigung	Dissoziation von Empfindungen, Re- und Dekonstruktion von biografischen Episoden, Veränderung affektiver Muster
Förderung physiologischer Prozesse der Muskulatur, des kardiovaskulären und des Immun- und Hormonsystems zum Zweck der Heilung	Anregung somatischer Heilungsprozesse

Therapieziele sind beispielsweise Verhaltensänderungen und Problem- oder Trauma-Bewältigung. Um diese zu erreichen werden bestehende Verhaltensmuster und Empfindungen neu und rekonstruiert.

Die Therapieform der Hypnose lässt sich in die Anwendungsbereiche Hypnotherapie und Hypnocoaching unterteilen, welche in Tabelle 2 gegenübergestellt werden. Hier liegen jeweils unterschiedlichen Krankheitsbilder bzw. Beschwerden vor. Je nachdem unterscheidet sich auch die nötige Ausbildung des Therapeuten, worauf in Kapitel 3.3 näher eingegangen wird.

Die Hypnotherapie richtet sich an Personen mit klinisch relevanten Symptomen. Das therapeutische Manual ICD-10 (International Classification of Diseases) gibt vor, wann Beschwerden oder Krankheitsbilder als klinisch relevant gelten. Das Hypnocoaching bezeichnet den Einsatz der Hypnose bei Beschwerden wie Übergewicht oder fehlendem Selbstbewusstsein (DVHa, 2018). Wird die Hypnose in Kombination mit tiefenpsychologisch fundierter Psychotherapie eingesetzt, ist eine Übernahme der Kosten seitens der gesetzlichen

Krankenversicherung (GKV) möglich. Im April 2020 ist ein überarbeiteter einheitlicher Bewertungsmaßstab (EBM) veröffentlicht worden, in dem der Hypnose, im Vergleich zu vorher, eine 40% höhere Bepunktung zugutekommt und somit aufgewertet wird (DGE, 2020).

Tabelle 2: Hypnotherapie vs. Hypnocoaching, eigene Darstellung

	Hypnotherapie	**Hypnocoaching**
Anwendung/ Symptome	• Ängste • Depressionen • Psychosomatische Erkrankungen • Phobien • Sexualstörungen • Neurotische Störungen, etc.	• Raucherentwöhnung • Gewichtsreduktion • Selbstbewusstseinsförderung • Businesscoaching • Blockadenabbau

Im Rahmen dieser Arbeit wird im weiteren Verlauf mit der Nennung der Hypnotherapie, das Hypnocoaching miteingeschlossen.

Die direkte Hypnose wird auch als „paternale" oder „echte" Hypnose bezeichnet. Hierbei werden von Hypnotiseur_in klare Befehle, wie z.B. „Schließe deine Augen und entspanne deine Gliedmaße" gegeben. Das Ziel ist, dass der Hypnotisand möglichst schnell einen tiefen Trancezustand erreicht.

Bei der indirekten Hypnose ist die Sprache des Hypnotiseurs eher permissiv. Ein Beispielsatz wäre hier: „Vielleicht spürst du jetzt, wie schwer deine Augenlieder werden und wie sie sich ganz von alleine schließen". Ziel ist hier, dem oder der Klient_in das Gefühl der Kontrolle über sein Handeln, Empfinden und Trance-Erleben zu vermitteln.

Ob direkte oder indirekte Hypnose wirksamer oder sinnvoller ist, ist nicht pauschal festzulegen. Welche der beiden Hypnoseformen Anwendung findet, sollte an den Bedürfnissen des Hypnotisands ausgemacht werden (DVHa, 2018).

5. Qualitätsmanagementansätze in der Hypnotherapie

Um Qualitätsmanagement in der Hypnotherapie darzustellen, wird zunächst auf den Qualitätsbegriff eingegangen. Anschließend wird Qualität allgemein im Gesundheitssektor dargestellt. Um sich an die Hypnotherapie heranzuarbeiten, werden zunächst die gesetzlichen Rahmenbedingungen erläutert und mögliche Risikopotenziale, die sich daraus ergeben können. Der deutsche Verband für Hypnose e.V. pflegt für Mitglieder und Klient_innen einen Ethikkodex, welcher Qualität in der Therapie sicherstellen soll. Auf einzelne Bausteine zur Sicherstellung der Qualität wird eingegangen und zuletzt wird der PDCA-Zyklus vorgestellt, welcher im Ergebnisteil erneut Relevanz gewinnt.

Der Begriff Qualität lässt sich von dem lateinischen Wort „qualitas" ableiten, was so viel wie Beschaffenheit, Verhältnis und Eigenschaft bedeutet. Damit ist der Begriff vorerst wertneutral. Es handelt sich nicht um eine Sache oder eine vorgegebene Größe, sondern um das Resultat der Beurteilung einer Sache. Sie resultiert aus der Summe unterschiedlicher Erwartungen, Bewertungen und Wünsche beispielsweise von Kund_innen. Im wirtschaftlichen Kontext verdeutlicht der Begriff die Zweckangemessenheit eines Produkts oder einer Dienstleistung. Ausschlaggebend ist somit, dass die Anforderungen erfüllt werden. Wichtig ist die Festlegung von Qualitätsmerkmalen und in welchem Maße eine vorliegende Qualität für gut befunden wird. Werden solche Angaben festgelegt, handelt es sich um Qualitätsstandards (Scholz, 2008, S. 9, 10).

In der Gesundheitsversorgung gibt es keine universelle Definition von Qualität. Die Qualität einer gesundheitlichen Versorgung ist der Grad, in dem die Wahrscheinlichkeit des Eintretens erwünschter gesundheitlicher Ergebnisse erhöht wird und dabei den aktuellsten Stand der Wissenschaft berücksichtigt (Blumenstock, 2011, S. 154). Für Patient_innen steht die Qualität der Behandlungsergebnisse und Zufriedenheit mit der Versorgung im Vordergrund. Für den oder die Kostenträger_in, hier ebenfalls der oder die Patient_in, sind Fragen der Bedarfsgerechtigkeit, des Ressourceneinsatzes und der Kostenwirksamkeit wichtig. Für den oder die Leistungserbringer_in spielt die Effektivität und Sicherheit der Versorgung eine größere Rolle. Richtlinien für Dienstleistungen im Gesundheitssystem werden mit unterschiedlichen Absichten und Zielen erarbeitet. Dies ist beispielsweise die Verbesserung der Qualität, die Steigerung der Effektivität und Effizienz und die Kostensenkung (Klemperer, 2017, S. 1, S. 5). Der Begriff der Qualität sollte in der Medizin vor allem patientenzentriert betrachtet werden. Das heißt eine Definition, welche den Wert aller gesundheitsfördernden Maßnahmen am objektiven, sowie subjektiven Gewinn für Patient_innen misst. Diese erwarten von einer Dienstleistung im Gesundheitssektor eine Verbesserung der Lebensqualität. Dies soll das Ergebnis bei optimaler Durchführung und geringstmöglicher Belastung und Gefährdung sein. Die Messbarkeit der Qualität ist Voraussetzung für die Beurteilung der Qualität gesundheitsförderlicher Maßnahmen. Standards und Leitlinien können hier Abhilfe schaffen (Klempner, 2017, S. 8). Qualitätsmanagement ist laut Robert-Koch-Institut alle „aufeinander abgestimmte(n) Tätigkeiten zum Leiten und Lenken einer Organisation bezüglich Qualität". Darunter zählt die Bestimmung der Qualitätsziele und der Qualitätspolitik. Die Qualitätsplanung, -sicherung und -verbesserung wird ebenfalls festgelegt (Robert-Koch-Institut (RKI), 2015, S. 354).

Zur Erläuterung des Qualitätsmanagements in der Hypnosetherapie ist die folgende Vorstellung der rechtlichen Rahmenbedingungen nötig.

5.1 Gesetzliche Grundlagen der Hypnotherapie

In Deutschland darf jede Person Hypnose anbieten, da eine Ausbildung nicht zwingend notwendig ist. Der Ausübung liegen keinerlei gesetzliche Vorschriften zugrunde. Jede Privatperson ist dazu befugt, ein eigenes Institut, eine Praxis, eine Ausbildungsstätte oder auch Akademie zu führen. Ein_e Hypnotiseur_in, welche_r freiberuflich tätig ist, ist somit in der Regel keiner offiziellen Stelle gegenüber Rechenschaft schuldig. Eine Ausnahme bildet die Behandlung manifestierter Krankheitsbilder (DVH, 2018b). Klinisch relevante Symptome dürfen nur von Personen mit therapeutischer Zulassung behandelt werden. Im Normalfall schließt dies Ärzt_innen, Psychotherapeut_innen und Heilpraktiker_innen mit ein (DVH, 2018b). Heilberufe werden je nach Berufung unterschiedlich streng über Gesundheitsämter und auch Kammern reguliert. Das ICD-10 (International Classification of Disease) gibt vor, welche Symptome das genau betrifft. Dies sind zum Beispiel psychosomatische Erkrankungen, Panikattacken, Depressionen, neurotische Störungen, Ängste, Phobien und Sexualstörungen (DVH, 2018a).

Das Heilpraktikergesetz (Gesetz über die berufsmäßige Ausübung der Heilkunde ohne Bestellung) trat 1939 in Kraft und wurde 2016 zuletzt geändert. Es gibt nach § 1 vor, dass Personen, die Heilkunde praktizieren und nicht approbierte_r Arzt oder Ärztin sind, über eine gesonderte Erlaubnis verfügen müssen. Heilkunde ist laut Gesetz „jede berufs- oder gewerbsmäßig vorgenommene Tätigkeit zur Feststellung, Heilung oder Linderung von Krankheiten, Leiden oder Köperschäden bei Menschen, auch wenn sie in den Diensten von anderen ausgeübt wird (Bundesministerium für Justiz und Verbraucherschutz, 2016, § 1). Wer nicht zur Ausübung befugt ist und dies dennoch tut, wird mit einer

Freiheitsstrafe von bis zu einem Jahr oder mit einer Geldstrafe bestraft (Bundesamt der Justiz und für Verbraucherschutz, 2016, § 5).

Risikopotenzial für Klient_innen

Die zuvor erläuterten fehlenden gesetzlichen Rahmenbedingungen stellen ein Risikopotenzial für die Klienten_innen und Kursteilnehmer_innn dar. Während einer Behandlung, einem Coaching oder einem Kursverlauf kann es zu Konflikten, Unstimmigkeiten und Unzufriedenheit kommen. Personen, die eine Dienstleistung in Anspruch nehmen, sind in solch einem Fall auf sich alleine gestellt. Sollte dies der Fall sein, bietet der Deutsche Verband für Hypnose e.V. Abhilfe durch die verbandseigene Schlichtungsstelle, welche den Beirat der Qualitätssicherung darstellt. Dieser Service kann nur in Anspruch genommen werden, wenn der oder die Hypnotiseur_in ein aktives Verbandsmitglied ist. Ziel ist es, eine schnelle und akzeptable Lösung für Hilfesuchende zu finden. Der Beirat ist der richtige Ansprechpartner, wenn der im Nachfolgenden vorgestellte Ethikkodex des Verbands nicht eingehalten wird bzw. ein Verstoß dahingegen vermutet wird. Das können zum Beispiel unzutreffende Heilungsversprechen, falsche Angaben des Werdegangs, unseriöses Auftreten der Hypnotiseur_innen und vermutete Kompetenzüberschreitung sein oder wenn das Gefühl auftritt, dass eine Sitzung oder ein Kurs nicht korrekt abgelaufen ist. Bei einem fehlenden oder unerwünschten Ergebnis ist der Beirat nicht die richtige Anlaufstelle, da in der Hypnotherapie keine Erfolgsgarantie besteht (DVH, 2018c).

5.2 Qualitätsmanagement Deutscher Verband für Hypnose e.V.

Der deutsche Verband für Hypnose e.V. legt hohen Wert auf eine ethisch einwandfreie und erstklassige Arbeit seiner Mitglieder. Der im Folgenden vorgestellte Ethikkodex ist für Therapeut_innen bzw. Coaches verbindlich und bietet für Patient_in, Klient_in und Kurs- oder Ausbildungsteilnehmer_in eine Sicherstellung der Qualität der Therapie. Der Ethikkodex ist in elf Unterpunkte unterteilt, welche in der untenstehenden Abbildung verkürzt dargestellt sind.

Qualitätsmanagements im Therapiesektor der Hypnosetherapie   41

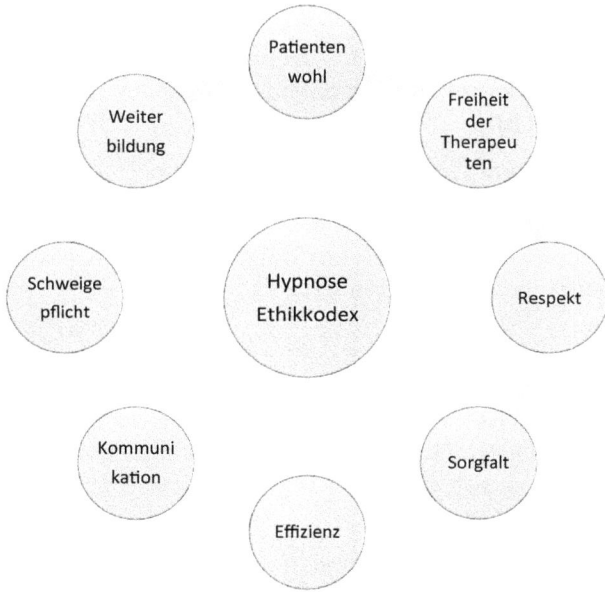

Abbildung 1: Ethikkodex in der Hypnotherapie (verkürzt), nach Deutscher Verband für Hypnose e.V., eigene Darstellung

1. Aufgabe

Die Zielsetzung der Arbeit des deutschen Verbands für Hypnose e.V. ist es, den Klient_innen mehr Flexibilität im eigenen Handeln, Denken und Erleben und den Gewinn an persönlicher Freiheit zu ermöglichen.

2. Selbstverständnis

Die Hypnose wird als Werkzeug verstanden, welches eine Möglichkeit zur Erhellung und Erweiterung des Bewusstseins bietet. Es soll keinesfalls eingeengt werden. Ein wacheres, bewussteres und selbstbestimmteres Wesen soll sich entfalten können.

3. Methode

Die Hypnose wird zur Harmonisierung des Bewussten und Unbewussten genutzt. Hier ist zum einen der Abbau von Blockaden und zum anderen der Aufbau von Ressourcen wichtig.

4. Freiheit

Die Hypnotiseure sind in ihrer Arbeit frei und es herrschen keine stilistischen Einschränkungen. Es wird die Intervention ausgewählt, welche am besten Klient_innen geeignet ist.

5. Respekt

Bei der Arbeit mit Klienten aber auch mit Kollegen_innen wird ein respektvoller, wertschätzender und aufmerksamer Umgang gepflegt. Kritik wird in sachlicher und konstruktiver Form geäußert.

6. Sorgfalt

Im Hinblick auf die Sorgfaltspflicht arbeiten Hypnotiseur_innen ausschließlich mit Themen und Klient_innen, für die sie sich ausreichend qualifiziert fühlen. Der Hypnotisand wird klar auf die Grenzen der Hypnose hingewiesen und von Allmachtsansprüchen wird abgesehen.

7. Effizienz

Gearbeitet wird nach dem Leitsatz „so viel wie nötig, aber so wenig wie möglich". Ressourcen wie Kosten und Zeit sollen geschont werden und deshalb werden nur so viele Termine vereinbart, wie zur Erreichung des gemeinsam vereinbarten Ziels nötig sind.

8. Klare Kommunikation

Im Rahmen eines professionellen, ethisch und juristisch korrekten Auftretens empfiehlt der Deutsche Verband für Hypnose e.V. den Begriff Therapie und Hypnotherapie nur dann zu nutzen, wenn eine entsprechende Heilerlaubnis vorliegt.

9. Schweigepflicht

Alle Mitglieder verpflichten sich zu absolutem Stillschweigen über sämtliche Klient_innen-Details. Nur der oder die Klient_in selber kann von dieser Pflicht entbinden.

10. Kontinuierliche Weiterbildung und Supervision

Die kontinuierliche Weiterbildung ist für den Deutschen Verband für Hypnose e.V. selbstverständlich. An professionellen Einzel- und Gruppensupervisionen wird je nach Anspruch an die Arbeit mit Klient_innen teilgenommen.

11. Unabhängigkeit

Die Hypnose wird ausschließlich dazu genutzt, den Klient_innen zu mehr Unabhängigkeit und Flexibilität zu verhelfen. Man distanziert sich deutlich von Sekten und dogmatisch strukturierten Gruppierungen (DVH, 2018b).

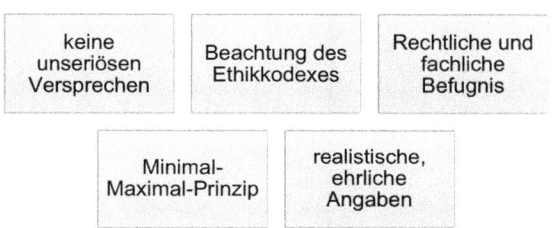

Abbildung 2: Bausteine zur Sicherstellung der Qualität, eigene Darstellung

Mitglieder des Vereins sind dazu angehalten nur Behandlungen durchzuführen, zu denen sie auch rechtlich und fachlich befugt sind. Es soll nach dem Minimal-Maximal-Prinzip gearbeitet werden, was eine effiziente und ökonomische Therapie möglich machen soll. Dies bedeutet, dass so viel wie nötig, aber so wenig wie möglich unternommen wird. Im Rahmen der prognostischen Möglichkeiten über den Verlauf einer Therapie sollen konkrete und korrekte Angaben gemacht werden. Außerdem sollen Qualifikationen und Werdegang der Therapeuten ehrlich und offen dargelegt werden. Diese beinhalten auch die Ausbildungsdauer, den Ausbildungsumfang und die Arbeits- und Therapieerfahrung. Es sollen keine unseriösen Therapie-, Leistungs- oder Werbeversprechen gemacht werden. Unter allen Umständen und zu jeder Zeit sollen bei der Arbeit die Grundsätze des Ethikkodexes des Deutschen Verband für Hypnose e.V. beachtet werden, um einen ethisch tadellosen Umgang mit den Patient_innen sicherzustellen (DVH, 2018b).

5.3 PDCA-Zyklus

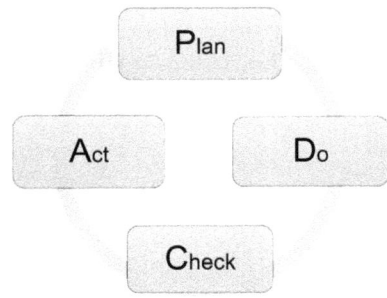

Abbildung 3: PDCA-Zyklus, eigene Darstellung

Im Folgenden wird das Instrument des PDCA (Plan-Do-Check-Act) -Zyklus (Abb. 3) vorgestellt, welches zum Einstieg und zur Optimierung des systematischen Prozesses der ständigen Verbesserung eingesetzt werden kann. Dieser Zyklus beginnt mit der **Plan-Phase**. Hier werden relevante Prozesse identifiziert und spezifische Anforderungen definiert. Daraus können relevante Ziele und Maßnahmen abgeleitet werden. In der nächsten Phase, der **Do-Phase**, was auf Deutsch so viel wie Ausführen bzw. Umsetzen heißt, werden die zuvor geplanten Maßnahmen in die Tat umgesetzt. Zudem sollten organisatorische Aspekte geregelt werden. In der **Check-Phase**, dies meint Überprüfen, werden ablaufende Prozesse und herrschende Regelungen überwacht. In diesem Zuge werden diese ebenfalls bewertet. Anschließend wird überprüft, ob die festgelegten Ziele erreicht wurden. In Schritt vier des Zyklus geht es um das Handeln und Optimieren. Dies ist die **Act-Phase**. Hier werden nötige Korrekturmaßnahmen, welche zuvor ausgemacht werden konnten, vorgenommen. Die Qualitätsoptimierung der laufenden Prozesse ist hier nicht abgeschlossen. Es handelt sich bewusst um einen Prozess, da nach Abschließen der letzten Phase erneut in die Plan-Phase eingestiegen wird. Der Zyklus wird wieder von vorne durchlaufen, um so eine ständige Verbesserung sicherstellen zu können (Bayerisches Staatsministerium für Wirtschaft und Medien, Energie und Technologie, 2012, S. 46).

6. Methoden

Im Rahmen der Erstellung der vorliegenden Arbeit wurden zwei Experteninterviews durchgeführt. Es handelt sich um eine qualitative Einzelfallstudie, welche nicht randomisiert ist. Zur Erhebung des Expertenwissens ist zu zehn Betrieben, welche Hypnotherapie anbieten, Kontakt aufgenommen worden. Diese wurden mittels Literaturrecherche mit bestimmter Ortspräferenz herausgefiltert. Bei positiver Resonanz ist ein selbsterstellter Fragebogen, der im Anhang einzusehen ist, verschickt worden und um das Ausfüllen wurde gebeten. Zwei der ausgewählten Betriebe meldeten sich zurück und wünschten ein Telefoninterview als bevorzugten Austausch. Diese Interviews wurden mit dem Einverständnis der Interviewten aufgezeichnet und anschließend transkribiert und ausgewertet. Als Leitfaden des Interviews diente der genannte Fragebogen. Zur Vertiefung des Vorwissens, zur Erstellung des Fragebogens und auch zur weiteren Erstellung der Arbeit erfolgte eine umfangreiche Literaturrecherche.

Zur Erhebung der Daten und der Experteninterviews wurde ein selbsterstellter Fragebogen mit 20 Items erstellt. Dieser wurde in Anlehnung an den Auditleitfaden der Deutsche Gesellschaft für Medizinische Rehabilitation e.V. (DEGEMED) angelehnt (DEGEMED, 2006). Der vollständige Fragebogen befindet sich im Anhang der Arbeit.

7. Ergebnisse

Im Folgenden werden die Experteninterviews zweier Hypnotiseur_innen zusammenfassend vorgestellt. Ergebnisse sind jeweils unter den Punkten Praxisleitung, Leitbild und Organisation beschrieben. Im Anschluss daran werden Qualitätsmanagement-Instrumente für die Hypnose vorgestellt, welche aus den Interviews abgeleitet wurden. Zum Abschluss des Kapitels wird ein Best-Practice Beispiel in Anlehnung an den PDCA-Zyklus vorgestellt.

Praxis Nr. 1: Praxisleitung

Der Wunsch des Praxisleiters Herr V. anonym zu bleiben wird berücksichtigt.

Herr V. weist eine Ausbildung zum Rettungsassistenten und Heilpraktiker für Psychotherapie vor. Im Rahmen der Heilpraktiker-Ausbildung hat er sich auf Psychologie/ Psychiatrie fokussiert. Anschließend hat er die klinische Hypnose nach Milton H. Erickson in einem Gesundheits- und Mentalzentrum erlernt. Es folgten eine englischsprachige Weiterbildung und eine Ausbildung zum Hypnoanalytiker. Seine eigene Praxis leitet er seit 17 Jahren. Es arbeiten keine weiteren Mitarbeiter_innen in der Praxis. Zusatzqualifikationen liegen in der Kinder-, Blitz-, Schnell- und Sporthypnose vor. Insgesamt fünf Zertifikate sind online für potenzielle Patienten ersichtlich. Diese Qualifikationen sollen laut Therapeut_in eine vertrauensvolle Bindung schaffen.

Leitbild

Nach Herrn V. ist die Hypnose ein „natürlicher Bewusstseinszustand, der sich zwischen Wach- und Schlafbewusstsein befindet". Dieser wird täglich zum Beispiel beim Lesen eines spannenden Buches oder beim Fahren auf der Autobahn erlebt. Die Konzentration ist auf etwas Bestimmtes gerichtet und die Umgebung verliert an Wichtigkeit. Genau dieser Zustand wird in der angebotenen Hypnose angestrebt und herbeigeführt. Die Aufnahmefähigkeit für Suggestionen ist maximal erhöht. Dies dient dazu Patient_innen an eigene Fähigkeiten heranzuführen, mehr Einsicht zu erlangen und die eigene Autonomie zu stärken. Der Zugang zum Unterbewusstsein wird ausschließlich für positive Heilzwecke genutzt.

Grundsätzlich ist jeder Mensch therapierbar. Personen, die unter Drogeneinwirkung stehen, an Epilepsie oder Psychosen leiden werden von Herrn V. nicht therapiert, um Komplikationen und Kontraindikatoren für die Therapie auszuschließen. Körperliche und seelische Probleme können laut Herrn V. mit der klinischen Hypnose positiv beeinflusst werden. Der Zustand der Hypnose soll binnen Sekunden erreicht werden können, um so körpereigene Kräfte und Ressourcen zu mobilisieren und die Konzentrationsfähigkeit zu steigern. In bestimmten Fällen kann das Erreichen dieses Zustandes länger dauern.

Organisation

Die Dauer einer Hypnosesitzung ist individuell und richtet sich nach dem Patienten. In der Regel dauert eine Sitzung um die 90 Minuten und kostet zwischen 69 und 500 Euro. Ein Klient nimmt in der Regel maximal fünf Therapiesitzungen in Anspruch. Pro Woche führt Herr V. circa 20 Sitzungen durch. Angeboten werden die klassische Hypnosetherapie, intensive Sitzungen und Selbsthypnoseworkshops. Herr V. ist befähigt zum oder zur Hypnosetherapeut_in auszubilden und Absolvent_innen ein demensprechendes Zertifikat auszustellen. Die Schulung umfasst circa 500 Stunden, welche durch theoretische Unterrichtseinheiten von Zuhause und praktische Einheiten in der Praxis durchlaufen werden.

Praxis Nr. 2: Praxisleitung

Frau Z. möchte gerne anonym genannt werden, was berücksichtigt wird.
Sie weist ein abgeschlossenes Studium der Pädagogik, Soziologie und Psychologie auf. Anschließend ging sie unter anderem einer Berufstätigkeit im Qualitätsmanagement einer renommierten Fluggesellschaft nach. Seit 2001 betreibt sie ihre eigene Praxis, in der die Hypnosetherapie angeboten wird. Frau Z. hat keine weiteren Angestellt_innen in ihrer Praxis. Sie selber ist Heilpraktikerin für Psychotherapie und hat die Schulung zur Hypnotherapeutin abgeschlossen, mit ständigen Weiterbildungen unter anderem auch in England und den USA. Außerdem ist sie selber befugt andere zu Hypnocoaches auszubilden. Sie nimmt jährlich an Hypnotiseur_innen-Treffen auf der ganzen Welt teil und spricht dort vor. Sie ist Mitglied in verschiedenen Verbänden und unter anderem Vorstandsmitglied einer Gesellschaft für Hypnosetherapie.

Leitbild

Frau Z. unterscheidet zwischen der professionellen und spirituellen Hypnosetherapie. Bei der professionellen Hypnose-Methode wird der Mensch als Ganzes betrachtet und der Fokus liegt nicht ausschließlich auf den Beschwerden. Der Körper wird als Sitz aller Emotionen betrachtet und die Behandlung der Gefühle findet auf körperlicher und geistiger Ebene statt. Die Klient_innen sollen das Gefühl bekommen ihre Probleme bewältigen zu können. Veränderungsprozesse sollen mit und durch die Hypnose angestoßen und möglich gemacht werden. Wichtig ist die aktive Mitarbeit der Patient_innen und der Wille selber etwas zu verändern. Die Qualität und das Ergebnis der Behandlung hängen vor allem von der Erwartungshaltung der Klient_innen ab. Ein Erfolgsversprechen bzw. eine Heilungsgarantie gibt es nicht. Bei der spirituellen Hypnose wird versucht, Erfahrungen aus früheren Leben zu nutzen, dazu gehört auch die Rückführung in ein früheres Leben. Spiritualität allgemein bedeutet hier das „Geistige, nicht Sinnbare anzuerkennen und seine Existenz zuzulassen". Suchterkrankungen oder psychotische Wahnvorstellungen sprechen gegen eine Hypnosetherapie.

Organisation

Eingesetzt werden mehrere Hypnose-Methoden. Diese werden an die Bedürfnisse des Klienten angepasst. Eine Hypnose-Stunde kostet in der Regel 150 Euro. Im Normalfall dauert eine Sitzung drei Stunden. In einer Woche werden im Schnitt fünf bis sechs solcher Sitzungen von Frau Z. durchgeführt. Für die meisten Klienten ist eine einmalige Behandlung ausreichend. Gegen mögliche Konflikte sichert sich die Therapeutin anhand einer Berufs- Haftpflichtversicherung ab

7.1 Abgeleitete Qualitätssicherungsinstrumente

Neben dem vorgestellten PDCA-Zyklus gibt es noch weitere Instrumente, die die Qualität in einer Hypnose-Praxis sicherstellen können, bzw. dazu verhelfen können. Diese werden abgeleitet von den Experteninterviews zusammengetragen. Patientenbefragungen und Beschwerdemanagement werden durch Anregungen der Klient_innen bestimmt. Checklisten, Supervision und der Austausch mit Kolleg_innen sind Instrumente, welche von Hypnotherapeut_innen bzw. Praxisinhaber_innen genutzt werden sollten.

Vorbesprechung inklusive Behandlungsvertrag

Vor der eigentlichen Hypnose-Behandlung sollte immer ein Vorgespräch mit den Klient_innen geführt werden. Die Länge und der Inhalt dieser Besprechung können je nach Vorlieben des oder der Therapeut_in bzw. Coaches variieren. Hier wird der Ist-Zustand des oder der Klient_in mit einer Art Anamnesebogen erhoben. Dieser sollte Alter, Geschlecht, Vorerkrankungen und Medikamenteneinnahme beinhalten. In der Therapie kann die volle Aufmerksamkeit somit auf den Patienten gerichtet werden. Es ist wichtig vor Abschluss eines Behandlungsvertrags festzustellen, ob die Zusammenarbeit sinnvoll ist. Somit können mögliche Konflikte im Vorhinein ausgeschlossen werden. Die Beziehung und das Vertrauen zwischen Therapeut_in und Klient_in ist für die Qualität und den Erfolg der Therapie von großer Bedeutung. Der Behandlungsvertrag kann unterschiedlich gestaltet sein und er soll von beiden Parteien unterschrieben werden. Hier ist z.B. auch festzuhalten, dass der Hypnotisand ärztlich untersucht ist. Dies ist bei bestimmten Hypnose-Anwendungen bei klinisch relevanten Symptomen eine Grundvoraussetzung und Absicherung für den Therapeuten.

Patientenbefragungen

Patientenbefragungen sollten nach jeder Behandlung durchgeführt werden. Hier können auch kleinste Unstimmigkeiten geäußert werden. Dies kann schriftlich oder mündlich passieren. Nach einer abgeschlossenen Behandlung sollte ein Fragebogen von dem oder der Klient_in ausgefüllt werden und sie sollten die Möglichkeit haben diesen anonym auszufüllen, um sich nicht beeinflussen zu lassen. Möglich ist auch ein Nachgespräch per Telefon nach geraumer Zeit. Hier erfragt der Therapeut, wie es dem oder Behandelten ergangen ist oder ob z.b. Veränderungen wahrzunehmen sind.

Beschwerdemanagement

Dieses sollte in den zuvor genannten Patient_innenbefragungen eingebettet sein. Aber auch außerhalb der abschließenden Befragungen sollten Klient_innen die Möglichkeit haben, Beschwerden anonym zu äußern. Hierzu bietet sich das Auslegen vorgefertigter Zettel in der Praxis an.

Checklisten

Checklisten sollen den Therapeut_innen und vor allem Praxisinhaber_innen Sicherheit und Unterstützung bieten. Diese können für bestimmte immer gleich ablaufende Prozesse verwendet werden. Dies kann bei internen organisatorischen Prozessen der Fall sein oder z.B. bei Ausbildungs- oder Coachingangeboten. Auch bei bestimmten Behandlungsabläufen oder verschiedenen Hypnosetechniken können darauf zugeschnittene Checklisten eine Stütze darstellen und dazu verhelfen die Qualität der Behandlungen sicherzustellen.

Supervision

Die kontinuierliche und regelmäßige Weiterbildung und Fortbildung sind für Hypnotherapeut_innen unabdinglich, vor allem wenn man die Qualität der angebotenen Leistungen sicherstellen möchte. Das Wohl des oder der Patient_in steht auch hier im Vordergrund. Ein weiterer wichtiger Grund ist die Konkurrenzfähigkeit mit anderen Therapeut_innen bzw. Coaches. Das Vorweisen von bestimmten Zertifikaten oder Ausbildungen verschafft einen Wettbewerbsvorteil gegenüber Kolleg_innen.

Externe Audits

Dies meint den regelmäßigen Austausch mit anderen Hypnotherapeuten_innen und im besten Falle auch die Begehung anderer Hypnosepraxen. Hier können neue Anregungen geschaffen werden, um die eigenen Abläufe zu optimieren. Hiervon profitieren beide Seiten.

7.2 Fallbeispiel

Der PDCA-Zyklus wird in folgendem *Best-Practice*-Beispiel praktisch auf die Hypnotherapie angewendet.

Herr X. ist seit 15 Jahren intensiver Raucher. Er hat bereits viele Versuche gestartet dieses Laster loszuwerden, bisher ohne Erfolg. Nun möchte er mittels Hypnocoaching rauchfrei werden. Wendet man dieses Beispiel auf den PDCA-Zyklus an, beginnt nun die **Plan-Phase**. Herr X. recherchiert im Internet nach passenden Therapeuten in seiner Nähe. Er nimmt Kontakt zu der Hypnotherapeutin Frau Z. auf und sie vereinbaren einen Termin für ein Vorgespräch. Hierbei wird Herr X. über die Hypnose allgemein aufgeklärt und es wird erwähnt, dass es keine Erfolgsgarantie gibt. Herr X. macht in einem Anamnesebogen Angaben zu seiner Person und schildert Gewohnheiten und persönliche Probleme. Alle Dokumente werden sorgfältig geführt und verwahrt. Das Erstgespräch schafft Vertrauen zwischen Therapeutin und Klient, was in der Hypnotherapie unabdinglich ist.

Mit der Vereinbarung eines weiteren Termins wird die **Do-Phase** eingeläutet. Es wird ein Behandlungsvertrag zwischen beiden Parteien abgeschlossen, welcher für beide Seiten eine Sicherheit darstellt. Frau Z. achtet darauf in ihrer Praxis eine entspannte und einladende Atmosphäre zu schaffen. Die Umgebung und das damit verbundene Wohlfühlen von Herrn X. ist ein wichtiger Faktor beim Erfolg der Therapie. Nun wird mittels direkter Gesprächstherapie eine 90-minütige Sitzung für die Raucherentwöhnung durchgeführt.

In der **Check-Phase** wird überprüft, ob beide Parteien mit dem bisherigen Verfahren zufrieden sind. Nach der Behandlung wird in einem Abschlussgespräch erfragt, wie sich Herr X. gefühlt hat und ob er Verbesserungsvorschläge hat. Da bei der Raucherentwöhnung häufig nur eine Sitzung nötig ist, wird ein Feedbackbogen an Herrn X. ausgegeben, der Raum für Anregungen bietet.

Würde im weiteren Verlauf ein nächster Termin vereinbart werden, könnten in der **Act-Phase** nötige Änderungen vorgenommen werden. Bei jedem weiteren Termin wird der PDCA-Zyklus erneut durchlaufen. Eine kontinuierliche Beobachtung der Prozesse und Rückmeldung beider Seiten ist unabdingbar für die Sicherstellung der Qualität und der Effizienz der Behandlung.

8. Herausforderungen und Diskussion

Während der Rekrutierung geeigneter Hypnose-Praxen kamen erste Schwierigkeiten auf. Es erfolgten nur wenige Rückmeldungen der Therapeut_innen und wenn doch, klang das Interesse häufig wieder ab.

Wie zuvor dargestellt, unterliegt das Hypnocoaching keinen gesetzlichen Rahmenbedingungen. Lediglich die medizinische Hypnotherapie, welche zur Behandlung von klinischen Symptomen eingesetzt wird, darf ausschließlich von Personen mit einer ausreichenden Ausbildung bzw. Approbation durchgeführt werden. Durch die fehlende strukturelle Organisierung ist die Anwendung des Qualitätsmanagements vorerst schwierig und funktioniert nur schleppend. Bei einer spezifischen Literaturrecherche nach Qualitätsmanagement in der Hypnotherapie findet man aus obigen Gründen wenige wissenschaftliche Quellen. Auch die Aktualität der Quellen lässt zu wünschen übrig. Hypnotherapie ist, wie erwähnt, ein seit Jahrtausenden bekanntes Heilverfahren, weswegen viele Literaturquellen aus vergangener Zeit stammen. Bei den durchgeführten Experteninterviews wurde deutlich, dass objektiv betrachtet wenig für QM in den Praxen unternommen wird und dort noch Nachbesserungsbedarf besteht.

Es ist zu erwähnen, dass es bei den Experteninterviews zu Verzerrungen seitens der Befragten und auch der Fragenden gekommen sein kann. Nennenswert ist hier die soziale Erwünschtheit, welche von Praxisinhaber_innen ausgehen kann. Antworten wurden möglicherweise verschönert und entsprechen nicht der Realität. Da die Hypnosepraxen bewusst vom Interviewer ausgewählt wurden, liegt hier ein möglicher Selektionsbias vor. Die Praxen wurden gezielt, beispielsweise aufgrund ansprechender Internetseite, kontaktiert. Es handelt sich demnach nicht um eine zufällige Rekrutierung.

9. Schlussfolgerungen und Empfehlung

Viele Hypnotherapeut_innen führen Qualitätsmanagement unbewusst durch, denn jede_r Unternehmer_in versucht sein Unternehmen effizient und effektiv zu führen. Der Fakt, dass mit der Gesundheit der Klient_innen gearbeitet wird, macht die Sicherstellung der Qualität umso bedeutender. Wie in der Arbeit aufgezeigt, gibt es noch großen Bedarf weiterer Maßnahmen im Qualitätsmanagement in der Hypnotherapie. Da das Hypnocoaching von jeder Privatperson angeboten werden kann und hier keine speziellen gesetzlichen Vorschriften herrschen, ist hier der Einsatz von konformen Normen und Strukturen für alle Hypnotiseur_innen schwierig. Jedes Hypnocoaching ist einzigartig und muss an jeweilige Klient_innen angepasst werden. Die Hypnose-Stile der Coaches und Therapeut_innen variieren ebenfalls. Es wäre sinnvoll, gewisse Instrumente zur Qualitätssicherung in der Hypnosetherapie zu entwickeln und einzuführen. Somit würden auch der oder die einzelnen Hypnotherapeut_innen unterstützt werden, welche teilweise nicht wissen, wie sie QM in ihrer Praxis strukturiert und effizient umsetzen können.

Literaturverzeichnis

Bayerisches Staatsministerium für Wirtschaft und Medien, Energie und Technologie (2012). *Qualitätsmanagement für kleine und mittlere Unternehmen*, Leitfaden zur Einführung und Weiterentwicklung eines Qualitätsmanagementsystems, S. 46, München.

Benaguid G, Schramm S. (2016). *Hypnotherapie, Therapeutische Skills kompakt*. Paderborn: Junfermann Verlag.

Blumenstock, G. (2011). *Zur Qualität von Qualitätsindikatoren*, Qualitätssicherung in der Medizin, Tübingen: Springer-Verlag.

Bose C., Peter B., Piesbergen C., Staudacher M., Hagl M. (2012). *Arbeitsprofile deutschsprachiger Anwender von Hypnose und Hypnotherapie*, Hypnose-ZHH, S. 7, München: MEG-Stiftung.

Bundesamt der Justiz und für Verbraucherschutz, Bundesamt für Justiz (1939). Gesetz über die berufsmäßige Ausübung der Heilkunde ohne Bestallung, Bundesgesetzblatt Teil III, § 1, 5.

Deutsche Gesellschaft für Medizinische Rehabilitation e.V. (DEGEMED) (2006). *Internes Qualitätsmanagement: Audit-Checkliste für den Bereich „Abhängigkeitserkrankungen"* (ambulanter Bereich), Fachverband Sucht e.V., Bonn.

Deutsche Gesellschaft für Entspannungsverfahren (DGE) (2020). *Resolution der DGE zur Stärkung von Autogenem Training (AT), Progressiver Relaxation (PR) und Hypnose in der GKV-Versorgung*. Magdeburg. https://dgh-hypnose.de/cms-files/mitteilung-der-dg-e-nachwirkungen-der-resolution.pdf (Letzter Zugriff: 17.08.2020)

Deutscher Verband für Hypnose e.V. (DVH) (2018a). *Arten der Hypnose*, München. https://www.hypnose-fachverband.de/info/arten-der-hypnose (Letzter Zugriff: 09.08.2020)

DVH (2018b). *Der Ethikkodex des Deutschen Verbands für Hypnose e.V.*, München. https://www.hypnose-fachverband.de/verein/ethikkodex-hypnose-verbandverein (Letzter Zugriff: 07.08.2020)

DVH (2018c). Der Beirat für Qualitätssicherung: Prüf- und Schlichtungsstelle, München. https://www.hypnose-fachverband.de/verein/qualitaetssicherungsbeirat (Letzter Zugriff: 10.08.2020)

Klemperer D. (2017). *Qualität in der Medizin*, Der Patientinnen und Patientenzentrierte Qualitätsbegriff und seine Implikationen. https://www.researchgate.net/publication/283679796_Qualitat_in_der_Medizin_Der_Patientinnen_und_Patientenzentrierte_Qualitatsbegriff_und_seine_Implikationen (Letzter Zugriff: 07.08.2020)

Revenstorf D. (2012). Hypnotherapie: Neurobiologie und Wirksamkeit und klinische Anwendung. MEG-Tübingen. S. 136, 137. Stuttgart: Schattauer GmbH. http://www.meg-tuebingen.de/downloads/2013%20Hypnose%20Neurobiologie.pdf (Letzter Zugriff: 17.08.2020)

Jovanovic U. (2013). *Klinische Hypnose*, S. 7, 8. Reventstorf D. (Hrsgb.). Berlin Heidelberg: Springer Verlag.

Revenstorf D. (2014). *Wie heilt Hypnose?* Veränderungen im Ichlosen Zustand, erschienen in Suggestionen, Tübingen. https://dgh-hypnose.de/images/upload/file/wie-heilt-hypnose---vernderung-im-ichlosen-zustand.pdf (Letzter Zugriff:17.08.2020)

Robert-Koch-Institut (RKI) (2015). *Gesundheit in Deutschland*, Gesundheitsberichterstattung des Bundes, Gemeinsam getragen von RKI und Destatis, S. 354, Berlin.

Scholz, H. (2008). Qualität für Bildungsdienstleistungen. DIN EN ISO 9001 für die allgemeine und berufliche Bildung. DIN Deutsches Institut für Normung e.V. (Hrsgb.). Berlin: Beuth Verlag GmbH.

Elisa Rongstock

5 Qualitätsmanagement im Therapiesektor der Tanz- und Kunsttherapie

Zusammenfassung: Qualitätsmanagement im Gesundheitswesen ist essenziell. Bei den künstlerischen Therapieformen, wie der Kunst- und Tanztherapie, werden individuelle Bewältigungsstrategien erarbeitet. Zahlreiche kunsttherapeutische Bereiche sind aktuell noch in der Entwicklung.

Ziel: Diese Arbeit soll den aktuellen Standard des Qualitätsmanagements in der Tanz- und Kunsttherapie darstellen.

Methode: Es wurde eine qualitative, schriftliche Befragung einer Tanztherapeutin durchgeführt. Ergänzend wurde eine umfangreiche Literaturrecherche vorgenommen.

Ergebnisse: Es gibt nur wenige offizielle Vorgaben zur Umsetzung des Qualitätsmanagements. Berufs- und Fachverbände setzen sich für eine hohe Qualität der Aus-, Weiter- und Fortbildungen sowie für die regelmäßige Teilnahme an Supervisionen ein. Mitglieder sollen sich an die vorgebenden Ethikrichtlinien halten.

Diskussion: Die Therapeutin wurde nicht randomisiert ausgewählt. Das Interview zeigt ein Beispiel aus der Praxis und ist nicht repräsentativ für das Qualitätsmanagement aller Kunst- und Tanztherapeut_innen.

Schlussfolgerung: Zur Qualitätssicherung sollte es standardisierte Qualitätsziele geben. Wünschenswert wäre die Entwicklung von Handbüchern zum Qualitätsmanagement.

Schlüsselwörter: Qualitätsmanagement, Qualitätssicherung, Tanztherapie, Kunsttherapie, künstlerische Therapie

1. Einleitung

„Kunst gibt nicht das Sichtbare wieder, sondern Kunst macht sichtbar."

Paul Klee (1920)

Dieser Satz stammt aus Klees Text „Schöpferische Konfession". Damit soll veranschaulicht werden, dass Kunst eine Wirklichkeit hinter der Alltagswirklichkeit sein kann.

Diese Hausarbeit befasst sich mit der Kunst- und Tanztherapie sowie dem Qualitätsmanagement in diesen Therapiebereichen. Folgende Forschungsfrage soll beantwortet werden: „Wie wird Qualitätsmanagement in den Therapiebereichen der Kunst- und Tanztherapie umgesetzt?"

Qualitätsmanagement im Gesundheitswesen und speziell im Bereich der Therapie ist ein Thema von zentraler Bedeutung. Die Qualität der Therapie soll sichergestellt werden und unnötige Kosten gilt es zu reduzieren. Unter dem Begriff der Qualität wird der Grad der Erfüllung, also der Ist-Zustand, von den Qualitätsanforderungen, also dem Soll-Zustand, verstanden. Qualität bemisst sich an der Übereinstimmung zwischen den Anforderungen und der Beschaffenheit der Leistungserstellung. Qualität hat eine deskriptive und eine evaluierende Komponente. Wichtig zu beachten ist, dass Qualität ein theoretisches Konstrukt ist, welches nur näherungsweise bestimmt werden kann. Die Qualitätsanforderungen bilden eine Art Maßstab der Qualitätsbewertung. Das Qualitätsmanagement beinhaltet das Management bezüglich der Erfüllung von Qualitätsanforderungen (Hensen, 2016, S. 14 & 15). Dazu zählen alle Prozesse, die dabei helfen die Qualität sicherzustellen und diese weiterzuentwickeln. Konkret sind dies die Planung, die Lenkung, die Sicherung und die Verbesserung von Produkten und Abläufen.

Die Formen der Kunst- und Tanztherapie gehören zu den künstlerischen Therapien. Bei diesen Therapien beschäftigt sich der Mensch mit verschiedenen Medien und Ausdrucksformen in einem geschützten Raum und kann so Bewältigungsstrategien für Krisen und Probleme erproben. In den künstlerischen Therapien nimmt der Mensch eigenverantwortlich und selbstbestimmt teil und ist ein essentieller Teil des interaktiven, therapeutischen und künstlerischen Prozesses. Patient_innen und Therapeut_innen suchen gemeinsam nach einem individuellen Weg zum Wohl des Patienten. Dabei werden die Lebensrealität und die Ressourcen des Patienten miteinbezogen. Künstlerische Ausdrucksformen, wie Sprache, Bewegung und Malen, werden in den Prozess integriert und wirken simultan (Heimes, 2010, S. 14 & 15).

Zu Beginn dieser Ausarbeitung werden die Begriffe der Kunst- und Tanztherapie sowie mögliche Qualitätsmanagementansätze aus diesen Therapiebereichen erklärt. Um diese Ansätze anhand eines Praxisbeispiels darzustellen, wurde eine Einrichtungsrecherche durchgeführt. Dazu werden zunächst die verwendeten Methoden der Recherche und die angewendeten Qualitätsmanagementmethoden der befragten Einrichtung dargestellt. Anschließend folgen die Ergebnisse des Fallbeispiels in einer Ergebnisbox. Danach werden auf die Herausforderungen der Einrichtungsrecherche, allgemeine Herausforderungen des Therapiebereichs sowie Herausforderungen der vorgestellten Einrichtung eingegangen. Abschließend werden Schlussfolgerungen und mögliche Handlungsempfehlungen dargestellt.

2. Künstlerische Therapien

Im Gesundheitswesen haben sich diverse Zweige der künstlerischen Therapien entwickelt. So sind unterschiedliche Ansätze entstanden, künstlerische Bereiche therapeutisch zu nutzen. Die zahlreichen kunsttherapeutischen Bereiche sind aktuell noch in der Entwicklung. Daher sind viele Berufsbezeichnungen nicht geschützt, die Berufsausbildungen nicht einheitlich und es gibt viele Unterschiede in den einzelnen Ländern.

Bei künstlerischen Therapien werden Affekte ausgelöst, die Prozesse vorantreiben sowie zu inneren und äußeren Bewegungen und Auseinandersetzungen führen. Der Mensch macht Erfahrungen, die Reize an das Gehirn liefern und zur Entstehung neuer neuronaler Verbindungen verhelfen. Jeder künstlerische Akt hat das Potenzial Emotionen hervorzurufen. Hervorgerufene Emotionen und das Anerkennen von vorhandenen Gefühlen haben eine potenzielle heilsame Wirkung. Der Mensch mit seinen Möglichkeiten zur Entfaltung seines kreativen Potenzials steht bei den künstlerischen Therapieformen im Mittelpunkt. Durch unterschiedliche Medien können innere Wahrnehmungen real ausgestaltet werden und es kommt zu einer Steigerung des Sinnesbewusstseins. Daraus resultiert Erkenntnis, Wandlung und Unterstützung der Identität. Außerdem kann der Eigensinn erkannt, gewahrt und gefördert werden (Heimes, 2010, S. 52 & 53).

Künstlerische Therapien kommen bei Patienten mit Depressionen zum Einsatz. So wird in 46,6% aller allgemeinen Krankenhäuser die Kunsttherapie standardmäßig als Behandlungsmethode eingesetzt. 46,2% der allgemeinen Krankenhäuser geben an, diese Therapiemethode manchmal zu verwenden und 6,9% nie. In psychiatrischen Fachkliniken ist die Verteilung ähnlich. Die Tanztherapie wird in 22,8% der allgemeinen Krankenhäuser standardmäßig eingesetzt. 73,8% der psychiatrische Fachkliniken verwenden diese Therapie standardmäßig oder manchmal (Deutsches Krankenhausinstitut, 2013).

Künstlerische Therapien dienen nicht nur der Heilung, sondern auch der Aufrechterhaltung der Gesundheit. Sie sind ressourcenorientiert und richten den Blick auf die individuellen Gestaltungsmöglichkeiten (Heimes, 2010, S. 40 & 41). In Deutschland bieten über die Hälfte aller rehabilitativen Einrichtungen und ca. ein Sechstel aller Akutkliniken Verfahrensweisen der künstlerischen Therapien an. Sie können über das Fallpauschalengesetz oder über den Klassifikations-Katalog Therapeutischer Leistungen (KTL) abgerechnet werden. Unter dem Sammelbegriff „Künstlerische Therapien" sind neben der Kunst- und Tanztherapie auch die Musiktherapie, die Gestaltungstherapie und die Theatertherapie aufgenommen (Menzen, 2016).

2.1 Kunsttherapie

Durch Materialien und Medien der bildenden Kunst werden innere Prozesse sichtbar gemacht. Der Gestaltungsprozess und die entstandenen Werke dienen als Anschauungs- und Proberaum, in dem Denkweisen und Handlungen analysiert, weiterentwickelt und verändert werden können. Während des Prozesses können Ressourcen neu entdeckt, Selbstheilungskräfte aktiviert und diverse Veränderungsprozesse angestoßen werden. In der Kunsttherapie kommt zu der Beziehung zwischen Patient_innen und Therapeut_innen ein drittes Medium hinzu. Dies ist das künstlerische Medium. Aus diesen drei Beziehungspunkten entsteht ein Beziehungsdreieck, welches als kunsttherapeutische Triade bezeichnet wird. Dadurch stehen in der Kunsttherapie drei Ebenen und ihre Beziehung untereinander im Fokus. Diese sind der Gestaltungsprozess des Mediums, die Beziehung zwischen Patient_innen und Therapeut_innen und der bildnerische Ausdruck (Deutscher Fachverband für Kunst- und Gestaltungstherapie e.V., 2014).

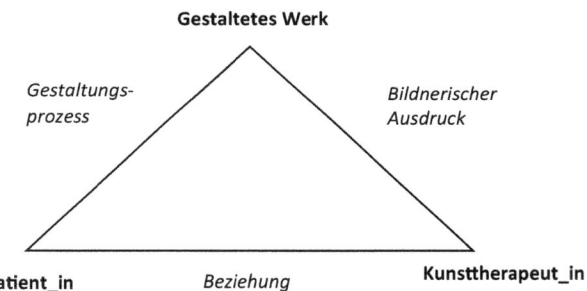

Abbildung 1: Kunsttherapeutische Triade (eigene Darstellung)

Bei der Kunsttherapie wird davon ausgegangen, dass jedes Material und jede Kombination von Materialien verwendet werden kann. Jeder Mensch hat einen individuellen Bedarf an Methoden und Kombinationen. Diese richten sich zum einen nach dem Individuum und zum anderen nach dem zum Ausdruck drängender Gefühle, der persönlichen Entwicklungsphase und der aktuellen Lebenssituation. Verwendete Materialien und Methoden müssen individuell abgestimmt und kontinuierlich angepasst werden (Heimes, 2010, S. 61).

Therapeutische Erfolge werden besonders in der Langzeittherapie verbucht. Häufig wird die Kunsttherapie in psychiatrischen und psychosomatischen

Kliniken, bei Suchterkrankungen, Aids, in der Heilpädagogik, im Strafvollzug und in der therapeutischen Arbeit mit Kindern und Jugendlichen eingesetzt. Trotzdem wird diese Therapieform bei vielen Krankenkassen nicht vollständig anerkannt. Dies kann daran liegen, dass noch kein ausgereiftes Therapiekonzept entwickelt wurde. Ausreichende neurobiologische, psychologische und physiologische Grundlagen stehen theoretisch dafür zur Verfügung (Rickert, 2009, S. 10 & 11).

2.2 Tanztherapie

Die Tanztherapie wurde in den 40er Jahren des 20. Jahrhunderts in den Vereinigten Staaten entwickelt. Kernbestandteil ist der Tanz als Bewegung mit kreativem und individuellem Ausdruck. Tanzen bietet die Möglichkeit des Verstehens und Verarbeitens von Gefühlen und dient als Kommunikationsmittel. In dieser Therapieform stehen Bewegungs- und Wahrnehmungsübungen und Tanzimprovisation im Vordergrund. Ziel der Tanztherapie ist es, eine Verbindung zwischen Körper, Geist und Seele herzustellen, ein Körper- und Selbstbild aufzubauen, Gedanken, Erinnerungen, Gefühle und Erlebnisse spürbar zu machen sowie neue Formen der Beziehungsgestaltung zu üben. Anhand von Atmung, Haltung, Muskelspannung und Bewegungsdynamik lassen sich Kommunikations-, Anspannungs- und Ausdrucksverhalten erkennen. Das Verhalten dient als diagnostisches Mittel und kann durch die Beeinflussung tanztherapeutischer Mittel verändert werden. Die eigene Körperwahrnehmung und die Entwicklung eines realistischen Körperbildes werden unterstützt und es kann zur emotionalen und sozialen Stabilität beitragen. Die Bewältigung schwieriger Lebenslagen wird so positiv beeinflusst (Heimes, 2010, S. 80). In der Tanztherapie sind Bewegung und Tanz in Verbindung mit einem therapeutischen und reflektierten Gespräch die zentralen Medien. Diese Therapieform wird in der ambulanten und stationären Versorgung eingesetzt. Beispiele für Anwendungsbereiche sind die Behandlung von Depressionen, Essstörungen, Persönlichkeits- und Verhaltensstörungen, onkologische Erkrankungen sowie Lern- und Körperbehinderungen (Bundesverband der Tanztherapeutinnen Deutschlands e.V., 2014).

3. Qualitätsmanagementansätze in der Kunst- und Tanztherapie

Die Berufs- und Fachverbände für künstlerische Therapien in Deutschland sind in der Bundesarbeitsgemeinschaft Künstlerische Therapien e.V. (BAG KT) organisiert. Dadurch werden eine gemeinsame Qualitätssicherung und eine einheitliche Berufspolitik angestrebt. Verbände, welche die Kunst- und Tanztherapie in der BAG KT vertreten, sind der Berufsverband der TanztherapeutInnen Deutschlands (BTD e.V.), der Deutsche Arbeitskreis für Gestaltungstherapie/ Klinische Kunsttherapie (DAGTP e.V.) und der Deutsche Dachverband für Kunst- und Gestaltungstherapie (DFKGT e.V.).

Die BAG KT hat 2018 ein „Konsenspapier der Bundesarbeitsgemeinschaft Künstlerische Therapien (BAG KT)" verabschiedet. Dieses versteht sich als Grundlage für die Formulierung des übergeordneten Berufsbildes „Künstlerische Therapeutin/ Künstlerischer Therapeut". Ziel dieses Dokuments ist die Qualitätssicherung der künstlerisch-therapeutischen Praxis. Die Bundesarbeitsgemeinschaft ist im stetigen Austausch mit Weiterbildungen und Studiengängen aller Fachrichtungen der künstlerischen Therapien. Die Ausbildungen finden überwiegend in privatrechtlichen Aus- und Weiterbildungen statt. Es gibt vereinzelt Hochschulen in Deutschland, die Studiengänge der Tanz- und Kunsttherapie anbieten. Die BAG KT hat eine gemeinsame Beschreibung der Kompetenzen künstlerischer Therapeut_innen nach den Kategorien des Deutschen Qualitätsrahmens für Lebenslanges Lernen im Hinblick auf nationale und internationale Vergleichbarkeit der Qualifikation entwickelt. Sie dient als Empfehlung für das Berufsbild der künstlerischen Therapeut_innen. Eine rechtliche Regelung ist jedoch nur über eine einheitliche Ausbildungs- und ggf. Berufszulassungsordnung möglich. Die in dem Dokument genannten Empfehlungen werden als Qualitätssiegel der BAG KT etabliert und sollen als Orientierung für Berufsausübungen künstlerischer Therapeut_innen dienen. Ein Vergleich zu den Tätigkeits- und Kompetenzprofilen von Berufsbereichen der Heilmittelerbringer soll dadurch möglich gemacht werden. Inhaltlich beinhaltet das Dokument die Beschreibung der berufsspezifischen, praktischen Kompetenzen sowie die Beschreibung von Fähigkeiten. Diese sind beispielsweise eigenständiger, kritischer Wissenserwerb, vernetztes Denken, Reflexions- und Problemlösefähigkeit sowie Eigenmanagement und -verantwortung. Eine Ausbildung soll zur selbstständigen und eigenverantwortlichen Berufsausübung befähigen. In Deutschland sind die Zulassung zur Ausbildung, die Ausbildungsinhalte, die Abschlussverfahren und die Ausübungszulassung der Tätigkeit derzeit nicht gesetzlich geregelt. Die Berufsverbände bemühen sich drum, einheitliche Ausbildungsstandards zu etablieren. Künstlerische Therapeut_ innen führen ihre Behandlungen auf Grundlage theoriegeleiteter Methodik, der in ihrer Fachrichtung zu Grunde liegenden Kunst und evaluierter Praxis durch. Die künstlerisch-therapeutischen und fachspezifischen Kompetenzen werden je nach Indikation eigenständig eingesetzt. Die Therapeut_innen unterstehen der Berufsordnungen und Ethikrichtlinien ihrer Berufsverbände. Danach üben sie ihren Beruf aus und nehmen regelmäßig an Fortbildungen teil. Dies dient zu der Erhaltung und Weiterentwicklung von Fähigkeiten, welche für die Berufsausübung erforderlich sind. Künstlerische Therapien werden zunehmend in die klinische Versorgung integriert. Die Integration erfolgte in die Leistungs- und Dokumentationssysteme wie beispielsweise die Klassifikation Therapeutischer Leistungen in der Rehabilitation (KTL). Im Operationen- und Prozedurenschlüssel (OPS) sind die künstlerischen Therapien im Rahmen der Spezialtherapien festgeschrieben (AG Berufsbild der Bundesarbeitsgemeinschaft Künstlerische Therapien, 2018).

Die Arbeitsgemeinschaft der Wissenschaftlichen Medizinischen Fachgesellschaft e.V. (AWMF) ist der Dachverband von 182 Fachgesellschaften der Medizin in Deutschland. Die AWMF hat die Aufgabe medizinische Leitlinien für Therapien und Diagnostika zu entwickeln. Medizinische Leitlinien stellen wissenschaftlich fundierte Feststellungen dar, die beispielsweise Ärzt_innen sowie Therapeut_innen bei der Entscheidung angemessener Gesundheitsversorgung unterstützen sollen. Leitlinien sind nicht bindend und können an den Einzelfall angepasst werden. Sie sorgen für mehr Sicherheit in der Medizin und berücksichtigen ökonomische Aspekte (AWMF, 2020). Seit 2002 arbeiten Fach- und Berufsverbände für künstlerische Therapien intensiv an der Entwicklung von Leitlinien mit. In diversen Leitlinien werden mittlerweile künstlerische Therapien genannt (BAG KT, 2020).

Der Berufsverband der TanztherapeutInnen Deutschlands e.V. (BTD) ist die größte berufsständische Vereinigung für Tanztherapie in Deutschland. Mit über 500 Mitgliedern hat sich der BTD als Ziel gesetzt die Qualität der Ausbildung sicherzustellen und die Tanztherapie im Gesundheitswesen zu etablieren. Des Weiteren wurde der Verband zur Sicherung von Qualitätsstandards und der ethischen Richtlinien des Berufsstands sowie zur wissenschaftlichen Weiterentwicklung der Tanztherapie als psychotherapeutisches Verfahren 1995 gegründet. Es gibt diverse vom BTD anerkannte Ausbildungsinstitute für die Tanztherapie. Anerkannte Institute müssen bestimmte Kriterien erfüllen: eine qualifizierte tanztherapeutische Ausbildung, bei der Praxis mit Theorie verknüpft sind, Integration der neusten Forschungsergebnisse, eine berufsbegleitende Ausbildung mit einer Dauer von vier bis fünf Jahren, ein Abschluss mit einem Ausbildungszertifikat sowie die Erfüllung nationaler und europäischer Standards. Formale Ausbildungsstandards sind beispielsweise ein Nachweis einer fundierten Tanz- und Bewegungserfahrung über mindestens 250 Stunden, ein abgeschlossenes Studium oder Berufsausbildung im therapeutischen, sozialen, medizinischen, pädagogischen oder künstlerischen Bereich,

Einzel- und Gruppensupervision sowie ein Praktikum von 160 Stunden (BTD, 2020). Mitglieder des Berufsverbands verpflichten sich zur regelmäßigen Teilnahme an Fortbildungen sowie zur Einhaltung des geltenden Ethikkodexes.

Der größte Zusammenschluss von Kunst- und Gestaltungstherapeut_innen in Deutschland ist der Deutsche Fachverband für Kunst- und Gestaltungstherapie e.V. (DFKGT). Ziel ist es, die Interessen der Mitglieder berufspolitisch zu vertreten, den fach-kollegialen Austausch zu fördern und ein offiziell anerkanntes Berufsbild zu etablieren (Menzen, 2016, S. 306). Zur angemessenen medizinischen Behandlung und der wirtschaftlichen Durchführung wird sich an die Leitlinien der AWMF orientiert. Diese Leitlinien werden in Revisionsverfahren an den aktuellen Stand von Forschung und Praxis angepasst. Eine Mitgliedschaft im DFKGT bestätigt die Einhaltung von festgelegten Qualitätskriterien. Ende 2017 wurden Standards für die Kunsttherapie festgelegt, welche für eine fachspezifisch-professionelle Tätigkeit mindestens notwendig sind. Zu den Standards für anerkannte Aus- und Weiterbildungen gehören 1470 Lehrstunden, welche Themenbereiche wie kunsttherapeutische Methodik und Theorie, Selbsterfahrung, künstlerische Praxis und Supervision abdecken müssen. Auch gehören ein Praktikum und eine schriftliche Prüfungsarbeit dazu. Außerdem unterliegen alle Mitglieder den verbandlichen Ethikrichtlinien. Sie gelten für jegliches eigenverantwortliches Handeln im berufspolitischen, therapeutischen, publizierenden Bereich sowie in Aus-, Fort- und Weiterbildung. Zusätzlich ist durch die verpflichtende Teilnahme an Fortbildungen, Tagungen sowie Supervisionen der Anschluss an aktuelle kunsttherapeutische Entwicklungen sichergestellt. Der DFKGT hat zur Qualitätssicherung ein Graduierungsverfahren entwickelt, welches bei erfolgreicher Teilnahme durch ein Zertifikat bestätigt wird. Zur Graduierung müssen folgende Kriterien erfüllt sein: die ordentliche Mitgliedschaft im DFKGT, die regelmäßige Teilnahme an Fort- und Weiterbildungen, eine mindestens vierjährige superdividierte Berufspraxis, eine zusätzliche Reflexion der eigenen Praxis durch Supervision sowie ein abschließendes Prüfungsverfahren. Dieses Verfahren beinhaltet eine Graduierungsarbeit und ein anschließendes Kolloquium (DFKGT, 2020).

In vielen größeren Einrichtungen, wie Krankenhäusern, werden Tanz- und Kunsttherapien angeboten. In solchen Fällen kann die Qualität der Therapieformen auch zum Beispiel durch das KTQ-Qualitätssiegel zertifiziert sein. KTQ steht für „Kooperation, für Transparenz und Qualität im Gesundheitswesen" und dient als freiwilliges Verfahren der Zertifizierung, besonders für Gesundheitseinrichtungen. Dadurch wird die Optimierung von Prozessen der Patientenversorgung angestrebt und die Einrichtungsleistungen werden transparent. Kategorien zur Qualitätssicherung im Rahmen der Zertifizierung sind die Patientenorientierung, die Mitarbeiterorientierung, das Sicherheits- und Risikomanagement, das Kommunikations- und Informationswesen, die Unternehmensführung sowie das Qualitätsmanagement (KTQ-GmbH, 2020).

4. Ein Fallbeispiel aus der Praxis des Qualitätsmanagements in der Tanztherapie

Im folgenden Abschnitt wird ein Fallbeispiel einer möglichen Umsetzung des Qualitätsmanagements in einer Praxis für Tanztherapie dargestellt. Zunächst wird auf die Methodik der Einrichtungsrecherche eingegangen. Anschließend wird die Einrichtung beschrieben sowie genauer erläutert, wie dort gearbeitet wird und welche Methoden des Qualitätsmanagements angewandt werden. Auf eine Methode wird zur Verdeutlichung konkreter eingegangen.

4.1 Methodik

Für die Hausarbeit wurde eine umfassende Literaturrecherche durchgeführt. Es wurden Quellen aus dem Internet sowie Bücher zum Thema Kunst- und Tanztherapie verwendet.

Zu Beginn der Einrichtungsrecherche wurde im Internet nach Praxen gesucht, die Kunst- und Tanztherapie anbieten. Die Suchanfrage wurde dahingehend eingegrenzt, dass die Praxis sich möglichst in Hamburg befinden sollte. Der Gedanke dahinter war, dass sich so die Möglichkeit eines persönlichen Interviews offengehalten wurde. Nachdem sich ein Überblick über Therapeut_innen in Hamburg verschafft wurde, konnte sich durch praxiseigene Internetseiten ein genauerer Eindruck zur Person gemacht werden. Bei der Recherche wurde der Fokus daraufgelegt, ob der Therapeut oder die Therapeutin einen Hinweis auf ihr Qualitätsmanagement gegeben hat. Dies konnten konkrete Ausformulierungen oder auch ein Verweis auf eine Mitgliedschaft in einem Verbund sein. Es wurde eine Auswahl an Therapeut_innen getroffen. Dabei wurde darauf geachtet, dass gleichermaßen Kunst- und Tanztherapeut_innen kontaktiert wurden. Der Kontakt erfolgte per E-Mail. In der E-Mail wurde der eigene Hintergrund beschrieben und erläutert, dass im Rahmen des Moduls „Projekt- und Qualitätsmanagement" Hausarbeiten zum Thema Qualitätsmanagement in verschiedenen Therapiebereichen verfasst werden sollen. Außerdem erfolgte eine Anfrage für ein Interview. Angeboten wurden Telefon- und Videointerviews. Es wurde sich überlegt, über welche Themen beim Interview gesprochen werden sollen und dadurch ist ein Fragebogen entstanden. Eine inhaltlich sinnvolle Reihenfolge der Fragen entwickelte sich.

> **Fragebogen**
> 1. Gibt es ein Qualitätsmanagementhandbuch, Qualitätsmanagementansätze, Leitlinien o.Ä. für die Tanztherapie?
> 2. Was sind Ihre Qualitätsziele/ Ihre Praxisleitlinien?
> 3. Wie werden die Prozesse/Sitzungen evaluiert?
> 4. Gibt es externe Qualitätskontrollen?
> 5. Welche Zertifikate oder Zertifizierungen können erworben werden? Welche haben Sie?
> 6. Besuchen Sie regelmäßig Weiterbildungen und nach welchen Kriterien werden diese ausgewählt?
> 7. Wie werden Patient_innen auf Sie aufmerksam? Sind es hauptsächlich Privatzahler?
> 8. Vor welchen Herausforderungen stehen Sie allgemein bei Ihrer Arbeit? Welche Probleme sind ggf. durch die Pandemie entstanden?
> 9. Haben Sie noch weitere Anmerkungen?

Eine Therapeutin hat schnell großes Interesse an einem Interview gezeigt, jedoch kurzfristig wieder abgesagt. Da sie sich als Einzige zurückgemeldet hat, musste anschließend die Recherche nach Therapeut_innen neu begonnen werden. Es kam zu einer weiteren Zusage für ein Interview. Da diese Therapeutin zeitlich kurz vor ihrem Urlaub stand und dadurch wenig Zeit, jedoch Interesse an der Fragestellung hatte, wurden ihr die Fragen per E-Mail zugeschickt und sie konnte diese schriftlich beantworten. Die Therapeutin bat darum, ihre Daten und Antworten anonym zu verwenden.

Im nächsten Abschnitt wird die interviewte Therapeutin vorgestellt und beschrieben, wie in ihrer Praxis gearbeitet wird.

4.2 Qualitätsmanagement einer Tanztherapeutin

Die interviewte Therapeutin ist Diplom-Psychologin und hat eine Ausbildung zur Tanztherapeutin absolviert. Ihr Grundberuf ist Diplom-Psychologin mit Schwerpunkt der klinischen Psychologie und sie hat die Erlaubnis der Psychotherapie nach dem Heilpraktikergesetz. Des Weiteren ist sie ausgebildet in den Bereichen der Traumatherapie, Gestalt- und Aufstellungstherapie, im Stressmanagement und der Energiemedizin. Zu ihren Behandlungsfeldern zählen unter anderem Ängste, Schmerzen, Essstörungen, Trauer, Zwang, Missbrauch, Depressionen, allgemeine Lebensberatung, Sucht, Persönlichkeitsstörungen und Familienkrisen. Die Therapeutin bietet unterschiedliche Verfahren an, wobei die Tanztherapie ein mögliches Verfahren ist. Sie hat langjährige Erfahrung im klinischen Bereich und im ambulanten Suchtbereich. Hinzukommend war sie für die Ausbildung Ehrenamtlicher in einem Hospiz sowie für die Kinderkrankenpflegeschule am Universitätsklinikum Hamburg-Eppendorf verantwortlich. Aktuell arbeitet sie zusätzlich als Dozentin und Lehrtherapeutin am *Campus Naturalis Institut Hamburg* im Bereich der Ausbildung für Heilpraktiker, Psychotherapie, Traumatherapie und Tanz- und Ausdruckstherapie, psychologische Beratung sowie kreativen Therapien. Sie verfügt über eine langjährige Bewegungsbildung in Tänzen verschiedener Kulturen sowie Modern Dance, kreativen Tanz, Improvisation, Jazzdance und Yoga. Sie ist Mitglied im Berufsverband Deutscher Psychologinnen und Psychologen (BDP).

Die Therapeutin ist Inhaberin einer Privatpraxis und behandelt hauptsächlich Selbstzahler, Patienten der privaten Krankenversicherung, privat Zusatzversicherte, Mitglieder von Berufsgenossenschaften und Opferhilfeorganisationen. Außerdem rechnet sie mit der Unfallversicherung und vereinzelt mit der gesetzlichen Krankenkasse ab. Das Therapieangebot umfasst Einzeltherapie, Gruppentherapie, Paartherapie und spricht Personen in jedem Alter und jeder Lebensphase an. In der Praxis werden tanztherapeutische Selbsterfahrungsseminare, Fortbildungen und Supervision in Körperpsychotherapie- und Tanztherapie sowie Supervision und Lerntherapie für Menschen in kreativtherapeutischen Berufen und Ausbildungen angeboten.

Für ein erfolgreiches Qualitätsmanagement ist es wichtig, dass Einrichtungen sich zunächst eine *Policy* entwickeln, welche Bestandteile wie Mission, Vision, zu vertretende Werte, Leitlinien und Umsetzungsmaßnahmen beinhaltet. Diese Leitlinien definieren die Qualitätskriterien, an denen sich orientiert werden soll. Als Ziel hat die befragte Tanztherapeutin sich gesetzt, Patient_innen individuell auf ihrem Weg zu sich selbst in achtsamer Atmosphäre zu unterstützen und zu begleiten. Dabei stehen die Bedürfnisse und Gefühle der Patient_innen im Vordergrund. Sie stärkt das Kraftpotential und hilft bei der Findung von Problemlösungen und bei der Fortführung des persönlichen Entwicklungsprozesses. Dies möchte sie durch tanztherapeutische Module mit begleitenden Gesprächen erreichen. Sie orientiert sich an den Leitlinien von Carl Rogers. Die tragenden Elemente der personenzentrierten Gesprächsführung sind laut dem Verständnis Rogers Kongruenz, Empathie und bedingungslose positive Zuwendung (Kreuziger, 2020).

Für eine fortlaufende Qualitätssicherung ihrer Arbeit sorgt sie durch regelmäßige Teilnahme an Fort- und Weiterbildungen, Supervision und Eigentherapie. Die Eigentherapie ist wichtig, damit sich die eigenen Schatten oder Unverarbeitetes nicht in die Therapie der Patient_innen einmischt. Außerdem ist ihr wichtig, dass sie sich selbst in ihrer Arbeit hinterfragt und offen für Veränderungen ist. Selbstfürsorge ist ein weiterer ausschlaggebender Punkt aus ihrer Sicht. Sie liest regelmäßig Fachliteratur und versucht immer neugierig zu bleiben und zu verstehen, worum es bei dem Menschen geht. Grundsätzlich ist es als Therapeut_in wichtig zu wissen, wer man selbst ist. Sie nimmt sich die Grundprinzipien der Begründerin der Traumatherapie Luise Reddemann zu Herzen. Es gibt immer einen Grund für die Symptome der Patient_innen und dazu passende Handlungsmöglichkeiten. Das Wahrnehmen von Stärken und Problemen ist daher ausschlaggebend.

Die Diplom-Psychologin und Tanztherapeutin legt viel Wert darauf, dass der Therapieprozess im Austausch mit der Patientin oder dem Patienten erfolgt. Die Patient_innen sind ihre eigenen Experten und sie begleitet diesen Prozess mit Hilfestellungen. Beim Qualitätsmanagement arbeitet sie qualitativ mit Fragebögen zum Wohlbefinden und prozessualen Veränderungen. Außerdem führt sie Patientenakten und dokumentiert die Therapieverläufe und -prozesse. Sie legt konkrete Qualitätsziele fest und überprüft, ob diese erreicht werden.

Sie nimmt zur Qualitätssicherung ihrer eigenen Arbeit regelmäßig an Fortbildungen und Weiterbildungen teil. Außerdem ist sie stetig auf dem aktuellsten Stand der Therapiemöglichkeiten durch das Lesen von Fachliteratur. Sie achtet darauf, offen für Neues zu sein, da sie der Meinung ist, nie auslernen zu können.

Eine wichtige Methode des Qualitätsmanagements ist die regelmäßige Supervision und Eigentherapie sowie Selbstfürsorge. Grundsätzlich gibt es keine externen Qualitätskontrollen bei Therapeut_innen der Tanztherapie. Jedoch würden die Therapeutin und viele von ihren Kolleg_innen eine regelmäßige Prüfung der Eigentherapie befürworten.

Supervision als Qualitätsmanagementmethode

Die Supervision ist ein fundamentaler Aspekt des Qualitätsmanagements in der Tanztherapie. Sie dient der fachlichen und persönlichen Unterstützung der therapeutischen Arbeit. Berufliche Kompetenzen können gestärkt und Ressourcen gefördert werden. Themen können reflektiert und differenziert werden. Dies hilft dabei, die eigene Sichtweise zu verändern, die eigene Arbeit zu hinterfragen und zu verbessern sowie Selbstfürsorge zu erlernen.

Zur Anerkennung als Supervisor_in gilt es, eine Supervisionsausbildung mit mindestens 60 Unterrichtseinheiten absolviert zu haben. Davon sollen mindestens 20 Einheiten tanztherapeutischer Supervisionsmethodik nachgewiesen sein. Außerdem muss ein Nachweis über eine selbstverantwortlich durchgeführte tanztherapeutische Supervision vorliegen. In diesem Zeitraum muss selbst eine Supervision in Anspruch genommen wurden sein (BTD, 2017, S. 3 & 4).

Ausgebildete Supervisor_innen bieten regelmäßig Supervisionen an, welche sich an Tanztherapeut_innen richten. Diese werden meistens als Gruppe durchgeführt. Die Teilnehmer_innen erhalten dort Unterstützung in der Problemlösung bei der Arbeit mit ihren Patient_innen. Es können Gruppendynamiken oder Einzelfälle gemeinsam besprochen werden. Außerdem werden tanztherapeutische Techniken wiederholt und gefestigt. Bei einer Supervision können Gegenübertragungen aufgedeckt sowie Therapietechniken und -prozesse reflektiert und verbessert werden.

5. Ergebnisse

Deutlich wird, dass es verschiedene Herangehensweisen des Qualitätsmanagements in der Kunst- und Tanztherapie gibt. Aktuell gibt es noch kein Qualitätsmanagementhandbuch zur Qualitätssicherung der Therapien. Eine gute Qualifikation der Kunst- und Tanztherapeut_innen ist von großer Bedeutung, da sie stetig mit vulnerablen Personen interagieren. Fach- und Berufsverbände stellen die Qualität der Aus-, Weiter- und Fortbildungen sicher. Außerdem achten die Verbände auf die Einhaltung der Ethikrichtlinien sowie die Sicherung von Qualitätsstandards. Diverse Berufsverbände bieten Graduierungsverfahren an, welche als Zertifizierung für Therapeuten dienen können. Es ist notwendig, dass Kunst- und Tanztherapeut_innen regelmäßig an Fortbildungen teilnehmen sowie aktuelle Fachpublikationen verfolgen.

Therapie- und Qualitätsziele sollten vorher festgelegt werden und stetig überprüft werden. Die Dokumentation und das Führen einer Patientenakte ist hier von großer Bedeutung und sollte verantwortungsbewusst durchgeführt werden.

Zur Qualitätssicherung sollten Selbstfürsorge, Eigentherapie und Supervision bei jedem Therapeuten und jeder Therapeutin im Fokus stehen. Ein kontinuierlicher Austausch mit anderen Therapeut_innen und deren Feedback ist wichtig. So kann sich gegenseitig auf Fehler oder Verbesserungsvorschläge aufmerksam gemacht werden. Nur so kann eine Therapie auf hohem Niveau stattfinden.

Wünschenswert wären Qualitätsmanagementhandbücher und Leitlinien zur standardisierten Qualitätssicherung.

Das Interesse an den Therapiebereiche der Tanz- und Kunsttherapie wird immer größer und rückt zunehmend in den Fokus. Für die künftige Entwicklung der Branche bedeuten die Ergebnisse, dass es möglichst bald ein Qualitätsmanagementhandbuch geben sollte, damit einheitlich Qualitätsziele verfolgt werden. Dies ist essenziell für eine hohes Qualitätsniveau der Therapieformen.

6. Herausforderungen

In diesem Abschnitt wird auf die Herausforderungen der Recherche dieser Hausarbeit eingegangen. Außerdem werden die allgemeinen Herausforderungen der Tanz- und Kunsttherapie sowie konkrete Herausforderungen der interviewten Therapeutin dargestellt. Hier wird auch betont, welche neuen Herausforderungen und Probleme durch die aktuelle Coronapandemie entstanden sind.

Zunächst werden die Herausforderungen bezüglich der Recherche zu der Erstellung dieser Hausarbeit dargestellt. Zum einen muss erwähnt werden, dass es noch nicht viel Literatur zum Thema Qualitätsmanagement im Therapiebereich der Tanz- und Kunsttherapie gibt. Hier waren die Antworten der interviewten Therapeutin richtungsweisend und baten eine gute Hilfe für Rechercheansätze. Zum anderen stellte es sich als nicht so leicht heraus, Therapeut_innen zu finden, die für ein Interview bereit waren. Dadurch, dass mehrere potentielle Interviewpartner_innen angeschrieben wurden, kam es zu positiven Rückmeldungen, jedoch war es dabei schwierig, einen passenden Interviewtermin zu finden. Durch flexibles Handeln beider Seiten konnte ein Kompromiss gefunden werden und im Endeffekt ein guter Einblick in das Qualitätsmanagement einer Tanztherapeutin dargestellt werden.

Bei der Recherche ist aufgefallen, dass es noch nicht viele Qualitätsmanagementansätze zu den Formen der Kunst- und Tanztherapie gibt. Es sind keine festgelegten Qualitätsmanagementhandbücher vorhanden. Da beide Therapieformen zu den künstlerischen Therapien gehören, wurde teilweise der Fokus auf die künstlerischen Therapien allgemein gelegt.

Der Therapiesektor der Tanz- und Kunsttherapie steht allgemein vor Herausforderungen. Kunsttherapeutische Angebote sind in diversen psychotherapeutischen, pädagogischen und medizinischen Einrichtungen etabliert. Das aktuelle Bemühen besteht seit einigen Jahren in der Schaffung einer wissenschaftlichen Basis. Besonders von Kostenträgern werden Wirksamkeitsnachweise gefordert. Ausbildungs-, Forschungsinstitute, Hochschulen und Berufsverbände streben die ansteigende Professionalisierung der künstlerischen Therapien an. Bis jetzt gibt es keinen anerkannten Methodenkanon, welcher dem aktuellen Forschungsparadigma entspricht. Der geforderte Evidenznachweis stellt sich als komplex dar. Der Nachweis kann im Sinne von Entwicklung und Einsicht der Individuen verstanden werden. Eine empirische Beweisbarkeit, wie beispielsweise der Pharmakologie, ist in den künstlerischen Therapien schwer umsetzbar. In der Forschung muss hier besonders auf subjektive Aussagen wert gelegt werden, da diese oftmals die objektive Wirklichkeit darstellen. Es werden besondere Parameter für die wissenschaftliche Forschung benötigt. Forschungs- und Dokumentationsmethoden sind von besonderer Bedeutung. Kriterien wie Kohärenz, Vollständigkeit, Glaubwürdigkeit und interne Konsistenz müssen ein großes Gewicht erhalten. Es ist schwierig, Evaluationskriterien vor der Therapie festzulegen, da der Prozess Flexibilität erfordert und durch individuelle Vorgehensweisen und Lösungswege geprägt ist. Die *Evidence-based-Medicine* kann nur einen geringen Bereich der therapeutischen Wirkungsweise nachweisen. Besonders die ausschlaggebende personale Beziehung zwischen Patient_innen und Therapeut_innen wird nicht gut erfasst. Die Exaktheit und die wissenschaftliche Messung stehen der menschlichen Psyche, die Komplexität der Therapieformen sowie das Prozesshafte der Kunst gegenüber.

Es herrscht ein Legitimationsdruck im Bereich der künstlerischen Therapien, dem die Therapeut_innen hinsichtlich der Wirksamkeit ihrer Therapien ausgesetzt sind. Die Intensivierung wissenschaftlicher Forschung sollte stärker in den Fokus rücken, da sie die Grundlage für eine klare Berufspolitik und eine professionelle Anerkennung im Gesundheitswesens sein kann (Heimes, 2010, S. 91–95).

Mittlerweile gibt es einige wissenschaftliche Studien, die die Wirksamkeit von künstlerischen Therapieformen an unterschiedlichen Krankheitsbildern erforschen. Beiträge zur wissenschaftlichen Unterstützung der Therapien werden häufig durch Promotionsarbeiten von Therapeuten geliefert. Die Studie „Effects of dance momement therapy on Chinese cancer patients: A pilot study in Hong Kong" hat gezeigt, dass die Tanztherapie zur Steigerung des Selbstwertgefühls sowie zur Verbesserung von Beschwerden wie Erschöpfung, Schmerzen und Schlafstörungen beiträgt. Außerdem hat sich der wahrgenommene Stress signifikant verringert. Depressive Stimmung und Ängste konnten durch die Therapie reduziert werden (Ho, 2005).

Es gibt diverse Berufsverbände und Institute, denen sich Kunsttherapeut_innen und Tanztherapeut_innen anschließen können. Es werden gemeinsame Interessen vertreten. Jedoch sind mehrere Institute untereinander zerstritten und finden nicht zusammen. Dies erschwert die Entwicklung einheitlicher Standards und die Professionalisierung der Berufe.

Die Kunst- sowie die Tanztherapie sind nicht Teil des Leistungskataloges der gesetzlichen Krankenkassen. Unter bestimmten Voraussetzungen werden die Kosten trotzdem übernommen. Es muss generell immer ein Antrag auf Kostenerstattung gestellt werden. Die Krankenkassen dürfen abzüglich eines Eigenanteils von 10% die Kunsttherapie finanzieren. Die Abrechnung über private Zusatzversicherungen ist eine weitere Finanzierungsmöglichkeit. Personen, die Anspruch auf Eingliederungshilfe haben, werden die Kosten beispielsweise vom Sozialamt erstattet. Ein weiterer Kostenträger kann die Rentenversicherung sein (Polovitzer, o.J.).

Die vorgestellte Therapeutin wurde auch nach Herausforderungen bezüglich ihres Praxisalltages gefragt. Sie betonte, dass sie immer flexibel sein müsse, besonders bei Kriseninterventionen einzelner Patient_innen. Grundsätzlich ist ein großer Bedarf an Psychotherapie vorhanden, so dass sie es nicht immer schaffe, sofort auf Anfragen von potentiellen Patient_innen zu antworten. Durch die herrschende Pandemie sind bei ihr keine Probleme entstanden. Flexibilität und Krisenintervention sind weiterhin von großer Bedeutung. Die Therapeutin stand vor der Herausforderung, dass sich ein paar Patient_innen zunächst aus Angst nicht mehr in die Praxis gekommen sind. Dafür kamen neue Patient_innen mit Krisenintervention dazu.

7. Schlussfolgerungen und mögliche Handlungsempfehlungen

Abschließend wird in dem folgenden Abschnitt auf Schlussfolgerungen und mögliche Handlungsempfehlungen eingegangen.

In dieser Hausarbeit sollte die Forschungsfrage „Wie wird Qualitätsmanagement im Therapiebereich „Kunst- und Tanztherapie" umgesetzt?" beantwortet werden. Zusammenfassend kann gesagt werden, dass es diverse Herangehensweisen zur Qualitätssicherung in den Bereichen der Kunst- und Tanztherapie gibt. Es gibt kein festgeschriebenes Qualitätsmanagementhandbuch für die Umsetzung in der Praxis. Berufs- und Fachverbände verfolgen das Ziel der Etablierung der Kunst- und Tanztherapie im Gesundheitswesen, die Sicherstellung der Aus-, Weiter- und Fortbildungsqualität, die Sicherung der Qualitätsstandards sowie die Einhaltung der Ethikrichtlinien. Außerdem liegt ein Schwerpunkt auf der wissenschaftlichen Forschung. Die Berufsverbände geben Standards vor, an denen sich die Therapeut_innen in ihrer Berufspraxis orientieren können. Mitglieder von Berufsverbänden erhalten Unterstützung beim Erhalt und der Förderung der Qualität sowie die Möglichkeit zu einem fachlichen Austausch untereinander. Einige Verbände bieten ein Graduierungsverfahren mit

Zertifizierung an. Dies kann ein Qualitätssiegel für Therapeut_innen darstellen.

Beim internen Qualitätsmanagement einer Praxis ist die Festlegung konkreter Qualitätsziele wichtig. Diese Ziele gilt es hinsichtlich ihrer Einhaltung bzw. Erreichung zu überprüfen. Hier ist eine gute Dokumentation und das Führen einer Patentenakte von großer Bedeutung. Des Weiteren können zur Analyse von Leistungen und zur Weiterentwicklung von Maßnahmen zur Qualitätsverbesserung Fragebögen hilfreich sein. Die Patienten bekommen so die Möglichkeit, ihre Eindrücke und Erfahrungen ihrem Therapeuten oder ihrer Therapeutin zu kommunizieren und diese bekommen ein Feedback von einer externen Person. Es ist wichtig zu beachten, dass der Patient und seine Bedürfnisse im Mittelpunkt stehen. Jeder Therapieprozess ist individuell und nicht vorhersehbar. Daher stellt die Festlegung vorher festgelegter, messbarer Kriterien eine Herausforderung dar. Essentiell für das Qualitätsmanagement ist die Eigentherapie und die Supervision. Die Eigentherapie sorgt dafür, dass persönliche Hürden der Therapeut_innen keinen Einfluss auf den Therapieprozess nehmen. Die Supervision stellt eine Möglichkeit dar, Maßnahmen zur Korrektur von Abläufen einzuleiten. Die Therapeut_innen sollten zur Qualitätssicherung regelmäßig an Fort- und Weiterbildungen teilnehmen und sich immer auf dem aktuellsten Stand der wissenschaftlichen und therapiespezifischen Erkenntnissen bzw. Forschung sein.

Aktuell gibt es noch keine rechtlich vorgeschriebenen Ausbildungsrichtlinien. Außerdem sind das Abschlussverfahren und die Zulassung zur Ausübung der Tanztherapie nicht gesetzlich geregelt. Durch vorgegebene Standards von Berufsverbänden ist ein Schritt in die Richtung gesetzt, jedoch bedarf es an Handlung seitens des Gesetzesgebers. Außerdem sollte ein einheitlich geltendes Qualitätsmanagementhandbuch für die Kunst- sowie Tanztherapie etabliert werden. So könnten einheitliche Qualitätsstandards festgelegt und eine flächendeckende Qualitätssicherung erreicht werden. Ein wichtiger Bestandteil davon wäre die Einführung regelmäßiger externer Qualitätskontrollen. Dadurch könnten Abläufe von außen begutachtet und kontinuierlich verbessert werden.

Die künstlerischen Therapieformen der Kunst und des Tanzes sind nicht Teil des Leistungskataloges der gesetzlichen Krankenversicherung. Deshalb müssen Patient_innen häufig selber für die Therapiekosten aufkommen. Nach Antragstellung können die Kosten von unterschiedlichen Trägern unter bestimmten Voraussetzungen übernommen werden. Dies erscheint jedoch als unübersichtlich und kompliziert für Patient_innen und sollte deshalb in Zukunft verändert werden. Da die Kostenträger wissenschaftliche Evidenz der Therapieformen fordern, muss weiterhin Zeit und Geld in die Forschung investiert werden. Dadurch könnte die Aufnahme in den Leistungskatalog der Krankenkassen erhöht werden. Zusätzlich kann es zu einer Steigerung der Anerkennung der künstlerischen Therapien kommen.

Literaturverzeichnis

AG Berufsbild der Bundesarbeitsgemeinschaft Künstlerische Therapien (2018). *Konsenspapier.* Verfügbar unter: https://bagkt.de/wordpress/wp-content/uploads/2019/04/19-04-Berufsbild-BAGKT.pdf [29.07.2020].

AWMF-Institut für Medizinisches Wissensmanagement (2020). *Leitlinien.* Verfügbar unter: https://www.awmf.org/leitlinien.html [29.07.2020].

BAG Künstlerische Therapien (2020). *KT in med. Leitlinien.* Verfügbar unter: https://bagkt.de/wordpress/informationen/leitlinien/ [29.07.2020].

Blum, K., Löffert, S., Offermanns, M., Steffen, P. (2013). *Psychiatrie Barometer.* Düsseldorf: Deutsches Krankenhausinstitut e.V.

BTD Berufsverband der TanztherapeutInnen Deutschlands e.V. (2014). Verfügbar unter: https://www.btd-tanztherapie.de/uploads/File/BTD_Broschuere.pdf [29.07.2020].

BTD Berufsverband der TanztherapeutInnen Deutschlands e.V. (2017). *Standards.* https://www.btd-tanztherapie.de/docs/6_Standards.pdf Verfügbar unter: [29.07.2020].

BTD Berufsverband der TanztherapeutInnen Deutschlands e.V. (2020). *Standards.* Verfügbar unter: https://www.btd-tanztherapie.de/uploads/File/6_Standards.pdf [29.07.2020].

DFKGT Deutscher Fachverband für Kunst- und Gestaltungstherapie (2020). Verfügbar unter: https://www.dfkgt.de/page.cfm?id=1434& [29.07.2020].

Heimes, S. (2010). *Künstlerische Therapien. Ein intermedialer Ansatz.* Göttingen: Vandenhoeck & Ruprecht GmbH & Co. KG.

Hensen, P. (2016). *Qualitätsmanagement im Gesundheitswesen. Grundlagen für Studium und Praxis.* Wiesbaden: Springer Gabler.

Ho, R. T. H. (2005). *Effects of dance movement therapy on Chinese cancer patients: A pilot study in Hong Kong.* The Arts in Psychotherapy, 32(5), 337–345.

Kreuziger, A. (2020). *Die Grundhaltungen der Personenzentrierten Gesprächstherapie.* Verfügbar unter: https://www.carlrogers.de/grundhaltungen-personenzentrierte-gespraechstherapie.html [29.07.2020].

KTQ-GmbH (2020). *Das KTQ-Verfahren.* Verfügbar unter: https://www.ktq.de/Das-KTQ-Verfahren.9.0.html [29.07.2020].

Menzen, K-H. (2016). *Grundlagen der Kunsttherapie.* München: Ernst Reinhardt.

Polovitzer, N. (o.J.). *Wie finanziere ich die Kunsttherapie? Möglichkeiten der Antragstellung in verschiedenen Förderbereichen.* Verfügbar unter: https://www.hfwu.de/fileadmin/user_upload/IAF/Dokumente/Finanzierung_Kunsttherapie_2015.pdf [29.07.2020].

Rickert, R. (2009). *Lehrbuch der Kunst-Therapie.* Ahlerstedt: Param.

Veronika Esipova

6 Qualitätsmanagement im Therapiesektor der Musiktherapie

Zusammenfassung: Qualitätsmanagement (QM) ist im Gesundheitswesen und im speziellen im Therapiesektor des Gesundheitswesens essentiell, da es um die Behandlung von Menschen in Bezug auf ihr höchstes Gut, ihrer Gesundheit und der Wiederherstellung dieser, geht. Die Musiktherapie (MT) ist mit dem Einsatz von Musik als therapeutisches Medium ein Teil dieses Sektors.

Ziel: Ziel dieses Kapitels ist es, den aktuellen Stand des QM in der in Deutschland angewendeten MT darzustellen.

Methode: Es erfolgte eine umfassende Literatur- und Internetrecherche. Zudem wurden der Kontakt zur Deutschen Musiktherapeutischen Gesellschaft (DMtG) aufgenommen und drei qualitative Interviews geführt.

Ergebnisse: In Deutschland liegt derzeit keine rechtlich definierte Grundlage der Berufsbezeichnung Musiktherapeut_in vor, weshalb weder einheitliche Ausbildungs- noch Qualitätsstandards vorhanden sind. Die DMtG versucht durch ein eignes, an den Standards von geschützten Gesundheitsberufen orientiertes, Qualitätssiegel eine qualitativ hochwertige therapeutische Durchführung sicherzustellen.

Diskussion, Schlussfolgerung: Es zeigt sich, dass sowohl weitere Literatur im Bereich QM in der MT, sowie die Auseinandersetzung mit der Etablierung von Qualitätsstandards in einem gesetzlichen und rechtlichen Rahmen im deutschen Musiktherapieumfeld nötig ist.

Schlüsselwörter: Qualitätsmanagement, Qualitätssicherung, Qualität, Musik, Musiktherapie

Abkürzungsverzeichnis
DMtG   Deutsche musiktherapeutische Gesellschaft
MT   Musiktherapie
QM   Qualitätsmanagement

1. Einleitung

Qualität beschreibt die Eigenschaften, die einen Gegenstand, ein Verfahren, einen Prozess oder eine Dienstleistung auszeichnen. Daraus lassen sich Merkmale ableiten, die sich unterscheiden lassen und auf ihre Qualität hin bewertet werden können. Die Bewertung kann einerseits objektiv anhand festgelegter Kriterien durch Dritte vorgenommen werden. Andererseits kann sie durch die Wahrnehmung des jeweiligen Individuums subjektiv geprägt sein. Auf der Grundlage der Eigenschaften können Aussagen über die jeweilige Qualität des betrachteten Sachverhalts getroffen werden. Diese ist abhängig von den Anforderungen, die erfüllt werden sollen und der Differenz zu denen, welche tatsächlich erfüllt worden sind (Hensen, P.; 2016; S. 11–13, 15). Gerade im Gesundheitswesen ist Qualität jedoch sehr schwer messbar, da Gesundheit subjektiv wahrgenommen wird und nur schwer operationalisiert werden kann. Es können nur einzelne Faktoren, wie beispielsweise der Zugang zu Leistungen, personelle Kompetenzen, das verfügbare Material, die Zusammenarbeit mit anderen Fachbereichen und das Behandlungsergebnis, gemessen und auf ihre Qualität hin beurteilt werden. Aufgrund der Tatsache, dass es sich um die Gesundheit von Menschen handelt, ist jedoch gerade in diesem Bereich eine hohe Qualität von großer Bedeutung (Bart, S.; 2020; S. 8–9, 11).

Im Bereich der Musiktherapie (MT) handelt es sich um eine gesundheitliche Dienstleistung, bei welcher Erstellung und Erbringung der Leistung von ihrem Zeitpunkt und Ort zusammenfallen. Das Ergebnis und seine Qualität sind dabei von externen Elementen, wie den zur Verfügung stehenden Räumen, Instrumenten und den Kompetenzen des/ der Therapeuten_in abhängig. Ein weiterer elementarer Faktor ist der/ die Patient_in selber, von dem/ der abhängig ist, wie erfolgreich die Therapie letztendlich durchgeführt werden kann, da der therapeutische Prozess von der Mitwirkung des/ der Behandelten maßgeblich beeinflusst wird. Auch das zu behandelnde Erkrankungsbild hat einen wesentlichen Einfluss auf die Beziehung zwischen Therapeut_in und Patient_in, auf die Anwendungs- und Interventionsmöglichkeiten im musiktherapeutischen Prozess und dementsprechend auch auf das Behandlungsergebnis (Hensen, P.; 2016; S. 4–5). Da der Mensch mit seinem physischen, psychischen und sozialen Wohlbefinden bei der therapeutischen Tätigkeit selbst im Zentrum der Leistung steht und seine Gesundheit sein höchstes Gut darstellt, ist in der Behandlung und Leistungserbringung eine hohe Qualität erforderlich. Da das Gut Gesundheit im Falle einer Therapie den Fähigkeiten und Kompetenzen anderer Personen anvertraut wird, ist es besonders wichtig Vertrauen in die Qualität zu schaffen und die Sicherheit des/ der Patienten_in garantieren zu können (Bart, S.; 2020; S. 11)

Im folgenden Kapitel soll im Therapiesektor des Gesundheitswesens die MT und die darin vorhandene Anwendung von Qualitätsmanagement (QM) anhand eines Fallbeispiels dargestellt werden. Dafür wird zunächst die

Therapieform MT definiert und erläutert. Daraufhin wird QM definiert und relevante Qualitätsmanagement-Ansätze in der MT dargestellt. Im weiteren Verlauf werden die angewendeten Methoden bei der Ergebnisfindung und der Durchführung der Interviews für das Fallbeispiel des Kapitels erläutert. Anhand eines qualitativen Interviews mit der Musiktherapeutin Juliane Festag wird ein Praxisbeispiel für das QM im Sektor der MT vorgestellt. In dem Rahmen werden auch der Zertifizierungsprozess durch die Deutsche musiktherapeutische Gesellschaft (DMtG) und das QM der Thüringen-Kliniken Georgius Agricola GmbH genauer beschrieben, welche beide eine qualitativ hochwertige Tätigkeitsausübung der zuvor erwähnten Musiktherapeutin sicherstellen. Um über das QM in den Thüringen-Kliniken einen besseren Überblick zu erhalten, wurde mit Dr. Manfred Knüpfer, dem Leiter des Qualitätsmanagements und Medizincontrolling, ein Interview durchgeführt. Im Anschluss werden die Herausforderungen des Therapiesektors dargestellt, sowie Schlussfolgerungen und Empfehlungen für die Zukunft gegeben.

2. Definition Musiktherapie

Die Musiktherapie nutzt den Einsatz des Mediums Musik in einem therapeutischen Verfahren, um die Gesundheit von Menschen mit unterschiedlichen Erkrankungsbildern zu verbessern oder präventiv vor dem Beginn einer Erkrankung wirksam zu werden (Bundesarbeitsgemeinschaft Musiktherapie [BAG]; 2020). Dabei unterscheidet sich die im therapeutischen Kontext entstehende Musik insofern, dass sie nicht wie die im Alltag für den Zweck geschaffen wurde, durch andere gehört zu werden, sondern allein für den therapeutischen Zweck im Kontext einer Therapiesitzung geschaffen worden ist. Auch ist der Entstehungsprozess der Musikstücke relevanter, als das letztendliche musikalische Ergebnis (Tüpker, R.; 2017; S. 310). Das Therapieverfahren beinhaltet Musik und ihr Erschaffen, sowie die Beziehung zwischen Patient_in und Therapeut_in in einem gemeinsam durchlebten Prozess. Der Ausgangspunkt des Einsatzes von Musik als therapeutisches Medium ist der Gedanke, dass Musik physische und psychische Reaktionen auslöst, die wiederrum für die Therapie und Diagnose verschiedener Krankheitsbilder relevant sind. Die Kommunikationsansätze umfassen nicht verbale Ausdrucksmitteln, sowie Ansätze vor dem menschlichen Spracherwerb. Es wird zwischen aktiver und rezeptiver MT unterschieden. Bei ersterer geht es um die Erzeugung von Klang mit Instrumenten oder der eigenen Stimme bzw. um körperlichen Ausdruck in Form von Bewegung als Reaktion auf das Medium Musik. Bei rezeptiver MT geht es darum Musik anzuhören. Es gibt sowohl den Ansatz von Gruppentherapie, als auch von Einzeltherapie. Wenn es gewünscht ist, können auch Angehörige an Therapiesitzungen teilnehmen (BAG; 2020). Die Größe der Gruppe ist dabei vom Erkrankungsbild und der Behandlungsmethode abhängig (Tüpker, R.; 2017; S. 311). Im Anschluss an eine Therapiestunde kann auch eine Besprechung stattfinden, um im Prozess aufkommende Empfindungen zu verbalisieren und zu reflektieren (BAG; 2020). Die Ausübung der musiktherapeutischen Tätigkeit erfolgt in Deutschland auf Basis des Heilpraktikergesetzes (Tüpker, R.; 2017; S. 311).

Eine MT kann überall im Gesundheitswesen durchgeführt werden. Sie ist sowohl im stationären, als auch im ambulanten Sektor vorzufinden. Es gibt auch Musiktherapeuten_innen, die eine eigene Praxis beschäftigen. Die Klientinnen und Klienten umfassen mit Kindern bis Senioren Menschen aller Altersgruppen. MT kann bei Störungen in der Entwicklung am Lebensanfang und auch auf Palliativstationen am Lebensende angewendet werden. Die Wirkung umfasst die Verbesserung des eigenen Selbstwertgefühls, sowie sozialer Fähigkeiten und die Wahrnehmung des Selbst und von Anderen. Gleichzeitig hilft die MT bei der Verarbeitung negativer Gefühle, die durch physische oder psychische Erkrankungen entstehen können (BAG; 2020). Erkrankungsbilder, welche mit MT behandelt werden können, sind unter anderem Schizophrenie und wahnhafte Störungen, affektive Störungen, Suchtstörungen, psychosomatische und neurologische Störungen (Tab. 1) (Reuster, T./ von Sperti, F./ Martius, P./ Unterberger, J./ Broocks, A.; 2011; S. 1087–1088). In acht randomisiert kontrollierten Studien von Mössler et al. aus dem Jahr 2011 in musiktherapeutischen Gruppentherapien mit rezeptiver und aktiver Anwendung von MT konnte festgestellt werden, dass MT sowohl die Symptome von Schizophrenie, als auch soziale Kompetenzen positiv beeinflussen kann. Des Weiteren konnten depressive Verstimmungen vermindert werden (Deutsche Gesellschaft für Psychiatrie und Psychotherapie, Psychosomatik und Nervenheilkunde; 2018; S. 258–259). Außerdem konnte in einer Studie von Sharda et al. aus dem Jahr 2018 aufgezeigt werden, dass bei Kindern, welche an einer Autismus-Störung leiden, MT die Kommunikationsfähigkeit verbessern kann. Zudem zeigt sich eine Auswirkung auf das Gehirn, indem sich die Gehirnaktivität in Arealen, die bei Autismus eine zu hohe Aktivität aufzeigen, verringert (Sharda, M./ Tuerk, C./ Chowdhury, R./ Jamey, K./ Foster, N./ Custo-Blanch, M./ Tan, M./ Nadig, A./ Hyde, K.; 2018; S. 1).

Erkrankungsbilder	Wirkung von Musiktherapie
Schizophrenie und wahnhafte Störungen	- Bewusstsein für die Realität schaffen - Emotionen - das Ich des/ der Patienten_in stärken - soziale Beziehungen und Kontakte zu anderen verbessern → Defizite in diesen Bereichen ausgleichen - Konzentrationsfähigkeit stärken
Affektive Störungen	- Emotionen ausdrücken, verbalisieren und in das eigne Handeln einbringen - physische und psychische Entspannung
Suchtmedizin	- Ausdruck und Verarbeitung von Gefühlen durch musikalische Improvisation
Psychosomatik	- Wahrnehmung des eigenen Körpers - Spannungsminderung - Findung und Lösung innerer Konflikte - Verbesserung von Kommunikation und sozialen Kompetenzen
Gerontopsychiatrie	- emotionale Kompetenzen fördern - zwischenmenschliche Kontakte und Beziehungen - Strukturierung von Handlungen und Emotionen
Neurologische Störungen	- Unterstützung beim Training und bei durchzuführenden Übungen - Verminderung von Anspannung → Verringerung von Angstzuständen und empfundenen Schmerzen - Umgang mit erfahrenen Verlusten
Autismus-Spektrum-Störung	- Emotionen - Regulation von Spannungen - Verbesserung der Kommunikations-, Interaktions- und Beziehungsfähigkeit
Onkologie/ Hämatologie	- Emotionen - Perspektiverweiterung/ Perspektivwechsel - (Weiter-)Entwicklung von Ressourcen und Kompetenzen - entspannend und schmerzlindernd
Geriatrie/ Demenz	- Emotionen - Erinnerungen - identitätsstabilisierend - Verminderung von Angst, Unruhe und Apathie; Erhöhung der Lebensqualität

Tabelle 1: Wirkweise von Musiktherapie bei verschiedenen Erkrankungsbildern (Reuster, T. et al.; 2011; S. 1087–1088 & Bergmann, T./ Schumacher, K.; 2020 & Deutsche musiktherapeutische Gesellschaft [DMtG]; 2020c & DMtG; 2020d); eigene Darstellung

3. Definition Qualitätsmanagement

Unter Qualitätsmanagement im Gesundheitswesen versteht man die Festlegung und regelmäßige Prüfung von Prozessen und Strukturen, mit dem Ziel einer möglichst hohen Patientensicherheit und kontinuierlichen Verbesserung der internen Qualität (Gemeinsamer Bundesausschuss; 2015; S. 4). QM setzt sich nach der DIN EN ISO 9000 grundsätzlich aus sieben Elementen zusammen, um einen Rahmen zu schaffen, in welchem Qualität gemessen, sichergestellt und weiterentwickelt werden kann. Das erste Element ist die Kunden_innenorientierung, oder im Rahmen des Gesundheitswesens die Patienten_innenorientierung, die auf eine Bindung des/ der Patienten_in abzielt, indem Vertrauen in das Unternehmen geschaffen wird. Das zweite Element ist die Führung des Unternehmens durch eine Führungskraft, die in der Lage ist agil und adaptiv auf Veränderungen in der Umgebung des Unternehmens zu reagieren und Pläne, Maßnahmen und Zielformulierungen daran anzupassen. Der dritte Faktor ist die Einbeziehung von Mitarbeitern_innen in Entscheidungsprozesse und der Austausch von sozialen und fachlichen Kompetenzen untereinander. Weiter gibt es noch den prozessorientierten Ansatz, der darauf ausgerichtet ist Prozesse hinsichtlich ihrer Effizienz und Effektivität zu optimieren. Das fünfte Element ist eine kontinuierliche und nachhaltige Verbesserung des QM mit der Integration von Reformen und neuen Erkenntnissen. Als sechster Faktor wird die Entscheidungsfindung auf der Basis von Tatsachen genannt, um Entscheidungen begründen zu können. Der siebte und letzte Grundsatz des QM nach der DIN EN ISO 9000 ist das Beziehungsmanagement zu für ein Unternehmen relevanten Einrichtungen, Dienstleistern und Stakeholdern (Bart, S.; 2020; S. 9-10). Im folgenden Verlauf des Kapitels wird die Definition des QM auf die MT bezogen.

4. Qualitätsmanagement-Ansätze in der Musiktherapie

Zur Sicherung der Qualität des Therapieprozesses haben Musiktherapeuten_innen mehrere Behandlungs- und Prozessabschnitte, welche im Laufe der Therapie anfallen und ausgeführt werden müssen. Dazu gehört zunächst das Erfragen der Vorgeschichte des/ der jeweiligen Patienten_in und in diesem Rahmen auch die Erfassung von Informationen, welche für den weiteren Therapieverlauf relevant sind. Auf dieser Grundlage muss der/ die jeweilige Patient_in bewertet und daraus die passende musiktherapeutische Behandlungsmethode abgeleitet werden. Daraufhin müssen Ziele verfasst werden, die im Anschluss an die Durchführung der Therapie auf ihren Erfolg hin beurteilt werden können (BAG; 2020). Neben den Zielen müssen auch die voraussichtliche Dauer und die Inhalte der Therapie bedacht werden. Der daraus resultierende Behandlungsauftrag muss schriftlich dokumentiert werden (Kok, M./ Peters, G.; 2009). Um die Qualität des Prozesses und der Behandlung sicherstellen zu können, müssen sich behandelnde Musiktherapeuten_innen im Verlauf der Therapiedurchführung mit angrenzenden Professionen austauschen, welche an der Behandlung des/ der jeweiligen Patienten_in mit beteiligt sind. Dafür ist ein qualitativ hochwertiges Beziehungsmanagement notwendig. Auch die gesetzten Ziele und Indikationsmethoden müssen für die Sicherung einer möglichst hohen Qualität mit allen anderen Behandelnden abgesprochen werden. Für das Erreichen einer hohen Qualität ist des Weiteren eine Dokumentation des gesamten Therapievorgangs notwendig, wobei auch Angehörige des/ der behandelten Patienten_in stets in den Prozess einbezogen werden müssen. Alle erstellten Dokumente müssen nach rechtlichen Datenschutzvorschriften verwahrt werden (BAG; 2020). Zudem unterliegt der/ die behandelnde Therapeut_ in der Pflicht zur Verschwiegenheit. Bei der Durchführung einer Therapie bei Minderjährigen, kann die Schweigepflicht mit Einwilligung der Eltern aufgehoben werden. Eltern müssen vor der Einwilligung in eine Therapie zudem über die Wirkweise der Therapie aufgeklärt werden, wobei sowohl Chancen, als auch Limitationen benannt werden sollten (Kok, M./ Peters, G.; 2009).

Ein weiterer relevanter Aspekt sind die Instrumente und alle im Rahmen der Therapie verwendeten Materialen. Der/ die Therapeut_in ist für den sachgerechten und ordnungsgemäßen Einsatz verantwortlich. Das Aufgabenspektrum des/ der Therapeuten_in umfasst somit auch das Stimmen von entsprechenden Instrumenten, damit diese in der Therapie richtig eingesetzt werden können. Damit die Qualität auch nach Abschluss der Ausbildung oder des Studiums sichergestellt werden kann, sind eine kontinuierliche Weiterbildung und Supervisionen durch Berufsangehörige notwendig, um eine stetige und nachhaltige Verbesserung der eigenen therapeutischen Tätigkeit sicherstellen zu können (BAG; 2020). Supervisionen dienen zur Evaluation der eigenen Tätigkeit, um Behandlungsstrategien anpassen und einen möglichst hohen Therapieerfolg erzielen zu können. Bei Patienten_innen mit einem schwierigen oder bedenklichen Erkrankungsbild oder Behandlungsverlauf dient die Beratung durch Berufsangehörige auch dazu das eigene Handeln abzusichern (Kok, M./ Peters, G.; 2009). Im Folgenden wird mit Hilfe eines Interviews mit Dr. Eckhard Weymann ein Beispiel gegeben, wie eine Supervision im Bereich der MT verlaufen kann.

Dr. Eckhard Weymann ist ein durch die Deutsche musiktherapeutische Gesellschaft (DMtG) zertifizierter Diplom-Musiktherapeut und durch die

Deutsche Gesellschaft für Supervision und Coaching zertifizierter Supervisor. Im Bereich der MT führt er Gruppensupervisionen durch. Derzeit bestehen zwei Gruppen, die sich jeweils vier Mal im Jahr für einen ganzen Tag treffen. Bei der Supervision geht es hauptsächlich um den Austausch in besonders schwierigen Behandlungsfällen der Musiktherapeuten_innen untereinander. Es soll ein Verständnis für die Psychodynamik des/ der Patienten_in und die Beziehung zwischen Therapeut_in und Patient_in geschaffen werden. Das Gespräch über die Fälle anderer Therapeuten_innen hilft auch dabei, die eigene Arbeit zu reflektieren und fungiert auf diese Weise gleichzeitig als Fortbildung mit einem Lernerfolg für alle Beteiligten. Das offene Gespräch steht dabei besonders im Mittelpunkt (Interview Dr. E. Weymann; 2020).

Bei der Arbeit mit Musiktherapeuten_innen werden auch die Instrumente eingesetzt, welche bei der Arbeit mit dem/ der jeweiligen Patienten_in verwendet wurden, um sich dem Behandlungsfall besser annähern zu können. Dies soll eine musikalische Resonanz in freier Improvisation durch die anwesenden Therapeuten_innen ermöglichen und das Verständnis für den Fall erhöhen (Interview Dr. E. Weymann; 2020).

Um die Qualität in der Arbeit als Supervisor sicherzustellen, erfolgt eine Prüfung durch ein jährliches Qualitätsverfahren. Für die Arbeit ist keine Feldkompetenz erforderlich, da sowohl die Organisationsstruktur, als auch die Teamdynamik durch einen Supervisor bewertet werden können und hierfür keine Kenntnisse spezifischer Fachbereiche vorhanden sein müssen. In der Arbeit mit Musiktherapeuten_innen erweist sich der musiktherapeutische Hintergrund von Herr Dr. Weymann dennoch als hilfreich, da musiktherapeutische Methoden in das Gespräch implementiert werden können und bei der Fallbesprechung eine positive Wirkung aufweisen. Zum Ende einer jeden Gruppensitzung erfolgt eine Evaluation im freien Gespräch, für welche kein bestimmtes Instrument vorliegt. Die Auswertung der Supervision erfolgt mündlich mit einer Reflexion über helfende Elemente des Gesprächs, sowie Perspektiverweiterungen. Es werden auch Fälle benannt und berücksichtigt, in welchen kein Fortschritt erzielt werden konnte (Interview Dr. E. Weymann; 2020).

In der MT bestehen auch Qualitätsanforderungen an die Person des/ der Therapeuten_in an sich. Dazu gehört unter anderem eine erfolgreich abgeschlossene Berufsausbildung (Kok, M./ Peters, G.; 2009). Damit die Tätigkeit überhaupt durch eine Person ausgeführt werden kann, müssen musikalische Kompetenzen und persönliche Fähigkeiten vorliegen, die in der therapeutischen Ausübung von Relevanz sind. Dazu gehören unter anderem Belastbarkeit, Anpassungsfähigkeit, Toleranz und Mitgefühl (BAG; 2020).

Bei den Qualitätsmanagement-Ansätzen kann zwischen verschiedenen Perspektiven unterschieden werden. Zum einen besteht die kundenbezogene Qualität. Im musiktherapeutischen Kontext handelt es sich hier um Anforderungen durch den/ die Patienten_in und/ oder seine/ ihre Angehörigen. Durch das Abhängigkeitsverhältnis des/ der Behandelten gegenüber dem/ der Therapeuten_in, liegt bei gesundheitlichen Dienstleistungen eine besonders stark ausgeprägte Asymmetrie in der Verteilung vorhandener Informationen vor. Und zum anderen gibt es die Perspektive der professionsbezogenen Qualität, die sich auf die therapeutische Leistung bezieht und mit der notwendigen Ausbildung und kontinuierlichen Weiterbildungen gewährleistet werden kann (Hensen, P.; 2016; S. 16).

5. Methoden

Im Rahmen des vorliegenden Kapitels wurde zunächst eine umfangreiche Internet- und Literaturrecherche durchgeführt, um ein grundlegendes Verständnis für die Therapieform zu schaffen. Im darauffolgenden Schritt wurde ein offener qualitativer Fragebogen in Anlehnung an die Audit-Checkliste DEGEMED erstellt, um potentielle Musiktherapeuten_innen zur Anwendung von QM in der eigenen Einrichtung zu befragen. Daraufhin wurden mehrere Praxen mit Musiktherapeuten_innen zunächst in Hamburg angeschrieben, das geografische Umfeld wurde jedoch im weiteren Verlauf auf ganz Deutschland ausgeweitet. Neben einzelnen praktizierenden Musiktherapeuten_innen, wurde auch eine Anfrage an den Verband der Deutschen musiktherapeutischen Gesellschaft und den Verein Musiktherapie-Initiative e. V. geschickt. Ein Kontakt mit anschließender Befragung konnte mit der DMtG über Frau Sabine Westermann hergestellt werden. Bei der DMtG konnten durch die ausführlich gestaltete Internetseite des Verbands fast alle Fragen zur Qualitätssicherung geklärt werden, sodass kein Fragebogen verwendet werden musste und eine ausschließliche Nachfrage per Email-Kontakt durchgeführt werden konnte. Um das eigene Verständnis für die Arbeit von Musiktherapeuten_ innen zu erhöhen, wurden zusätzlich Interviews mit der Musiktherapeutin Juliane Festag und dem Diplom-Musiktherapeuten und Supervisor Dr. Eckhard Weymann durchgeführt. Bei Herr Dr. Weymann wurde der zuvor für praktizierende Musiktherapeuten_innen erstellte Fragebogen an seine aktuelle Haupttätigkeit als Supervisor angepasst. Bei Frau Festag wurde der an die Audit-Checkliste DEGEMED angelehnte Fragebogen verwendet. Da Frau Festag in einer Klinik arbeitet, wurde des Weiteren ein Interview mit dem Qualitätsmanager der Thüringen-Kliniken Georgius Agricola GmbH Dr. Manfred

Knüpfer durchgeführt. Das geschah im Rahmen eines Leitfadeninterviews mit Fragen, die wiederrum an die Audit-Checkliste DEGEMED angelehnt waren. Alle Befragungen wurden telefonisch durchgeführt und mit handschriftlichen Notizen dokumentiert. Die schriftliche Ausfertigung der Interviews, so wie sie im Rahmen dieses Kapitels erfolgt, wurde von der Interviewerin selbst verfasst und unterliegt dementsprechend einer subjektiven Verständnisgrundlage und Interpretation, die möglicherweise von dem des/ der Interviewpartners_ in abweichen kann. Im Folgenden werden die Ergebnisse der geführten Interviews beschrieben. Dabei wird zunächst das Interview mit Frau Juliane Festag erwähnt und mit einer Beschreibung der DMtG und des QM in der Klinik noch einmal vertieft.

6. Interview mit Frau Juliane Festag

Im Rahmen der Erstellung des vorliegenden Kapitels, wurde mit der Musiktherapeutin Frau Juliane Festag ein Interview durchgeführt, um einen Einblick in die praktische musikalisch-therapeutische Arbeit zu erhalten. Frau Festag ist seit 2008 als Musiktherapeutin tätig und derzeit in Vollzeit bei der Thüringen-Kliniken Georgius Agricola GmbH in der Klinik für Psychiatrie, Psychotherapie und psychosomatische Medizin in Saalfeld angestellt. Seit 2013 besteht eine Zertifizierung bei der DMtG. Im Rahmen dieser Zertifizierung, müssen die jeweiligen Anforderungen, wie die Einhaltung des Ethikkodex und kontinuierliche Fortbildungen, erfüllt werden (Interview J. Festag; 2020). Die Anforderungen der Fachgesellschaft an eine Zertifizierung werden im weiteren Verlauf der Arbeit noch im Detail erläutert. Gleichzeitig ist auch die Klinik selber seit 2018 nach der DIN EN ISO 9001:2015 durch das Bundesamt für Sicherheit in der Informationstechnik (BSI) zertifiziert, welches jährlich Nachweise von Zielen erfordert, welche erreicht werden müssen (Thüringen-Kliniken Georgius Agricola GmbH; 2019). Im Rahmen der Klinik finden einmal wöchentlich am Mittwoch interne Fortbildungen statt, welche durch die Ärztekammer zertifiziert sind. Die Schulungen sind fachspezifisch und beziehen sich auf psychiatrische, psychotherapeutische und psychosomatisch medizinische Themen. Auf diese Weise wird eine kontinuierliche Verbesserung der fachlichen Kompetenzen angestrebt. Ein Nachweis der Teilnahme kann bei der DMtG eingereicht und anerkannt werden. Aufgrund der Situation der COVID-19 Pandemie, gibt es eine Lockerung der wöchentlichen Teilnahme an Schulungen, sodass die Teilnahme je nach Relevanz sporadisch erfolgt. Des Weiteren erfolgt durch Frau Festag eine jährliche Teilnahme am Thüringer Qualitätszirkel für Musiktherapeuten_innen in Eisenach. Eine kontinuierliche Weiterbildung ist vor allem deshalb notwendig, da sich das Therapiefeld immer weiterentwickelt und auf neue Gebiete und Krankheitsbilder ausweitet und somit auch neue wissenschaftliche Erkenntnisse generiert werden. Die Kosten werden, insofern die Schulungen auf die Berufstätigkeit in der Klinik bezogen sind, von der Klinik getragen. Die Kosten für private Fortbildungen aus Interesse sind durch die Therapeutin selbst aufzubringen.

Im Hinblick auf die internen Strukturen stehen für die Durchführung der MT in der Klinik in Saalfeld mehrere Räumlichkeiten zur Verfügung. Darunter befindet sich ein schallisolierter Raum, welcher dann verwendet wird, wenn der Klang eine übergeordnete Rolle spielt oder Aufnahmen gemacht werden sollen. Einige weitere Räume, welche von ihrer Fläche größer sind, werden für Gruppensitzungen verwendet (Interview J. Festag; 2020).

Die Abrechnung der Sitzungen erfolgt über das allgemeine Abrechnungssystem der Klinik als Spezialtherapie. Dafür muss nach jeder Sitzung eine defizitorientierte Dokumentation erfolgen, um die Behandlung rechtfertigen und die Kostenabrechnung sicherstellen zu können. Den behandelten Patienten_innen werden außerhalb der Kosten für den Klinikaufenthalt, spezifisch für die MT keine Kosten in Rechnung gestellt (Interview J. Festag; 2020).

Innerhalb der Therapiesitzungen werden keine Checklisten verwendet. Sie wurden zum Anfang der Tätigkeit benötigt, mit der zunehmenden Berufserfahrung jedoch verinnerlicht. MT wird bei den Patienten_innen nicht alleine angewendet, sondern wirkt multidimensional mit anderen Therapieansätzen zusammen. Sie erweist sich vor allem bei chronisch Erkrankten, verschlossenen grundsätzlich misstrauischen und akut psychotischen Patienten_innen als sinnvoll anzuwenden. Dabei geht es vor allem darum zunächst eine gute Beziehung zwischen Therapeut_in und Patient_in aufzubauen (Interview J. Festag; 2020).

Im folgenden Teil des Kapitels wird zunächst die Organisation DMtG, über welche die Musiktherapeutin Frau Juliane Festag zertifiziert ist, beschrieben. Daraufhin wird das QM in der Klinik erläutert.

7. Deutsche Musiktherapeutische Gesellschaft

Seit 40 Jahren sind im Bereich der MT Studiengänge an Universitäten und Hochschulen implementiert. Es besteht jedoch aufgrund mangelnden Berufsschutzes in Deutschland kein Ausbildungsstandard und somit auch keine angepassten Ausbildungsinhalte und kein Qualifikationsstandard in einem rechtlich und gesetzlich vorgeschriebenen Rahmen. Die DMtG versucht dieser Herausforderung entgegenzuwirken, indem sie ihr eigenes Qualitätssiegel vergibt, um bei den Verbandsmitgliedern innerhalb des Therapiesektors einen selbst geschaffenen Qualitätsstandard zu etablieren. Das letztendliche Ziel ist es, ein Berufsgesetz zu erwirken (von Moreau, D.; o.J.).

Die DMtG vereint 1500 Personen unter sich und hat als Gesellschaft das Ziel die Praxis, Forschung und Lehre der MT als Bestandteil des Gesundheitswesens auf der Grundlage aktueller wissenschaftlicher Erkenntnisse zu fördern. Ein zweitrangiges Ziel ist es, die Interessen von Musiktherapeuten_innen und den zu behandelnden Klienten_innen zu vertreten. Zudem soll die MT, als derzeit nicht geschütztes Berufsfeld, in Zukunft in das deutsche Gesundheitswesen implementiert werden. Die Fachgesellschaft hat eine Bundesgeschäftsstelle und einen Vorstand, sowie einen wissenschaftlichen Beirat, welcher letzteren im Bereich der Forschungs- und Projektarbeit unterstützt. Zudem stellt der wissenschaftliche Beirat eine Vermittlungsinstanz zu anderen Gesellschaften und Institutionen dar, die mit der MT verwandt oder anderweitig verbunden sind. Weitere Aufgaben des Gremiums umfassen die Forschung, sowie die Verwaltung von Datenbanken, Publikationen und Gutachten. Ein weiteres Gremium der Organisation stellt der berufsständische Beirat dar, welcher für Zertifizierungen, Beratungen im Bezug auf Anstellungen, Selbstständigkeit und das Studium, sowie die Weiterentwicklung der der Gesellschaft zugrunde liegenden Verordnungen zuständig ist. Zudem ist er am Angleichen der Ausbildungsvorgaben und Ausbildungsergebnisse der unterschiedlichen Institute beteiligt. Des Weiteren gibt es regionale Vertretungen, zur Unterstützung und Verbindung mit den Gesellschaftsmitgliedern, welche in regelmäßigen Abständen an Versammlungen teilnehmen. An letzteren nehmen auch Mitglieder der Studierendenvertretung teil, welche zu einer Vernetzung von Studierenden untereinander beitragen und ihre Stimme innerhalb der Versammlungen vertreten. Das letzte wesentliche Gremium ist die Ethikkommission, welche für alle ethischen Aspekte der therapeutischen Tätigkeit zuständig ist (DMtG; 2020a).

Da die Tätigkeit als Musiktherapeut_in in Deutschland ein derzeit nicht geschützter Beruf ist, hat die DMtG einen eigenen Zertifizierungsprozess erschaffen, um eine qualitativ hochwertige Ausbildung und anschließende Berufsausübung sicherstellen zu können. Mitglieder der Gesellschaft, welche eine Prüfung beantragt haben und den vorgeschrieben Qualitätsstandards entsprechen, dürfen sich „Musiktherapeut/in DMtG" nennen. Mit der Annahme des Qualitätssiegels geht eine Verpflichtung zur Teilnahme an Fortbildungen und der Einhaltung des von der Ethikkommission entwickelten Ethikkodex einher. Der Bereich der Fortbildungsverpflichtung schließt die Durchführung von Supervisionen ein, um einerseits das eigene Handeln von einem/ einer Außenstehenden bewerten zu lassen. Und anderseits eine Vernetzung und

Zusammenarbeit der Leistungserbringer_innen untereinander zu bewirken. Die Ethikkommission setzt die Einhaltung des Ethikkodex durch, indem sie mögliches Fehlverhalten verfolgt und dagegen vorgeht. Die DMtG orientiert sich bei ihren Standards an den verpflichtenden Vorgaben staatlich geregelter Gesundheitsberufe, die eine gesetzlich geschützte Berufsbezeichnung innehaben. Damit soll die Professionalität in der Ausübung der Therapie gewahrt werden und gleichzeitig der/ die behandelte Patient_in eine Absicherung im Behandlungsprozess erhalten. Eine weitere Voraussetzung für den Erhalt des Qualitätssiegels ist eine bereits über mehrere Jahre vorhandene praktische Erfahrung in der Arbeit als Musiktherapeut_in (DMtG; 2020b). Bei einer staatlichen Ausbildung muss mindestens ein Bachelorstudium absolviert worden sein. Ist eine privatrechtliche Ausbildung absolviert worden, müssen 180 Credit Points erreicht worden sein, um ein vergleichbares Niveau beider Ausbildungswege zu schaffen. Der Nachweis erfolgt bei der Ständigen Ausbildungsleiterkonferenz Musiktherapie (SAMT). Nach Abschluss der Ausbildung oder des Studiums ist eine Berufserfahrung von mindestens zwei Jahren einer in Vollzeit ausgeführten Tätigkeit vorgeschrieben (Interview S. Westermann; 2020).

Eine Zertifizierung durch die DMtG bewirkt auf der Makroebene eine Ausweitung der Qualitätssicherung, da die politische Position durch eine wachsende Mitgliederzahl gestärkt wird und bei der Zielerreichung eines Gesetzes für eine geschützte Berufsbezeichnung innerhalb der künstlerischen Therapieformen hilft. Das wiederrum würde die Qualität und Professionalität des Berufsbildes auf rechtlicher Ebene absichern (DMtG; 2020b).

Wesentliche Veränderungen innerhalb der DMtG werden über die internen Mitgliederinformationen „dmtg-aktuell" mitgeteilt. Wenn sich der Zertifizierungs-Status eines Mitglieds ändert, wird das entsprechende Mitglied per E-Mail über die Notwendigkeit einer Re-Zertifizierung informiert. Innerhalb der fünf Jahre, in denen die Zertifizierung der Mitglieder gültig ist, gibt es jedoch keine Überprüfung der einzelnen Berufsangehörigen, was unter qualitativen Gesichtspunkten als problematisch beurteilt werden kann. Nach Ablauf der fünf Jahre wird bei der Gesellschaft ein Antrag auf Re-Zertifizierung inklusive aller erforderlichen Nachweise eingereicht. Die notwendigen 250 Fortbildungspunkte müssen anteilsmäßig in gleicher Weise in mehreren Bereichen erworben worden sein. Dazu gehören theoretische Inhalte, klinisch-praktische Kompetenzen, Reflexion und praktisch-methodische Fähigkeiten. Die formale Prüfung der Anträge erfolgt über den berufsständischen Beirat der DMtG. Wenn die Anzahl der Fortbildungspunkte nicht erreicht worden ist, wird die Zertifizierung nicht verlängert. Es erfolgt jedoch eine Kontaktaufnahme zu dem jeweils betroffenen Mitglied, um die Ursache für die fehlenden

Fortbildungspunkte zu ergründen und gegebenenfalls die Möglichkeit zu bieten, weitere Nachweise nachzureichen. Häufig werden weit mehr als die notwendigen 250 Punkte erreicht (Interview S. Westermann; 2020).

8. Thüringen-Kliniken Georgius Agricola

Die Thüringen-Kliniken Georgius Agricola GmbH umfasst mit ihren Kliniken in Saalfeld, Rudolfstadt, Probstzella und Pößneck vier Standorte. Das Leitbild und die Werte der Klinik umfassen Patienten_innen- und Mitarbeiter_innenorientierung, sowie ein nach Qualität ausgerichtetes Handeln mit der Berücksichtigung wirtschaftlicher Aspekte (Thüringen-Kliniken Georgius Agricola GmbH; 2010).

Für die Patienten_innenorientierung sind sowohl eine gute Versorgung, als auch die Zufriedenheit der Patienten_innen mit den Leistungen der Klinik relevant. Dabei sollen Bedürfnisse von Patienten_innen beachtet werden und ein respektvoller und wertschätzender Umgang das Leitbild des Handelns sein. Um eine stetige Qualitätsverbesserung sicherstellen und patienten_innenorientiert handeln zu können, was eins der sieben Elemente des QM darstellt, wird ein Lob- und Beschwerdemanagement durchgeführt. Die Inhalte der Befragungen umfassen die Zufriedenheit mit den Behandlungsleistungen der Klinik, sowie Kritik oder Verbesserungswünsche. Nach Analysen der durch die Befragungen erhobenen Daten, werden die Ergebnisse in den Klinikalltag integriert und so eine kontinuierliche Verbesserung der Qualität gesichert (Thüringen-Kliniken Georgius Agricola GmbH; 2010).

Die Mitarbeiter_innen der Klinik sollen in der Lage sein ihre sozialen und fachlichen Fähigkeiten weiterzuentwickeln, um Professionalität in der Klinik und innerhalb der erbrachten Leistungen zu etablieren. Zudem soll unter den Mitarbeitern_innen im gegenseitigen Umgang eine positive und zufriedene Arbeitsatmosphäre geschaffen werden. Damit sollen sowohl die Leistungsfähigkeit, als auch der Erfolg der Klinik sichergestellt und eine Patienten_innenbindung auf einer soliden Vertrauensgrundlage erreicht werden. Dabei wird auf eine respektvolle interne Kommunikation Wert gelegt, welche positives und negatives Feedback zulässt. Es herrscht eine insgesamt positive Fehlerkultur in der Klinik vor, indem Kritik nicht negativ, sondern als Verbesserungsmöglichkeit aufgefasst wird. Mit den Mitarbeitern_innen der Klinik werden in regelmäßigen Abständen Gespräche geführt, bei welchen Chancen erkannt und Probleme aufgedeckt werden sollen, um im Anschluss bewältigt zu werden. Alle Mitarbeiter_innen haben ihre speziell zugewiesenen Aufgaben und Kompetenzen. Die Führungskräfte sind dafür zuständig die Erreichbarkeit der Ziele zu ermöglichen und umzusetzen. Ein weiteres Ziel der Thüringen-Kliniken Georgius Agricola GmbH ist ein wirtschaftlicher Umgang mit Ressourcen und eine sektorenübergreifende Zusammenarbeit innerhalb der Kliniken. Zudem erfolgt eine Vernetzung mit relevanten Einrichtungen, Dienstleistern und Stakeholdern, für das Beziehungsmanagement als ein Element des QM. Eine stetige Verbesserung des Unternehmens wird durch die Berücksichtigung und Umsetzung von Anregungen durch Patienten_innen und Mitarbeiter_innen erreicht (Thüringen-Kliniken Georgius Agricola GmbH; 2010).

Seit 2018 ist die Klinik für Psychiatrie, Psychotherapie und psychosomatische Medizin in Saalfeld durch die DIN EN ISO 9001:2015 zertifiziert (Thüringen-Kliniken Georgius Agricola GmbH; 2019). Dabei ist DIN die Abkürzung für das Deutsche Institut für Normung. EN steht für Europäische Normen und ISO bedeutet International Organization for Standardization. Die DIN EN ISO 9001 beschreibt Mindeststandards zur Implementierung von QM in einem Unternehmen, welches wiederrum Ziele für einen Soll-Zustand festlegt, nach dessen Erreichen ein Zertifikat vergeben wird. Eine elementare Anforderung ist die Dokumentation des Systems und aller damit verbundenen Prozesse und Beteiligten. Das ganze Unternehmen muss in den Zertifizierungsprozess einbezogen werden, indem zwischen allen Beteiligten eine transparente Kommunikation stattfindet. Die Ausrichtung von Prozessen und Allokation von Ressourcen soll die maximale Effektivität und Effizienz im Unternehmen ermöglichen. Das QM richtet sich nach dem Unternehmen aus und wird an die vorhandenen Prozesse und Strukturen angepasst (Mertens, G.; 2020; S. 24–28).

9. Interview mit Herr Dr. Manfred Knüpfer

Zur Erstellung dieses Kapitels wurde ein Interview mit Dr. Manfred Knüpfer, dem Leiter des Medizincontrolling und Qualitätsmanagements der Thüringen-Kliniken Georgius Agricola durchgeführt. Die Qualitätsziele der Thüringen-Kliniken sind in ihrem Leitbild verankert und umfassen Patienten_innenorientierung, Mitarbeiter_innenorientierung, eine transparente Führung mit geteilter Verantwortung unter allen Mitarbeitern_innen in der Erreichung der Ziele und qualitätsorientiertes und wirtschaftliches Handeln. Weitere Ziele umfassen die gesetzlichen Vorgaben des G-BA, welche die Qualitätssicherung, Qualitätsberichte und weitere Mindestanforderungen, die erfüllt werden müssen umfassen (Tab. 2). Teile der Klinik sind durch die DIN EN ISO 9001:2015 zertifiziert, bisher jedoch nicht die gesamte Klinik. Die Klinik für Psychiatrie, Psychotherapie und psychosomatische Medizin mit ihrem Standort in Saalfeld, in welcher MT durchgeführt wird, ist durch die DIN EN ISO 9001:2015 zertifiziert. Aufgrund der gesetzlichen Verpflichtung erfolgt die jährliche Erstellung von Qualitätsberichten. Die Vorschriften und Regelungen für die Dokumentation ergeben sich aus vorgeschriebenen Richtlinien, Berufsordnungen der einzelnen Berufsgruppen, sowie auf gesetzlicher Ebene aus dem SGB V und dem BGB (Interview Dr. M. Knüpfer; 2020).

Paragraph	Thema	Inhalt
§ 135a Abs. 2 Nr. 2 SGB V	Gesetzliche Grundlagen	- Verpflichtung zur Einführung und Ausbau eines internen Qualitätsmanagementsystems
§ 1	Ziele	- Stetige Verbesserung der Qualität - Effizienz und Effektivität - Fokus auf Patienten_innen - Sicherheit
§ 2	Methodik	- Aufgabe und Verantwortung einer Führungsposition - Qualitätsziele beziehen sich auf Strukturen, Prozesse und Ergebnisse - Fehler und Gefahren sollen erkannt und behoben werden - Kennzahlen und Indikatoren
§ 4	Instrumente	- Qualitätsziele messen und beurteilen - Ist-Zustand - Aufgabenverteilung regeln - Prozesse und Abläufe beschreiben - Kommunikation und Zusammenarbeit in Schnittstellen optimieren - Checklisten erstellen - Besprechungen durchführen - Weiterbildungen anbieten - Befragungen durchführen - Beschwerden, Fehler, Risiken managen
§ 5	Dokumentation	- Ergebnisse der Indikatoren der Umsetzung und Anwendung des Qualitätsmanagements dokumentieren
§ 7	Bericht	- Nach § 136 Abs. 1 Nr. 3 SGB V berichten Krankenhäuser den Ist-Zustand des Qualitätsmanagements in Qualitätsberichten

Tabelle 2: Mindestanforderungen an ein internes Qualitätsmanagement in Krankenhäusern nach der Richtlinie des G-BA (Gemeinsamer Bundesausschuss; 2015; S. 3–9); eigene Darstellung

9a. Mitarbeiter_innenorientierung

Die Kommunikation innerhalb der Kliniken erfolgt intern über das Intranet, auf welches alle Mitarbeiter und Mitarbeiterinnen Zugriff haben. Auf diese Weise erfolgt die Kommunikation aller relevanten Mitteilungen und Informationen, sowie aller qualitätsrelevanten Aspekte. Besprechungen und Beratungen erfolgen innerhalb von Dienstberatungen und Mitarbeiter_innen-, sowie

Pflegedienstversammlungen. Von den Besprechungen werden zur Dokumentation schriftliche Besprechungsprotokolle angefertigt. Im Rahmen von angestrebten Zertifizierungen gibt es innerhalb einzelner davon betroffener Bereiche auch Steuergruppentreffen, für welche im Anschluss an die Besprechung Steuerprotokolle erstellt werden, um die Besprechungsinhalte zu dokumentieren. Durch den Betriebsrat werden sporadisch in den einzelnen Klinikbereichen Mitarbeiter_innenbefragungen durchgeführt. Aktuell wurde jedoch seit längerem keine allgemeine Mitarbeiter_innenbefragung mehr durchgeführt (Interview Dr. M. Knüpfer; 2020).

Unter den Mitarbeitern_innen findet ein regelmäßiger und sehr intensiver Austausch statt. Die Kommunikation erfolgt sowohl zwischen den einzelnen Bereichen innerhalb der jeweiligen Kliniken, als auch zwischen den Standorten untereinander.

Um das Qualitätsziel der Weiterentwicklung der fachlichen Kompetenzen der Mitarbeiter_innen zu erreichen, werden klinikindividuell regelmäßig Dienstbesprechungen und Fortbildungen angeboten. In der Psychiatrie in Saalfeld liegt der Fokus dabei eher auf der Durchführung von Fortbildungen, um auf dem aktuellen Wissenschaftsstandard zu verbleiben. Zudem wird jährlich ein Fortbildungsprogramm veröffentlicht (Interview Dr. M. Knüpfer; 2020).

Für den Arbeitsschutz und die Sicherheit der einzelnen Mitarbeiter_innen, ist eine externe Firma verantwortlich. Diese bildet einen Arbeitsschutzausschuss, welcher regelmäßige Belehrungen, beispielsweise über Brandschutz und erste Hilfe, sowie Begehungen durchführt. Für die Gewährleistung des Arbeitsschutzes gibt es außerdem ein Critcal Incident Reporting System (CIRS) und ein internes Beschwerdemanagement (Interview Dr. M. Knüpfer; 2020).

9b. Patienten_innenorientierung

Um das im Leitbild verankerte Ziel einer Orientierung an Patienten_innen erreichen zu können, wird über Fragebögen eine hausinterne Patienten_innenbefragung durchgeführt. Die Auswertung erfolgt fachbereichsbezogen. Zudem sind die Thüringen-Kliniken Teil des Clinotel-Krankenhausverbunds, die jährlich eine Patienten_innenbefragung durchführen. Diese Befragung wird regelmäßig ausgewertet. Nach dem Prinzip des Benchmarking, kann nach der Auswertung ein Vergleich aller 70 Mitglieds-Kliniken erfolgen, woraus wiederrum Verbesserungen für das QM abgeleitet werden können. Die Auswertung des Vergleichs erfolgt durch die Chefärzte_innen der einzelnen Kliniken (Interview Dr. M. Knüpfer; 2020).

9c. Evaluation

Die Evaluation der Wirksamkeit von Therapien und Behandlungen, welche innerhalb der einzelnen Krankenhäuser angeboten und durchgeführt werden, erfolgt durch Anfragen der Krankenkassen und Prüfungen durch den Medizinischen Dienst der Krankenversicherung. Zudem wird durch den Clinotel-Verbund eine externe Qualitätssicherung durchgeführt, bei welcher regelmäßig Routinedaten ausgewertet und Gefahrenquoten bestimmt werden. Für die Evaluation des Qualitätsmanagementsystems werden regelmäßig interne Audits durchgeführt. Auch die angestrebten Zertifizierungsverfahren dienen der Evaluation des angewendeten Qualitätsmanagements (Interview Dr. M. Knüpfer; 2020).

10. Herausforderungen

Im Folgenden werden Herausforderungen beschrieben, welche bei der Erstellung des Kapitels aufgefallen sind. Dazu gehören zu einem die persönlichen Herausforderungen beim Schreiben. Und zum anderen die Herausforderungen innerhalb der Thüringen-Kliniken und dem Sektor der Musiktherapie im Allgemeinen.

10a. Persönliche Herausforderungen

Aufgrund der zum Zeitpunkt der Erstellung des Textes vorherrschenden COVID-19 Pandemie, war keine persönliche Befragung eines/ einer Therapeuten_in möglich, weshalb auch kein visueller Eindruck der Therapieumgebung entstehen konnte. Eine weitere Problematik stellte eine niedrige Response-Rate von Seiten der via E-Mail angeschriebenen Therapeuten_innen dar. Teilweise erfolgte gar keine Antwort, in manchen Fällen eine Absage aufgrund von Zeitmangel für ein Interview. Eine weitere persönliche Herausforderung stellte der Mangel an Literatur dar, welche sich auf Qualität, speziell das QM, in der MT bezieht. Im Rahmen der Erstellung des Kapitels konnte festgestellt werden, dass vor allem in diesem Bereich noch weitere Literatur und Auseinandersetzung mit der Thematik notwendig ist.

10b. Herausforderungen in den Thüringen-Kliniken

Die Herausforderung des QM in den Thüringen-Kliniken ist es vor allem den Fokus immer wieder auf das QM zu lenken und eine kontinuierliche

Verbesserung durchzusetzen. Dafür ist es wichtig alle Beteiligten und Mitarbeiter_innen der Klinik immer wieder auf das QM hinzuweisen und alle Aspekte des QM kontinuierlich umzusetzen. Eine weitere große Herausforderung der Klinik war der Umstieg auf die neue DIN EN ISO 9001:2015 und die Adaption an die neuen Anforderungen. Zudem steht das QM der Thüringen-Kliniken vor dem kontinuierlichen Problem auf die neuen Vorgaben von spezifischen fachlichen Zertifizierungen zu reagieren und sich diesen anzupassen. Fachliche Zertifizierungen innerhalb der Kliniken sind beispielsweise die Zertifizierung nach OnkoZert im Bereich der Onkologie und EndoCert im orthopädischen Bereich. Auch die Vorbereitung auf anstehende Audits stellt das QM der Kliniken immer wieder vor Herausforderungen, sich stetig mit Qualitätsaspekten auseinander zu setzen und damit nicht erst kurz vor Durchführung eines Audits zu beginnen (Interview Dr. M. Knüpfer; 2020).

Wenn innerhalb der Klinik Fehler oder Probleme entstehen, gibt es für die einzelnen Klinikbereiche entsprechende Gruppenverantwortliche, welche sich über das weitere Vorgehen beraten und über Lösungen diskutieren. Die Kommunikation von Fehlern gegenüber den Mitarbeitern_innen wird von Herr Dr. Knüpfer selbst jedoch als zu gering eingeschätzt. Hier besteht die Notwendigkeit die Kommunikation von Fehlern zu intensivieren (Interview Dr. M. Knüpfer; 2020). Dazu würde sicherlich auch eine regelmäßige Befragung aller Mitarbeiter_innen hilfreich sein, um Wünsche und Forderungen zu identifizieren und umzusetzen, die derzeit nicht besteht. So könnte auch die Motivation aller Beteiligten erhöht werden, sich mehr für die Umsetzung des QM zu engagieren.

10c. Herausforderungen in der Musiktherapie

Herausforderung des QM in der MT ist es, dass das QM neben seinen zahlreichen Möglichkeiten und Ressourcen, die es bereitstellt, stets auch Grenzen unterliegt. So kann sich Qualität zunächst nur innerhalb der vorgegebenen Rahmenbedingungen entwickeln (Hensen, P.; 2016; S. 45). Eine allgemeine Herausforderung im Sektor MT ist, dass es in Deutschland zwar Fachgesellschaften und -verbände gibt, welche entsprechende Strukturen entwickelt haben, indem sie ein eigenes Verfahren zur Qualitätssicherung durch eine Zertifizierung anwenden. Dennoch fehlt ein gesetzlicher und rechtlicher Rahmen, welcher Mindestanforderungen definiert und die Ausbildungsstandards innerhalb Deutschlands angleicht. Solange dies nicht der Fall ist, besteht bereits auf einer sehr elementaren Ebene ein Qualitätsmangel, da der gesamte Therapiesektor und auch Therapieprozess auf den erlernten Ausbildungsinhalten aufbaut. Eine Anpassung ist auch deshalb relevant, weil das vorhandene Wissen und die Kompetenzen der einzelnen Therapeuten_innen, eine weitere Limitation innerhalb des QM darstellen (Hensen, P.; 2016; S. 45).

11. Schlussfolgerungen und Empfehlungen

Um die Limitation des mangelnden Berufsschutzes der MT zu mildern, ist es wichtig eine qualitativ hochwertige Wissensgrundlage mit einer zusätzlichen Verpflichtung zur kontinuierlichen Fort- und Weiterbildung zu schaffen. Die fest vorgeschriebenen Ausbildungsinhalte, sollten dabei regelmäßig angepasst werden, um stets dem aktuellen Forschungsstand im Therapiesektor zu entsprechen.

In einigen Ländern wie beispielsweise Großbritannien und in der Schweiz wurde der Schutz der Berufsbezeichnung künstlerischer Therapien durch eine rechtliche Regelung bereits umgesetzt (AG Berufsbild der Bundesarbeitsgemeinschaft Künstlerische Therapien; o.J.). In Deutschland besteht derzeit jedoch kein rechtlicher Rahmen, der das Berufsbild Musiktherapeut_in schützt und definiert (BAG; 2020). In Österreich wurde im Jahr 2009 das Bundesgesetz über die berufsmäßige Ausübung der Musiktherapie (Musiktherapiegesetz – MuthG) erlassen, welches das musiktherapeutische Berufsbild definiert und auf diese Weise Standards etabliert, welche ein Mindestmaß an Qualität in der Berufsausübung sicherstellen. Alle Voraussetzungen und Anforderungen die das Gesetz umfasst werden in Tab. 3 aufgelistet und aufgezeigt. Das österreichische Bundesgesetz kann als Mustervorlage für ein deutsches Berufsgesetz der künstlerischen Therapie fungieren, welches auch die MT einbezieht oder als Vorlage eines entsprechenden Gesetzes für die MT selber.

Paragraph	Thema	Inhalt
§ 9-10	Ausbildung/ Studium	- Bachelorabschluss bei mitverantwortlicher Tätigkeitsausübung - Masterabschluss bei eigenverantwortlicher Tätigkeitsausübung - Mindestanforderungen an die Anzahl der Einheiten im Studium in den Themenbereichen: Rahmenbedingungen, ethisches Aspekte, Sammlung eigener Erfahrungen
§ 11	Ausbildungsinhalte	- Notwendige Inhalte der Ausbildung sind in einer Verordnung niedergeschrieben
§ 19	Musiktherapeuten*Innen-Liste	- Alle Musiktherapeuten_innen, die zu einer Tätigkeitsausübung berechtigt sind, sind in einer entsprechenden Liste zu verzeichnen
§ 27	Behandlung	- Einwilligung in die Behandlung durch den/ die Patient_in notwendig - Behandlungsausführung nur durch den/ die entsprechende(n) Therapeuten_in selbst - Anwendung aktuell vorherrschender Wissenschaftsstandards
§ 28	Fortbildung	- Kontinuierliche Weiterbildung - Mindestumfang von 90 Einheiten innerhalb von 3 Jahren
§ 29	Aufklärungspflicht	- über: Behandlungsablauf, Risiken, Behandlungsalternativen, Kosten
§ 30	Dokumentation	- Dokumentationspflicht jeder Therapiesitzung - vorgeschriebene Mindestinhalte der Dokumentation - sichere Verwahrung für mindestens 10 Jahre
§ 32	Schweigepflicht	- Verpflichtung zur Verschwiegenheit des/ der Therapeut_in

Tabelle 3: Bundesgesetz über die berufsmäßige Ausübung der Musiktherapie (Musiktherapiegesetz – MuthG) in Österreich vom 01.07.2009; eigene Darstellung

Literaturverzeichnis

AG Berufsbild der Bundesarbeitsgemeinschaft Künstlerische Therapien (o.J.): Konsenspapier. https://bagkt.de/wordpress/wp-content/uploads/2019/04/19-04-Berufsbild-BAGKT.pdf (Zugriff: 14.07.2020).

Bergmann, Dr. T./ Schumacher, Prof. Dr. K. (2020): Autismus. Musiktherapie bei Autismus-Spektrum-Störung. https://www.musiktherapie.de/arbeitsfelder/autismus/ (Zugriff: 21.07.2020).

Reuster, T./ von Sperti, F./ Martius, P./ Unterberger, J./ Broocks, A. (2011): Ergotherapie, Kunsttherapie, Musiktherapie, Körper- und Sporttherapie (4 Aufl.). In: Möller, H.-J./ Laux, G./ Kapfhammer, H.-P (Hrsg.): Psychiatrie Psychosomatik Psychotherapie. Band 2 Spezielle Psychiatrie (S. 1083 – 1088). Berlin, Heidelberg, Deutschland: Springer Verlag.

Bart, S. (2020): Einführung in das Qualitätsmanagement. In: Leal, Walter (Hrsg.): Qualitätsmanagement in der Gesundheitsversorgung (S. 7–21). Berlin, Deutschland: Springer Verlag.

Bundesarbeitsgemeinschaft Musiktherapie (2020): Berufsbild Musiktherapie. https://bag-musiktherapie.de/content/6-berufsbild/2020-02_berufsbild-bag_mt.pdf (Zugriff: 05.07.2020).

Bundesgesetz über die berufsmäßige Ausübung der Musiktherapie (Musiktherapiegesetz – MuthG) vom 01.07.2009

Sharda, M./ Tuerk, C./ Chowdhury, R./ Jamey, K./ Foster, N./ Custo-Blanch, M./ Tan, M./ Nadig, A./ Hyde, K. (2018): Music improves social commuication and auditory-motor connectivity in children with autism. https://www.nature.com/articles/s41398-018-0287-3.pdf (Zugriff: 22.07.2020).

Deutsche Gesellschaft für Medizinische Rehabilitation e.V./ Fachverband Sucht e.V. (2006): Internes Qualitätsmanagement: Audit-Checkliste für den Bereich „Abhängigkeitserkrankungen" (ambulante Einrichtungen DEGEMED/ FVS (1. Aufl.). Bonn, Deutschland.

Deutsche Gesellschaft für Psychiatrie und Psychotherapie, Psychosomatik und Nervenheilkunde (2018): S3-Leitlinie Psychosoziale Therapien bei schweren psychischen Erkrankungen. S3-Praxisleitlinien in Psychiatrie und Psychotherapie (2. Aufl.). Berlin, Deutschland: Springer Verlag.

Deutsche musiktherapeutische Gesellschaft (2020d): Geriatrie/ Demenz. Musiktherapie in der Geriatrie und Gerontopsychiatrie. https://www.musiktherapie.de/arbeitsfelder/geriatrie-demenz/ (Zugriff: 22.07.2020).

Deutsche musiktherapeutische Gesellschaft (2020c): Onkologie. Musiktherapie in der Onkologie/ Hämatologie, in Palliativ Care und Hospizarbeit. https://www.musiktherapie.de/arbeitsfelder/onkologie/ (Zugriff: 22.07.2020).

Deutsche Musiktherapeutische Gesellschaft (2020a): Organisation. https://www.musiktherapie.de/ueber-uns/organisation/ (Zugriff: 30.05.2020).

Deutsche Musiktherapeutische Gesellschaft (2020b): Qualitätssicherung. https://www.musiktherapie.de/musiktherapie/qualitaetssicherung/ (Zugriff: 27.05.2020).

Gemeinsamer Bundesausschuss (2015): Richtlinie des Gemeinsamen Bundesausschusses über grundsätzliche Anforderungen an ein einrichtungsinternes Qualitätsmanagement für Vertragsärztinnen und Vertragsärzte, Vertragspsychotherapeutinnen und Vertragspsychotherapeuten, medizinische Versorgungszentren, Vertragszahnärztinnen und Vertragszahnärzte sowie zugelassene Krankenhäuser. (Qualitätsmanagement-Richtlinie/QM-RL). https://www.g-ba.de/downloads/62-492-1296/QM-RL_2015-12-17_iK-2016-11-16.pdf (Zugriff: 23.07.2020).

Hensen, P. (2016): Qualitätsmanagement im Gesundheitswesen. Grundlagen für Studium und Praxis. Wiesbaden: Springer Gabler.

Interview mit Dr. Eckhard Weymann, 09.07.2020, via Telefon.

Interview mit Juliane Festag, 09.07.2020, via Telefon.
Interview mit Dr. Manfred Knüpfer, 16.07.2020, via Telefon.
Interview mit Sabine Westermann (Büroleitung der Bundesgeschäftsstelle der DMtG), 26.05.2020 & 02.06.2020, via E-Mail-Kontakt.
Kok, M./ Peters, G. (2009): Standards für Musiktherapie an Musikschulen. Handout für Schulleitungen und Musiktherapeuten als Grundlage für die Einrichtung, Konzeption und Qualitätssicherung. https://www.musiktherapie.de/wp-content/uploads/2019/05/Standards-Musiktherapie-an-Musikschulen-Juni-2009.pdf (Zugriff: 03.07.2020).
Thüringen-Kliniken Georgius Agricola GmbH (2010): Unternehmensleitbild der Thüringen Kliniken Georgius Agricola. file:///C:/Users/veron/AppData/Local/Packages/Microsoft.MicrosoftEdge_8wekyb3d8bbwe/TempState/Downloads/VA_TK_Leitbild_der_Thueringen-Kliniken%20(2).pdf (Zugriff: 17.07.2020).
Thüringen-Kliniken Georgius Agricola GmbH (2019): Zentrum für Seelische Gesundheit – Klinik für Psychiatrie, Psychotherapie und Psychosomatische Medizin. https://www.thueringen-kliniken.de/einrichtungen/saalfeld/zentrum-fuer-seelische-gesundheit-klinik-fuer-psychiatrie-psychotherapie-und-psychosomatische-medizin-saalfeld.html (Zugriff: 15.07.2020).
Tüpker, R. (2017): Musiktherapie. In: Rötter, G. (Hrsg.): Handbuch funktionale Musik (S. 303–335). Wiesbaden, Deutschland: Springer.
Von Moreau, D. (o.J.): Zertifikat „Musiktherapeut/in DMtG" – ein Qualitätssiegel für MusiktherapeutInnen. Musik und Gesundsein 36 https://musik-und-gesundsein.net/mug-ausgaben/mug-36/102-mug-ausgaben/mug-36-wem-gehoert-die-musiktherapie/269-zertifikat-musiktherapeut-in-dmtg-ein-qualitaetssiegel-fuer-musiktherapeutinnen (Zugriff: 27.05.2020).

Marlene Blecken und Olivia Wadislohner

7 Qualitätsmanagement im Therapiesektor der Familientherapie

Problemstellung: Im Bereich der Familientherapie gibt es verschiedene gesetzliche Grundlagen, die zur Ausübung dieser Therapieform berechtigen. Hierbei liegen deswegen unterschiedliche Verpflichtungen und Richtlinien zur Etablierung eines Qualitätsmanagements für die einzelnen Praxen vor. In dieser Arbeit werden diese rechtlichen Grundlagen erläutert, eine Einführung in das Thema des Qualitätsmanagements gegeben und die Umsetzung in der Realität anhand einer Praxis aus Hannover betrachtet.

Methoden: Es wurde eine Praxis aus Hannover mit Hilfe eines auf der Recherche basierenden Fragebogens zu deren Ansätzen und Erfahrungen der Qualitätssicherung ihrer Leistungen befragt.

Ziel der Arbeit: Der Fokus liegt auf der Umsetzung der Qualitätssicherung in einer Einzelpraxis und den rechtlichen Grundlagen und vorhandenen Richtlinien zu diesem Thema.

Ergebnisse: Die Recherche hat ergeben, dass ein Qualitätsmanagement in der Praxis sehr individuell ausfallen kann und es unterschiedliche rechtliche Grundlagen gibt. Die Befragung der Praxis aus Hannover hat verdeutlicht, dass auch in Einzelpraxen ohne ein gesetzlich vorgeschriebenes Qualitätsmanagementmodells ein hoher Wert auf die Sicherung und Verbesserung der Qualität des Angebotes gelegt wird. Die Behandlung erfolgt patientenorientiert und es wird viel in Fort-/ und Weiterbildungen investiert.

Fazit: Auch wenn es unterschiedliche Regelungen und Richtlinien in diesem Therapiebereich gibt, wird Wert auf die Qualitätssicherung gelegt. Es ist zu überlegen, ob eine Notwendigkeit einheitlicher Richtlinien für alle Akteure vorliegt. Außerdem ist ein hochwertiges Qualitätsmanagement gerade für kleine Praxen mit einem hohen Aufwand an Ressourcen verbunden, hierbei sollte noch mehr an geeigneten Modellen gearbeitet werden.

Schlüsselwörter: Familientherapie, Qualitätsmanagement, Qualitätssicherung, Systemische Therapie, Psychotherapie

1. Einführung

Dienstleistungen sind deutschland- und europaweit in stetigem Wachstum und ein Großteil dieser Arbeit wird im Gesundheits- und Sozialwesen Sektor verrichtet. Die Rolle der Gesundheitswirtschaft wächst (Bornewasser, 2014,

S. 1–4) und somit auch der Fokus auf die Qualität der Dienstleistung. Dem tertiären Sektor „Dienstleistungen" wird auch die Familientherapie zugeordnet (Hensen, 2016a, S. 4). Das Spannungsfeld zwischen Kosten, Zeit und Qualität stellt für Unternehmen eine große Herausforderung dar, und kann nur bewältigt werden, wenn eine gezielte Beschäftigung mit dem Thema Qualität stattfindet (Bruhn, 2016, S. 3–7). Der Begriff „Qualität" wird verwendet um die Beschaffenheit eines Objektes, Systems oder Prozesses auf Grundlage der Güte dessen Merkmalen zu beschreiben (VOREST AG). Dabei werden sogenannte Istwerte mit den dazugehörigen Sollwerten verglichen. Die Istwerte stellen herbei Eigenschaften und bestimmte Merkmale des gewählten Gutes dar. Diese werden mit den Qualitätsanforderungen und Erwartungen der Kunden (Sollwerten) verglichen (Börchers, Kuntsche, 2017, S. 2).

Neben dieser allgemeingültigen Definition hat das Institute of medicine (IOM) eine speziellere Definition für das Gesundheitswesen verfasst. Hierbei wird die Qualität einer Gesundheitsleistung durch die Wahrscheinlichkeit des Eintretens eines gewünschten Behandlungsergebnisses bedingt. Dieser Behandlungserfolg soll dabei mit dem derzeitigen wissenschaftlichen Stand übereinstimmen (Börchers, Kuntsche, 2017, S. 2).

Für die Sicherung und stetige Qualitätsverbesserung betreiben Unternehmen ein Qualitätsmanagement, welches von Anfang an in die Planung miteinbezogen wird. Dabei ist es für ein gutes Qualitätsmanagementsystem wichtig klare Ziele zu formulieren und geeignete Methoden für die Umsetzung zu etablieren. Diese Anforderungen und Ziele sind an das jeweilige Unternehmen anzupassen und müssen deswegen für Krankenhäuser anders definiert werden als für Arztpraxen. Dabei wird nicht nur auf die Qualität einzelner Prozesse eingegangen, sondern der Sicherung ganzer Organisationseinheiten. Hierdurch soll sowohl die Zufriedenheit der Mitarbeiter*innen als auch der Patienten*innen optimiert werden (GBE, 2006).

Beginnend mit einer Beschreibung des Therapiesektors Familientherapie und den rechtlichen Grundlagen, folgt eine Beschreibung des Qualitätsmanagements in der Familientherapie. Ein aktueller Einblick in das Qualitätsmanagement im Bereich der Familientherapie, gewähren die Ergebnisse aus dem Interview mit Frau Baron aus der Praxisgemeinschaft Frida26. Danach folgen Herausforderungen Ausblick und abgeschlossen wird diese Arbeit mit einem Fazit und mögliche Empfehlungen.

2. Richtungen der Familientherapie

Die Familientherapie ist eine Form der Psychotherapie und wird in verschiedene Untergruppen eingeteilt (Tölle, Windgassen, 2014, S. 346). Innerhalb dieser Therapieformen wird die Familie an sich betrachtet und nicht der_die einzelne_r Patient_in. Dabei soll auf die wechselseitigen Erwartungen der einzelnen Familienangehörigen eingegangen werden (Tölle, Windgassen, 2014, S. 346). In den 1950er Jahren entwickelten sich aus der frühen Familientherapie in den USA mehrere Richtungen der Familientherapie (Berking, Rief, 2012, S. 86).

Der psychoanalytische Denkansatz ist eine der drei Richtungen, die es in der Familientherapie gibt. Neben der psychoanalytischen Richtung bestehen auch die entwicklungsorientierte und die systemische Richtung. Die psychoanalytische Richtung verfolgt das Ziel der Geschichtsaufarbeitung der Familie über Generationen und beschäftigt sich vorwiegend mit der Vergangenheit. Man versucht eine Veränderung durch Einsicht zu erlangen und Verdrängtes wieder zu entdecken. Die Mehrgenerationenperspektive und die Delegationstheorie unterstützen das Vorgehen. Der_die Therapeut_in verhält sich als der Deutende, der die Problematik aufdeckt. In der entwicklungsorientierten Familientherapie wird die Gegenwart fokussiert. Veränderungen des_der Patienten_in sollen durch die Hebung des Selbstwerts erzeugt werden. Die einzelnen Familienmitglieder sollen daran wachsen. Begegnung, Aktualisierung und Intensivierung positiver, emotionaler Erlebnisse zwischen den einzelnen Familienakteuren sollen dabei helfen. Der_die Therapeut_in wirkt in dieser Behandlungsform interaktiv und begegnend. Die dritte Richtung in der Familientherapie ist die systemische Richtung. Sie beschäftigt sich dagegen mit der Gegenwart, der unmittelbaren Vergangenheit und der näheren Zukunft. Die Veränderung des_der Patienten_in soll durch neue Sichtweisen und Bedeutungsgebungen umgesetzt werden. Unterstützt wird der Prozess durch die Kommunikations- und Systemtheorie des zirkulären Denkens. Die systemische Familientherapie wird nochmals unterteilt in die strukturelle Richtung, das Mailänder Modell, die strategische Richtung und die konstruktivistische-systemische Richtung (Steiner et al., 2002, S. 8–12).

Als eine spezielle Unterform wird außerdem die Paartherapie gesehen, bei der die Interaktionen zwischen den Partnern analysiert und gegebenenfalls verändert werden soll (Berking, Rief, 2014, S. 85f). Dabei kann die Familientherapie bei nahezu allen psychischen Krankheiten angewandt werden (Tölle, Windgassen, 2014, S. 346).

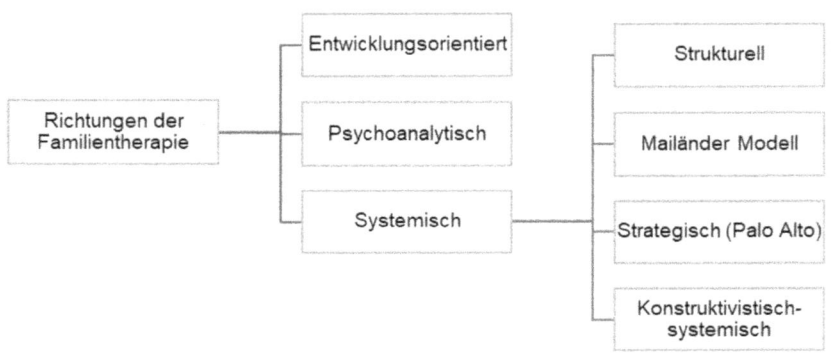

Abbildung 1: Richtungen der Familientherapie. Eigene Darstellung nach (Steiner et al., 2002, S. 8–12)

3. Systemische Therapie

In diesem Abschnitt wird der Bereich der systemischen Familientherapie näher beleuchtet. Dieser basiert auf dem theoretischen Ansatz der Systemtheorie, welche sich mit wechselseitigen Beziehungen zwischen Systemen, Grenzen zwischen Systemen und der Umwelt sowie der Homöostase und der Zirkularität befasst (Berking, Rief, 2012, S. 88). Deswegen wird sie für einen Patienten_in relevant, wenn die auftretenden Symptome auf Probleme in seinem Bezugssystem zurückzuführen sind oder diese zu einer Aufrechterhaltung der Symptome verhelfen. Dem entgegen wird von einer systemischen Familientherapie abgeraten, wenn der_die Patienten_in keine Therapie möchte, die Probleme eher intrapsychisch bedingt sind oder der_die Therapeut_in nicht ausreichend für diese Therapie ausgebildet und qualifiziert ist. Auch kann sich eine antisoziale oder narzisstische Persönlichkeit als kontraproduktiv für diese Therapieform erweisen (Berking, Rief, 2012, S. 89f).

In der systemischen Familientherapie wird eine psychische Krankheit primär in dem sozialen Kontext der betroffenen Person betrachtet. Für eine „gesunde" Familie sind hier die Prinzipien der Homöostase (Gleichgewicht) und der Zirkularität wichtig (Berking, Rief, 2012, S. 87). Dabei beschreibt Zirkularität in der Familie die Wirkung des Verhaltens einer einzelnen Person auf die ganze Gruppe. So kann das Verhalten der Anderen durch das Verhalten des Einzelnen begründet und beeinflusst werden (Mahr, 2018, S. 107). Innerhalb eines Familiensystems gibt es verschiedene Subsysteme, auf die im späteren Verlauf noch eingegangen wird. Das Familiensystem wird als „gesund" bezeichnet, wenn alle Subsysteme richtig funktionieren (Berking, Rief, 2012, S. 87). Wie zuvor beschrieben werden bei einer systemischen Therapie die Wechselbeziehungen des sozialen Umfeldes mit einbezogen. Dabei wird der Frage nachgegangen, welche Rahmenbedingungen in diesem sozialen Gefüge verändert werden müssen. Es werden die Interaktions- und Kommunikationsmuster identifiziert und hinterfragt, um zur Erweiterung der Denk- und Handlungsmuster des Patienten beizutragen. Dabei sollen durch die Therapie erstarrte Interaktionsmuster aufgebrochen werden (Kapfhammer, Laux, Möller, 2017, S. 909). Zu der Konstellation der Interaktionen gehört zum Beispiel das Rollenverhalten der einzelnen Familienmitglieder. Außerdem werden im Sinne der Zirkularität die Wechselwirkungen zwischen den Symptomen des_ der Patienten_in und den Subsystemen der Familie analysiert (Berking, Rief, 2012, S. 85). Dem zu Folge wird nicht der_die Patient_in als „krank" angesehen, sondern die Strukturen der Interaktionen und Beziehungen in seinem Bezugssystem. Aus diesem Grund werden zusätzlich zu dem_der Patienten_in, welcher Symptome einer psychischen Störung aufzeigt, Personen in die Therapie mit einbezogen, die aktuell als relevantes Mitglied seines Bezugssystems und des zu therapierenden Problems gesehen werden (Berking, Rief, 2012, S. 87f). Das Bezugssystem eines_er Patienten_in besteht aus der Familie, den Freunden und Arbeitskollegen sowie auch professionelle Personen, wie zum Beispiel Ärzte oder Therapeuten (Berking, Rief, 2012, S. 85). Für die erfolgreiche Anwendung einer Familientherapie ist es auschlaggebend, dass die relevanten Personen zur Therapie bereit sind und das Problem des_der Patienten_in als ein gemeinsames Problem anerkennen (Berking, Rief, 2012, S. 88).

Wie zuvor erwähnt besteht das System der Familie aus mehreren Subsystemen. Dazu gehören das Ehesystem, das Elternsystem und das Geschwistersystem als funktionale Systeme. Diese Systeme haben unterschiedliche Funktionen für das Gesamtsystem. Zu den zentralen Funktionen der Subsysteme gehören Punkte, wie zum Beispiel das Bewältigen des Alltags, Intimität sowie die Entwicklung des Einzelnen (Berking, Rief, 2012, S. 87).

Im Rahmen der systemischen Familientherapie gibt es eine Vielzahl an Diagnose- und Behandlungsmethoden. Dabei kann im Verlauf der Therapie auf standardisierte und psychometrisch evaluierte Techniken zurückgegriffen werden. Zu diesen Verfahren gehören zum Beispiel die Familienskulptur, das Genogramm und der Familien-Systemtest. Hierbei ist es wichtig zu beachten, dass diese Methoden sowohl zur Diagnose von Interaktionsproblemen als auch deren Therapie angewandt werden können. Es gibt somit keine klare Trennung zwischen der reinen Diagnose und der therapeutischen Wirkung eines Therapieinstrumentes (Berking, Rief, 2012, S. 89). Bei der systemischen Familientherapie ist es wichtig, dass die behandelnde Person respektvoll mit allen Beteiligten umgeht und keine Partei ergreif. Sie baut mit den systemischen Ansätzen auf bereits vorhandene Ressourcen auf (Berking, Rief, 2012, S. 90).

Die Wirksamkeit wurde durch Studien bei bestimmten Krankheitsbildern erforscht und somit wird auf einen positiven Einfluss bei Erwachsenen in Bezug auf affektive Störungen, somatische Krankheiten und Essstörungen hingewiesen. Hierbei soll gerade die Orientierung auf Ressourcenstärkung sehr wirksam sein. Bei Kindern und Jugendlichen wird unteranderem auf Wirksamkeit bei Schizophrenie, Verhaltensstörungen, affektiven Störungen und Belastungsstörungen eingegangen (Berking, Rief, 2012, S. 92). Somit soll bei Kindern das Ausdrücken von Gefühlen gefördert werden und bei Erwachsenen oft der Wunsch nach Lösungen von Familienproblemen (O´Leary C.J., 2018, S. 207).

Aus- und Weiterbildungswege

Ein Weg, um eine Familientherapie anbieten zu können ist die Ausbildung zum_ zur systemischen_r Therapeut_in. Zulassungsvoraussetzung an der psychologischen Hochschule Berlin ist ein Diplom- oder Masterabschluss in Psychologie. Diese Ausbildung dauert sechs Semester und die Kosten belaufen sich auf 25.510€ (Psychologische Hochschule Berlin, 2020). Die Deutsche Gesellschaft für Systemische Therapie, Beratung und Familientherapie e.V. (DGSF) beschreibt als Richtlinien für die Weiterbildung in der Familientherapie und systemische Arbeit einen Hoch- oder Fachhochschulabschluss im humanwissenschaftlichen Bereich. Eine mindestens zweijährige Berufserfahrung im Grundberuf oder im Bereich der Humanwissenschaften und eine Möglichkeit während des Weiterbildungsganges, einer Arbeit nachgehen zu können, die Familien und anderen sozialen System beinhaltet. Die Weiterbildung erfolgt ebenso über drei Jahre. Um eine Anerkennung bei der DGFS als Familientherapeut_in – Systeme_r Therapeut_in zu erhalten, müssen weitere Kriterien erfüllt werden (Die Deutsche Gesellschaft für Systemische Therapie Beratung und Familientherapie e.V. (DGSF), 2020). Diese werden in dem Kapitel *4.3. spezifische Qualitätsmanagementansätze* näher beschrieben. Um eine Weiterbildung als psychoanalytische_r Familientherapeut_in antreten zu dürfen, verlangt der Bundesverband Psychoanalytischer Paar- und Familientherapie an ihren Instituten folgende Voraussetzungen. Für psychologische und ärztliche Psychotherapeuten sowie analytische Kinder- und Jugend-Psychotherapeuten werden eine bestimmte Anzahl an Stunden der Familienselbsterfahrung, Theorie und Behandlungstechniken sowie bereits vorhanden familientherapeutische Behandlungen vorausgesetzt (Bundesverband Psychoanalytischer Paar- und Familientherapie, 2020). Genaueres wird auch hier in Kapitel *4.3. spezifische Qualitätsmanagementansätze* näher beschrieben. Als abschließender Punkt in der Beschreibung des Therapiesektors Familientherapie sind die Kosten zu nennen. Familientherapie gilt nicht als Psychotherapie, weshalb die entstehenden Kosten nicht von privaten oder gesetzlichen Krankenkassen übernommen werden. Ausnahmen sind möglich, wenn das Wohl, oder die Entwicklung eines Kindes/Jugendlichen gefährdet ist. In diesem Fall können die Kosten durch Jugendämter oder Sozialhilfeträger beglichen werden (Pro Psychotherapie e.V., 2020).

4. Qualitätsmanagement in der Therapie

In diesem Abschnitt werden die unterschiedlichen Möglichkeiten für ein Qualitätsmanagement für große und kleine Unternehmen beschrieben. Dabei werden zuerst allgemeine Methoden zum Qualitätsmanagement im Gesundheitswesen aufgezeigt und danach spezifische Modelle für die Familientherapie beschrieben.

4.1. Rechtliche Grundlagen

Die Berufsbezeichnung „Familientherapeut_in" ist nicht gesetzlich geschützt, dies macht es betroffenen Patienten schwierig die Qualität der Anbieter sofort nachvollziehen zu können (Gross, 2016, S. 62). Auf Grund der Tatsache, dass Familientherapie nicht nur von Psychotherapeuten_innen, sondern auch von anderen Personen angeboten werden darf greifen unterschiedliche Gesetze in diesem Therapiesektor. Für Psychotherapeuten_innen gilt das Psychotherapeutengesetz – PsychThG, welches festhält, dass Psychotherapeuten_innen eine Approbation als Psychologischer Psychotherapeut oder Kinder- und Jugendlichenpsychotherapeut absolviert haben müssen (BMJV, 2020a). Dabei ist ein Qualitätsmanagement für Psychotherapie in der Regelversorgung, das heißt bei der Abrechnung mit gesetzlichen Krankenkassen, innerhalb von vier Jahren nach Gründung der psychotherapeutischen Praxis verpflichtend. Dies wurde im Jahr 2005 vom gemeinsamen Bundesausschuss (G-BA) in den Richtlinien für den medizinischen und psychotherapeutischen Sektor festgelegt. Dies gilt jedoch nicht für die privaten Praxen. Für psychotherapeutische Privatpraxen ist ein Qualitätsmanagementsystem derzeit nicht verpflichtend, sondern nur empfohlen (Gross, 2016, S. 7f). Speziell im Bereich der therapeutischen Leistungen sind die gesetzlichen Grundlagen nicht genau definiert. Therapeutische Leistungen die im stationären Krankenhaussektor, sowie im Versorge-, Reha- und Pflegebereich erfolgen, werden als Heilmittel bezeichnet. Auf Basis des § 125 SGB V wurden Rahmenempfehlungen für Heilmittelerbringer festgelegt.

Diese Rahmenempfehlung besagt, dass Qualitätssicherungsmaßnahmen verpflichtend sind, sowie Maßnahmen die der Qualität der Behandlung, der Versorgung oder der Behandlungsergebnisse beitragen (Hensen, 2016b, S. 49–55).

Für Familientherapeuten_innen die keine Approbation als Psychotherapeut_in, sondern eine Heilerlaubnis als Heilpraktiker_in haben, greift das Heilpraktikergesetz. Darin ist festgehalten, dass sie Ihre Arbeit nur mit einer Erlaubnis durchführen dürfen und ihr Tätigkeitsfeld die Feststellung, Heilung und/ oder Linderung von Erkrankungen beim Menschen umfasst (Bundesministerin der Justiz und für Verbraucherschutz (BMJV, 2020b).

Auch wenn ein Qualitätsmanagementsystem nicht für alle Praxisarten einheitlich verpflichtend ist und es unterschiedliche rechtliche Grundlagen zur Ausübung des Berufes gibt, wird es in allen Bereichen eine Form von Qualitätssicherung geben. Denn die Qualität der angebotenen Leistungen stellt neben idealen Wertvorstellungen auch einen wirtschaftlichen Faktor dar (Börchers, Kuntsche, 2017, S. 31). Deswegen wird im nächsten Abschnitt der Arbeit auf allgemeine Sichtweisen auf Qualität und mögliche Hilfsmittel zur Sicherstellung eines qualitativen Leistungserbringens eingegangen.

4.2. Qualitätsmanagement allgemein

Durch das Qualitätsmanagement werden Leistungen verbessert, Unternehmensziele definiert, die Kundenorientierung fokussiert und damit die Kundenzufriedenheit gesteigert. Vertrauen geschaffen werden und durch Qualitätsnachweise gegenüber dem_der Kunden_in realisiert. Aber auch aus sozialethischer Sichtweise kann das Qualitätsmanagement einen wertvollen Beitrag leisten. Ein Leitbild, das von dem Qualitätsmanagement als humanistisch definiert wird, hat sowohl als Ausgangspunkt als auch als Ziel die Bedürfnisse des_der Patienten_in in den Mittelpunkt zu stellen. Es ändert sich die Sichtweise auf den_die Patienten_in, dieser_diese dient nicht mehr als „Mittel" um eine Leistung zu erstellen oder als „Zweck". Die unternehmerischen und sozialethischen Ziele vervollständigen sich gegenseitig (Hensen, 2016b, S. 42–43).

Bei der Auswahl eines Systems für die Sicherung der Qualität innerhalb eines Leistungsangebotes ist es von besonderer Bedeutung, die Prozesse auf das Unternehmen anzupassen. Somit ist jedes Qualitätsmanagementsystem individuell auf die Bedürfnisse und Anforderungen der eigenen Praxis zugeschnitten. Dies Beziehtt sich auf die richtige Wahl und Ausmaß des Modells (Börchers, Kuntsche, 2017, S. 30).

Für die praktische Anwendung im Gesundheitswesen wird innerhalb des Qualitätsmodells auf drei Hauptmerkmale geachtet. Dazu zählt zum einen die Strukturqualität, die vorgibt, welche Ressourcen vorhanden sind und welche Vorteile sich der Patient_in durch die Dienstleistung versprechen kann. Als zweites spielt die Prozessqualität eine wichtige Rolle, welche die Wechselwirkungen zwischen den einzelnen Prozessen betrachtet. Bei der dritten Qualitätsebene geht es um die Ergebnisqualität. Hierbei wird analysiert, wie die Gesundheitsveränderung mit der geleisteten Dienstleistung zusammenhängt. Hierbei ist es gerade im Gesundheitswesen schwirig kausale Zusammenhänge zu definieren (Börchers, Kuntsche, 2017, S. 2f). Daneben lässt sich Qualitätssicherung auch auf anderen Ebenen verfolgen. Auf der *Makroebene* sollte ein struktureller Austausch über Informationen, Konzepte und Wissen zu qualifizierten (Be-)Handlungsstrategien zwischen Fachverbänden und Berufsorganisationen bestehen. Um die Qualität zu wahren sollten auch Ausbildungsstandards festgelegt werden. Die *Mesoebene* beschreibt die regionalen, kommunikativen Strukturen. Sogenannte Qualitätszirkel, also ein regelmäßiges Treffen von regionalen Institutionen und Einrichtungen, unterstützt den fachbezogenen Austausch und fördert die Zusammenarbeit untereinander. Die konkrete therapeutische Einzelfallarbeit findet sich auf der *Mikroebene* wieder. Hierbei spielt die systemorientierte Qualitätssicherung eine Rolle. Das System Familientherapie überprüft sich dabei ständig selbst und evaluiert, ob die fokussierten Ziele erreicht werden. Dieser Vorgang geschieht in Form von Selbstreflexion. Supervisionen und Reflexionen unterstützen den_die Therapeut_in bei einer lösungsorientierten Suche um die avisierten Ziele zu erreichen. Zudem tragen die vorhandenen Ressourcen dazu bei, Lern- und Veränderungsprozesse zu gestalten (Schreib & Brunner, 2002, S. 670–674)

Qualitätsmanagement nach DIN ISO 9001

Wie zuvor beschreiben basiert der Qualitätsbegriff auf dem Vergleich von Ist-/ und Sollwerten. Hierfür wurden Normen festgelegt, wobei eine der meistakzeptierten Normreihe die DIN ISO 9001 darstellt (Börchers, Kuntsche, 2017, S. 52). In dieser Normreihe sind internationalgültige Anforderungen und grundlegende Gestaltungspunkte an ein Qualitätsmanagementsystem festgelegt. Die Anforderungen dieser Norm beinhalten die Punkte Qualitätsmanagementsysteme, Verantwortung der Leitung, Management der Ressource, Produktrealisierung und Messung, Analyse und Verbesserung. Die Umsetzung dieser genannten Punkte erfolgt dann durch das Qualitätsmanagement der Organisation. Der Fokus dieses Modells liegt vor allem auf dem Prozess. Das Prozessmodell repräsentiert sich durch den inneren und äußeren Regelkreis. Der äußere Regelkreis beschreibt die Organisation und schließt Kunden sowie anderen Anspruchsgruppen mit ein. Der innere Regelkreis umfasst die benötigten Mittel zur Leistungserstellung sowie die Abläufe und Tätigkeiten in der Organisation. Mit der Einführung der DIN EN 15224 wurden die Qualitätsanforderungen für die Gesundheitsversorgung spezifischer. Demnach sind jetzt neben den Qualitätsanforderungen, wie zum Beispiel die Wirksamkeit der Versorgung, Patientensicherheit in der Versorgung sowie die Kontinuität der Versorgung, auch fachliche Anforderungen genannt. Diese sind beispielsweise die evidenzbasierten Techniken oder auch der wirtschaftliche Umgang mit Ressourcen (Hensen, 2016c, S. 118–123). Außerdem können Unternehmen, die diese Anforderungen umgesetzt haben, sich nach der DIN ISO 9001 zertifizieren lassen (Hensen, 2019, S. 124).

Qualitätsmanagement mithilfe des KTQ-Modells

Zusätzlich zur DIN ISO 9001 können Krankenhäuser eine Zertifizierung nach dem KTQ-Modell erlangen. Das KTQ-Modell steht für „Kooperation für Transparenz und Qualität im Gesundheitswesen". Das Modell wurde geschaffen, um Krankenhäusern eine freiwillige Zertifizierung anzubieten. Die Träger der KTQ GmbH sind Verbände der Kranken- und Pflegekassen auf Bundesebene, die Bundesärztekammer, die Deutsche Krankenhausgesellschaft, der Deutsche Pflegerat und der Ärzteverband „Hartmannbund". Über die Jahre wurde das Verfahren angepasst und kann auf andere Gesundheitseinrichtungen übertragen werden. Derzeit werden fünf verschiede Zertifizierungsverfahren und -varianten angeboten. Darunter auch für psychotherapeutische Praxen, alternative Wohnformen, sowie stationäre und teilstationäre Einrichtungen. Das Verfahren soll bezwecken, dass Leistung und Qualität der Einrichtungen, transparent und nachvollziehbar gestaltet werden. Die Transparenz soll nochmals unterstrichen werden, indem ein KTQ-Qualitätsbericht der Einrichtung auf der Homepage der KTQ veröffentlicht wird. Bei dem Vorgang der Zertifizierung wird ein Kriterienkatalog berücksichtigt, der vor allem fachliche Anforderungen stellt. Der Kriterienkatalog wird von Arbeitsgruppen mit Fachleuten aus der Praxis stetig weiterentwickelt (Hensen, 2016c, S. 130).

Qualitätsmanagement anhand des QEP- Konzeptes

Neben der im Gesundheitswesen vor allem bei größeren Gesundheitsunternehmen wichtigen DIN ISO 9001 Norm gibt es speziell für die vertragsärztlichen und vertragspsychologischen Praxen ein Qualitätsmanagementverfahren, das Konzept QEP (Qualität und Entwicklung in Praxen). Eine Studie der Stiftung Gesundheit aus dem Jahr 2009 hat ergeben, dass bei ca. 80% der befragten psychotherapeutischen Praxen dieses Modell bekannt war (Obermann, Müller, 2009, S. 8). Es wird speziell in den kleinen Praxen erfolgreich angewendet (Obermann, Müller, 2009, S. 11).

Da für Anbieter nach dem Heilpraktikergesetz ein Qualitätsmanagement jedoch nicht vorgeschrieben ist. gibt es keine genauen Zahlen, wie viele Familientherapeuten_innen dieses Programm kennen und nutzen. Des Weiteren gibt es kein Handbuch speziell für ein Qualitätsmanagement in der Familientherapie und damit kann keine allgemeingültige genaue Auflistung der Hilfsmittel für die Qualitätssicherung in diesem Therapiesektor aufgezeigt werden.

4.3. Spezifische Qualitätsmanagementansätze

In diesem Abschnitt werden mögliche Qualitätsmanagementansätze für Anbieter einer familientherapeutischen Leistung Beschrieben. Dabei wird auf den Nutzen von Leitlinien und die Arbeit mit vorhandenen Richtlinien eingegangen.

Qualitätssicherung durch Leitlinien

Eine Methode ist, die klinische Forschung in Zusammenhang mit der klinischen Praxis zu setzen. Die Umsetzung erfolgt dann anhand einer Leitlinie. Kriterien für die Leitlinienerstellung basieren auf einer Ausarbeitung der leitenden Hochschullehrer des Faches Psychosomatische Medizin und Psychotherapie und der Initiative der Arbeitsgemeinschaft der wissenschaftlichen medizinischen Fachgesellschaft (AWMF). Die Leitlinienkriterien wurden angelehnt an die Vorgaben der Leitlinien der Medizin, die von dem Bundesministerium für Gesundheit vorgegeben sind. Die AWMF definiert folgende Anforderungen zur Erstellung und Validierung von Leitlinien. Eine Leitlinie gibt den Stand des Wissens wieder und erklärt die Effektivität und zweckdienliche Krankenversorgung, die zu diesem Zeitpunkt daraus resultiert. Außerdem sollte eine Leitlinie genau, aber auch einfach sein und folgende Fragen zur Behandlung beantworten. Was ist notwendig und was ist überflüssig? Was ist in Einzelfällen nützlich? Was ist obsolet? Muss die Behandlung stationär oder ambulant erfolgen? Leitlinien haben keine rechtliche Bindung, sondern sprechen Empfehlungen aus. Dadurch soll die Behandlung erleichtert und eine wissenschaftliche Basis geschaffen werden, die anhand rationaler Kriterien überprüfbar ist. Die Basis der Leitlinie sollte eine umfassende systematische Auswertung klinischer und empirischer Literatur bezüglich der Effektivität und klinischer Relevanz der Familientherapie sein. Eine bedeutende Eigenschaft die in einer Leitlinie zu finden ist, ist das Wissen aus der klinischen Erfahrung (Schreib & Brunner, 2002, S. 663–666).

Qualitätsmanagement: Richtlinien für psychotherapeutische Praxen

Für die psychotherapeutischen Praxen in der Regelversorgung hat der Gemeinsame Bundesauschuss (G-BA) zusammen mit den Krankenkassen Richtlinien für das gesetzlich vorgeschriebene Qualitätsmanagement nach dem Strafgesetzbuch V Paragraf 135a entwickelt (Schulz, 2007, S. 216f). Nach dem Paragraf 135a sind Inhaber_innen einer psychotherapeutischen Praxis dazu verpflichtet sich neben der Einrichtung und Weiterführung eines internen Qualitätsmanagements an praxisübergreifenden Maßnahmen zur Qualitätssicherung zu beteiligen. Dabei gibt es kein festgelegtes Qualitätsmanagementsystem und keine Zertifizierungspflicht (Schulz, 2007, S. 2018). Praxisinhaber_innen können entweder ein eigenes System zur Qualitätssicherung entwickeln und dieses prüfen lassen oder sie benutzen ein System, welches auf dem Markt angeboten wird, wie zum Beispiel das QEP. Dabei ist es wichtig zu erwähnen, dass durch die Befolgung der Richtlinien kein umfangreichendes Qualitätsmanagementsystem entstehen muss (Schulz, 2007, S. 216f). In den nachfolgenden Abbildungen werden Die Ziele zur Qualitätssicherung, die Grundelemente und die Instrumente eins Qualitätsmanagements, welches nach diesen Richtlinien erstellt wird, dargestellt.

Anhand der Ziele für das System der Qualitätssicherung ist zu sehen, dass der Fokus auf der Patientensicherheit, der Arbeitszufriedenheit und der Einbindung aller Beteiligten in der Versorgung liegt (Schulz, 2007, S. 218).

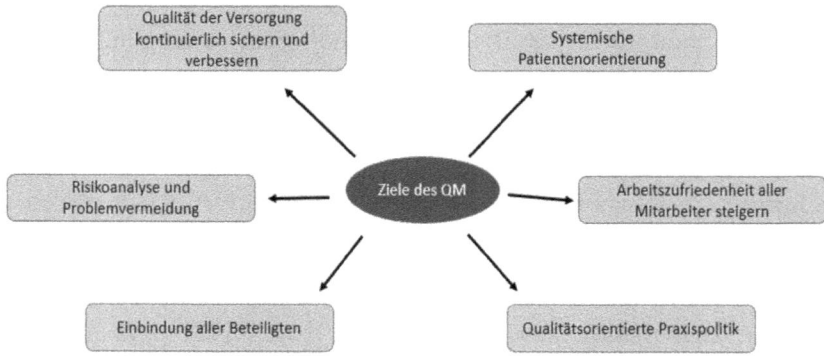

Abbildung 2: Ziele eines Qualitätsmanagementsystems nach den Richtlinien des G-Bas. Eigene Darstellung nach (Schulz, 2007, S. 217f)

Damit die in Abbildung 2 aufgezeigten Ziele erreicht werden können hat der G-BA eine Reihe von Grundelementen im Bereich der Praxisversorgung und Praxisführung vorgegeben. Die Versorgung der Patienten_innen soll sich nach bestimmten Standards und Leitlinien, welche anhand von wissenschaftlichen Erkenntnissen bestimmt worden sind, orientieren und durch eine strukturiert ablaufende Therapie erfolgen. Dabei hat die Leitung der jeweiligen Praxis darauf zu achten, dass geeignete Kommunikationsprozesse entwickelt werden und alle Verantwortlichkeiten geklärt sind (Schulz, 2007, S. 2018). In der nachfolgenden Abbildung 3 werden diese Grundelemente nochmals optisch dargestellt.

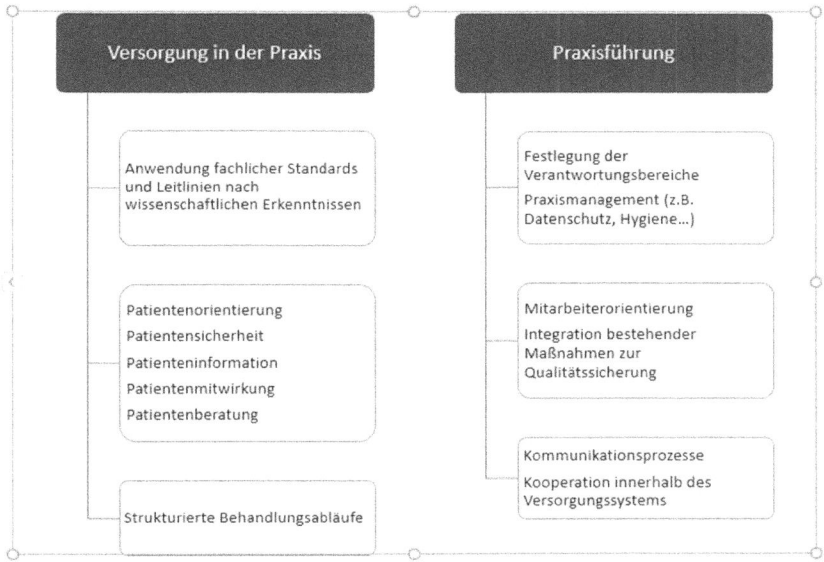

Abbildung 3: Grundelemente zur Zielerreichung des Qualitätsmanagements nach den Richtlinien des G-BAs. Eigene Darstellung nach (Schulz, 2007, S. 218)

Für diese Grundelemente in der Praxisversorgung-/ und Führung wurden spezielle Instrumente für die Qualitätssicherung zusammengetragen. Diese sind Patientenbefragung, Fehler erkennen und nutzen, Beschwerdemanagement, Notfallmanagement, Organigramm, Dokumentation der Behandlung, Checklisten oder die Dokumentation des Qualitätsmanagements. (Schulz, 2007, S. 218).

Die Inhalte dieser Richtlinien sind so ausgelegt, dass sie an die jeweilige Praxis angepasst werden können. So fallen in Einzelpraxen einige Elemente weg oder werden nur am Anfang der Entwicklung des Qualitätsmanagementsystems angewandt (Schulz, 2007, S218).

Qualitätsrichtlinien nach der DGSF

Die DGSF ist ein berufsübergreifender Fachverband für die systemische Therapie, Beratung, Meditation, Supervision, Coaching und Organisationsentwicklung. Sie wurde im Jahr 2000 gegründet und hat es sich zum Ziel gesetzt, die Haltung und Denkweise der systemischen Therapie zu fördern und weiter zu verbreiten (DGSFb). Das Zertifikat der DGSF gilt auf dem Markt für Fort-/ und Weiterbildungen im Bereich der systemischen Therapie als qualitativ sehr hochwertig und die Ausbildungsinstitute der DGSF bieten die höchsten Qualitätsstandards an (Gross, 2016, S. 62).

Für die Anerkennung als Familientherapeut_in nach der DGSF wird ein Hochschul- Fachhochschulabschluss im Bereich der Humanwissenschaften benötigt und der Teilnehmer/ die Teilnehmerin muss den dreijährigen Weiterbildungslehrgang erfolgreich abgeschlossen haben. Dabei müssen während oder spätestens drei Jahre später mindestens 150 Therapie-/ Beratungsstunden selbstständig unter einer begleitenden Supervision durchgeführt und dokumentiert worden sein. Im Rahmen der Supervision wird auf ein angemessenes therapeutisches Verhalten geachtet. Somit wird bei der DGSF sowohl auf die fachliche Kompetenz als auch ein ethisch korrektes Verhalten seiner Mitglieder geachtet (DGSFc).

Qualitätsrichtlinien des BvPPF

Für den Bereich der psychoanalytischen Familientherapie hat der Bundesverband Psychoanalytische Paar- und Familientherapie (BvPPF) Mindeststandards und Richtlinien für Aus- und Weiterbildungsinstitute bestimmt. Diese Mindeststandards und Richtlinien definieren beispielsweise die Zulassung für diese Institute, die verbindliche Inhalte, Ziele und Terminierung der Weiterbildung. Anerkannte Ausbildungsinstitute signalisieren mit dem Zertifikat, dass die Anforderungen der Rahmenrichtlinien des BvPPF erfüllt werden. Durch eine Mitgliedschaft bei dem BvPPF hat der_die psychoanalytische Familientherapeut_in die Möglichkeit auf dem aktuellen Stand der fachlichen Entwicklung zu bleiben, da er_sie Zugang zu wissenschaftlichen Publikationen, Fachzeitschriften oder organisierten Fachtagungen hat (Bundesverband Psychoanalytischer Paar- und Familientherapie, 2020).

Im nächsten Abschnitt wird die Praxisgemeinschaft der befragten Expertin vorgestellt.

5. Familientherapie in der Praxisgemeinschaft Frida26

Im Sektor der Familientherapie gibt es viele selbstständige Einzel- oder Gemeinschaftspraxen. Dabei wurde für diese Arbeit der Fragebogen schriftlich von Frau Birgit Baron aus Hannover ausgefüllt. Sie arbeitet seit 10 Jahren zusammen mit drei weiteren Kolleginnen in der Praxisgemeinschaft Frida26 in Hannover und hat seit dem Jahr 1998 die Heilerlaubnis als Heilpraktikerin nach dem Heilpraktikergesetz (Fragebogen, 2020). Außerdem hat sie die psychotherapeutische Grundausbildung zur systemischen Therapeutin/ Familientherapeutin am Niedersächsisches Institut für Systemische Therapie und Beratung e. V Hannover absolviert. Frau Baron bietet neben der Paar- und Familientherapie weitere Behandlungsmöglichkeiten, wie zum Beispiel Traumatherapie und Trauerbegleitung an. Zusätzlich wendet Frau Baron weitere Methoden, wie zum Beispiel Visualisierungstechniken und Autogenes Training, im Rahmen ihrer Behandlungen an (Baron).

Sie hat im Laufe ihrer Arbeit zahlreiche Fortbildungen zu verschiedenen Schwerpunkten besucht. Zum Beispiel hat sie eine Weiterbildung im Bereich der Diagnostik und Behandlung von Traumafolgestörungen bei Michaela Huber in Göttingen und eine Fortbildung zum Thema Grundlagen der Parapsychologie an der University of Edinburgh in Schottland besucht (Baron).

5.1. Methoden

Diese Arbeit ist auf Grundlage einer wissenschaftlichen online Literaturrecherche verfasst worden. Innerhalb dieser Literaturrecherche sind allgemeine Informationen zum Bereich der Familientherapie und Möglichkeiten der Qualitätssicherung und dazugehörige Methoden/ und Vorgehensweisen recherchiert worden. Auf dieser Grundlage erfolgte die Suche nach einem Experten für ein Interview. Für die Befragung der Expertin wurde ein Fragebogen mit insgesamt 16 Fragen erstellt. Diese Fragen sind anhand der recherchierten Informationen zum Bereich der Familientherapie und den bibliografischen Informationen der Expertin zusammengestellt worden.

5.2. Qualitätsmanagement in der Praxis

Die Erfahrungen, Handlungsansätze und Anregungen von Frau Baron sind für diese Arbeit von hoher Bedeutung, da sie eine langjährige Berufserfahrung vorweist und bereits seit 20 Jahren sporadisch und seit 10 Jahren regelmäßig im Bereich der Familientherapie tätig ist. Sie behandelt pro Jahr im Schnitt 2 Familien und mehrere Paare in ihrer Praxis. Dabei wendet Frau Baron Methoden und Techniken der Familientherapie vor allem bei Klienten mit Gewalterfahrungen oder Essstörungen an (Fragebogen, 2020).

Die Ausbildung zur systemischen Therapeutin/ Familientherapeutin dauert drei Jahre, indem das Wissen durch spezialisierte Themenblöcke, Seminare und Supervisionen vermittelt worden ist. Nach Abschluss der Seminare werden die Fälle im anschließenden Jahr dokumentiert und die Arbeit innerhalb von Peer-Gruppen besprochen und vertieft. Frau Baron hat in diesem Jahr ihre Zertifizierung durch die systemische Gesellschaft (SG) vorbereitet (Fragebogen, 2020). Neben der Zertifizierung durch die DGSF wird auch die Zertifizierung durch die SG hoch angesehen und ist mit hohen Qualitätsstandards verbunden (Gross, 2016, S. 62).

Für eine qualitativ hochwertige Zusammenarbeit in der Praxisgemeinschaft Frida26 haben Frau Baron und ihre Kolleginnen folgende Anforderungen an sich selbst festgelegt.

1. Die Patienten_innen werden mit Achtung und Respekt behandelt.
2. Es wird auf Transparenz und den Datenschutz geachtet
3. Im Rahmen der Berufsausübung wird auf eine sorgfältige Aus-/ Fortbildung wert gelegt (Fragebogen, 2020)

Neben diesen Richtlinien zum allgemeinen Vorgehen in der Praxisgemeinschaft werden als nächstes die Handlungen zur Qualitätssicherung von Frau Baron in der nachfolgenden „Box" aufgezeigt.

Qualitätssicherung in der Praxis:

1. Ziele der Familientherapie:
   Durch die Therapie wird angestrebt, dass die Familienmitglieder gute Entwicklungsmöglichkeiten erkennen und gegebenenfalls Kinder geschützt werden. Dabei werden die Ziele gemeinsam zu Beginn der Therapie festgelegt und im Verlauf modifiziert. Außerdem wird besprochen, woran ein Erfolg der Therapie und somit das Erreichen eines festgelegten Zieles erkennbar ist (Fragebogen, 2020).
2. Qualitätsmanagementerfahrungen in der Ausbildung: Im Rahmen der Ausbildung zur systemischen Therapeutin/ Familientherapeutin wurden Erfahrungen mit verschiedenen Methoden zur Qualitätssicherung

gemacht. Zum Beispiel wie Nachbefragungen durchgeführt werden oder die Therapie mit der Familie besprochen wird. Die Thematisierung der Qualitätssicherung im Rahmen der Ausbildung empfand Frau Baron als ausreichend (Fragebogen, 2020).
3. **Selbstdefinierte Qualitätsmerkmale:** Um beurteilen zu können, ob die Qualität der Arbeit stimmt werden folgende Kritikpunkte betrachtet. Es wird geprüft, ob eine vertrauensvolle Zusammenarbeit innerhalb der Therapie stattfindet und ob positive Veränderungen festgestellt werden können. Außerdem wird die Frage gestellt, ob während der Therapiesitzungen schwierige Themen angesprochen werden oder es sogenannte „Tabus" gibt, die unbehandelt bleiben. Darüber hinaus wird geguckt, ob die Familienmitglieder auch außerhalb der Sitzungen an einer besprochenen Veränderung arbeiten und somit das Gelernte anwenden (Fragebogen, 2020).
4. Methoden zur Qualitätssicherung:
   - **Fortbildung:** mehrmals im Jahr werden Fortbildungen zu unterschiedlichen Themenbereichen besucht. Darunter zählt zum Beispiel die Fortbildung zum Thema „Familientherapie im Zwangskontext", „Psychische Erkrankungen" oder „Häusliche Gewalt".
   - **Leitbild/Vision:** Nach dem Inhalt der Folgenden Sätzen verfolgt Frau Baron ihre Arbeit als Familientherapeutin:
     „Jede Haltung verdient Achtung und Respekt, allerdings nicht jede Handlung (z. B. Gewalt, Abwertung).
     Jedes Verhalten zeigt seine eigene Logik im Kontext.
     Allparteilichkeit und solidarische Zusammenarbeit, dabei aber klare Position der Therapeutin zu selbst- und fremdschädigendem Verhalten"
   - **Hilfsmittel:** Zur Qualitätssicherung werden Supervisionen, Intervisionen und gelegentliche Handbücher zu speziellen Themenpunkten angewendet. Außerdem werden alle angewandten Methoden im Verlauf der Therapie sorgfältig dokumentiert und überprüft. Es findet ein regelmäßiger Austausch mit den Familienmitgliedern zum Fortschritt der Therapie statt. Außerdem wurden durch die langjährigen Erfahrungen selbst Leitlinien erstellt. Zu diesen Leitlinien gehört zum Beispiel, dass Tabuthemen der Familie deutlich, aber respektvoll thematisiert werden und zirkuläre Fragen gestellt werden, damit sowohl die Therapeutin als auch die Familienmitglieder neue Informationen zu den Beziehungen innerhalb der Familie bekommen

> - **Lob-/Beschwerdemanagement:** Die Klienten werden Zu Beginn der Therapie schriftlich dazu eingeladen jegliches Lob und auch Kritikpunkte im Verlauf der Behandlung auszusprechen. Nach einigen Sitzungen während der Therapie sowie nach Beendigung der Behandlung wird ein Bilanzgespräch mit den Familienmitgliedern geführt (Fragebogen, 2020).

6. Ergebnisse der Untersuchung

Die Erfahrungen von Frau Baron zeigen, dass auch in Einzelpraxen ohne die Vorschrift eins Qualitätsmanagements auf die Sicherung und Verbesserung der Qualität der angebotenen Leistungen wertgelegt wird. So lassen sich im Vorgehen der systemischen Familientherapeutin viele Elemente aus den Richtlinien der DGSF und den Richtlinien des G-BAs für psychotherapeutische Praxen in der Regelversorgung wiederfinden. Hierfür spricht das Patientenorientierte Leitbild, dass alle Patienten mit Achtung und Respekt behandelt werden und die Klienten dazu ermutigt werden sowohl Lob als auch Kritik zu der Therapie zu äußern. Außerdem wird durch den regelmäßigen Besuch von Fort-/ und Weiterbildungen auf die kontinuierliche Verbesserung der Qualität der Versorgung geachtet. Es werden Hilfsmittel zur Qualitätssicherung, wie zum Beispiel die genaue Dokumentation der Therapie, der Datenschutz und Leitlinien verwendet. Außerdem ist zu erkennen, dass die Vorgehensweisen nicht starr sind, sondern auch neue Möglichkeiten in Betracht gezogen werden. So ist es für sie überlegenswert eine anonyme Möglichkeit für Lob und Kritik anzubieten (Fragebogen, 2020).

Im Verlauf der Familientherapie und die Anwendung der Hilfsmittel zur Qualitätssicherung wurde als Herausforderung genannt, dass die Therapie manchmal nicht ganz abgeschlossen wird und die Patienten sich bei Bedarf gerne weiter melden können wollen. Dies führt dazu, dass Prozesse noch nicht komplett abgeschlossen sind und somit kein genaues Bilanzgespräch geführt werden kann (Fragebogen, 2020). Somit sind nicht immer alle Instrumente für jeden Klienten konkret anwendbar.

Als nächstes wird kurz auf die Herausforderungen der Durchführung eines Qualitätsmanagements für kleine Praxen eingegangen.

7. Herausforderungen für das Qualitätsmanagement in der Familientherapie

Für Unternehmen bedeutet die Entwicklung und Weiterführung eines Qualitätsmanagements, dass mehr Ressourcen als vorher benötigt werden. Dies kann sich zum Beispiel durch einen höheren Bedarf an Personal oder Zeit bemerkbar machen. Aus diesem Grund kann es passieren, dass gerade kleine Unternehmen dem Qualitätsmanagement nicht die gleiche Aufmerksamkeit schenken, wie große Betriebe (Bart, 2020, S. 19). Denn mit der wachsenden Güte eins Modells für das Qualitätsmanagement steigt der benötigte Zeitaufwand (Schulz, 2007, S. 217).

Im Abschnitt „Qualitätsmanagement allgemein" wurde erklärt, dass die Prozesse des Qualitätsmanagements immer auf das jeweilige Unternehmen angepasst werden sollen (Börchers, Kuntsche, 2017, S. 30). Diese Bereichsspezifität stellt gerade für kleine Praxen die Herausforderung dar, die relevanten Hilfsmittel und Grundelemente für ihre Anforderungen aus dem Pool an Instrumenten rauszufiltern (Schulz, 2007, S. 216).

Die Herausforderungen für kleine Praxen stellt somit zum einen eine aufwändige Entwicklung und Weiterführung eines für sie spezifischen Qualitätsmanagementsystems dar und zum anderen der Aufwand der Dokumentation aller relevanten Prozesse (Schulz, 2007, S. 218).

Außerdem ist es ein Problem, dass die Aus-, Fort- oder Weiterbildungsmöglichkeiten nicht einheitlich sind und es verschiedene Berufs- und Bildungsabschlüsse gibt. Des Weiteren stellen die verschiedenen Fachrichtungen der Familientherapie für das Qualitätsmanagement eine gewisse Komplexität dar. Qualität sollte in den verschiedenen Fachrichtungen unterschiedlich betrachtet und definiert werden und benötigt deshalb, teilweise ein spezifisches Qualitätsmanagement. In Kapitel 4.3. *Spezifische* Qual*itätsmanagementansätze* wurden viele Qualitätsmanagement- und Zertifizierungsmethoden genannt, die auf den Sektor Familientherapie anzuwenden wären. Die Schwierigkeit dabei ist, die fehlende Verpflichtung für diesen Sektor. Vor allem bei selbständigen Betrieben, die keiner medizinischen Einrichtung angehören, mangelt es an der Umsetzung des Qualitätsmanagements. Auch hier ist nochmals zu betonen, dass der Aufwand und die Kosten eine entscheidende Rolle spielen. Dennoch sollte es für die hilfesuchende Familie mehr Transparenz vor allem bei der Qualifizierung des_der Therapeut_in geben. Dies würde besonders den Bereich der Qualitätssicherung auf der Makroebene betreffen.

8. Empfehlungen

In der Empfehlung spielt die angesprochene Makroebene eine entscheidende Rolle. Die Familientherapie öffnet sich in neue Richtungen. Das vertraute, gefühlsintensive Zusammenleben ist nach wie vor von den Menschen gewünscht, widerspricht sich aber mit den zunehmenden ökonomischen Veränderungen. Die sozialen Beziehungen des Menschen unterliegen deshalb einer zunehmenden Fragmentierung und Flexibilität. Diese gegensätzlichen Richtungen führen zu einem erhöhten Bedarf an therapeutischer Hilfe, da Menschen ihre sozialen Beziehungen aufrechterhalten wollen. Daraus resultieren neue Anwendungsbereiche. Diese neuen Anwendungsbereiche generieren Möglichkeiten, den Systemzusammenhang der Familientherapie erfolgreich zum Einsatz zu bringen. Es wird davon ausgegangen, dass in Zukunft, das Konzept der Familientherapie weiter an Bedeutung gewinnt (Reich & Riehl-Emde, 2001, S. 355–366.). Vor allem die systemische Familientherapie wird langfristig als Teil von Psychotherapien gesehen. Eine Integration in die ambulante und stationäre Kassenpsychotherapie könnte die bereits gute Qualität weiter steigern. Die Familientherapie sollte in bereits bewährten Verfahren, ergänzt werden. Durch den strukturelle Einsatz kann die Leistung in das Krankenkassensystem integriert werden (Schweitzer et al., 2007, S. 14–15).

Es wäre hilfreich ein eigenes Handbuch zur Qualitätssicherung in diesem Therapiebereich zu erstellen und dabei gerade für kleine Praxen und Einzeltherapeuten_innen die Möglichkeiten und Herausforderungen eines Qualitätsmanagementsystems zu erläutern. Eine Vereinheitlichung von Aus-, Fort- und Weiterbildung sowie ein Schutz des Begriffes Familientherapie, würden die Qualität zunächst wahren und dann steigern. Gesetzlich festgelegte Verpflichtungen ein Qualitätsmanagement zu führen, könnte mehr Transparenz für hilfesuchende Familien schaffen. Trotz der Kosten und des personellen Aufwands, sollte jeder_e Familientherapeut_in in Qualitätsmanagement investieren, um so den Familien und sich selbst die möglichst effektivste Therapie bieten zu können.

9. Fazit

Zusammenfassend lässt sich sagen, dass Qualitätsmanagement heutzutage nicht mehr wegzudenken ist. Dies betrifft auch den Therapiesektor und somit die Familientherapie. Es besteht ein Spannungsfeld zwischen Kosten, Zeit und Qualität. Über die Zeit haben sich in der Familientherapie verschiedene Fachrichtungen etabliert. Die Zugänge zu den Aus-, Fort-, und Weiterbildungen weisen keine Einheit auf und eine Übernahme der Kosten findet nur in seltenen Fällen statt. Diese Punkte erschweren den hilfesuchenden Familien die Transparenz hinsichtlich der Qualität des Therapieangebots.

Im Bereich der Behandlung können die behandelnden Personen auf standardisierte Methoden zur Diagnose und Therapie zurückgreifen. Die Wirksamkeit der Familientherapie wurde durch Studien für viele psychologischen Erkrankungen nachgewiesen. Es gibt allgemeine Angebote, um die Qualität zu sichern und zu managen. Möglich wären, eine Zertifizierung nach der DIN ISO 9001 Norm oder durch das KTQ-Model. Für die psychotherapeutischen Praxen in der Regelversorgung gibt es Richtlinien des G-BAs, welche eine Orientierung für die Qualitätssicherung in diesem Bereich gibt. Bei Privaten Anbietern_innen und Heilpraktiker_innen können Klienten_innen auf qualitativ hochwertige Zertifizierungen, wie zum Beispiel der DGSF oder der SG achten. Dabei muss darauf hingewiesen werden, dass trotz der Beachtung der Richtlinien des G-BAs das Qualitätsmanagement nicht zwingend sehr umfangreich ausfallen muss. Denn gerade bei Einzelpraxen fallen oft einige Aspekte weg oder werden nur einmal am Anfang angewendet. Somit sind der Umfang und die Ausübung eins Qualitätsmanagements in den jeweiligen Praxen immer sehr individuell.

Bei der Befragung der Expertin ist deutlich geworden, dass auch in Einzelpraxen gut auf die Sicherung der Qualität der angebotenen Leistungen geachtet wird und gerade Fort-/ und Weiterbildungen eine große Rolle spielen. Außerdem wird die Therapie patientenorientiert geleitet und dessen Meinungen berücksichtig

Abschließend kann geschrieben werden, dass die Anforderungen an ein Qualitätsmanagement und dessen Ausübung im Bereich der Familientherapie sehr unterschiedlich sind und es an speziellen Handbüchern und einheitlichen Standards für alle Anbieter fehlt. Allerding ist dies sehr schwirig umzusetzen, da es keine geschützte Berufsbezeichnung für „Familientherapeuten_innen" gibt. Somit greifen unterschiedliche gesetzliche Regelungen, die ein einheitliches Vorgehen erschweren.

Literatur

Baron, B. *Praxis Birgit Baron*. Zuletzt abgerufen am 22–07.2020 unter: https://birgitbaron.de

Bart, S. (2020). *Einführung in das Qualitätsmanagement. In: Leal, W. (Hrsg) (2020). Qualitätsmanagement in der Gesundheitsversorgung* (S. 7–20). Berlin. Springer-Verlag

Berking, M., Rief, W. (Hrsg.) (2012). *Klinische Psychologie und Psychotherapie für Bachelor. Band 2. Therapieverfahren.* Berlin/Heidelberg: Springer-Verlag

Bundesministerin der Justiz und für Verbraucherschutz (BMJV) (Hrsg.) (2020a). *Gesetz über die Berufe des Psychologischen Psychotherapeuten und des Kinder- und Jugendlichenpsychotherapeuten (Psychotherapeutengesetz – PsychThG).* Zuletzt abgerufen am 22.07.2020 unter: https://www.gesetze-im-internet.de/psychthg/BJNR131110998.html

Bundesministerin der Justiz und für Verbraucherschutz (BMJV) (Hrsg.) (2020b). *Gesetz über die berufsmäßige Ausübung der Heilkunde ohne Bestallung (Heilpraktikergesetz).* Zuletzt abgerufen am 22.07.2020 unter: http://www.gesetze-im-internet.de/heilprg/BJNR002510939.html

Börchers, K., Kuntsche, P. (2017). *Qualitäts- und Risikomanagement im Gesundheitswesen. Basis- und integrierte Systeme, Managementsystemübersichten und praktische Umsetzung.* Berlin: Springer-Verlag

Bornewasser, M. (2014). *Dienstleistung im Gesundheitssektor.* In M. Bornewasser, B. Kriegesmann, & J. Zülrich (Eds.), Dienstleistung im Gesundheitssektor (pp. 1–4). Springer-Gabler.

Bruhn, M. (2016). *Bedeutung des Qualitätsmanagements für Dienstleistungsunternehmen.* In Qualitätsmanagement für Dienstleistungen (10., volls, pp. 3–7). Springer-Gabler.

Bundesverband Psychoanalytischer Paar- und Familientherapie. (2020). Aus- und Weiterbildung. Bvppf.de. *Aus- und Weiterbildung.* Zuletzt abgerufen am 20.07.2020 unter http://www.bvppf.de/downloads/Weiterbildungsverordnung.pdf

DGSFa. *Zertifizierung.* Zuletzt abgerufen am 20.07.2020 unter: https://www.dgsf.org/zertifizierung

DGSFb. *Über uns.* Zuletzt abgerufen am 20.07.2020 unter: https://www.dgsf.org/ueber-uns

DGSFc. *Zertifzierung & Richtlinien.* Zuletzt abgerufen am 20.07.2020 unter: https://www.dgsf.org/zertifizierung/dgsf/zertifizierung-richtlinien

GBE. (2006). *Beispiele des Qualitätsmanagements in der Gesundheitsversorgung, Kapitel 4.3.3*

(*Gesundheit in Deutschland, 2006*). Zuletzt abgerufen am 22.07.2020 unter: http://www.gbe-bund.de/gbe10/abrechnung.prc_abr_test_logon?p_uid=gast&p_aid=0&p_knoten=FID&p_sprache=D&p_suchstring=10882::leistungserbringer)

Gross, W. (2016). *Erfolgreich selbständig. Gründung und Führung einer psychologischen Praxis. 2. korrigierte Auflage.* Berlin/Heidelberg: Springer-Verlag

Hensen, P. (2016a). *Qualitätsmanagement im Gesundheitswesen*. In Qualitätsmanagement im Gesundheitswesen – Grundlage für Studium und Praxis (pp. 45–55). Springer-Gabler.

Hensen, P. (2016b). Qualitätsmanagementmodelle. In Qualitätsmanagement im Gesundheitswesen – Grundlage für Studium und Praxis (pp. 118–130). Springer-Gabler.

Hensen, Peter (2019). *Qualitätsmanagement im Gesundheitswesen. Grundlagen für Studium und Praxis. 2. überarbeitete und erweiterte Auflage*. Wiesbaden: Springer-Gabler

Reich, G., & Riehl-Emde, A. (2001). *Familientherapie*. Psychotherapeut, 6, 355–366.

Schreib, P., & Brunner, E. J. (2002). Qualitätsmanagement und Behandlungsleitlinien in der Paar- und Familientherapie. In M. Wirsching & P. Schreib (Eds.), Paar- und Familientherapie (pp. 663–666). Springer-Verlag.

Schweitzer, J., Beher, S., Von Sydow, K., & Retzlaff, R. (2007). *Systemische Therapie/Familientherapie*. Psychotherapeutenjournal, 4–16. https://www.researchgate.net/profile/Kirsten_Sydow/publication/242557160_Systemische_TherapieFamilientherapie/links/575aad9108aed884620d8bdd.pdf

Steiner, E., Brandl-Nebehay, A., & Reiter, L. (2002). *Die Geschichte von der Familientherapie zur systemischen Geschichte*. In M. Wirsching & P. Schreib (Eds.), Paar- und Familientherapie (pp. 7–12). Springer-Verlag.

Julia Faul

8 Qualitätsmanagement im Therapiesektor der Paartherapie

Problemstellung und Ziel der Arbeit: Dem Qualitätsmanagement im Gesundheitssektor wird eine hohe Bedeutung zugeschrieben. In den therapeutischen Berufen findet sich allerdings wenig bis keine Literatur zum Qualitätsmanagement, so auch in der Paartherapie, obwohl diese Berufe wichtig für die Lebensqualität sind. Ziel dieser Arbeit ist es aufzuzeigen, welche grundlegenden Ansätze eines Qualitätsmanagements in der Paartherapie umgesetzt werden können und wie diese in einem Praxisbeispiel genutzt werden.

Methoden: Für die Darstellung der Grundzüge einer Paartherapie und bisherigen Ansätzen eines Qualitätsmanagements wurde eine umfassende Literaturrecherche durchgeführt. Zusätzlich wurde ein qualitatives Experten_inneninterview mit einem/r mehrfach zertifizierten Paartherapeuten_in realisiert. Basis für das Interview war ein selbst erstellter, auf Grundlage der Literatur aufgebauter, Fragebogen. Die Erkenntnisse aus dem Interview wurden im Ergebnisteil deskriptiv durch Paraphrasieren aufbereitet.

Ergebnisse: Der/die Interviewte gab an, er/sie hätte sich nicht bewusst mit einem Qualitätsmanagement in der eigenen Praxis beschäftigt. Es zeigte sich trotzdem, dass Qualitätselemente in der Praxis eigesetzt werden würden. Durch das prozess-, und beziehungsorientiertes Verständnis einer qualitativen Paartherapie nutzte er/sie eine formulierte Mission, schriftliche Dokumentationen, schematische Sitzungsabläufe, Fragebögen zur Evaluation und Erwartungsabfragen, Supervisionen sowie Weiterbildungen. Abschließend gab der/die Interviewte noch ein Meinungsbild zu praxisübergreifenden Themen wie Gesetzten und Forschung ab.

Schlussfolgerung und Diskussion: Im Praxisbeispiel zeigte sich, wie einzelne Elemente des PDCA-Zyklus in der Paartherapie umgesetzt werden können. Es zeigte sich aber auch, dass die fehlende Literatur eine große Herausforderung darstellt und die Implementierung eines QM in der Paartherapie mehr Aufmerksamkeit benötigt. Dabei ist zu diskutieren, wie diese Einzelfallstudie zur Hypothesengenerierung dienen und wie ein QM der Individualität einer Paartherapie gerecht werden kann.

Schlüsselwörter: Qualitätsmanagement, Paartherapie, Paarberatung, Ehetherapie, Praxisbeispiel

1. Einleitung

Dem Qualitätsmanagement (QM) im Gesundheitssektor wird eine hohe Bedeutung zugeschrieben, weil es ein systematischer Handlungsrahmen für die Einhaltung der gestellten Ansprüche ist (Hensen, 2016, S. 45). Zahlreiche Richtlinien und gesetzliche Vorgaben zur Qualität im Gesundheitswesen wurden zur Sicherheit für Patienten_innen erlassen und zeigen die Relevanz dieses Themas, um vor allem Fehler zu vermeiden (Bundesministerium für Gesundheit, 2020a).

Keine bis wenig gesetzliche Vorgaben gibt es jedoch in vielen Bereichen der Therapie, obwohl sich Therapeuten_innen auch mit zentralen Elementen der Lebensqualität beschäftigen. So zeigt sich bei allen Umfragen zur Lebensqualität in Deutschland, dass knapp 80 Prozent an erster Stelle Liebe, Partnerschaft und Familie als zentralen Faktor für Wohlbefinden nennen. Gesundheit, Beruf sowie das Einkommen kommen nach den erstgenannten Faktoren (Institut für Demoskopie Allensbach, 2016). Der Bedarf nach Unterstützung für diese zentralen Faktoren der Lebensqualität zeigt sich auch daran, dass es in Deutschland rund 1.875 Beratungsstellen für Ehe-, Familien-, und Lebensberatung gibt (Schindler, Hahlweg & Revenstorf, 2019, S. 113). Menschen werden mit der Sehnsucht nach Bindung geboren, wünschen sich „ideal" passende Partner_innen und hoffen in einer Partnerschaft die universellen Bedürfnisse nach Geborgenheit, Wertschätzung und Zärtlich zu empfinden. Fast jede Person erlebt im Leben eine intime Partnerschaft. In den westlichen Industrieländern heiraten ungefähr 80 bis 90 Prozent der über 18-Jährigen mindestens einmal. Die Erfüllung des partnerschaftlichen Glücks ist eine der bedeutendsten Voraussetzungen für seelische Stabilität und Zufriedenheit. Gleichzeitig kann durch eine negative Entwicklung der Partnerschaft ein starker Leidensdruck entstehen. Mittlerweile zerbrechen 40 Prozent der Ehen und fast immer kommt es bei den Betroffenen zu einer persönlichen Krise. Immer mehr Studien zeigen, dass Probleme in intimen Beziehungen physische und psychische Störungen hervorrufen können. Das kann neben der individuellen Belastung auch schwere Folgen für das gesellschaftliche Zusammenleben und die gesundheitspolitischen Kosten haben (ebd., S. 2).

Ein präventiver und behandelnder Ansatz für dieses wichtige Thema ist die Paartherapie. Demnach sollte es im gesellschaftlichen Interesse sein, eine qualitativ hochwertige Paartherapie zu sichern, jedoch fand sich bisher dazu keine Literatur. Im Folgenden soll deshalb der Frage nachgegangen werden, welche

Ansätze für ein QM in der Paartherapie genutzt werden können und wie diese beispielhaft in einer Praxis umgesetzt werden. Zuerst wird dafür genauer das Arbeitsfeld der Paartherapeuten_innen beleuchtet, um sich danach intensiver mit den bisherigen und möglichen Ansätzen des QM in diesem Therapiesektor zu beschäftigen. Hiernach werden Methoden zur eigenen Erhebung sowie die Praxis der Untersuchung vorgestellt. Aus den anschließenden Ergebnissen von dem Praxisbeispiel ergeben sich dann die Herausforderungen, Empfehlungen und ein Fazit.

2. Der Therapiesektor Paartherapie

Um sich mit dem QM der Paartherapie zu beschäftigen, wird zuerst ein Grundverständnis für diesen Therapiesektor benötigt. Dafür wird zuerst der Begriff der „Paartherapie" definiert. Danach folgen die beruflichen Voraussetzungen und Rahmenbedingungen, methodische Ansätze und Wirkungsweisen der Paartherapie.

Der Begriff „Paartherapie" setzt sich aus zwei Wörtern zusammen. Ein „Paar" sind zwei eng miteinander verbundene oder zusammengehörende Menschen, Tiere oder Dinge (Duden, 2020a). In dieser Arbeit wird „ein Paar" als zwei Menschen in einer Liebesbeziehung verstanden. Eine „Therapie" ist ein Heilverfahren zur Behandlung von Krankheiten, Behinderungen und Verletzungen (Pschyrembel, 2020a). Die „Paartherapie" ist demnach die gemeinsame Therapie für (Ehe-)paare mit einer gestörten Paarbeziehung (Duden, 2020b). Obwohl der Begriff „Paarberatung" in der Literatur manchmal synonym zum Begriff „Paartherapie" genutzt wird, gibt es bei den Bezeichnungen Unterschiede. Bei der „Paarberatung" geht es um eine kurzzeitige Aussprache und um das Einholen von Ratschlägen zur Verbesserung der Beziehung. Die „Paartherapie" hingegen ist zeitlich intensiver und befasst sich mit spezifischeren Merkmalen und Problemen (Pschyrembel, 2020b). Noch konkreter definiert ist die „Paarpsychotherapie". Diese behandelt mit psychologischen Mitteln psychische und psychosomatische Symptome von verheirateten und nicht verheirateten Paaren (Pschyrembel, 2020c).

Die Abgrenzung zur „Paarpsychotherapie" ist deshalb sinnvoll, weil durch das Präfix „Psycho" andere gesetzliche Vorgaben gelten. Der Ausdruck „Psychologische/r Psychotherapeut_in" ist eine geschützte Berufsbezeichnung und bedarf einer geregelten Approbation, wie auch „Psychotherapeut_in". Nicht gesetzlich geregelt hingegen ist die Bezeichnung des/r

„Paartherapeut_in" (Bundesministerium für Gesundheit, 2020b). Damit sind Personen, die eine Paartherapie in Anspruch nehmen wollen, nicht vor unqualifizierten Paartherapeuten_innen geschützt. Eine Möglichkeit der Qualitätssicherung sind aber Zertifizierungen, auf diese wird unter später näher eingegangen.

Neben den unterschiedlichen Berufsqualifikationen variiert auch das Setting einer Paartherapie zwischen den Leistungserbringenden. Am häufigsten findet sich die Konstellation: ein Paar bei einem/r Therapeut_in. Es kann aber auch abwechselnde Einzelsitzungen mit oder ohne die Anwesenheit von dem/der Partner_in geben, oder Therapien mit nur einem/r Partner_in (Schär, 2016, S. 70). Auch die Anzahl der durchführenden Therapeuten_innen ist nicht festgelegt, meistens ist es eine Person, aber auch Therapeuten_innenpaare haben sich in der Praxis bewährt. Die Dauer einer Sitzung variiert zwischen 60 bis 120 Minuten, doch überwiegend beträgt der Umfang 90 Minuten. Auch die Häufigkeit sowie die Abstände zu den einzelnen Sitzungen sind verschieden. In der Regel liegt zweiteres zwischen zwei bis vier Wochen. Oftmals legen die Paare aber selbst fest wie oft sie kommen wollen und mit welcher Zeitspanne (ebd., S. 72). Auch hier können Leistungsnehmende sich nicht an den „Standards" orientieren. Das ist aber nicht automatisch qualitativ negativ zu bewerten. Paarbeziehungen sind sehr individuell und die eher offenen Rahmenbedingungen bieten die Möglichkeit sich den einzelnen Paaren anzupassen bzw. bieten den Paaren die Chance sich bewusst für oder gegen unterschiedliche Variationen zu entscheiden.

In der Paartherapieforschung ist bisher wenig bekannt über die Effizienz der Rahmenbedingungen, mehr wird die Wirksamkeit und Wirkungsweise der verschiedenen therapeutischen Ansätze untersucht. Dabei ist neben methodischen Überlegungen zum Studiendesign besonders die Messung des Erfolgs einer Paartherapie schwierig. Üblicherweise wird in der Forschung der Erfolg mit zwei Aspekten operationalisiert: Zum einen, wie stabil die Partnerschaft nach der Therapie ist und zum anderen, wie sich bestimmte Paarvariablen z.B. die Kommunikation im Vorher-nachher-Vergleich verhalten. Allerdings können sich auch die Paarprobleme lösen, wenn sich das Paar trennt. Eine Trennung ist aber nicht unbedingt als therapeutischer Misserfolg zu erstehen, weil möglicherweise zukünftig der Leidensdruck der Klienten_innen reduziert wird, dazu gibt es aber unterschiedliche Meinungen. Grundsätzlich haben Wirksamkeitsstudien der letzten 30 Jahre gezeigt, dass Paartherapien die Zufriedenheit sowie die Interaktion in der Beziehung nachhaltig verbessern können. Zusätzlich schreiben die wenig durchgeführten Studien zum Kosten-Nutzen-Verhältnis Paartherapien eine gute Effizienz zu (Schär, 2016, S. 52). Allerdings stammen diese Ergebnisse überwiegend aus RCT-Studiendesigns und sind demnach nicht einfach in den praktischen Alltag zu übernehmen. Zudem basieren RCT-Studien auf einem linear-kausalen Wirkungsmodell, was zur Folge hat, dass die Therapien einem sehr starren Muster unterliegen. In der Praxis sind aber die wenigsten Paartherapierenden so starr in der Gestaltung der Sitzungen. Unter all der Kritik wurden dann auch realitätsnähere Studien durchgeführt, die tatsächlich ähnlich positive Effektgrößen aufzeigen konnten. Das zeigt, dass die Wirksamkeitsforschung einzelne Aspekte der Paartherapie differenzieren muss, um herauszufinden, was in einer Paartherapie wirklich wirkt (ebd., S. 53).

Eine Möglichkeit der Differenzierung ist die Betrachtung der unterschiedlichen methodischen Ansätze. Die in Deutschland etabliertesten Fachorientierungen der Paartherapie sind die (kognitiv-)verhaltenstherapeutischen, systemischen und psychodynamischen Verfahren. Bei diesen drei Ansätzen ergeben sich bei rund 40 Prozent der Paare deutliche Verbesserungen bei ihren Problematiken, allerdings gibt es auch langfristige Rückfallquoten von 30 bis 60 Prozent (Roesler, 2015, S. 2). Zudem erweisen sich diese Paartherapien auch als wirksam bei der Reduzierung von Abhängigkeitserkrankungen, psychischen Störungen, körperlichen und chronischen Erkrankungen (Roesler, 2018, S. 334). Die bisher genannten Verfahren zentrieren die Bearbeitung von Konflikten oder Kommunikationsproblemen. Neue Ansätze der emotionsfokussierten Therapie (EFT) hingegen behandeln die Wiederherstellung einer sicheren emotionalen Bindung (Roesler, 2015, S. 2). Diese Methode erweist sich weltweit als effektivste empirisch validierte Form der Paartherapie. Über 75 Prozent der Paare aus dieser Behandlung können als gebessert und 86 bis 90 Prozent als klinisch wesentlich gebessert bezeichnet werden (ebd., S. 5). Eine Übersicht und Erklärung über die genannten methodischen Ansätze ist in Tab. 1 gegeben.

Tabelle 1: Methodische Ansätze der Paartherapie, eigene Darstellung

Fachorientierung	Vorgehensweise und Grundüberlegungen
(kognitiv-) verhaltenstherapeutisch	Der lerntheoretische Ansatz nimmt an, dass Gewöhnungsprozesse, Enttäuschungen und Krisen zu Zwangsprozessen und damit zu Verschlechterungen in der Beziehung führen. Deshalb sind Kommunikations- und Problemlösetrainings zentral, sowie Maßnahmen zur Steigerung von positiver Reziprozität des Paares. Kognitive Interventionen sollen zur Veränderung von ungünstigen Zuschreibungen führen und unrealistischen Erwartungen abwenden (Schindler et. al, 2019, S. 84).
systemisch	Zentral ist die Betrachtung der Wechselwirkungen zwischen den biologischen und psychischen Eigenschaften einerseits und den sozialen Bedingungen andererseits. Probleme in einer Familie oder Partnerschaft sind demnach ein Ausdruck von aktuellen Kommunikations- und Beziehungsbedingungen in einem System. Es geht um einen ressourcenorientierten Ansatz zur Erweiterung der Wahrnehmungs- und Handlungsmöglichkeiten (DGSF, 2020a).
psychodynamisch	Als Anwendungsform der Psychoanalyse werden die Problemlagen auf die intrapsychischen Prozesse zurückgeführt. Es wird davon ausgegangen, dass die Veränderungen der unbewussten und vorbewussten Transaktionsmuster zur Besserung der Konflikte in der Partnerschaft führen (Reich, 2006, S. 176).
emotionsfokussiert	Probleme in der Partnerschaft werden durch die Förderung der Bindungsbeziehung des Paares thematisiert. Es geht darum die eigentlichen Bindungsgefühle- und -bedürfnisse hinter dem Konflikt offen zu legen und eine emotionale Unterstützung in dem/der Partner_in zu finden bzw. diese Unterstützung zu geben. (Roesler & Sanders, 2009, S. 3).

Insgesamt sind aber noch weitere Revisionen der unterschiedlichen Methoden erforderlich. Die Ergebnisse aus der Forschung sind für hohe Erfolgsquoten wichtig und auch Therapierende mit traditionellen Verfahren sollten sich mit neuen Methoden beschäftigen, um ihr Angebot zu erweitern oder umzustrukturieren (Roesler, 2015, S. 9).

3. Qualitätsmanagement und die Umsetzung in der Paartherapie

Neben den oben beschriebenen Methoden der Paartherapie, gibt es durch die freie Berufsbezeichnung noch viele weitere fachliche Ansätze. Dies führt wiederum dazu, dass auch viele der aktuell praktizierten Therapieformen empirisch wenig bis gar nicht abgesichert sind (Schindler et. al, 2019, S. 111). Da keine Datenlage gefunden werden konnte zu der Menge an privaten paartherapeutischen Praxen in Deutschland und der Verteilung der fachlichen Richtungen, ist es schwierig konkrete und allgemeingültige Aussagen für das QM in der Paartherapie zu treffen. In dieser Arbeit wird deshalb neben den Zertifizierungsmöglichkeiten nur auf grundlegende Ansätze, ausgehend vom PDCA-Zyklus, eingegangen und abschließend werden kurz vorhandene Leitfäden thematisiert. Dabei werden einige Bereiche, wie die Management- oder Mitarbeiter_innenebene, nicht weiter betrachtet, da sich auf selbständige Praxen mit einem/r Therapierenden(paar) bezogen wird.

3.1 Zertifizierungsmöglichkeiten

Zertifizierungen sind eine Möglichkeit der externen Qualitätsevaluation (Hensen, 2016, S. 333). In diesem Verfahren werden Anforderungen überprüft und bewertet, sodass sich daraus ein objektiver Qualitätsnachweis ergibt. Der freiwillige, schriftliche Nachweis über das Ergebnis des Bewertungsprozesses (Zertifikat) fördert die glaubwürdige Kommunikation und das Vertrauen zwischen Leistungserbringenden und Leistungsnehmenden (ebd., S. 334). Im Therapiebereich gibt es zahlreiche Möglichkeiten der Zertifizierung. Da die Paartherapie weitestgehend zur Psychotherapie gehört, können sich Kunden_innen auch an Zertifizierungen orientieren, die allgemein für psychologische Therapeuten_innen gelten. Dafür vergibt bspw. der Deutsche Dachverband für Psychotherapie (DVP) e.V. das Europäische Zertifikat für Psychotherapie (ECP) nach dem Heilpraktiker- oder Psychotherapeutengesetz und zertifiziert die Mindeststandards für eine psychotherapeutische Ausbildung (DVP e.V., 2020). Weitere Zertifizierungen für die psychotherapeutische Arbeit können auch bei der Deutschen Psychologen Akademie (o.J.) oder dem Verband Freier Psychotherapeuten, Heilpraktiker für Psychotherapie und Psychologische Berater e.V. (VFP, o.J.) erworben werden. Auch Therapeuten_innen mit einer nicht psychologischen Ausbildung können durch den Abschluss eines Paartherapie-Praxisseminares eine Zertifizierung des Zentrums für Naturheilkunde erwerben (o.J.).

Spezifischer ist ein anerkanntes Ausbildungsinstitut des Bundesverbandes Psychoanalytischer Paar- und Familientherapie: das Institut für Paartherapie (IfP) e.V., in Deutschland das einzige Mitglied der International Association of Couple and Family Psychoanalysis. Hier können Personen mit einer psychotherapeutischen oder beratenden Berufsausbildung eine zertifizierte Weiterbildung zur psychoanalytischen Paartherapie erhalten (IfP, 2013). Die Deutsche Gesellschaft für Systemische Therapie, Beratung und Familientherapie e.V. (DGSF) vergibt z.B. Zertifikate für systemische Weiterbildungen. Zusätzlich akkreditiert die DGSF auch weitere Institute für die fachliche Qualität (DGSF, 2020b). Mit einer Akkreditierung wird die Kompetenz der Leistungen einer Organisation formal anerkannt, darunter auch die Zertifizierungen, durch die legitimierte Institution (Hensen, 2016, S. 335). Da die Berufsausbildung der Paartherapierenden frei ist und es viele verschiedene methodische Ansätze gibt, die von unterschiedlichen Anbietenden gelehrt und zertifiziert werden, sind dies insgesamt nur einige Beispiele für Zertifizierungsmöglichkeiten in der Paartherapie.

3.2 Der PDCA Zyklus

Der PDCA-Zyklus, dargestellt in Abb. 1, findet in den grundlegenden Bereichen des QM Anwendung. Als Werkzeug zur Optimierung von systemischen Prozessen und zur ständigen Verbesserung bietet der Zyklus eine Entscheidungsgrundlage für strategische Unternehmensabläufe. Für die Qualität der unternehmerischen Gesamtleistung ist es von Bedeutung sich dem verändernden Umfeld anzupassen. Dafür werden mithilfe des PDCA-Zyklus ausgewählte, quantifizierbare Indikatoren einer Leistungsmessung unterzogen (Bayerisches Staatsministerium für Wirtschaft und Medien, Energie und Technologie, 2014, S. 46). Auf die einzelnen Phasen und möglichen Instrumente wird folgend eingegangen.

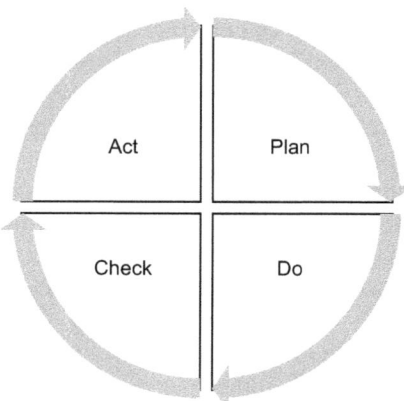

Abbildung 1: PDCA- Zyklus, eigene Darstellung

Qualitätsplanung

Die erste Phase „Plan" oder „Qualitätsplanung" beschäftigt sich mit einer Analyse der Ist-Situation. Grundlage sind die problemspezifischen Daten und die Planung einer Verbesserung mit dem Festlegen von Prüfpunkten (Hensen, 2016, S. 60). Für den therapeutischen Bereich ist damit die Befunderhebung und Behandlungsplanung gemeint (ebd., S. 72). In dieser Phase geht es um die normativen und strategischen Ziele des Managements bzw. der Praxis durch das Festlegen einer Qualitätspolitik mit Qualitätszielen. Dabei sollten möglichst genaue Vorgaben für die benötigten Mittel und die vorhandenen Ressourcen festgelegt werden, um die vorher definierten Qualitätsanforderungen zu erreichen (ebd., S. 76).

Die Qualitätspolitik ist auch die Grundlage für die Einführung eines QM-Systems (Bayerisches Staatsministerium für Wirtschaft und Medien, Energie und Technologie, 2014, S. 12). Die daraus resultierende Qualitätsmanagementphilosophie kann in der Beschreibung einer Mission oder Vision zum Ausdruck gebracht werden und spiegelt die Werte einer Einrichtung wider (ebd., S. 21). Dabei sollte die formulierte Qualitätspolitik oder das Leitbild schriftlich festgehalten werden, transparent sein und regelmäßig auf Aktualität und Angemessenheit geprüft werden (ebd., S. 23). Ausgehend von der Qualitätspolitik werden dann Qualitätsziele festgelegt, diese sollten methodische Grundanforderungen erfüllen und Angaben zu allen Zieldimensionen geben, die wären: Zielraum, Zielperson; Zielperiode (Hensen, 2016, S. 97), Zielausmaß und Zielinhalt. Dabei gilt, je konkreter und präziser die Formulierung, desto messbarer, nachvollziehbarer und damit wirksamer (ebd., S. 98). Eine andere Methode für eine gute Zielformulierung ist auch die SMART-Technik: spezifisch, messbar (Hettl, 2013, S. 19), akzeptiert, realistisch und terminiert (ebd., S. 20). Beide Vorgehensweisen sind in Abb. 2 grafisch aufbereitet.

Zieldimensionen	Zielraum	Wo findet das Ziel statt?
	Zielperson	Für wen sollen die Ziele gelten?
	Zielperiode	Wann/ Bis wann soll das Ziel erreicht werden?
	Zielausmaß	Wie viel soll verändert werden?
	Zielinhalt	Was ist der Veränderungsgegenstand?
SMART-Kriterien	Spezifisch	Was sind die genauen Erfolgsparameter?
	Messbar	Was sind die (operationaliserten) Parameter?
	Akzeptiert	Stimmt das Ziel mit den eigenen Werten überein?
	Realistisch	Ist das Ziel sachlich erreichbar und bedeutsam?
	Terminiert	Bis wann ist der Soll-Zustand zu erreichen?

Abbildung 2: Methoden zur Formulierung von Qualitätszielen, eigene Darstellung nach Hensen, 2016, S. 97f und Hettl, 2013, S. 19f

Ebenso Aufgabe der Qualitätsplanung ist die Analyse der Kundenanforderungen. Eine Dienstleistungsqualität entsteht dabei durch den Abgleich der wahrgenommenen Qualität mit den Erwartungen an eine Dienstleistung (siehe Abb. 3) (Bruhn, 2019, S. 38). Klassischerweise kann hierfür eine Kundenbefragung durchgeführt werden mit einem Fragebogen schriftlich, mündlich oder online (ebd., S. 315).

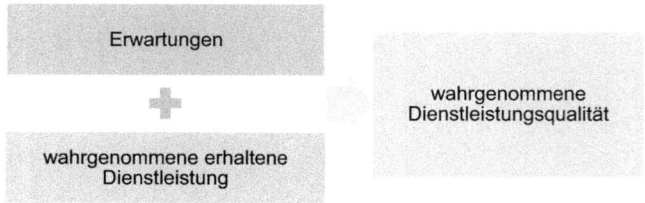

Abbildung 3: Entstehung wahrgenommener Dienstleistungsqualität, eigene Darstellung nach Bruhn, 2019, S. 38

Ein internationales sowie branchenübergreifendes Verständnis für QM-Systeme bietet die DIN EN ISO 9000 Familie. In der DIN EN ISO 9001:2015 werden Mindestanforderungen an ein QM-System festgelegt, um die Kundenanforderungen eines Produktes- oder Dienstleistungsqualität festzulegen (ebd., S. 77). Für selbständige paartherapeutische Ein-Personen-Praxen fallen einige Ebenen der DIN ISO 9001:2015 raus, wie z.b. die Grundsätze zur Führung und Mitarbeiter_inneneinbeziehung. Trotzdem bietet die Norm eine gute Orientierung, übertragbare Ansätze sowie grundsätzliche Überlegungen und ist deshalb an dieser Stelle zu erwähnen.

Qualitätslenkung

Nach der Qualitätsplanung folgt die ausführende Phase „Do" oder auch „Qualitätslenkung". Dabei wird das Vorgehen zur Qualitätsverbesserung definiert und in den jeweiligen Bereichen umgesetzt (Hensen, 2016, S. 60), in den therapeutischen Praxen bedeutet es die Behandlungsmaßnahmen anzupassen und einzuleiten (ebd., S. 72). Das übergeordnete Ziel ist dabei, fehlerfreie Prozesse zu gestalten, die den Kundeanforderungen entsprechen. Das wird durch die aktive Gestaltung der Arbeitsebenen erreicht. Diese Phase ist eng verbunden mit den Methoden der Qualitätssicherung, denn die Maßnahmen sind zum einen zur Überwachung kontrollierend sowie korrigierend und zum anderen zur Fehlervermeidung präventiv (ebd., S. 76).

Konzepte zur Umsetzung aus der Qualitätsplanung können z.B. Standardisierungen beinhalten, damit Prozesse gleich und stets wie geplant ablaufen (ebd., S. 65). Dafür werden auch im Gesundheitswesen überwiegend Checklisten und Protokolle verwendet und als Nachweisdokumente betrachtet (ebd., S. 66). Prozess-Checklisten können dabei für verschiedene interne und externe Prozessarten erstellt werden, um alle für diesen Prozess definierten Anforderungen vor Augen zu führen. Checklisten sind dabei nicht nur als Instrument zur nachträglichen Kontrolle zu betrachten, sondern sind auch während des Leistungserstellungsprozesses zu berücksichtigen, damit keine qualitätsrelevanten Aspekte unbeachtet bleiben (Bruhn, 2019, S. 550). Weitere einrichtungsinterne Instrumente sind bspw. Prozess- und Ablaufbeschreibungen, Dokumentationen von Behandlungsabläufen sowie ein Lob- und Beschwerdemanagement (Hensen, 2016, S. 115). Letzteres hat eine hohe Bedeutung für die Kunden_innenorientierung (ebd., S. 257), um die Sichtweise und Erfahrung mit der Dienstleistung verstehen zu können und das in die Qualitätsplanung aufzunehmen. Dabei ist es wichtig den Wunsch auch nach einem negativen Feedback zu signalisieren, denn jede Beschwerde kann als eine kostenlose

Beratung betrachtet werden. Die Beschwerdenauswertung hat zum Ziel die Kunden_innenzufriedenheit wiederherzustellen bzw. auszubauen und Verbesserungspotenziale aufzudecken sowie zu nutzen (siehe Abb. 4). Die Anzahl an Lobe oder Beschwerden selbst darf dabei nicht als Indikator für Zufriedenheit oder Unzufriedenheit betrachtet werden (ebd., S. 258). Mögliche Formen für eine Beschwerdestimulierung können dabei eine Vorschlagebox, regelmäßige Besprechungen, Fragebögen oder Kundenkontakte nach Beendigung der Behandlung sein (Haeske-Seeberg, 2001, S. 104 f. zitiert nach Hensen, 2016, S. 259).

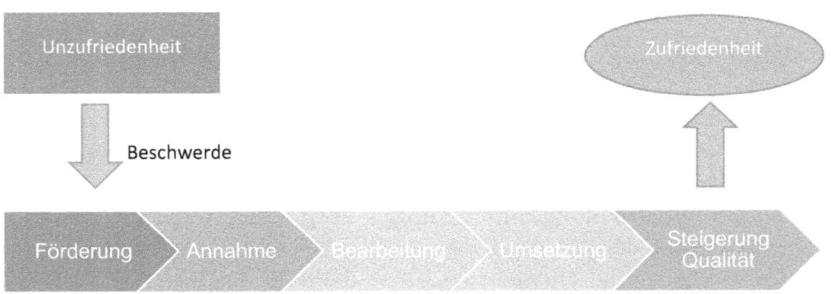

Abbildung 4: Prozess Beschwerdemanagement, eigene Darstellung nach Bruhn, 2019, S. 379

Qualitätssicherung

Nach der Ausführung solcher Maßnahmen folgt die Überprüfung dieser in der Phase „Qualitätssicherung" bzw. „Check". In dieser Phase werden Daten gesammelt, die für die Überprüfung der geplanten und implementierten Maßnahmen aussagekräftig sind. An diesen soll dann die Ausführung der Zielerreichung anhand von in der „Plan" Phase festgelegten Prüfpunkten analysiert und gemessen werden (Hensen, 2016, S. 61). In der therapeutischen Praxis meint das z.b. die Dokumentation und Messung des Behandlungsfortschrittes (ebd., S. 72). Dafür werden Verfahren der Qualitätsmessung genutzt, wie das Erheben von Kennzahlen, Indikatoren oder Ansätze zur Messung von Erwartungen, Wahrnehmungen und Zufriedenheiten der Kundschaft (ebd., S. 76). Daraus werden die Daten aufbereitet, um Informationen für die Qualitäts- und Leistungsbewertung zu generieren und nutzten (ebd., S. 139).

Daten können dabei quantitativ oder qualitativ erhoben werden mit Beobachtungen, Interviews, Fragebögen, Messverfahren, mit Sekundär- oder

Routinedaten (ebd., S. 141). Durch Kennzahlen können dann unterschiedliche Qualitätsdimensionen adressiert werden, wie die Struktur-, Ergebnis-, oder Prozessqualität (ebd., S. 146). Mögliche Indikatoren für eine paartherapeutische Praxis könnten bspw. folgende sein: Anzahl Kunden_innen, Abbruchrate der Sitzungen, allgemeine Zufriedenheit, Durchschnittliche Wartezeit bis Terminvergabe, Nachhaltigkeit der Therapie durch z.b. Veränderung in der Lebensqualität vor und nach der Therapie. Diese Zahlen sind aber nicht isoliert zu betrachten, sondern in einem Kotext der Qualitätsziele und der Entwicklung insgesamt zu stellen.

Etablierter im therapeutischen Kontext sind allerdings Supervisionen. Als Instrument der Qualitätssicherung bei der Arbeit mit Menschen sind Supervisionen als eine fachliche Beratung, Begleitung und Weiterbildung unterschiedlicher Arbeitsfelder zu verstehen. Die Methodologie basiert auf einer gemeinsamen Reflexion des eigenen Handelns. Durch eine externe Perspektive eines/r Supervisor_in ist auch die Reflexion auf Metaebene der Arbeit gegeben. Ein/e Supervisor_in ist demnach fachlich qualifiziert, um als Weiterbildungs- und Unterstützungsperson zu beraten und zu begleiten (Schigl, Höfner, Artner, Eichinger, Hoch, Petzold, 2020, S. 2). Supervisionen werden sehr vielfältig eingesetzt und können unterschiedlich aufgebaut sein. Eine Art ist die Peer Supervision, auch Intervision oder kollegiale Beratung genannt (ebd., S. 136). Hier treffen sich Personen gleicher Profession, um sich über ihre Praxis auszutauschen, gemeinsam zu verständigen, zu reflektieren und sich gegenseitig zu beraten (ebd., S. 206).

Qualitätsverbesserung

In der Zyklus-abschließenden Phase „Act" oder „Qualitätsverbesserung" wird ein Soll-Ist-Abgleich durchgeführt. Werden bei dem Abgleich Übereinstimmungen festgestellt, sollten an dieser Stelle verbessernde Maßnahmen eingeleitet werden. Kommt es zu Abweichungen, sollten die Phasen „Plan" und „Do" wiederholt werden (Hensen, 2016, S. 61). Therapeutisch betrachtet bedeutet es das Fortführen oder das Ändern des Therapieplanes (ebd., S. 72). In dieser Phase wird die Qualität des QM offengelegt, um transparent und vertrauenswürdig für alle Interessensgruppen zu sein (ebd., S. 76). Dies geschieht durch die Aufbereitung der Qualitätsdaten, das Offenlegen der Qualitätsstandards und die Darlegung von internen und externen Prüf- und Bewertungsprozessen (ebd., S. 77).

Eine Möglichkeit der externen Prüfung wurde schon anfangs thematisiert: die Zertifizierung. Eine weitere Möglichkeit bieten Qualitätsaudits. Dabei wird durch eine systematische, unabhängige und dokumentierte Auswertung geprüft, ob und inwieweit Auditkriterien erfüllt sind, um einen Auditnachweis zu vergeben. Eine Auditierung kann unterschiedliche Aspekte im Betrieb untersuchen, wie Prozesse, Dienstleistungen, QM-Systeme, und von verschiedenen Ebenen aus durchgeführt werden z.b. intern, extern oder von der Kundschaft (Bruhn, 2019, S. 396).

Nach der Phase der Qualitätsverbesserung ist der Zyklus allerdings nicht als beendet zu betrachten. Der PDCA-Zyklus ist ein Kreislauf der kontinuierlichen Qualitätsverbesserung und damit ein langfristiger Prozess. Jeder neue Zyklus beginnt auf einer höheren Ebene. Das wird auch als „Qualitätsspirale" bezeichnet (siehe Abb. 5) (Hensen, 2016, S. 62).

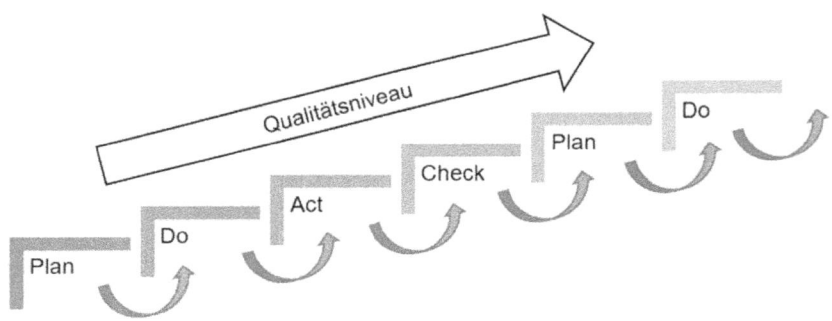

Abbildung 5: Qualitätsspirale, eigene Darstellung

3.3 QM-Handbücher aus der Psychotherapie

Neben den bereits vorgestellten Instrumenten können auch Leitfäden und Therapiemanuals in ein QM mit einbezogen oder als Grundlage genutzt werden. Für den paartherapeutischen Bereich konnten aber keine allgemeingültigen Leitfäden oder Handbücher für ein QM gefunden werden. In dieser Arbeit werden deshalb exemplarisch zwei Handbücher aus dem psychotherapeutischen Kontext vorgestellt.

Ein umfassendes Konzept für ein QM-Verfahren bieten bspw. die Kassenärztlichen Vereinigungen und die Kassenärztliche Bundesvereinigung (KBV) an. Sie richten sich mit ihren QEP-Medien – Qualität und Entwicklung in Praxen®, speziell an Vertragsärzte_innen und Vertragspsycho-therapeutische Praxen sowie medizinische Versorgungszentren. Das QEP-Manual® für

Psychotherapeuten_innen soll Umsetzungsvorschläge für die Führung einer Praxis mit Musterdokumenten enthalten. Das kann sich auch für Paarpsychotherapeuten_innen eigenen. Zusätzlich bietet die KBV auch Einführungsseminare, Beratungen, Qualitätszirkel und Zertifizierungen an (KBV; 2020).

Ein kostenloses QM-Musterhandbuch hingegen bietet die Psychotherapeutenkammer Hamburg an. Damit wird das Ziel verfolgt, die Umsetzung der berufs- und sozialrechtlichen Anforderungen an ein QM zu unterstützen, aber auch Therapeuten_innen ohne gesetzliche Anforderungen an ein QM können sich daran orientieren und die Inhalte nutzen. Das QM-Musterhandbuch enthält z.B. Dokumente

1. zur internen Strukturqualität → bspw. Checkliste zur IT-Sicherheit, Überlegungen zur Lage, Erreichbarkeit und Ausstattung der Praxis.
2. zur internen Prozessqualität → bspw. Ablaufschema zur Kontaktaufnahme, Inhalte eines Erstgespräches.
3. zur Qualitätsverbesserung → bspw. Vorgehen zur Begrenzung der Wartezeit, Erfassung und Auswertung der Behandlungszufriedenheit.
4. einer Formblattsammlung → bspw. Sitzungsprotokolle, Fehlerliste.
5. als Informationsmaterial für die Patienten_innen → bspw. Schreiben Terminversäumnis (Psychotherapeutenkammer Hamburg, 2019).

4. Ein Fallbeispiel aus der Praxis des Qualitätsmanagements in der Paartherapie

Neben den bisherigen theoretischen Inhalten eines QM allgemein und bezogen auf die Paartherapie, wird nun ein beispielhaftes Praxisbeispiel der eigenen Untersuchung aufgeführt. Bevor die Ergebnisse dargestellt werden, wird zuerst das methodische Vorgehen erläutert und die Person mit der Praxis des Fallbeispiels vorgestellt.

4.1 Methodik

Die Ansätze eines QM in und die Grundzüge der Paartherapie basieren auf einer umfangreichen online Literaturrecherche. Nach dem deduktiven Vorgehen wurde für ein konkreteres Verständnis zusätzlich ein qualitatives Experten_inneninterview durchgeführt. Für das Experten_inneninterview wurden gezielt selbstständige und fachlich zertifizierte paartherapeutische Praxen angeschrieben. Schließlich erklärte sich eine ausgewählte Person dazu bereit an einem einstündigen online Interview mit der Verfasserin der Arbeit teilzunehmen. Auf Wunsch nach Anonymisierung wird die/der Paartherapeut_in aus dem Praxisbespiel in dieser Arbeit als „Person A" bezeichnet. Grundlage des teilstrukturierten Interviews war ein selbst erstellter Fragebogen auf Basis der Literaturrecherche und eigenen Überlegungen. Die 21 offenen Fragenkomplexe wurden in drei Blöcke unterteilt: Allgemeines, QM in der eigenen Praxis orientiert am PDCA-Zyklus und Einschätzungen zum QM in der Paartherapie insgesamt. Während des Interviews wurde der Fragebogen als Leitfaden genutzt und einer Veröffentlichung der Inhalte wurde zugestimmt. Das Interview wurde aufgezeichnet, transkribiert und im Ergebnisteil durch Paraphrasieren dargestellt.

4.2 Vorstellung der Praxis für die Untersuchung

Zu Beginn des Interviews erzählte Person A ein wenig zum eigenen Werdegang. Seit rund zehn Jahren praktiziere Person A Paartherapien, seit ungefähr sechs Jahren in der eigenen Praxis. Vor dieser Arbeit sei Person A rund 25 Jahre als Change-Management-Berater_in in großen Konzernen, als Coach und Führungskräfteberater_in tätig gewesen. Ein gestärktes Interesse für den therapeutischen Bereich, persönliche Erfahrungen und der bisher geringe Kenntnisstand der Paartherapie hätten schließlich zum Orientierungswechsel geführt.

Aus dem Verständnis heraus, dass eine Partnerschaft die wichtigste und längste Beziehung für den Menschen sei, spezialisierte Person A sich auf diesen Bereich und bietet aktuell Paartherapien, Einzelsitzungen zu Paarthemen, Beziehungscoachings, Trennungs- und Eheberatungen an. Person A ist ausgebildete/r systemische/r Paar-, Einzel-, und Familientherapeut_in sowie Heilpraktiker_in für Psychotherapie. Beides DGSF-zertifiziert mit zusätzlicher emotionsfokussierter, sexual-, körper-, und gestaltungstherapeutischer Weiterbildung. Vor diesem Erfahrungshintergrund empfinde Person A, dass es in einer Partnerschaft heutzutage nicht nur um einen Kompromiss ginge, sondern um eine gemeinsame Entwicklung, eine erfolgreiche und sinnfüllende Bindung. Alles in allem beschreibt Person A die eigene Arbeit als stark ressourcenorientiert mit einem hohen Bezug zu Bindungserfahrungen und Einflüssen aus aktuellen empirischen Erkenntnissen.

5. Ergebnisse der Untersuchung

Nach den allgemeinen Fragen zur Person folgten im Interview Fragen zum QM-Verständnis, zu eigesetzten Elementen in der eigenen Praxis und zu Meinungen den ganzen paartherapeutischen Bereich betreffend. Nach dieser Struktur ist auch der Ergebnisteil aufgebaut.

Verständnis des Qualitätsmanagements

Unabhängig von fachlichen Definitionen betrachte Person A die Qualität auf mehrdimensionalen Ebenen, so auch in der Paartherapie. Zentrale Qualitätselemente seien dabei die Wirksamkeitsforschung, Prozessqualität, Vertraulichkeit, Verlässlichkeit und besonders die Beziehungsqualität zwischen dem/r Therapeuten_in sowie den Klienten_innen. Letzteres würde rund 50 Prozent einer erfolgreichen Therapie ausmachen, doch gleichzeitig sei die Fähigkeit eines/r Therapeuten_in eine professionelle, abgrenzende, empathische, aber allparteiliche Beziehung aufzubauen nicht evaluierbar. Es gehöre dann auch zur Professionalität des/r Therapierenden im Falle einer suboptimalen Beziehung zum Klienten_innenpaar dies offenzulegen und möglicherweise die Therapie zu beenden. Für beide Seiten sei Interesse und Empathie eine Grundlage für eine erfolgreiche Zusammenarbeit.

Person A gab an, kein bewusstes QM in der eigenen Praxis eingeführt zu haben, allerdings ergaben sich bei der Planung und Führung der Praxis viele Elemente, die dem QM zuzuordnen sind. Dazu gehöre bereits die bewusste Praxisorganisation, mit ausgewähltem Businessmodell und gezielter Marktanalyse. Der PDCA-Zyklus sei dabei nicht bewusst verwendet worden, aber ein Verständnis der Phasen und der Idee einer Qualitätsspirale sei durchaus vorhanden. Aus der Auffassung heraus, dass eine Beziehung die intensivste Form von Persönlichkeitsentwicklung sei, formulierte Person A eine Mission für die eigene Praxis: der Frage nachzugehen, wie es als Paar zu schaffen sei, gemeinsam alt und glücklich zu werden.

Eingesetzte Elemente des Qualitätsmanagements

Weitere Elemente eines QM in der Praxis von Person A werden folgend in den einzelnen Kästen beschrieben.

Schriftliche Dokumentation

Ein Instrument des QM bezogen auf die Art der Kommunikation sei es, alle zentralen Aspekte schriftlich zu notieren. Dazu gehören z.B. Termine, Absagen, Sitzungsabläufe, Honorare und weitere Vereinbarungen mit den Klienten_innen. Diese Dokumentation sei wichtig, um transparent und nachvollziehbar zu agieren. Für den eigenen Überblick führe Person A auch eine Datenbank mit allen Kunden_innen.

Schematische Sitzungsabläufe

Person A nutze für die Sitzungen schematische Abläufe, die aber auch flexibel anpassbar seien. Die ersten ein bis drei Sitzungen seien demnach für die Auftrags-klärung mit Anamnese, Diagnostik und Absprache über Sinn, Zweck und Ziel dieser Therapie. Dabei verwende Person A Fragebögen, um die Erwartungen des Paares zu erfassen und weitere diagnostische Instrumente, z.b. ein Beziehungsradar, der von den Paaren selbst durchgeführt werden solle. Routinemäßig würden die zu Anfang erarbeiteten Inhalte in den weiteren Sitzungen eingebaut und besprochen werden. Danach kämen die drei Stufen der Fallbearbeitung nach dem emotionsfokussierten Ansatz: Deeskalation, Erarbeiten von Verständnis für Bindungsthemen und die Konsolidierung, um das Gelernte im Alltag zu festigen. In der Abschlusssitzung würde der gesamte Prozess reflektiert und mit den anfänglichen Zielen und Erwartungen verglichen werden. Der beschriebene Sitzungsablauf ist in Abb. 6 dargestellt.

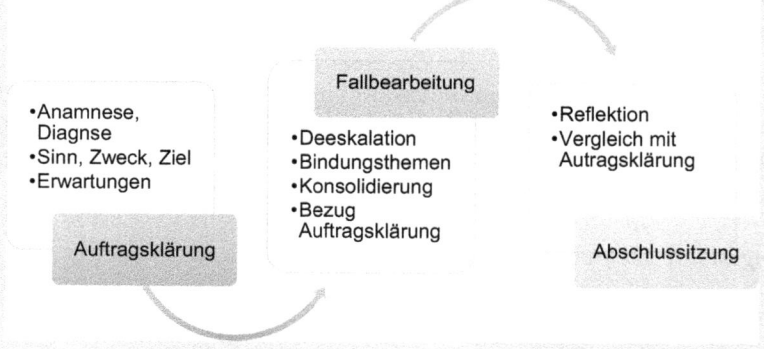

Abbildung 6: Sitzungsablauf Person A, eigene Darstellung

Fragebögen

Zusätzlich zu der Auftragsklärung frage Person A bei Therapiebeginn auch nach der Erlaubnis zu einem späteren Zeitpunkt Fragebögen an die Klienten_innen zu versenden. Die Abstände wären dabei sechs Monate, ein Jahr und drei Jahre mit Inhalten zu z.B. Prozessempfindungen. Veränderung im Beziehungsverhältnis, Leidensdruck, in der Sicherheit sowie Kommunikation. Die Inhalte seien dabei nach eigenem Ermessen gewählt worden, da es keine Vorlagen gäbe. Person A empfände die Durchführung einer Evaluation mit Fragebögen allerdings als wichtig, um die Nachhaltigkeit der Therapie zu erfassen. Zusätzlich sei es auch ein pädagogischer Ansatz, als eine Art Monitoring, damit die Paare wüssten, der/die Therapierende interessiere sich weiterhin für ihre Entwicklung.

Supervisionen

Zu Beginn wurde schon die Dokumentation der Sitzungsabläufe erwähnt, an dieser Stelle sind sie erneut zu nennen, da ausführliche Sitzungsprotokolle eine Grundlage für Supervisionen, eine Methode der Qualitätssicherung, sind. Person A ist von der Deutsche Gesellschaft für Systemische Therapie, Beratung und Familientherapie (DGSF) als ausgebildete/r, systemische/r Supervisor_in zertifiziert. Person A nehme an unterschiedlichen Supervisionsgruppen zu den jeweiligen Therapieansätzen teil, um in den professionellen Austausch zu kommen und die eigene Sicht zu erweitern. Die systemische und verhaltenstherapeutische Supervisionsgruppe fände 14-tägig statt und behandle selbst oder von Kollegen_innen eingebrachte Fälle, ein/e Supervisor_in strukturiere dabei die Sitzung von außen. Zu Einzelsupervisionen käme es bei komplexen Fällen, ungefähr monatlich. Die Intervisionsgruppe sei vom Ausbildungsinstitut der emotionsfokussierten Therapie (EFT) ausgehend. Quartalsweise fänden dort Austausche zu EFT-spezifischen Themen und aktuellen Erkenntnissen statt.

Weiterbildungen

Eine weitere Möglichkeit für fachlichen Austausch und Aktualität bieten Weiter-bildungsmöglichkeiten. Person A gibt auf der eigenen Website bereits eine Vielzahl von zertifizierten Aus-, und Weiterbildungen an, erzählte aber auch davon weiterhin solche Angebote wahrzunehmen. Jährlich ungefähr zwei bis drei längere Weiter- oder Fortbildungen und zwischendurch gerne auch noch mehrere kürzere Workshops.

Für die eigene Praxis sprechend, betonte Person A abschließend, wie wichtig die Beziehungsqualität zwischen dem/r Therapeuten_in und dem Paar sei. Doch diese Variable sei nicht zu quantifizieren oder evaluieren, demnach auch eine Qualitätsmessung nicht realisierbar. Schließlich hätte es auch sehr viel mit Lebenserfahrung zutun. Eine kurze Nachfrage bezüglich der aktuellen

Corona-Pandemie ergab, dass Person A keine Qualitätsminderung durch das Umstellen auf Online-Sitzungen erfahren hätte, die Paare in der Praxis zu haben sei das Beste, aber online sei dann eben das Zweitbeste.

Praxisübergreifende Themen
Im weiteren Verlauf wurde der Blick über das QM in der eigenen Praxis erweitert und Fragen zum ganzen Bereich der Paartherapie gestellt, um eine Experten_innen- Sichtweise einzuholen.

Angefangen mit dem ungeschützten Berufstitel. Diesen empfände Person A nicht als Qualitätsrisiko, da die Angabe von Zertifikaten, Aus- und Weiterbildungen aussagekräftiger für die Arbeit des/r Paartherapeuten_in sei als ein Titel. Die Klienten_innen können sich dann nach eigenem Ermessen für einen methodischen Ansatz entscheiden. Auch die freien Rahmenbedingungen seien qualitativ positiv anzusehen, da Raum bliebe für Originalität, Kreativität und Individualität. Person A selbst berichtete davon eine Zeit lang Einzelsitzungen in Form von Spaziergängen um einen See angeboten zu haben und zog daraus sehr positive Erfahrungen. Zudem seien einige Elemente, wie die Beziehungsqualität, nicht reglementierbar.

Auch wenn aus der Wirksamkeitsforschung hervorgeht, dass einige Methoden nachhaltiger und qualitativ besser wirken, erklärte Person A, dass eine Therapie stark von der eigenen Signatur geprägt sei und die Vergleiche dadurch erschwert. Wichtiger für die Qualität als die inhaltliche Ausrichtung sei dabei die Umsetzung, die Prozessqualität. Trotzdem solle die Wirksamkeitsforschung weltweit stärker fokussiert werden, um nicht von den bisherigen Ausbildungskapazitäten auszugehen, sondern um Raum zu schaffen für Veränderungen. Auf die Nachfrage nach Schwierigkeiten durch kulturelle Unterschiede bei weltweiten Studien beschrieb Person A, dass der Mensch bezüglich Bindungsthemen gleich sei und damit auch kulturell-übergreifende Aussagen möglich.

Abschließend erklärte Person A, er/sie empfände das QM als eine pragmatische Sache. Für die Klienten_innen sei es eine Verlässlichkeits- und Vertrauensbasis und für den/die Therapeut_in eine Arbeitsvereinfachung. Definierte, validierte und strukturierte Prozesse würden die Qualität festigen und Raum bieten, um sich auf immer individuelle und nicht normierbare Bereiche zu konzentrieren. Das Interview selbst empfände Person A als Anregung sich selbst zu reflektieren, die eigenen Methoden zu hinterfragen und das Interesse an ständiger Verbesserung zu stärken.

6. Herausforderungen für das Qualitätsmanagement in der Paartherapie

Im Ergebnisteil zeigte sich, dass Person A bei vielen Überlegungen zu eigenen QM-Elementen auf die Erfahrung als langjährige/r Change-Management-Berater_in zurückgriff und keine Unterstützung oder Orientierung in der Literatur fand. Dies beschrieb Person A als eine zentrale Herausforderung für die Implementierung eines QM in der Paartherapie. Die Prinzipien des QM sind zwar universell und damit auch auf alle Therapieformen anzuwenden, allerdings erschweren fehlende, spezifisch für die Paartherapie ausgerichtete Ansätze die Umsetzung. Dabei könnte schon der fehlende Zugang zu Fachliteratur eine Herausforderung darstellen, zum einen für die Aneignung der Grundlagen des QM aber zum anderen auch um über die aktuellen Entwicklungen z.B. der Rechtslagen bezüglich eines QM informiert zu werden/bleiben. Gerade für Therapeuten_innen, die sich erstmalig mit diesem Thema beschäftigen, wäre es schwierig einen Überblick zu bekommen und die Wichtigkeit der einzelnen Instrumente einzustufen sowie diese individuell anzupassen. Als selbstständige Ein-Personen-Praxis wäre die Einführung eines QM aufwendig und könnte durch kostenpflichtige Beratungsangebote sowie zusätzliche Arbeitsschritte abschrecken. Auch werden Fort- und Weiterbildungen vielleicht nicht in Anspruch genommen, weil es an personellen, zeitlichen oder monetären Ressourcen mangelt. Dabei wäre dies wichtig, um die Qualität der Behandlungen zu sichern und neben der langjährigen Erfahrung auch offen zu bleiben für neue Entwicklungen und Methoden, um die Klienten_innen bestmöglich zu unterstützen.

Die große Bedeutung der Beziehungsqualität zum/zur Therapierenden wurde von Person A mehrfach betont. Auch in der Literatur wird die Wertschätzung und Empathie des/r Therapeuten_in zum Paar als zentrale Herausforderung beschrieben (Schär, 2016, S. 76). Daraus ergibt sich auch für das QM eine Herausforderung, da dieser zentrale Parameter nur schwer zu erfassen und nicht standardisierbar ist. Überhaupt ist die gesamte Prozessqualität bei einer Dienstleitung zentral und nicht nur die Ergebnisqualität wie oft bei nur einem Produkt. Die Qualität von Dienstleistungen zu erfassen ist aber wesentlich komplexer, da sie stark vom Qualitätsbegriff der Kundschaft abhängt und das kann sehr individuell und subjektiv sein (Bruhn, 2019, S. 34). Zusätzlich kommen die sich verändernden Anforderungen an ein QM sich den externen Bedingungen anzupassen z.B. der wachsenden Bedeutung des Internets. Vermehrt werden Dienstleistungen und damit auch Therapien online bewertet und recherchiert. Daraus entstehen Herausforderungen an die Aktualität vom

QM, sich z.B. auch mit online Rezensionen und Webauftritten zu beschäftigen (ebd., S. 5).

7. Empfehlungen

Aus der Literatur, den Ergebnissen aus dem Praxisbeispiel und den Herausforderungen für ein Qualitätsmanagement in der Paartherapie ergeben sich nun Handlungsempfehlungen, um die qualitative Behandlung der Klienten_innen zu sichern und zu optimieren.

Zunächst wäre es empfehlenswert ein paartherapeutisches QM-Musterhandbuch anzulegen und dieses leicht zugänglich für die Paartherapierenden anzubieten, um in jeder Praxis eines zu etablieren.

Als gesammeltes Dokument mit allen qualitätsrelevanten Vorgaben, Anordnungen und Vorgängen innerhalb der Praxis dient ein QM-Handbuch als Arbeitsgrundlage. Die Erstellung eines QM-Handbuchs ist zunächst recht aufwändig, aber für die Qualität der Praxis können diese Handbücher einen hohen Nutzen bringen. Zum einen sind die Verantwortlichkeiten festgelegt und alle Organisationselemente strukturiert aufbereitet, zum anderen können durch die festgelegten Abläufe sowie Zuständigkeiten Fehler vermieden werden und bei Offenlegung den Klienten_innen gegenüber Transparenz signalisiert werden (Hensen, 2016, S. 181).

Um ein solches QM-Musterhandbuch zu erstellen bräuchte es zunächst definierte Experten_innenstandards. Um solche evidenzbasierten und monodisziplinären Experten_innenstandards zu entwickeln, kann sich an anderen Gesundheitsberufen orientiert werden, z.B. der Pflege. Das Deutsche Netzwerk für Qualitätsentwicklung in der Pflege verfasste gemeinsam mit dem Deutschen Pflegerat (Hensen, 2016, S. 382) einen sechsstufigen Prozess zur Entwicklung von Experten_innenstandards, der sich an den international anerkannten Regeln der Standard- und Leitlinienentwicklung orientiert. Die sechs Phasen sind dabei: Themenfindung von qualitätsrelevanten Kriterien (ebd., S. 384), Bildung unabhängiger Experten_innenarbeitsgruppen, inhaltliche Erarbeitung des Experten_innenstandard-Entwurfs, strukturierte Diskurse in der Fachöffentlichkeit, modellhafte Implementierung und regelmäßige Aktualisierungen. Bei der Erarbeitung der Standards wird in den einzelnen Phasen immer wieder die aktuelle Studienlage beachtet und diskutiert (ebd., S. 385). Das ist auch für die Paartherapie relevant, da neue Ergebnisse zu z.B. methodischen Ansätzen die Wirksamkeit der Therapie steigern können. Gleichzeitig bräuchte es aber auch eine Offenheit von den therapierenden Personen, neue Ansätze auszuprobieren und sich damit zu befassen.

Für die Implementierung der Experten_innenstandards hat das Deutsche Netzwerk für Qualitätsentwicklung in der Pflege ebenfalls ein Phasenmodell entworfen, an dem sich auch die therapeutischen Berufe orientieren können:
1. Phase 1: Fortbildungen zu Experten_innenstandards
2. Phase 2: Konkretisierung und Anpassung der Kriterien an die eigene Einrichtung und Zielgruppe
3. Phase 3: Einführung und Anwendung der Experten_innenstandards
4. Phase 4: Datenerhebung mit standardisierten Audit-Instrumenten (Hensen, 2016, S. 386)

In der Untersuchung zeigte sich, dass Person A regelmäßig an Supervisionen teilnehmen würde, die von dem Ausbildungsinstitut ausgehen. Es wäre zu empfehlen, dass auch weitere Ausbildungsinstitute regelmäßig Supervisionen anbieten und die Wichtigkeit dieser herausstellen, um die Wirksamkeit der Therapien zu verbessern, um Fehler zu vermeiden, um problematische Situationen zu diskutieren und um in den fachlichen Austausch zu kommen.

Im Praxisbeispiel zeigte sich, wie einzelne Elemente aus dem PDCA-Zyklus umgesetzt und genutzt werden können. Dabei sind die Ergebnisse auch kritisch zu beachten, da es Verzerrungen durch z.B. einen Recall Bias oder durch soziale Erwünschtheit geben könnte. Trotzdem kann diese Einzelfallstudie als eine Grundlage zur weiteren Hypothesengenerierung genutzt werden. Der genutzte Fragebogen könnte und sollte weiterentwickelt werden, um mehr Untersuchungen und qualitative Interviews mit Paartherapierenden durchzuführen, damit ein umfassendes Bild über die bisherigen QM-Elemente in den Praxen erfasst werden kann. Für die Weiterentwicklung des Therapiebereiches hat diese Arbeit gezeigt, dass das Thema QM in der Paartherapie bisher zu wenig beachtet wurde und es eine höhere Aufmerksamkeit für die Implementierung von QM in selbstständigen paartherapeutischen Praxen braucht. Therapeuten_innen benötigen fachliche Literatur und Bildungsangebote, um sich übersichtlich mit der Einführung sowie der Wichtigkeit eines QM zu beschäftigen und um die einzelnen Instrumente bewerten sowie an die eigene Praxis anpassen zu können.

8. Fazit

Die Paartherapie beschäftigt sich mit zentralen Elementen der Lebensqualität, weshalb ein Qualitätsmanagement in diesem Therapiesektor wichtig ist. Die unterschiedlichen Berufsqualifikationen, die freie Umsetzung der Rahmenbedingungen, verschiedene methodische Ansätze und schwer messbare

Parameter, wie die Beziehungsqualität, erschweren es aber einheitliche QM-Richtlinien für die Paartherapie zu formulieren und zu erforschen. Trotzdem sind die Prinzipien des QM universell und können auch auf die Paartherapie übertragen werden. So sind Zertifizierungen eine Möglichkeit der externen Qualitätsevaluation, der PDCA-Zyklus ein Werkzeug zur Optimierung von systemischen Prozessen und QM-Handbücher aus fachähnlichen Berufen können als Orientierung sowie Grundlage genutzt werden. Neben der Literaturrecherche zeigte das qualitative Experten_inneninterview, wie einzelne Instrumente des QM in einer paartherapeutischen Praxis umgesetzt werden können. Dazu gehörten eine formulierte Mission, schriftliche Dokumentationen, strukturierte Sitzungsabläufe, Fragebögen, Supervisionen und Weiterbildungen. Gleichzeitig zeigte die Untersuchung aber auch Herausforderungen bezüglich dem QM in der Paartherapie auf. Dazu gehören der möglicherweise fehlender Zugang zu Fachliteratur und fehlende konkrete QM-Beispiele aus der Paartherapie, die Aufbringung von personellen, zeitlichen und monetären Ressourcen sowie eine regelmäßig notwendige Aktualisierung des QM. Zu empfehlen wäre deshalb die Entwicklung von Experten_innenstandards und einem paartherapeutischen QM-Musterhandbuch. Bei der Implementierung solcher Standards kann sich an vorhandenen Modellen orientiert werden, zudem wird ein verstärkter Fokus von Supervisionen empfohlen. Diese Einzelfalluntersuchung kann zur weiteren Hypothesengenerierung genutzt werden, um mehr Experten_inneninterview durchzuführen. Insgesamt soll die erhöhte Aufmerksamkeit für ein Qualitätsmanagement in der Paartherapie die Behandlung der Klienten_innen optimieren und die Lebensqualität von Paaren wieder erhöhen.

Literaturverzeichnis

Bayerisches Staatsministerium für Wirtschaft und Medien, Energie und Technologie (Hrsg.) (2014). *Qualitätsmanagement für kleine und mittlere Unternehmen* (S. 12–46).

Bruhn, M. (2019). *Qualitätsmanagement für Dienstleistungen. Handbuch für ein erfolgreiches Qualitätsmanagement. Grundlagen – Konzepte – Methoden.* (11. Auflage). (S. 5–550). Berlin: Springer. Verfügbar unter [online]: https://link.springer.com/book/10.1007%2F978-3-662-59646-3 (abgerufen am 22.07.2020)

Bundesministerium für Gesundheit (2020a). *Patientensicherheit in Deutschland stärken.* Verfügbar unter [online]: https://www.bundesgesundheitsministerium.de/themen/praevention/patientenrechte/verbesserung-der-patientensicherheit.html (aufgerufen am 22.05.2020)

Bundesministerium für Gesundheit (2020b). *Gesundheitsberufe – geregelte Berufe.* Verfügbar unter [online]: https://www.bundesgesundheitsministerium.de/themen/gesundheitswesen/gesundheitsberufe/gesundheitsberufe-allgemein.html#c933 (aufgerufen am 26.05.20)

Deutsche Psychologen Akademie (o.J.) *Zertifikate.* Verfügbar unter [online]: https://www.psychologenakademie.de/zertifikate/ (aufgerufen am 02.06.20)

DGSF Deutsche Gesellschaft für Systemische Therapie, Beratung und Familientherapie e.V. (2020a). *Familientherapie – Systemische Therapie.* Verfügbar unter [online]: https://www.dgsf.org/service/was-heisst-systemisch/familientherapie-systemische_therapie.html (aufgerufen am 24.07.2020)

DGSF Deutsche Gesellschaft für Systemische Therapie, Beratung und Familientherapie e.V. (2020b). *Zertifizierung.* Verfügbar unter [online]: https://www.dgsf.org/zertifizierung (aufgerufen am 02.06.20)

Duden (2020a). *Duden online. Paar, das.* Verfügbar unter [online]: https://www.duden.de/rechtschreibung/Paar (aufgerufen am 27.05.20)

Duden (2020b). *Duden online. Paartherapie, die.* Verfügbar unter [online]: https://www.duden.de/rechtschreibung/Paartherapie (aufgerufen am 27.05.20)

DVP Der Deutsche Dachverband für Psychotherapie e.V. (2020). *Antrag auf das Europäische Zertifikat für Psychotherapie (ECP).* Verfügbar unter [online]: https://dvp-ev.de/ecp-eap (aufgerufen am 02.06.20)

Hensen, P. (2016). *Qualitätsmanagement im Gesundheitswesen Grundlagen für Studium und Praxis* (S. 45–335). Wiesbaden: Springer Fachmedien. Verfügbar unter [online]: https://link.springer.com/content/pdf/10.1007/978-3-658-25913-6.pdf (aufgerufen am 23.07.2020)

Hettl, M.K (2013) *Ziele müssen smart sein.* SW Sozialwirtschaft. (S. 19–20). Verfügbar unter [online]: https://www.nomos-elibrary.de/10.5771/1613-0707-2013-1-19/ziele-muessen-smart-sein-jahrgang-23-2013-heft-1 (aufgerufen am 25.07.2020)

IfD Institut für Demoskopie Allensbach (2016). *Gesellschaftsbild und Zukunftsagenda der Bürger.* Berichte für das Bundespresseamt. Allensbach. Verfügbar unter [online]: https://nbn-resolving.org/urn:nbn:de:0168-ssoar-49550-6 (aufgerufen am 26.05.20)

IfP Institut für Paartherapie e.V. (2013). *Weiterbildung in Psychoanalytischer Paartherapie.* Verfügbar unter [online]: http://www.paarinstitut.de/index.php?id=73 (aufgerufen am 02.06.20)

KBV Kassenärztliche Bundesvereinigung (2020). *QEP – Qualität und Entwicklung in Praxen.* Verfügbar unter [online]: https://www.kbv.de/html/qep.php (aufgerufen am 26.07.2020)

Psychotherapeutenkammer Hamburg (2019). *QM-Musterhandbuch.* Verfügbar unter [online]: http://www.ptk-hamburg.de/mitglieder/service_fuer_mitglieder/qm_musterhandbuch/index.html (aufgerufen am 27.07.2020)

Pschyrembel (2020a). *Pschyrembel online. Therapie.* Verfügbar unter [online]: https://www.pschyrembel.de/Therapie/K0MEH/doc/ (aufgerufen am 27.05.20)

Pschyrembel (2020b). *Pschyrembel online. Paarberatung.* Verfügbar unter [online]: https://www.pschyrembel.de/Paarberatung/P034D/doc/ (aufgerufen am 27.05.20)

Pschyrembel (2020c). *Pschyrembel online. Paarpsychotherapie.* Verfügbar unter [online]: https://www.pschyrembel.de/paarPsychotherapie/K0G48/doc/ (aufgerufen am 27.05.2020)

Reich, G. (2006). *Psychodynamische Familien- und Paartherapie.* In Psychodynamische Psychotherapien (S. 176). Berlin, Heidelberg: Springer. Verfügbar unter [online]: https://link.springer.com/chapter/10.1007%2F3-540-34272-9_10 (aufgerufen am 24.07.2020)

Roesler, C. & Sanders, R. (2009). *Die Konzeptualisierung der Paarbeziehung ‚als Bindung in der Emotionsfokussierten Paartherapie (EFT) und die Vorhersage ihrer Entwicklung anhand des Paarinterviews zur Beziehungsgeschichte.* Verhaltenstherapie & psychosoziale Praxis, 41(3) (S. 3). Verfügbar unter [online]: https://www.eft-paartherapie.de/wp-content/uploads/2020/02/Christian-Roesler-Rudolf-Sanders-Pilotstudie-zu-EFT.pdf (abgerufen am 17.07.2020)

Roesler, C. (2015). *Die begrenzte Wirksamkeit bisheriger Paartherapien verlangt neue Methoden.* Familiendynamik: Systemische Praxis und Forschung, 40(4) (S. 2–9). Verfügbar unter [online]: http://www.tobiassteiger.ch/downloads/EFT-Paartherapie_ueber-sicht_roesler.indd.pdf (aufgerufen am 13.07.2020)

Roesler, C. (2018). *Die Wirksamkeit von Paartherapie.* Familiendynamik, 43 (S. 334). DOI 10.21706/fd-43-4-332. Verfügbar unter [online]: https://www.semanticscholar.org/paper/Die-Wirksamkeit-von-Paartherapie-Roesler/0902e3cc253c869c6b176774119e0a6f74524e54 (aufgerufen am 27.05.20)

Schär, M. (2016). *Paarberatung und Paartherapie – Partnerschaft zwischen Problemen und Ressourcen* (S. 52–76). Berlin, Heidelberg: Springer. Verfügbar unter [online]: https://link.springer.com/book/10.1007%2F978-3-662-47482-2 (aufgerufen am 30.05.2020)

Schigl, B., Höfner, C., Artner, N.A., Eichinger, K., Hoch, C.B. & Petzold, H.G. (2020). *Supervision auf dem Prüfstand: Wirksamkeit, Forschung, Anwendungsfelder, Innovation.* (2. Auflage). (S. 2–206). Wiesbaden: Springer. Verfügbar unter [online]: https://link.springer.com/book/10.1007%2F978-3-658-27335-4 (aufgerufen am 26.07.2020)

Schindler, L., Hahlweg, K. & Revenstorf, D. (2019). *Partnerschaftsprobleme: Diagnose und Therapie. Handbuch für Therapeuten.* (3.Auflage). (S. 2–113). Berlin, Heidelberg: Springer. Verfügbar unter [online]: https://link.springer.com/book/10.1007%2F978-3-642-11729-9 (aufgerufen am 26.05.2020)

VFP Verband Freier Psychotherapeuten, Heilpraktiker für Psychotherapie und Psychologische Berater e.V. (o.J.). *Zertifizierung.* Verfügbar unter [online]: https://www.vfp.de/verband/zertifizierung.html (aufgerufen am 02.06.20)

Zentrum für Naturheilkunde (o.J.). *Paartherapie.* Verfügbar unter [online]: https://zfn.de/psychologie/paartherapie (aufgerufen am 02.06.20)

Rebecca Holst

9 Qualitätsmanagement im Therapiesektor der Verhaltenstherapie

Zusammenfassung: Qualitätsmanagement (QM) ist in unterschiedlichsten Bereichen des Gesundheitswesens wiederzufinden. Somit ist es auch für den Therapiesektor von großer Relevanz.

Ziel: Innerhalb dieses Beitrages soll dargestellt werden, wie sich Qualitätsmanagement in der Verhaltenstherapie zeigt und welche Methoden angewandt werden.

Methode: Basis dieses Beitrages ist eine umfangreiche Literaturrecherche. Des Weiteren wurden die aufgeführten theoretischen Aspekte, durch ein Interview mit einer Verhaltenstherapeutin, um die Anwendung in der Praxis ergänzt.

Ergebnisse: Im Bereich der Verhaltenstherapie werden anhand diverser gesetzlicher Vorgaben Grundanforderungen an die Qualitätssicherung gestellt. Einige Beispiele für Qualitätssicherungsmaßnahmen sind Supervisionen, Gutachterverfahren oder auch die Verhaltenstherapiekompetenzcheckliste. Den Verhaltenstherapeut_innen selbst wird hierbei jedoch viel Freiraum gelassen und der Überprüfung der eigenen Arbeit liegt ein hohes Maß an Eigenverantwortung zu Grunde.

Diskussion, Schlussfolgerung: Die vorhandenen Maßnahmen und Instrumente für das QM in der Verhaltenstherapie werden äußerst unterschiedlich umgesetzt und interpretiert, wobei es keine übergeordnete Prüfungsinstanz gibt. Es zeigt sich eine gute Basis für das Qualitätsmanagement und die Qualitätssicherung innerhalb der Verhaltenstherapie. Der große Interpretationsspielraum wirkt hierbei dennoch konträr zu einem einheitlichen Qualitätsmanagement. Darüber hinaus sollte die Rolle der Patient_innen und deren Selbstwirksamkeit nicht vernachlässigt werden.

Schlüsselwörter: Verhaltenstherapie, Qualitätsmanagement, Supervisionen, Qualitätssicherungsstrategien, Gesundheitswesen

1. Einführung

1.1 Einleitung in die Thematik

Innerhalb des deutschen Gesundheitssystems bildet die Qualitätssicherung einen festen Bestandteil der vertragsärztlichen Versorgung. Der Paragraph 135a des Sozialgesetzbuches (SGB) regelt die Verpflichtungen der Leistungserbringer zur Qualitätssicherung und legt dabei die geltenden Grundanforderungen fest (§ 135a Absatz 1 SGB V). Dies ermöglicht die Sicherung und Weiterentwicklung der Leistungsqualität sämtlicher Leistungserbringer (BMG, 2020). Da jegliche Leistungserbringer psychotherapeutischer Versorgung diesen Verpflichtungen unterliegen, sind auch sämtliche Verhaltenstherapeut_innen darin inkludiert. In den verschiedenen Teilsystemen werden diese Anforderungen jedoch unterschiedlich umgesetzt und sind eher heterogen in ihrer Fortschrittlichkeit (Schulz, Barghaan, Harfst, Koch, 2008, S. 31).

Aufgrund dieser Heterogenität in der Umsetzung und Fortschrittlichkeit der Qualitätssicherung, soll sich dieser Beitrag mit dem Qualitätsmanagement im Therapiesektor befassen. Hierfür wird sich explizit auf die Verhaltenstherapie bezogen und der Frage nachgegangen „Wie zeigt sich Qualitätsmanagement im Bereich der Verhaltenstherapie?". Sowohl die vorhandenen Qualitätsmanagementmaßnahmen und Qualitätssicherungsstrategien im Bereich der Verhaltenstherapie sollen dargestellt werden als auch ihre Umsetzung anhand eines Praxisbeispiels aufgezeigt werden. Dies soll einen Einblick in das Qualitätsmanagement innerhalb des Therapiesektors, am Beispiel der Verhaltenstherapie, ermöglichen.

1.2 Methodisches Vorgehen

Das übergeordnete Ziel dieses Beitrages ist es, die grundlegenden Prinzipien des Qualitätsmanagements im Bereich der Verhaltenstherapie verständlich zu machen. Gleichzeitig soll die Umsetzung von Qualitätssicherungsstrategien in der Verhaltenstherapie anhand eines Praxisbeispiels dargestellt werden. Nicht zuletzt werden Herausforderungen und Chancen für diesen Therapiesektor benannt und eine Empfehlung für die zukünftige Entwicklung des Qualitätsmanagements in der Verhaltenstherapie gegeben. Während der Gang der Untersuchung deduktiv ist, liegt diesem Beitrag eine systematische Literaturrecherche zu Grunde. Die Literaturrecherche wurde durch das Schneeballprinzip ergänzt. Auf Basis dieser Vorgehensweise, können die aktuelle Literatur und die neuesten wissenschaftlichen Erkenntnisse eingebunden werden. Nach der Einleitung in die Thematik und der Verortung der Verhaltenstherapie innerhalb Deutschlands, folgt eine zusammenfassende Definition der Verhaltenstherapie mit ihren Grundsätzen. Anschließend werden verschiedene Begriffe des Qualitätsmanagements kurz definiert und darauffolgend explizite Qualitätssicherungsstrategien der Verhaltenstherapie aufgezeigt. Daran anschließend folgt ein ausgewähltes Fallbeispiel auf Basis eines Interviews mit einer Verhaltenstherapeutin. Die Ergebnisse der Untersuchung werden zusammengefasst und dieser Beitrag mit den Herausforderungen für das Qualitätsmanagement im Bereich der Verhaltenstherapie, einem Fazit und möglichen Empfehlungen abgeschlossen.

2. Der Therapiesektor Verhaltenstherapie

2.1 Verortung der Verhaltenstherapie innerhalb Deutschlands

Dieses Kapitel soll einen Überblick über die statistischen Daten, bezogen auf die Verhaltenstherapie innerhalb Deutschlands, bieten. In der Bundesrepublik Deutschland beliefen sich die direkten Kosten aufgrund von psychischen und Verhaltensstörungen in der Bevölkerung im Jahr 2015 auf insgesamt 44.372,00 Milliarden Euro (Statistisches Bundesamt, 2019, S. 154).

Die Ergebnisse des Zusatzmodules „Psychische Gesundheit" (DEGS1-MH) der Studie zur Gesundheit Erwachsener in Deutschland aus dem Jahr 2014 zeigen, dass die Gesamtprävalenz für psychische Störungen in Deutschland bei 27,8 Prozent liegt (Jacobi et al., 2015, S. 88). Die größte Störungsgruppe stellen mit 15,3 Prozent Angststörungen dar, worauf mit 7,7 Prozent unipolare Depressionen und mit 5,7 Prozent Störungen durch Alkohol- oder Medikamentenkonsum folgen (Jacobi et al., 2015, S. 88). Des Weiteren zeigte sich als Auffälligkeit, dass zwischen unterschiedlichen soziodemographischen Gruppen stark variierende Prävalenzraten vorliegen (Jacobi et al., 2014, S. 81).

Innerhalb der Berufsgruppe der psychologischen Psychotherapeut_innen ist das häufigste Therapieverfahren die Verhaltenstherapie (Schulz et al., 2008, S. 13). Die durchschnittliche Wartezeit für eine Verhaltenstherapie belief sich für gesetzlich versicherte Personen auf 4,5 Monate, was deutlich geringer als bei einer analytischen Psychotherapie mit 5,2 Monaten Wartezeit ist (Schulz et al., 2008, S. 15). Gleichzeitig fällt auf, dass die Behandlungsdauer bei einer Verhaltenstherapie signifikant kürzer ist und somit mehr Patient_innen in einem vergleichbaren Zeitraum behandelt werden können (Schulz et al., 2008, S. 35). Im Bereich der gesetzlichen Krankenversicherung zeigt die Gutachtenstatistik der Kassenärztlichen Bundesvereinigung für das Jahr 2018, dass von insgesamt 207.680 Gutachtenaufträgen 56,55 Prozent in den Therapiebereich der Verhaltenstherapie für Erwachsene, Kinder und Jugendliche entfallen. Die zusammengefasste Befürwortungs- und Teil-Befürwortungsquote liegt sowohl bei Anträgen für Erwachsene als auch bei Anträgen für Kinder und Jugendliche bei annähernd 97 Prozent (Kassenärztliche Bundesvereinigung, 2019, S. 2). Es werden somit der Großteil der beantragten Verhaltenstherapien in der gesetzlichen Krankenversicherung durch das Gutachterverfahren befürwortet.

Im Versorgungsbereich der ambulanten Psychotherapie gab es bisher keine übergreifende Qualitätssicherungsprogramme, wobei mittlerweile erste Modelle zur Qualitätssicherung entwickelt wurden (Schulz et al., 2008, S. 34).

Methoden der Verhaltenstherapie

Die Verhaltenstherapie ist eine psychotherapeutische Grundorientierung, die auf der empirischen Psychologie basiert (Margraf, 2018, S. 32). Sie gilt als die am besten abgesicherte Form der Psychotherapie und wird sowohl im Kleinkindalter als auch im Erwachsenenalter als Therapie der Wahl genutzt (Margraf & Schneider, 2018, S. V). Ein hohes Maß an Nachhaltigkeit ist hierbei vor allem durch die Hilfe zur Selbsthilfe gegeben (ebd., S. V).

Hauptziel einer Verhaltenstherapie ist es, bestehende psychologische Störungen systematisch zu verbessern (Margraf, 2018, S. 32). Hierbei wird zwischen konkreten und operationalisierten Zielen unterschieden, die auf jeweils unterschiedliche Ebenen des Erlebens und Verhaltens einwirken. Die Wahl der Therapieziele basiert sowohl auf einer Störungsdiagnostik als auch auf einer individuellen Problemanalyse. Hierbei wird an prädisponierenden, auslösenden und/oder aufrechterhaltenden Problembedingungen angesetzt. Die Verhaltenstherapie bewegt sich über das therapeutische Setting hinaus, soll dabei stets transparent bleiben und gleichzeitig an Problemen, Handlungen und Zielen ausgerichtet werden (ebd., S. 32).

Innerhalb der Verhaltenstherapie kann, durch ein hohes Maß an Individualität und die patientenspezifische Umsetzung der jeweiligen Therapiemethoden, nicht gänzlich von einheitlichen Therapietechniken gesprochen werden (Hoffmann, 2015, S. 4f.). Wie die einzelnen Methoden innerhalb einer Verhaltenstherapie realisiert werden, ist abhängig von der Konstellation zwischen Therapeut_innen und Patient_innen. Explizit beschriebene Verfahren dienen vielmehr als Rahmenkonzepte, innerhalb derer die einzelnen Therapeut_innen ein hohes Maß an Entscheidungsfreiheit besitzen (ebd., 4f.).

Die Dauerhaftigkeit der Wirkung von verhaltenstherapeutischen Maßnahmen konnte wissenschaftlich belegt werden (Margraf, 2018, S. 26). Darüber hinaus, treten im Vergleich zu medikamentösen Behandlungen, anteilig weniger Rückfälle nach einer Verhaltenstherapie auf (ebd., S. 26). Des Weiteren zeigt sich, dass ein Großteil der Patient_innen nach einer Verhaltenstherapie langfristig psychisch gesund bleiben, selbst wenn zuvor eine lange Krankheitsgeschichte vorgelegen hat (Lambert, 2015, S. 87).

Auch wenn die Verhaltenstherapie vielerlei Vorteile mit sich bringt, liegen auch Schwierigkeiten in diesem Therapiebereich vor. Eine mangelhafte Verfügbarkeit qualifizierter und gut ausgebildeter Verhaltenstherapeut_innen und gleichzeitig die fehlenden Möglichkeiten für Patient_innen, Ärzt_innen und Psychotherapeut_innen, die Qualität der verfügbaren Verhaltenstherapeut_innen zu beurteilen, gehören unter anderem dazu (Margraf, 2018, S. 30).

Es zeigt sich, dass die Verhaltenstherapie als vielseitig einsetzbare Therapieform angewendet werden kann und dabei ein hohes Maß an empirisch belegter Wirksamkeit mit sich bringt. Wichtig dabei ist jedoch eine hohes Qualitätsniveau und die differenzierte Bewertung der Qualifikationen der jeweiligen Verhaltenstherapeut_innen.

3. Qualitätsmanagement und die Umsetzung in der Verhaltenstherapie

3.1 Begriffsdefinitionen im Qualitätsmanagement

Innerhalb dieses Kapitels sollen einige Begriffe des Qualitätsmanagements definiert werden, um ein Verständnis für das Qualitätsmanagement und das zugrunde liegende Konstrukt unterschiedlicher Begrifflichkeiten zu schaffen.

Unter dem Begriff Qualität versteht sich die Beschaffenheit oder die Eigenschaften eines Produktes, einer Dienstleistung, einer Tätigkeit oder einer Person (Hensen, 2016, S. 11). Der Qualitätsbegriff innerhalb des Gesundheitswesens hat jedoch eine umfassendere Bedeutung als die der reinen Begriffsdefinition. Meist steht der Begriff Qualität mit einem bereits vorhandenen Qualitätsverständnis in Verbindung (Hensen, 2016, S. 11ff). Hierunter versteht sich die Beurteilung der Qualität über die rein beschreibende Ebene hinaus und unter Einbezug einer subjektiven Bewertung. Dieses Qualitätsverständnis erfordert wiederum eine gewisse Qualitätsanforderung durch das Individuum selbst. Diese Anforderungen entsteht durch Erwartungen, die das Individuum an die jeweilige Qualität stellt (Hensen, 2016, S. 11ff).

Da das Gesundheitswesen durch komplexe Wechselbeziehungen zwischen allen Akteuren gekennzeichnet ist, ergeben sich auch für die vorhandene Qualität unterschiedliche Anforderungen (Hensen, 2016, S. 15f).

Unter Berücksichtigung diverser Qualitätsmodelle und Qualitätsdimensionen lässt sich zusammenfassen, dass Qualität zwar beschreibbar ist, sie jedoch nicht als eine Gesamtqualität innerhalb des Gesundheitswesens genau definiert werden kann (Hensen, 2016, S. 27). Für einen einheitlichen und differenzierten Qualitätsbegriff ist die Komplexität der Gesundheitsleistungen und des Zusammenspiels aller Akteure zu hoch. Darüber hinaus kann sich meist nur auf theoretische Überlegungen bezogen werden, da empirisch fundierte Erkenntnisse kaum vorhanden sind (ebd., S. 27).

Nachdem der Qualitätsbegriff genauer beschrieben wurde, soll nun das Qualitätsmanagement definiert werden. Unter Qualitätsmanagement werden Managementmethoden zusammengefasst, die zum Ziel haben

Qualitätsanforderungen zu erfüllen (Hensen, 2016, S. 39). Hierbei stehen die Begriffe Qualitätsmanagement und Qualitätssicherung in einem engen Zusammenhang (Hensen, 2016, S. 47). Das Qualitätsmanagement nimmt vor allem im Gesundheitswesen eine mehrdimensionale Rolle ein (Hensen, 2016, S. 42f.). Einerseits kann es im Kontext der unternehmerischen Anforderungen interpretiert und nach den Aspekten des Wettbewerbsdrucks, des Wirtschaftlichkeitsdrucks oder auch des Legitimationsdrucks gestaltet werden. Andererseits sorgt eine sozialethische Interpretation des Qualitätsmanagements für eine Ausrichtung nach humanistischen Werten und Vorstellungen, aufgrund derer rein wirtschaftliche Ziele eher in den Hintergrund rücken (Hensen, 2016, S. 42f.). Innerhalb des Qualitätsmanagements findet die Kombination unternehmerischer und sozialethischer Ziele statt, die sich schlussendlich ergänzen (Hensen, 2016, S. 43).

Auch wenn das Qualitätsmanagement ein hohes Potenzial für die Optimierung von Prozessen bietet und einen Handlungsrahmen zur Erfüllung gestellter Anforderungen bildet, muss sich auch den Limitationen des Qualitätsmanagements bewusst gemacht werden (Hensen, 2016, S. 45). Jegliche Maßnahmen des Qualitätsmanagements können nur innerhalb des wirkenden Umfeldes und unter Einfluss der zur Verfügung stehenden Ressourcen erfolgen. Gleichzeitig sind die zu wählenden Handlungsweisen immer abhängig von dem vorherrschenden Fachstandard. Im Gesundheitswesen ist der Einfluss durch externe Faktoren, die von Patient_innen ausgehen, besonders hervorzuheben. Sowohl das Verhalten der Patient_innen als auch Bedingungen, wie physiologische oder anatomische Dispositionen, verhindern häufig, dass ein Maximum an Qualität erreicht werden kann (ebd., S. 45).

Die Qualitätssicherung nimmt dabei eine Position als Teilaufgabe des Qualitätsmanagements ein. Durch vertrauensbildende Maßnahmen sollen Qualitätsanforderungen erfüllt werden. Gerade dieser Aspekt ist innerhalb des Gesundheitswesens von essenzieller Bedeutung (Hensen, 2016, S. 47).

3.2 Qualitätsmanagement in der Verhaltenstherapie

Nachdem wichtige Begriffe des Qualitätsmanagements definiert wurden, werden im folgenden Kapitel explizite Qualitätsmanagementmethoden und Qualitätssicherungsstrategien für die Verhaltenstherapie erläutert.

In der Bundesrepublik Deutschland regeln Heilberufe-Kammergesetze auf Landesebene die unterschiedlichen Verpflichtungen für Psychotherapeut_innen (Stellpflug, 2018, S. 751f.). Hierbei zeigt sich, dass in den unterschiedlichen Bundesländern unterschiedliche Verpflichtungen festgelegt sind und die

Musterberufsordnungen, welche für eine Harmonisierung sorgen sollten, nicht rechtsverbindlich sind (Stellpflug, 2018, S. 751f.). Auf Basis des Sozialgesetzbuches, gilt für die gesamte vertragsärztliche Versorgung in der Bundesrepublik Deutschland eine Fortbildungspflicht (§ 95d Absatz 1 SGB V). Diese verpflichtet Ärzt_innen, Zahnärzt_innen, Psychologische Psychotherapeut_innen als auch Kinder- und Jugendlichenpsychotherapeut_innen dazu, innerhalb eines Fünfjahreszeitraumes nachweislich insgesamt ein Minimum von 250 Fortbildungspunkten zu erlangen. Übergeordnetes Ziel dieser Pflicht zur fachlichen Fortbildung ist es, die erforderlichen Fachkenntnisse zur Berufsausübung auf Basis aktueller wissenschaftlicher Erkenntnisse zu erhalten und weiterzuentwickeln (§ 95d Absatz 1 SGB V).

Eine Maßnahme für die Qualitätssicherung innerhalb der psychotherapeutischen Behandlung, bildet die Supervision (Zimmer, 1996, S. 525). Sie ist sowohl für die individuelle Arbeit als auch für die kollektive therapeutische Arbeit innerhalb eines Teams anwendbar. Während einer Supervision führen die Supervisanden reflektierende Gespräche mit ausgewiesenen Experten (Supervisoren), die hierfür ihre Kompetenzen, Wissen und Erfahrungen zur Verfügung stellen (ebd., S. 525). Hervorzuheben ist, dass die Supervision sowohl eine Kontrolle, gleichzeitig aber auch eine Hilfestellung für die kritische Selbstreflexion der eigenen therapeutischen Arbeit bietet. Supervisionen werden bereits während der Ausbildung regelmäßig durchgeführt (ebd., S. 525). Darüber hinaus sollten sie auch ein fester Bestandteil der beruflichen Tätigkeit als Verhaltenstherapeut_in darstellen. Die Supervision lässt sich in institutionelle und kollegiale Supervision aufteilen, wobei letztere als Intervision bezeichnet wird (ebd., S. 525). Ein Scoping Review von Kühne et al. aus dem Jahr 2017 zeigt, dass innerhalb Deutschlands für die Gestaltung von Supervisionen keine verbindlichen Vorgaben existieren und somit jegliche Supervisionen nach eigenem Ermessen der Teilnehmer_innen gestaltet werden können (Kühne, Maas, Wiesenthal, Weck, 2017, S. 80). In den häufigsten Fällen werden Supervisionen in Form von Feedbackgesprächen und Falldiskussionen umgesetzt, seltener durch Rollenspiele. Es herrscht ein Konsens darüber, dass die wenigen empirischen Studien innerhalb der Supervisionsforschung die Bewertung der Qualität von Supervisionen erschweren (Kühne et al., 2017, S. 80).

Da eine Verhaltenstherapie unterschiedlich verlaufen kann, gehören Misserfolge genauso zum therapeutischen Alltag wie Therapieerfolge (Fischer-Klepsch, Münchau, Hand, 2018, S. 210f.). Hierbei dienen vor allem Intervisionen und Supervisionen zur Reflexion und bieten die Möglichkeit, eigene Fehler, Probleme und Grenzen zu identifizieren. Durch die Auseinandersetzung mit den eigenen Misserfolgen, kann diesen zukünftig entgegengewirkt werden.

Wichtig dabei ist zu akzeptieren, dass es innerhalb jeder Verhaltenstherapie Misserfolge gibt und geben wird. Diese sollten als Herausforderungen angesehen und genutzt werden, um somit aus ihnen zu lernen (Fischer-Klepsch et al., 2018, S. 210f.).

Im Rahmen der Richtlinienpsychotherapie, nimmt das Gutachterverfahren die Position einer weiteren Qualitätssicherungsmaßnahme ein (Fischer-Klepsch et al., 2018, S. 211). Grundsätzlich handelt es sich hierbei um eine Prüfung der Wirtschaftlichkeit, da auf Basis des Gutachterverfahrens die Kostenübernahme für eine Therapie von der Krankenkasse bewilligt wird (Gerbis & Linden, 2018 S. 843). Mittlerweile hat sich jedoch gezeigt, dass die Wirkung der Gutachterverfahren über die reine Wirtschaftlichkeitsprüfung hinausgeht. Vielmehr hat sich das Gutachterverfahren zu einem Instrument der Qualitätssicherung entwickelt (ebd., S. 843). Dieses Verständnis wurde 1999 vom Bundessozialgericht in seinem Urteil zur Honorargerechtigkeit für Psychotherapeut_innen unterstützt und hat das Gutachterverfahren institutionell mit der Qualitätssicherung verknüpft (ebd., S. 843). Trotz der weiten Verbreitung des Gutachterverfahrens, berichtete das RKI bereits 2008 von großen Zweifeln hinsichtlich der Reliabilität und Validität dieses Verfahrens (Schulz et al., 2008, S. 33f.). Eine hohe Varianz von 1 Prozent bis 21 Prozent in der Ablehnungsquote, die der Gutachterstatistik der Kassenärztlichen Bundesvereinigung aus dem Jahr 2005 zu entnehmen ist, schränkt zusätzlich auch die Objektivität dieser Maßnahme ein. Somit sind die Verlässlichkeit und Wirksamkeit dieser Qualitätssicherungsmaßnahme in Frage zu stellen (Schulz et al., 2008, S. 33f.).

Betrachtet man sowohl den stationären als auch ambulanten Bereich der Psychotherapie fällt auf, dass für beide Sektoren noch keine übergreifenden Qualitätssicherungsprogramme existieren (Schulz et al., 2008, S. 32ff.). Der Gesundheitsbericht des Bundes über die Psychotherapeutische Versorgung aus dem Jahr 2008 führte auf, dass es in beiden Sektoren Ansätze unterschiedlicher Qualitätssicherungsmaßnahmen gibt, der Bedarf an Weiterentwicklung und Optimierung jedoch hoch ist (Schulz et al., 2008, S. 32).

In der Entwicklung unterschiedlicher Qualitätssicherungssysteme für die stationäre Psychotherapie findet das Phasenmodell der Qualität nach Donabedian (1966) häufig seine Anwendung. Dieses vereint die drei Dimensionen Struktur-, Prozess- und Ergebnisqualität (Zimmer & Moessner, 2012, S. 68). Darüber hinaus kann der PDCA-Zyklus nach Deming als ein universell einsetzbares Modell zur Qualitätsverbesserung genutzt werden. Die Aktionen Planen, Ausführen, Überprüfen und Verbessern werden hierbei fortwährend in dynamischer Form durchgeführt (ebd., S. 68). Hervorzuheben ist, dass bei der Entwicklung eines Qualitätssicherungssystems die Auswahl der

Qualitätsdimension und die Überlegung, wie die gewonnen Informationen verwendet werden sollen, von großer Relevanz sind. Unter Berücksichtigung dieser Überlegungen können hilfreiche Instrumente zur Therapieevaluation konstruiert werden (Zimmer & Moessner, 2012, S. 71).

Im Jahr 1994 wurde innerhalb der stationären Psychotherapie ein Qualitätssicherungsprogramm eingeführt, welches den Bemühungen einer externen Qualitätssicherungsmaßnahme gerecht werden sollte (Schulz et al., 2008, S. 32). Dieses Programm fokussierte sich jedoch nur auf die medizinische Rehabilitation. Die Evaluation der Struktur- und Prozessqualität und die Befragungen von Patient_innen bildeten das Kernstück eben dieser Qualitätssicherungsmaßnahme. Seit dem Jahr 2000 wurde zur Weiterentwicklung dieses Programmes, zusätzlich die Ergebnisqualität sowohl für Patient_innen als auch Behandler_innen untersucht (Schulz et al., 2008, S. 32). Weiterhin zeigt sich in der psychiatrisch-psychotherapeutischen Krankenhausbehandlung, dass vorhandene Qualitätssicherungsprogramme vielmehr auf einzelne Störungsbilder fokussiert sind und nicht allgemeingültig eingesetzt werden können (ebd., S. 32).

Innerhalb der ambulanten psychotherapeutischen Versorgung wird die Qualitätssicherung überwiegend durch das Gutachterverfahren gewährleistet, dem gegenüber jedoch mittlerweile Zweifel bestehen (Schulz et al., 2008, S. 33). Es lassen sich dennoch regional und in Zusammenarbeit mit unterschiedlichen Krankenkassen einzelne Modellversuche erkennen (Schulz et al., 2008, S. 33f.). Nicht zuletzt sei auch für den Bereich der psychotherapeutischen Behandlung in Tageskliniken oder Ambulanzen und der psychosozialen Beratungsstellen erwähnt, dass der Bedarf an Qualitätssicherungsprogrammen besteht (Schulz et al., 2008, S. 34). Doch auch hier sind Maßnahmen zur Evaluation der Struktur-, Prozess- und Ergebnisqualität weiterhin nur in Ansätzen oder gänzlich nicht existent (ebd., S. 34).

Die Sicherung der Behandlungsgüte ist für den Bereich der Psychotherapie und somit auch für die Verhaltenstherapie von vorrangiger Bedeutung (Linden & Langhoff, 2010, S. 477). Die Ergebnisse einer Therapie hängen wesentlich von dem jeweiligen Verhalten der Therapeut_innen ab. Unter dem Begriff Therapeut_innen-Compliance, wird hierbei die Schnittmenge zwischen dem, was der Fachstandard vorgibt und dem, was die Therapeut_innen umsetzen, zusammengefasst (ebd., S. 477). Überwiegend findet die Sicherung der Therapiegüte über Theorieunterricht und Supervisionen statt, woraus sich viel Freiraum für die praktische Umsetzung ergibt. Um in diesem Rahmen die Güte der Therapie zu erfassen, bieten sich standardisierte Instrumente an (Linden & Langhoff, 2010, S. 477). Als problematisch stellt sich hierbei jedoch heraus, dass die bisher sehr spezifisch entwickelten Instrumente und unterschiedlichen Fachstandards, die als Vergleichsbasis genutzt werden, keine generalisierte Beurteilung zulassen (Linden & Langhoff, 2010, S. 477ff.). Somit gibt es zwar eine Vielzahl unterschiedlicher Messinstrumente, diese können aber letztendlich nicht für eine allgemeine Beurteilung der Therapeut_innen-Compliance verwendet werden (Linden & Langhoff, 2010, S. 477ff.).

Auf Grund dieser Problematik, und um ein vielseitig anwendbares Messinstrument zur Hand zu haben, wurde die Verhaltenstherapiekompetenzcheckliste (VTKC) entwickelt (Linden & Langhoff, 2010, S. 480). Diese kann sowohl in der Ausbildung als auch der Praxis genutzt werden. Die VTKC dient einerseits der Operationalisierung guter therapeutischer Praxis in der kognitiven Verhaltenstherapie, indem sie die jeweilige Therapie nach diesem Maßstab messbar macht. Andererseits kann die VTKC in der Aus- und Fortbildung für eine Optimierung des Therapeutenverhaltens genutzt werden (ebd., S. 480). Das Mehrebenenmodell der Psychotherapie bildet hierbei die theoretische Basis dieser Checkliste. Es existieren vier unterschiedliche Versionen der VTKC, die für Supervisionen (VTKC-S), für Patient_innen (VTKC-P), für Therapeut_innen (VTKC-T) und für externe Rater_innen (VTKC-R) genutzt werden können (ebd., S. 480). Die VTKC ermöglicht es genaue Qualitätsstandards für die kognitive Verhaltenstherapie zu definieren und die Prozessqualität der psychotherapeutischen Behandlung zu beschreiben (Linden & Langhoff, 2010, S. 483.). Die Inhalte der VTKC dienen hierbei nicht nur der Analyse der Qualität von verhaltenstherapeutischen Basiskompetenzen, sondern liefern zusätzlich Verhaltensanweisung und bilden die Quantität eben dieser ab (Linden & Langhoff, 2010, S. 484).

Zu einer Verhaltenstherapie gehört neben der praktischen Tätigkeit auch die Dokumentation der erfolgten Leistungen. Hierbei ist die Dokumentation jeglicher psychotherapeutischer Leistungen durch den Gesetzgeber als Pflicht festgeschrieben (Laireiter & Baumann, 2018, S. 815). In der Bundesrepublik Deutschland ist die Dokumentationspflicht in den Heilberufe-Kammergesetzen, den Psychotherapierichtlinien, weiteren Berufsordnungen und zusätzlichen gesetzlichen Rahmenbedingungen genau definiert. Diese Verpflichtung verfolgt unter anderem, berufsständische und wissenschaftliche Qualitätsstandards zu erfüllen. Die Dokumentationspflicht gilt bei gesetzlich und privat versicherten Patienten, sowohl für den stationären als auch ambulanten Sektor (Laireiter & Baumann, 2018, S. 815). Wenn gleich eine fehlende Dokumentation keine direkten strafrechtlichen Konsequenzen mit sich zieht, kann sie dennoch für schwere berufs- und zivilrechtliche Konsequenzen sorgen (Laireiter & Baumann, 2018, S. 815f). Während eines rechtlichen Prozesses kann bei einer fehlenden Dokumentation eine Beweisgrundlage eventuell nicht gewährleistet werden (ebd., S. 815f). Allgemein umfasst die Dokumentation Daten über Therapiebeginn, Therapieverlauf und Therapieende, deren explizite Inhalte in den gesetzlichen Regelungen definiert sind (Laireiter & Baumann, 2018, S. 819). Die Dokumentation in der ambulanten Verhaltenstherapie kann mittlerweile computergestützt umgesetzt und somit ökonomisch eingesetzt werden, wobei es Unterschiede zwischen den Dokumentationssystemen für Erwachsene und denjenigen für Kinder und Jugendliche gibt (Laireiter & Baumann, 2018, S. 824). Spezielle und anpassbare Systeme für eine ganzheitliche und digitale Umsetzung fehlen jedoch überwiegend noch (ebd., S. 824). Als zentrale Methode für die Sicherung und Verbesserung der Prozess- und Ergebnisqualität der Psychotherapie, nimmt die Dokumentationspflicht somit eine bedeutende Rolle ein (Laireiter & Baumann, 2018, S. 816). Zusammenfassend lässt sich sagen, dass der aktuelle Stand der Dokumentation innerhalb der Psychotherapie noch nicht sein Optimum erreicht hat (Laireiter & Baumann, 2018, S. 826). Vor Allem hinsichtlich der Qualitätssicherung, sollten eine Standardisierung und, damit einhergehend, einheitliche Strukturen angestrebt werden (ebd., S. 826).

Es ist zu erkennen, dass ein hohes Maß an Verantwortung für die Erfüllung und Berücksichtigung einer angemessenen Qualität in der Verhaltenstherapie bei den Verhaltenstherapeut_innen selbst liegt.

Neben den bereits erwähnten Richtlinien und expliziten Regelungen, die für die Verhaltenstherapie gelten, dürfen andere Aspekt nicht vernachlässigt werden. Die therapeutische Beziehung in der Verhaltenstherapie nimmt eine äußerst wichtige Position ein und fungiert als einflussreicher Wirkfaktor in der Therapie (Margraf & Bieda, 2018, S. 382). Bei einer gezielten Einsetzung kann die Beziehung zwischen Therapeut_innen und Patient_innen die Effektivität steigern. Liegt eine positive therapeutische Beziehung vor, so kann diese sowohl direkt auf die Symptome der Patient_innen einwirken als auch die Umsetzung therapeutischer Maßnahmen durch die Patient_innen erleichtern (ebd., S. 382). Um die Qualität der therapeutischen Beziehung zu bewerten, können Fragebögen verwendet werden. Dabei stellt sich die Patient_inneneinschätzung, im Vergleich zu einer Therapeut_inneneinschätzung, als besserer Prädiktor heraus (ebd., S. 382). Des Weiteren ist in diesem Zusammenhang eine offene Fragekultur von großer Bedeutung. Da den Patient_innen Fragen oder Gegenargumente häufig erst nach einer Therapie einfallen, liegt es in der Verantwortung der Therapeut_innen, Raum für jegliche Art von Fragen zu schaffen und die Patient_innen auch im Verlauf der Behandlung regelmäßig darauf hinzuweisen (Margraf & Bieda, 2018, S. 391).

Des Weiteren soll mit Hilfe der Psychoedukation Patient_innen und Angehörigen komplizierte medizinisch-wissenschaftliche Fakten verständlich vermittelt werden (Gensichen & Linde, 2018, S. 713). Da das Verständnis über die eigene Erkrankung eine Grundvoraussetzung für einen selbstverantwortlichen Umgang mit eben dieser bildet, kann durch die Psychoedukation eine Voraussetzung für eine erfolgreiche Behandlung geschaffen werden (ebd., S. 713). Darüber hinaus wird auch die Patientenselbstsorge gestärkt, welche ebenfalls einen positiven Einfluss auf den Verlauf der Behandlung nehmen kann (Gensichen & Linde, 2018, S. 713f).

Dieses Kapitel hat die äußerst unterschiedlichen Ansätze des Qualitätsmanagements, als auch eine Vielzahl an Qualitätssicherungsmaßnahmen im Bereich der Verhaltenstherapie aufgeführt. Es zeigt sich, dass eine Vielzahl an Maßnahmen existieren, die an unterschiedlichen Punkten der verhaltenstherapeutischen Versorgung ansetzen. Dabei fällt auf, dass alle Maßnahmen in ihrer Fortschrittlichkeit variieren und meist spezifisch entwickelt wurden. Allgemeingültige Qualitätssicherungsmaßnahmen sind weiterhin nicht vorhanden.

4. Ein Fallbeispiel aus der Praxis der Verhaltenstherapie

Für diesen Beitrag wurde nicht nur eine umfangreiche Literaturrecherche durchgeführt, sondern zusätzlich ein Interview mit einer Verhaltenstherapeutin geführt. Durch die erhaltenen Informationen aus der alltäglichen Praxis einer Verhaltenstherapeutin, sollen die theoretischen Aspekte des Qualitätsmanagements um die praktischen Aspekte erweitert werden. Das Interview wurde auf Basis selbst zusammengestellter Fragen geführt, die sich aus einer Recherche zum Qualitätsmanagement und verschiedensten Vorlesungsinhalten ergeben haben. Dieses beispielhafte Interview soll zeigen, inwiefern Qualitätssicherungsmaßnahmen für die Verhaltenstherapie innerhalb dieses Fallbeispiels existieren und in welcher Form diese tatsächlich umgesetzt und angewendet werden.

4.1 Interview mit einer Verhaltenstherapeutin

Das Interview wurde mit einer Verhaltenstherapeutin aus Hamburg geführt. Vor Ihrer Ausbildung zur Verhaltenstherapeutin im DGVT Ausbildungszentrum, hat sie Psychologie studiert und ist mittlerweile in den Räumlichkeiten des „St. Pauli Gesundheitszentrum" in Hamburg als Verhaltenstherapeutin tätig.

Aus dem Interview ist klar hervorgegangen, dass es Qualitätsmanagement in der Verhaltenstherapie aus Sicht der Interviewpartnerin sowohl bewusst als auch unbewusst gibt. Bereits während der Ausbildung der Interviewpartnerin wurden Intervisionen und Supervisionen durchgeführt. Diese wurden auf Dokumentationsbögen festgehalten, mussten unterzeichnet werden und waren ein verpflichtender Bestandteil der Ausbildung. Darüber hinaus gehören Supervisionen und Intervisionen weiterhin zum verhaltenstherapeutischen Alltag der Interviewpartnerin. Die Intervisionen werden hierbei auch häufig in einem lockeren Rahmen, wie der Mittagspause und somit auf einer gleichwertigen Ebene zwischen allen Teilnehmer_innen durchgeführt. Zusätzlich gab es während der Ausbildung Gutachterverfahren, bei denen die von Auszubildenden erstellten Therapiepläne für Langzeittherapien an qualifizierte Gutachter_innen geschickt und von diesen auf ihre Eignung überprüft wurden. Die Interviewpartnerin hat mitgeteilt, das während der Tätigkeit als Verhaltenstherapeutin ein Qualitätsmanagement überwiegend auf Basis der Selbstreflexion und der Überprüfung der eigenen Arbeit stattfindet. Die einzige Vorgabe, die die Interviewpartnerin nannte, ist die zuvor bereits beschriebene Pflicht zur fachlichen Fortbildung. Nach Aussage der Interviewpartnerin gibt es darüber hinaus jedoch keine Prüfung einer übergeordneten Instanz. Im Bereich der Verhaltenstherapie wird laut Interviewpartnerin sehr wissenschaftlich gearbeitet und viel Wert auf eine effiziente und vor allem effektive Arbeit gelegt. Dennoch wird dies nicht einheitlich überprüft, kontrolliert oder vorgeschrieben. Vielmehr wird es als Aufgabe und Verantwortung aller Verhaltenstherapeut_innen gesehen, die eigene Arbeit regelmäßig zu evaluieren und daraufhin zu optimieren. Aus dem Interview geht hervor, dass dies in diesem Fallbeispiel in Form von Fragebögen vor, während und auch ein Jahr nach Therapieende umgesetzt wird. Die Evaluation der eigenen Arbeit wird von allen Verhaltenstherapeut_innen unterschiedlich gewissenhaft und regelmäßig durchgeführt. Darüber hinaus hat die Interviewpartnerin mitgeteilt, dass es für Verhaltenstherapeut_innen ein großes Fortbildungsangebot gibt, um wissenschaftlich immer auf dem aktuellen Stand zu bleiben. Hierfür gibt es unter anderem von Kassenärztlichen Vereinigungen, Unikliniken, Therapeutenvereinigungen, der Deutschen Gesellschaft der Verhaltenstherapie oder auch von Koryphäen aus dem Bereich der Verhaltenstherapie verschiedenste Angebote, die aus eigener Initiative heraus wahrgenommen werden können. Durch diese Angebote kann der Pflicht zur fachlichen Fortbildung nachgegangen werden. Des Weiteren hat die Interviewpartnerin betont, dass vor allem Feedback über Negatives sehr hilfreich ist, um die Qualität der eigenen therapeutischen Arbeit zu verbessern. Nach Aussagen der Interviewpartnerin, werten selbstständige Verhaltenstherapeut_innen Fragebögen und Feedback zu ihrer Arbeit überwiegend selbst aus, was die objektive Auswertung der Ergebnisse erschwert. Zusätzlich hat die Interviewpartnerin erwähnt, dass im Bereich der klinischen Psychologie besonders großer Wert auf die Forschung, Evaluation und auch das Qualitätsmanagement in der Verhaltenstherapie gelegt wird und die Vorgehensweisen dort anders als in Ihrem therapeutischen Alltag sind (Verhaltenstherapeutin, 2020).

4.2 Praktisches Anwendungsbeispiel aus dem Interview

Die Interviewpartnerin hat aus ihrem Alltag als Verhaltenstherapeutin von unterschiedlichen Maßnahmen zur Umsetzung der Qualitätssicherung berichtet. Folgend soll ein Praxisbeispiel aus eben diesem Interview aufgeführt werden – in diesem Falle das direkte Feedback nach einer Therapiesitzung. Hierbei hat die Interviewpartnerin betont, dass diese Maßnahme für Sie eine der besten Möglichkeiten bietet, ihre eigene Arbeit als Therapeutin zu verbessern, zu reflektieren und die richtigen verhaltenstherapeutischen Maßnahmen für ihre Patient_innen auszuwählen.

Direktes Feedback nach einer Therapiesitzung

Von großer Bedeutung für die Arbeit als Therapeut_in ist das direkte Feedback und die Einschätzung der erfolgten Therapiesitzung durch die Patient_innen. Hierbei wird vor allem versucht die Patient_innen zu ermutigen die vorangegangene Therapiesitzung anschließend direkt zu bewerten. Dazu können beispielsweise folgende Fragen gestellt werden:

➤ „Was war heute besonders wichtig?"
➤ „Was war heute gut?"
➤ „Was ist heute schlecht gewesen?"
➤ „Was nehmen Sie aus der heutigen Sitzung mit?"

Vor allem die direkt an die Therapiesitzung anschließende Rückmeldung ermöglicht eine qualitative Bewertung ohne Erinnerungsbias und Verzerrung. Darüber hinaus dient vor allem Feedback über Negatives aus der Therapiesitzung dazu, die eigene Arbeit zu verbessern und die Methoden für die Patient_innen individuell anzupassen (Verhaltenstherapeutin, 2020).

5. Ergebnisse der Untersuchung

Anhand einer umfangreichen Literaturrecherche und unter Einbezug der Informationen aus dem dargestellten Fallbeispiel, lassen sich eine Vielzahl von Ergebnissen zusammenfassen.

Da die Verhaltenstherapie dem Bereich der Psychotherapie zugeordnet wird, finden sich eher wenige Vorgaben und Qualitätssicherungsstrategien, die exakt auf die Bedürfnisse der Verhaltenstherapie abgestimmt sind.

Innerhalb dieses Beitrages wurde aufgezeigt, dass es unterschiedliche gesetzliche Regelungen gibt, die ein Mindestmaß an Qualitätssicherung gewährleisten. Kammer- und Heilberufsgesetze, die Fortbildungspflicht als auch die Qualitätssicherungspflicht bilden hierfür den gesetzlichen Rahmen.

Es herrschen jedoch von Bundesland zu Bundesland sehr unterschiedliche Vorgaben zwischen diesen Regelungen. Dies führt zu einer Heterogenität innerhalb des Landes. Vorgegebene Richtlinien können sehr frei interpretiert und umgesetzt werden. Gleichzeitig hat die Recherche ergeben, dass es kaum Informationen über strafrechtliche Konsequenzen bei Nichteinhaltung dieser Vorgaben gibt. Somit ist die Kontrolle der Einhaltung dieser Richtlinien fragwürdig. Da eine Vielzahl an unterschiedlichen Vorgaben existieren ist ihre explizite Umsetzung, die Bewertung der Effektivität und Evaluation der einzelnen Maßnahmen eher intransparent und schwierig.

Dieser Beitrag hat gezeigt, dass der Bedarf an übergreifenden Programmen zur Qualitätssicherung sowohl im ambulanten als auch stationären Bereich besteht. Hierbei variieren der Entwicklungsstand und Fortschritt in den unterschiedlichen Teilbereichen jedoch stark. Die unterschiedlichen Gegebenheiten und Bedürfnisse der einzelnen Bereiche sorgen für diverse Anforderungen an die jeweiligen Qualitätssicherungsstrategien. Somit sind die Entwicklung und Implementierung eines übergeordneten externen Qualitätssicherungsprogrammes äußerst anspruchsvoll und aufwendig. Da es bereits in der Vergangenheit noch keine übergreifende Qualitätssicherungsprogramme gab, hat die Recherche gezeigt, dass sich daran bisher noch nichts grundlegend geändert hat. Klar herausgestellt hat sich jedoch, dass bei der Entwicklung eines Qualitätssicherungssystems zuvor genau definiert werden sollte, mit welchem Ziel diverse Informationen gesammelt werden, um diese auch effektiv für eine Evaluation der Therapie nutzen zu können.

Speziell im Bereich der Aus-, Fort- und Weiterbildung für Verhaltenstherapie ergibt sich die Herausforderung, die Qualität der jeweiligen Ausbildungen, Fortbildungen und Weiterbildungen exakt zu beurteilen und zu sichern. Während all dieser Bildungsmaßnahmen ist es von Relevanz, die jeweilige

Qualität bereinigt von allen weiteren Einflussfaktoren zu beschreiben. Somit ist es schwierig die vorhandene Qualität, beispielsweise bei einem langjährigen Ausbildungsprozesses, zu bewerten und hierbei die zusätzlich wirkenden Faktoren und subjektive Wahrnehmungen nicht mit einzubeziehen (Reinecker, Munsch, Fydrich, 2018, S. 775f.).

Bereits 1994 zeigten Rief et al., dass eine Qualitätssicherung und Qualitätskontrolle verpflichtend für alle Behandlungsinstitutionen sein sollten. Damit einhergehend sind eine qualifizierte Diagnostik, die ausführliche Dokumentation von Interventionen und Behandlungsverläufen, als auch die abschließende Selbst- und Fremdbeurteilung von großer Relevanz (Rief, 2018, S. 706). Auf Grund der bisher verfügbaren Qualitätssicherungsmaßnahmen, lässt sich ein ausgesprochen positiver Effekt hinsichtlich der kritischen Reflexion und Weiterentwicklung der Therapeut_innen erkennen. Erst diese Reflexion ermöglicht es, eigene Interventionen kritisch zu hinterfragen und eine Behandlungsoptimierung anzustreben (ebd., S. 706).

Auch wenn bereits ein Qualitätssicherungsinstrument wie die VTKC vorhanden ist, wurde während der Recherche für diesen Beitrag keine Quellen zur Anwendungshäufigkeit der VTKC in der Praxis gefunden. Es ist somit fraglich, inwiefern dieses Qualitätssicherungsinstrument tatsächlich genutzt wird. Die Interviewpartnerin erwähnte die VTKC ebenfalls nicht.

Nicht zuletzt hat dieser Beitrag gezeigt, dass der aktuelle Stand der Versorgungsforschung noch stark verbessert werden kann. Vor allem empirische Studien im Bereich der Qualitätsanforderungen und des Qualitätsmanagements für die Verhaltenstherapie sind nur wenig vorhanden und könnten zu einer Verbesserung der Qualitätssicherung des Therapiebereiches führen.

6. Herausforderungen für das Qualitätsmanagement in der Verhaltenstherapie

Die dargelegten Ergebnisse dieses Beitrages führen zu unterschiedlichen Herausforderungen für das Qualitätsmanagement in der Verhaltenstherapie.

Als eine grundlegende Problematik zeigt sich, explizite Qualitätssicherungsanforderungen für den Therapiesektor der Verhaltenstherapie zu finden. In den meisten Fällen wird sich im Allgemeinen auf die Psychotherapie bezogen, woraus sich keine genauen Handlungsanforderungen für die Verhaltenstherapie ergeben. Speziell auf die Verhaltenstherapie abgestimmte Maßnahmen gibt es nur in geringer Zahl. Die vorhandenen Anforderungen und Maßnahmen können nach eigenem Ermessen umgesetzt werden und es wird ein großer

Interpretationsspielraum gelassen. Des Weiteren finden in den wenigsten Fällen übergeordnete Prüfungen und Kontrollen statt.

Innerhalb der Bundesrepublik Deutschland stellt sich die Versorgung psychisch kranker Personen in den drei unterschiedlichen Bereichen Krankenhaus, Psychiatrie/ Psychotherapie und Rehabilitation als ein großes Hindernis heraus (Schulz et al., 2008, S. 34). Qualitätssicherungssysteme zu entwickeln, die alle Bereiche mit ihrer Vielzahl an multidimensionalen Aspekten abdecken, zeigt sich als eine äußerst anspruchsvolle Aufgabe (Schulz et al., 2008, S. 32ff.).

Ein zusätzlicher Faktor im Therapiesektor der Verhaltenstherapie, ist die Wahl zwischen ambulanter und stationärer Therapie. Hierbei zeigt sich der Grundsatz, dass die ambulante Therapie bevorzugt vor der stationären Therapie gewählt werden sollte (Rief, 2018, S. 700). Da jedoch finanzielle Fehlanreize vorliegen, resultiert daraus eine Verlagerung des Therapieangebotes in den stationären Bereich (Rief, 2018, S. 700). Eine ambulante Therapie findet in der bekannten Umgebung der Patient_innen statt, während sich Patient_innen für eine stationäre Therapie aus ihrem natürlichen Umfeld heraus und in eine künstliche Umgebung begeben. Eben diese Entscheidung zwischen der ambulanten oder stationären Therapie, führt zu unterschiedlichen Settings in denen sich die Patient_innen und Therapeut_innen befinden (ebd., S. 700).

Diese Settingvariablen ergeben weitere, äußerst diverse, Qualitätsanforderungen und benötigte Maßnahmen, die innerhalb der Qualitätssicherung beachtet werden müssen. Ein umfassendes und multifaktorielles Geflecht aus Einflussfaktoren macht die Wahl der richtigen Maßnahmen für die Qualitätssicherung kompliziert und anspruchsvoll.

Als eine grundlegende Variable von großer Relevanz, stellt sich die Frage nach dem aktuell gültigen wissenschaftlichen Fachstandard. Auf Basis des geltenden Fachstandards werden Qualitätssicherungsstrategien und Qualitätsmanagementmaßnahmen entwickelt. Durch sich stetig erneuernde wissenschaftliche Erkenntnisse, unterliegt die Basis der jeweiligen Strategien einem stetigen Wandel und muss im Laufe der Zeit immer wieder angepasst werden.

Auch wenn viel Verantwortung den Verhaltenstherapeut_innen zuzuordnen ist, sollte die Rolle und Position der Patient_innen nicht vernachlässigt werden. Es ist hervorzuheben, dass auch die Patient_innen am Erfolg der Therapie maßgeblich beteiligt sind. Wie in diesem Beitrag bereits erwähnt, können die therapeutische Beziehung und die Patientenselbstsorge einen positiven Einfluss auf den Verlauf der Behandlung nehmen. Es zeigt sich, dass eine grundlegende Aufklärung der Patient_innen über die vorliegende Erkrankung und die Therapie einen wichtigen Grundbaustein für den Therapieerfolg darstellen und nicht unterschätzt werden dürfen. Zusätzlich sollte darauf Wert gelegt werden, eine positive und starke therapeutische Beziehung aufzubauen.

Nicht zuletzt sollte aufgegriffen werden, dass es – wie auch die Interviewpartnerin erwähnte – keine übergeordnete Instanz gibt, welche die Umsetzung der bereits vorhandenen Anforderungen und geltenden Grundanforderungen überprüft und bei Nichteinhaltung für Konsequenzen sorgt. Daraus ergibt sich, dass die möglichen positiven Effekte einzelner Maßnahmen nicht ausreichend genutzt werden können.

7. Schlussfolgerungen und Empfehlungen

Die zusammengetragenen Ergebnisse dieses Beitrages zeigen, dass das Qualitätsmanagement im Bereich der Verhaltenstherapie viel Entwicklungspotenzial aufweist. Es gibt bereits eine Auswahl an möglichen Strategien und Maßnahmen, jedoch sind diese überwiegend zu spezifisch oder nicht allgemein anzuwenden. Zusätzlich führt die mangelnde Überprüfung der jeweiligen Umsetzung einzelner Maßnahmen dazu, dass die positiven Effekte nicht ausreichend genutzt und gefördert werden können. Durch die enge Verknüpfung von Verhaltenstherapie und Psychotherapie, sollten Qualitätssicherungsstrategien und Qualitätsmanagementmethoden aus der Psychotherapie übertragen und, unter Anpassung an die jeweiligen Anforderungen der Verhaltenstherapie, umgesetzt werden. In der Zukunft sollte sich vor allem mit der Durchführung empirischer Studien befasst werden, um qualitative Instrumente für die Qualitätssicherung in der Verhaltenstherapie zu entwickeln. Ziel sollte es sein, jegliche Aspekte in ihrer Multidimensionalität erfassen und einbinden zu können.

Des Weiteren liegt ein hohes Maß an Verantwortung bei den einzelnen Verhaltenstherapeut_innen. Hierbei sollte es von höchster Priorität sein, die eigene Arbeit kontinuierlich zu reflektieren und anhand von Supervisionen bewerten zu lassen. Somit kann sich einer gleichbleibenden Qualität angenähert werden. Auch hier wäre eine regelmäßige Kontrolle durch eine übergeordnete Stelle mit wirkungsvollen Konsequenzen bei Nichteinhaltung von Vorteil.

Während der Recherche für diesen Beitrag hat sich herausgestellt, dass explizite Mechanismen und Daten zur Wirksamkeit der Verhaltenstherapie, Messung des Therapieerfolges und weitere Kennzahlen nur mangelhaft vorhanden sind. Daraus resultierend kann meist nur eine äußerst begrenzte und keinesfalls allgemein gültige Bewertung der Verhaltenstherapie erfolgen. Auch hier liegt ein hohes Maß an Optimierungsmöglichkeiten vor und die zukünftigen Entwicklungen des Qualitätsmanagements in der Verhaltenstherapie, sollte sich auf repräsentative und allgemein anzuwendende Messinstrumente und eine verlässliche Datensammlung konzentrieren.

Dieser Beitrag hat somit unter der Fragestellung „Wie zeigt sich Qualitätsmanagement im Bereich der Verhaltenstherapie?" dargestellt, in welcher Form Qualitätsmanagement im Bereich der Verhaltenstherapie umgesetzt wird, welche Strategien und Maßnahmen zur Qualitätssicherung bereits vorhanden sind, wie eben diese auch in der Praxis umgesetzt werden, an welchen Stellen es Verbesserungspotenziale und Herausforderungen gibt und welche Optimierungen vorgenommen werden können.

Literaturverzeichnis

Bundesministerium für Gesundheit. (2020). *Qualitätssicherung im Krankenhausbereich.* https://www.bundesgesundheitsministerium.de/qualitaetkrankenhausversorgung.html (Abgerufen am 07.07.2020 – 12:40)

Fischer-Klepsch, M., Münchau, N., Hand, I. (2018). Misserfolge in der Verhaltenstherapie. In Margraf, J. & Schneider, S. (Hrsg.), *Lehrbuch der Verhaltenstherapie, Band 1* (4. Aufl., S. 197–212). Springer Verlag GmbH. https://doi.org/10.1007/978-3-662-54911-7_13 (Abgerufen 11.07.2020 – 12:03)

Gensichen, J., Linde, A. (2018) Verhaltenstherapie in der Allgemeinmedizin. In Margraf, J. & Schneider, S. (Hrsg.) *Lehrbuch der Verhaltenstherapie, Band 1* (4. Aufl., S. 709–722). Springer Verlag GmbH. https://doi.org/10.1007/978-3-662-54911-7_48 (Abgerufen 13.09.2020 – 18:17)

Gerbis, K.E., Linden, M. (2018). Durchführung von Verhaltenstherapie nach der Psychotherapie-Richtlinie in Deutschland: Antragsverfahren und Fallbericht. In Margraf, J. & Schneider, S. (Hrsg.), *Lehrbuch der Verhaltenstherapie, Band 1* (4. Aufl., S. 837–855). Springer Verlag GmbH. https://doi.org/10.1007/978-3-662-54911-7_56 (Abgerufen 11.07.2020 – 12:22)

Hensen, P. (2016). *Qualitätsmanagement im Gesundheitswesen – Grundlagen für Studium und Praxis.* Springer Gabler. https://doi.org/10.1007/978-3-658-07745-7 (Abgerufen am 11.07.2020 – 16:05)

Hoffmann, N. (2015). Psychotherapie, Verhaltenstherapie und Therapietechniken. In M. Linden & M. Hautzinger (Hrsg.), *Verhaltenstherapiemanual* (8. Aufl., S. 3–5). Springer. https://doi.org/10.1007/978-3-642-55210-6 (Abgerufen am 06.07.2020 – 14:42)

Jacobi, F., Höfler, M., Strehle, J., Mack, S., Gerschler, A., Scholl, L., Busch, M. A., Maske, U., Hapke, U., Gaebel, W., Maier, W., Wagner, M., Zielasek, J. & Wittchen, H.-U. (2014). Psychische Störungen in der Allgemeinbevölkerung. *Der Nervenarzt, 85*(1), 77–87. https://doi.org/10.1007/s00115-013-3961-y (Abgerufen am 07.07.2020 – 10:21)

Jacobi, F., Höfler, M., Strehle, J., Mack, S., Gerschler, A., Scholl, L., Busch, M. A., Maske, U., Hapke, U., Gaebel, W., Maier, W., Wagner, M., Zielasek, J. & Wittchen, H.-U. (2015). Erratum zu: Psychische Störungen in der Allgemeinbevölkerung. Studie zur Gesundheit Erwachsener in Deutschland und ihr Zusatzmodul „Psychische Gesundheit" (DEGS1-MH). *Der Nervenarzt, 87*(1), 88–90. https://doi.org/10.1007/s00115-015-4458-7 (Abgerufen am 07.07.2020 – 10:19)

Kassenärztliche Bundesvereinigung. (2019) *Gutachtenstatistik 2018.* https://www.kbv.de/media/sp/2019_12_11_PT_Gutachtenstatistik_2018.pdf (Abgerufen am 12.09.2020 – 13:24)

Kühne, F., Maas, J., Wiesenthal, S. & Weck, F. (2017). Supervision in der Verhaltenstherapie. *Zeitschrift für Klinische Psychologie und Psychotherapie, 46*(2), 73–82. https://doi.org/10.1026/1616-3443/a000414 (Abgerufen 11.07.2020 – 13:23)

Lambert, M.J. (2015). Effectiveness of Psychological Treatment. *Resonanzen. E-Journal für biopsychosoziale Dialoge in Psychotherapie, Supervision und Beratung, 3*(2), 87–100. http://www.resonanzen-journal.org (Abgerufen am 25.07.2020 – 11:41)

Laireiter, A.-R., Baumann, U. (2018) Dokumentation von Verhaltenstherapie. In Margraf, J. & Schneider, S. (Hrsg.), *Lehrbuch der Verhaltenstherapie, Band 1* (4. Aufl., S. 813–835). Springer Verlag GmbH. https://doi.org/10.1007/978-3-662-54911-7_55 (Abgerufen 11.07.2020 –12:41)

Linden, M. & Langhoff, C. (2010). Verhaltenstherapie-Kompetenz-Checkliste. *Psychotherapeut, 55*(6), 477–484. https://doi.org/10.1007/s00278-010-0775-2 (Abgerufen am 06.07.2020 – 14:32)

Margraf, J. (2018). Hintergründe und Entwicklung. In Margraf, J. & Schneider, S. (Hrsg.), *Lehrbuch der Verhaltenstherapie, Band 1* (4. Aufl., S. 3–35). Springer Verlag GmbH. https://doi.org/10.1007/978-3-662-54911-7_1 (Abgerufen 07.07.2020 – 13:01)

Margraf, J. & Bieda, A. (2018). Beziehungsgestaltung und Umgang mit Widerstand. In Margraf, J & Schneider, S. (Hrsg.), *Lehrbuch der Verhaltenstherapie, Band 1* (4. Aufl. S. 381–393). Springer Verlag GmbH. https://doi.org/10.1007/978-3-662-54911-7_25 (Abgerufen am 12.09.2020 – 16:09)

Margraf, J. & Schneider, S. (Hrsg.). (2018). *Lehrbuch der Verhaltenstherapie, Band 1.* Springer Verlag GmbH. https://doi.org/10.1007/978-3-662-54911-7 (Abgerufen 07.07.2020 – 13:55)

Reinecker, H., Munsch, S., Fydrich, T. (2018). Aus-, Fort- und Weiterbildung. In Margraf, J. & Schneider, S. (Hrsg.), *Lehrbuch der Verhaltenstherapie, Band 1* (4. Aufl., S. 769–778). Springer Verlag GmbH. https://doi.org/10.1007/978-3-662-54911-7_52 (Abgerufen 20.07.2020 – 13:12)

Rief, W. (2018). Therapeutische Settings. In Margraf, J. & Schneider, S. (Hrsg.), *Lehrbuch der Verhaltenstherapie, Band 1* (4. Aufl., S. 693–708). Springer Verlag GmbH. https://doi.org/10.1007/978-3-662-54911-7_47 (Abgerufen 20.07.2020 – 13:35)

Schulz, H., Barghaan, D., Harfst, T. & Koch, U. (2008). *Psychotherapeutische Versorgung – Heft 41*. Robert Koch-Institut, Berlin. https://www.rki.de/DE/Content/Gesundheitsmonitoring/Gesundheitsberichterstattung/GBEDownloadsT/Psychotherapeutische_Versorgung.html?nn=2370692 (Abgerufen am 06.07.2020 – 11:51)

Statistisches Bundesamt (2019). Kapitel 4 Gesundheit. In *Statistisches Jahrbuch 2019* (S. 127–162). Statistisches Bundesamt. https://www.destatis.de/DE/Themen/Querschnitt/Jahrbuch/jb-gesundheit.html (Abgerufen am 07.07.2020 – 09:29)

Stellpflug, M.H. (2018). Rechtliche Rahmenbedingungen in der Bundesrepublik Deutschland. In Margraf, J. & Schneider S. (Hrsg.), *Lehrbuch der Verhaltenstherapie, Band 1* (4. Aufl., S. 745–768). Springer Verlag GmbH. https://doi.org/10.1007/978-3-662-54911-7_51 (Abgerufen 20.07.2020 – 13:54)

Verhaltenstherapeutin. (2020). Interview am 16.06.2020.

Zimmer, D. (1996). Supervisionen in der Verhaltenstherapie. In J. Margraf (Hrsg.), *Lehrbuch der Verhaltenstherapie* (S. 525–536). Springer. https://doi.org/10.1007/978-3-662-08350-5_37 (Abgerufen am 06.07.2020 – 10:39).

Zimmer, B. & Moessner, M. (2012). Therapieevaluation in der stationären Psychotherapie mit Web-AKQUASI. *PiD – Psychotherapie im Dialog* (Band 13, Ausgabe 1, S. 68–72). http://dx.doi.org/10.1055/s-0031-1298936 (Abgerufen am 12.09.20).

Selina Yasemin Rauterberg

10 Qualitätsmanagement im Therapiesektor der Selbsthilfe

Problemstellung und Ziel der Arbeit: Aufgrund des steigenden Qualitätswettbewerbs zwischen den Leistungserbringenden im Gesundheitssystem, wird ein Qualitätsmanagement auch in der Selbsthilfe immer bedeutender. Die Herausforderung besteht dabei in der Übertragung des Qualitätsmanagements auf den sozialen Non-Profit Sektor. Diese Arbeit beschäftigt sich dahingehend mit dem Ziel, über bestehende Qualitätsmanagement Ansätze in der Selbsthilfe zu informieren und zu veranschaulichen, wie diese in einem Praxisbeispiel umgesetzt werden.

Methoden: Aufbauend auf einer fundierten online Literaturrecherche zur Einführung in die Selbsthilfe und Darstellung bestehender Qualitätsmanagement Ansätze, wurde ein qualitatives Experten_inneninterview mit zwei Experten_innen der Suchtselbsthilfe durchgeführt. Dieses Interview basierte auf, in Anlehnung an den FVS/ DEGEMED Auditleitfaden 5.0, selbst erstellen Leitfragen. Das Interview wurde sowohl aufgezeichnet als auch transkribiert.

Ergebnisse: Qualitätsmanagement Ansätze finden sich sowohl in Selbsthilfegruppen, als auch in der Kooperation von Selbsthilfegruppen mit Akteuren des Gesundheitswesens. Das Interview verdeutlichte, dass ein selbsthilfegruppenübergreifendes Qualitätsmanagement schwer umzusetzen ist, da die Sitzungen individuell gestaltet werden. Bestehende Ansätze wie ein typischer Sitzungsablauf, Qualitätszirkel ähnliche Vorgehensweisen, Umfragen für Gruppenstatistiken, Ausbildungs- und Weiterbildungsmöglichkeiten oder ein Lob- und Beschwerdemanagement konnten dennoch festgestellt werden.

Schlussfolgerungen und Empfehlungen: Aufgrund der Relevanz einer qualitativen Selbsthilfe, ist die Entwicklung und Unterstützung umfassender Qualitätsmanagementansätze in diesem Sektor bedeutend. Um die Gruppenleitenden von Selbsthilfegruppen zu einer Umsetzung von Maßnahmen des Qualitätsmanagements zu motivieren, könnten u.a. die Entwicklung eines universellen Handbuches, die Optimierung der internen Kommunikation oder die Kooperation mit Fachleuten, mögliche Empfehlungen darstellen. Abschließend ist zu beachten, dass die Selbsthilfe ein sensibler Themenbereich ist und individuelle Anpassung erfordert.

Schlüsselwörter: Qualitätsmanagement, Selbsthilfe, Selbsthilfegruppe, Selbsthilfevereinigung, Gesundheit

1. Einleitung

Im deutschen Gesundheitssystem gewinnen Selbsthilfegruppen (SHG) immer mehr an Bedeutung und Anerkennung (Möller, 2007, S. 113). Deutschland gilt im Vergleich zu anderen europäischen Ländern sogar als Vorreiter in der Selbsthilfebewegung (Kofahl et al., 2016, S. 257). Zugleich stehen Selbsthilfe und Selbsthilfeunterstützung vor wachsenden Herausforderungen, u.a. durch die immer älter werdende Bevölkerung und einem Zuwachs an Interkulturalität (ebd., S. 26).

An einer der geschätzt 70.000 bis 100.000 aktiven Selbsthilfegruppen in Deutschland nimmt etwa jede_r zehnte Erwachsene im Laufe seines Lebens teil (NAKOS, 2020a). Zitate wie: „Gesundheits-Selbsthilfegruppen helfen – ohne Risiko mit Wirkung" (Gerhard Westhoff, o.J.), weisen auf die Relevanz von Selbsthilfegruppen in unserer Gesellschaft hin. Gleichzeitig steigen mit zunehmender/n Relevanz und Herausforderungen auch die Ansprüche an die Qualität der Therapieform und es entsteht ein Qualitätswettbewerb zwischen den verschiedenen Leistungserbringenden im Gesundheitssystem (Borgetto et al., 2000, S. 260). Folglich werden Qualitätsmanagement (QM) Ansätze wie Qualitätsmodelle entwickelt, welche auf das QM im Gesundheitssektor übertragbar sind (Hensen, 2016, S. 29f.).

Diese Arbeit beschäftigt sich dahingehend mit der Fragestellung, welche Ansätze des QM in der Selbsthilfe genutzt werden und wie diese in einem Praxisbeispiel einer Selbsthilfegruppe umgesetzt werden. Im Folgenden wird dabei zuerst umfassend in das Themenfeld Selbsthilfe eingeleitet und anschließend bestehende Ansätze des Qualitätsmanagements innerhalb des Sektors veranschaulicht. Anhand eines Fallbeispiels wird weiterhin der Fokus auf das Qualitätsmanagement in der Suchtselbsthilfe gelegt und Herausforderungen herausgearbeitet. Die Arbeit wird mit einem Fazit inklusive möglicher Empfehlungen für das weitere Vorgehen komplementiert.

2. Der Therapiesektor Selbsthilfe

Der Begriff Selbsthilfe bezieht sich in dieser Arbeit auf die kollektive bzw. gemeinschaftliche Selbsthilfe, welche sowohl individuelle Selbsthilfe durch Selbsthilfegruppen, als auch ungebundene Selbsthilfe zwischen Betroffenen beinhaltet (Borgetto, 2007, S. 10). Um einen Überblick über die Selbsthilfe zu erlangen, werden nun u.a. die verschiedenen Akteure Selbsthilfegruppen, Selbsthilfeorganisationen und Selbsthilfekontaktstellen näher erläutert.

In den alltagsnahen und ganzheitlich ausgerichteten Selbsthilfegruppen helfen sich Menschen mit gleichen Problemen gemeinschaftlich. Es geht primär um einen freiwilligen Austausch von Informationen und Erfahrungen von Betroffenen und Angehörigen mit dem Ziel, nachhaltig wirkende Bewältigungsstrategien zu entwickeln (NAKOS, 2015, S. 4). Die Wirkungsweise von SHG ist dabei sehr vielfältig. Von emotionalem Auffangen und Ermutigen der Betroffenen für mehr Lebensqualität, über die Generierung von Fachwissen, Orientierung an anderen Betroffenen sowie Unterhaltung durch die Bindung der Gruppenmitglieder (DHS, 2013, S. 11). Die Themen der gemeinschaftlichen Selbsthilfe können sowohl gesundheitsbezogen, psychosozial, als auch sozial sein (NAKOS, 2020a). Der Gesundheitsbereich umfasst dabei etwa 75 Prozent aller Selbsthilfegruppen in Deutschland (Strauß & Mattke, 2012, S. 480). Eine klare Abgrenzung der genannten Themenbereiche ist jedoch schwer möglich, da sich jede Selbsthilfegruppe mit den Problemstellungen aus verschiedenen Perspektiven befasst (NAKOS, 2020a).

Die Formen der gemeinschaftlichen Selbsthilfe können ebenfalls unterschiedlich sein. Beispiele sind zum einen die *Anonymous*-Gruppen („Zwölf-Schritte-Gruppen"), welche ihre Gruppensitzungen nach eigenen Gestaltungsregeln und Strukturen durchführen und keine externen Fachberatungen oder finanziellen Unterstützungen beanspruchen. *Anonymous* Gruppen sind z.b. die AA (Anonyme Alkoholiker), EA (*Emotions Anonymous*), GA (*Gamblers Anonymous*), NA (*Narcotics Anonymous*), OA (*Overeaters Anonymous*) und SA (*Sexaholics Anonymous*). Zum anderen gibt es die psychologisch-therapeutischen Gesprächsselbsthilfegruppen. Diese fokussieren sich zentral auf die emotionale Bearbeitung oder Verarbeitung von Krankheiten und Krisen anhand von Laienkompetenz und ohne die Unterstützung von Fachleuten (Strauß & Mattke, 2012, S. 483–487). Demnach werden einige Selbsthilfegruppen von freiwilligen Mitarbeitenden, welche nicht zwangsläufig einen professionellen gesundheitsbezogenen Beruf erlernt haben, angeleitet (GKV, 2019, S. 9). Andere Selbsthilfegruppen hingegen kooperieren mit Ärzten_innen, was sich profitabel auf beide Akteure_innen auswirken und zu einer Verbesserung der Versorgungsqualität der Betroffenen führen kann (Slesina & Fink, 2009, S. 32f). Um diese Kooperationen zu fördern, bieten einige kassenärztliche Vereinigungen Kooperationsberatungsstellen für Selbsthilfegruppen und Ärzte_innen (KOSA) an, welche in Form von Fachgesprächen, Öffentlichkeitsarbeit, Podiumsdiskussionen, Kongressen und Workshops unterstützend wirken (Litschel, 2009, S. 41ff.).

Zusätzlich zu den Selbsthilfegruppen gibt es auch etwa 280 bundesweite Selbsthilfeorganisationen, welche einen Zusammenschluss von regionalen Selbsthilfegruppen zu landes- oder bundesweiten Organisationen darstellen. Diese Selbsthilfeorganisationen können sich wiederum Dachorganisationen, wie z.b. der Bundesarbeitsgemeinschaft Selbsthilfe (BAG SELBSTHILFE), der Deutschen Hauptstelle für Suchtfragen e.V. (DHS) oder der Deutschen Arbeitsgemeinschaft Selbsthilfegruppen (DAG SHG), anschließen (NAKOS, 2020b).

Die Selbsthilfegruppen und Organisationen unterscheiden sich neben ihrer Thematik auch in ihrer Größe, Struktur, Arbeitsweise, Zielsetzung, dem Grad der Professionalisierung aber auch in Alter und Dauerhaftigkeit. Viele Selbsthilfeorganisationen wenden sich zudem an Selbsthilfekontaktstellen (Strauß & Mattke, 2012, S. 480).

Die ersten Selbsthilfekontaktstellen in Deutschland gründeten sich ab dem Jahr 1981 (Trojan, 2017, S. 169). Im Jahr 2017 bestanden offiziell 296 Selbsthilfekontaktstellen und -unterstützungsstellen. Während Selbsthilfekontaktstellen die Selbsthilfeunterstützung als alleinige Hauptleistung anbieten, erbringen die Selbsthilfeunterstützungsstellen die Leistung der Selbsthilfeunterstützung neben anderen Aufgaben (NAKOS, 2017a, S. 7). Selbsthilfekontaktstellen unterstützen, beraten und informieren sowohl Betroffene und Angehörige, welche sich aufgrund von gesundheitsbezogenen, psychischen oder sozialen Problemen mit Selbsthilfegruppen in Verbindung setzen möchten, als auch bestehende oder sich im Aufbau befindende Selbsthilfegruppen. Die Angebote der Selbsthilfekontaktstellen sind bis auf wenige Ausnahmen kostenfrei und ohne formale Einschränkungen zu nutzen. Beispiele für Selbsthilfekontaktstellen in Deutschland sind u.a. die Nationale Kontakt- und Informationsstelle zur Anregung und Unterstützung von Selbsthilfegruppen (NAKOS), die Kontakt- und Informationsstelle für Selbsthilfegruppen (KISS), die Selbsthilfekontakt- und Informationsstelle (SEKIS) sowie die Kontakt, Information und Beratung im Selbsthilfebereich (KIBIS) (NAKOS, 2020c).

Zur Einordnung und besseren Übersicht des Zusammenspiels der verschiedenen Akteure in der Selbsthilfe in Deutschland auf Lokaler-, Landes- und Bundesebene, dient das Schaubild in Abb. 1.

Qualitätsmanagement im Therapiesektor der Selbsthilfe 177

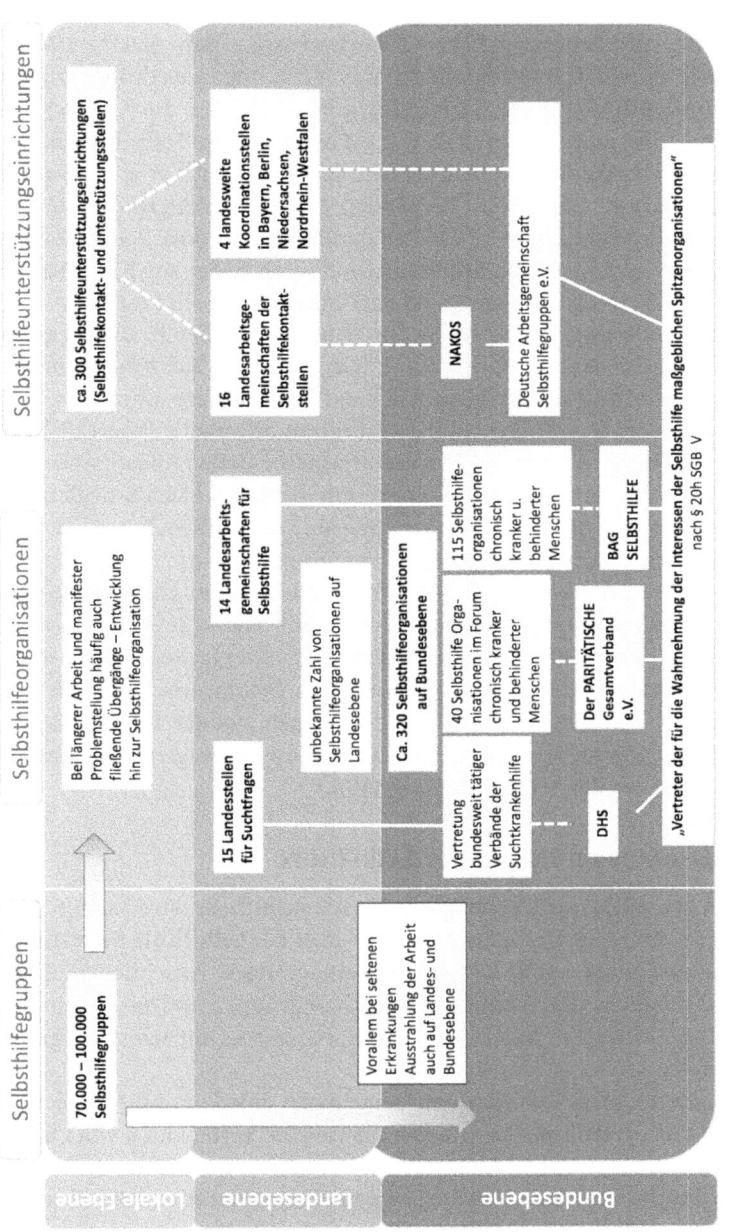

Abbildung 1: Übersicht der Akteure in der Selbsthilfe auf Lokaler-, Landes- und Bundesebene, eigene Darstellung nach NAKOS, 2017a, S. 23.

Ebenfalls auf Lokaler-, Landes-, und Bundesebene findet die Förderung von Selbsthilfe von den gesetzlichen Krankenkassen statt (DHS, 2020a). Diese geschieht über den Bund durch direkte Förderung, selbsthilfebezogene Forschungsförderung sowie die Sozialgesetzgebung (Möller, 2007, S. 32). Im Sozialgesetzbuch ist unter § 20h SGB V die Förderung der Selbsthilfe durch die gesetzlichen Krankenkassen beschrieben. Es ist demnach eine Förderung durch Krankenkassen und ihren Verbänden für Selbsthilfegruppen und -organisationen vorgesehen, welche das Ziel der Prävention oder Rehabilitation von Versicherten verfolgen. Die Selbsthilfe muss sich dabei auf Krankheiten beziehen, die im Verzeichnis nach § 20h Satz 2 aufgeführt sind (SGB V, 2019, § 20h). Für die Förderung der Selbsthilfe durch die gesetzlichen Krankenkassen liegt zudem ein Leitfaden vor (GKV, 2019). Die Träger der Selbsthilfekontaktstellen und Selbsthilfeunterstützungsstellen auf Bundesebene waren im Jahr 2016 auf 54,5 Prozent freie Träger (145), 30,8 Prozent öffentliche Träger (82), 9,4 Prozent private Träger (25) und 5,3 Prozent allgemeine Ortskrankenkassen (14) verteilt (NAKOS, 2017a, S. 11). Weitere Fördermittel stellt der Deutsche Rentenversicherung Bund u.a. den Selbsthilfegruppen über die DHS im Bereich Suchtselbsthilfe Fördermittel zur Verfügung (DHS, 2020b).

Die positive Wirksamkeit der Selbsthilfe konnte in unterschiedlichen Studien nachgewiesen werden (Borgetto, 2004, S. 5f.). Diesbezüglich kann die Erfassung der Wirksamkeit z.B. durch Instrumente wie Fragebögen geschehen. In der Wirksamkeitsforschung von psychologisch-therapeutischen Selbsthilfegruppen wurde sich beispielsweise auf Fragebögen aus der Psychotherapie berufen, da bislang wenig speziell auf Selbsthilfegruppen ausgerichtete Instrumente, entwickelt wurden (Haller, 2012, S. 149ff.).

3. Qualitätsmanagement in der Selbsthilfe

Nach diesem grundlegenden Verständnis für die Selbsthilfe wird sich im Folgenden genauer mit dem Qualitätsmanagement in der Selbsthilfe beschäftigt. Dabei wird zuerst auf generelle QM Ansätze eingegangen. Anschließend wird gesondert auf mögliche QM Ansätze in Selbsthilfegruppen und auf jene in der Kooperation von Akteuren_innen des Gesundheitssektors mit Selbsthilfegruppen eingegangen.

Das generelle Ziel des Qualitätsmanagements ist eine kontinuierliche Verbesserung und Sicherstellung der Qualität, sowie eine Vermeidung von Qualitätsproblemen durch gezielte Methoden. Von besonderer Bedeutung sind dabei eindeutig definierte und individuell, im Gesundheitssystem auf die Einrichtung, angepasste Ziele (GBE, 2006).

Die Einführung eines Qualitätsmanagements stellt jedoch für den Therapiesektor, wie z.b. für Selbsthilfegruppen, eine Herausforderung dar, da das QM ein wirtschaftliches Instrument ist. Die Übertragung des QM auf den sozialen Non-Profit Sektor erfordert daher individuelle Anpassung sowie intrinsische Motivation und Bereitschaft der Mitarbeitenden (Borgetto et al., 2000, S. 265f.).

Bereits im Jahr 1982 wurden vierzehn Managementregeln zur Qualitätsverbesserung in Unternehmen formuliert, welche dem Gesundheitssektor und somit auch der Selbsthilfe, als Orientierung interner QM-Ansätze dienen können. Für die Umsetzung stellt der PDCA-Zyklus, als Kreislauf zur stetigen Qualitätsverbesserung, einen grundlegenden Ansatz dar. Die vier Phasen dieses Zyklus lassen sich mit den Begriffen Qualitätsplanung (*Plan*), Qualitätslenkung (*Do*), Qualitätsprüfung (*Check*) und Qualitätsdarlegung (*Act*) beschreiben (Hensen, 2016, S. 104f.). Die im Jahr 1985 gegründete *Organisation International Society for Quality in Health Care* (ISQua) bspw. hat sich ebenfalls der Herausforderung der Übertragung des QM auf den Gesundheitssektor gestellt und sich als Ziel gesetzt, weltweit die Qualität und Sicherheit in der Gesundheitsversorgung zu verbessern. Das Ziel und die geplanten Vorgehensweisen sind u.a. in dem aktuellen Strategieplan *International Society for Quality in Health Care Strategy* 2018–2020 wiederzufinden (ISQua, 2018). Die Ausarbeitungen von Organisationen wie der ISQua können auch zur Entwicklung der Qualität in der Selbsthilfe beitragen. In einem Modellprojekt zur Zusammenarbeit von Selbsthilfegruppen und Krankenhäusern im Reha-Bereich, wurde sich exemplarisch an den Stufen zur Standardentwicklung der ISQua orientiert (Trojan, 2017, S, 176ff.). Weiterhin ergab die SHILD-Studie, dass die gesundheitsbezogene Selbsthilfe Qualität durch Zertifizierungen, Qualitätszirkel und die Entwicklung von Leitlinien sichert (Kofahl & Dierks, 2018, S. 13).

Um konkreter auf QM Ansätze eingehen zu können und da das QM durch die Vielzahl der Akteure in der Selbsthilfe auf verschiedenen Ebenen etabliert werden kann, wird Im Folgenden differenziert auf QM Ansätze in Selbsthilfegruppen sowie QM Ansätze in der Kooperation von Krankenhäusern und Ärzteschaft mit Selbsthilfegruppen eingegangen.

3.1 QM Ansätze in Selbsthilfegruppen

Aufgrund der Diversität von SHG bezüglich ihrer Ansprüche an Außenwirkungen, Kooperationsbereitschaft mit gesundheitsbezogenen Einrichtungen, Partizipation, Aufklärung oder Prävention (Kofahl et al., 2016, S. 11), war ein einheitliches und umfangreiches QM System schwer ausfindig zu machen. Dennoch lassen sich einige Ansätze möglicher QM Maßnahmen feststellen.

Ein möglicher Ansatz für ein QM in Selbsthilfegruppen, welcher anhand des Mannheimer Modellprojektes erforscht wurde, ist der Qualitätskreislauf mit den vier Phasen: „Ziele festlegen", „Vorgehensweisen planen und entwickeln", „Vorgehen umsetzen" sowie „Vorgehen und Umsetzung bewerten". Das Ziel bei der Verwendung eines solchen Kreislaufes ist es, ein stetiges, bewusstes und strukturiertes Planungsvorgehen zu schaffen (Borgetto et al., 2000, S. 262f.). Weiterhin können individuell von den Selbsthilfegruppen entwickelte Leitlinien einen positiven Langzeiteffekt in der Qualitätsoptimierung bewirken, wie das Ergebnis des Mannheimer Modellprojektes zeigte (Borgetto et al., 2000, S. 268). Für den Aufbau einer neuen Selbsthilfegruppe hat die NAKOS zudem einen Leitfaden bestehend aus 16 Schritten (Abb. 2) erstellt, welche als Orientierung und Anregung unterstützend verwendet werden kann (NAKOS, 2017b, S. 5).

1. Sich selbst über den Sinn gemeinschaftlicher Selbsthilfe klar werden

2. Unterscheidung von Formen und Arbeitsweisen der Selbsthilfegruppen

3. Erste Schritte starten

4. Die Gruppe organisieren

5. Räume ausfindig machen

6. Die Gruppenarbeit gestalten

7. Den Rücken stärken

8. Das Internet zum Informieren und Kommunizieren nutzen

9. Selbsthilfekontaktstellen nutzen

10. Mit Fachleuten zusammenarbeiten

11. Öffentlich werden

12. Medien entwickeln und Materialien erstellen

13. Geld beschaffen

14. Fördermöglichkeiten erkunden – Mittel beantragen

15. Glossar zu Rahmenbedingungen und Vorgaben erstellen

16. Sich weiter orientieren

Abbildung 2: Leitfaden zum Aufbau einer Selbsthilfegruppe, eigene Darstellung nach NAKOS, 2017b, S. 5.

Exemplarisch für die Entwicklung weiterer Ansätze zur Optimierung der Qualität in Selbsthilfegruppen, ist ein konkretes Forschungsprojekt aus dem Jahr 2018 des Instituts für interdisziplinäre Sucht- und Drogenforschung. In diesem wurden neun „Gute-Praxis-Modelle" für eine erfolgreiche Suchtselbsthilfe von Selbsthilfegruppen der Selbsthilfeorganisation Blaues Kreuz in der Evangelischen Kirche (BKE) eruiert. Als Instrument zur Messung des Erfolgs einer erfolgreichen Selbsthilfearbeit wurde sich dabei auf ein aus zehn Kriterien bestehendes Leitbild berufen (ISD, 2019, S. 6, 26).

Die neun Empfehlungen für eine gute Praxis in Selbsthilfegruppen teilen sich in vier Kategorien. Die erste Kategorie beinhaltet Empfehlungen zur Kooperation mit der beruflichen Suchthilfe, wie das Stattfinden von regelmäßigen Informationstreffen und Motivationsgruppen in fachspezifischen Einrichtungen sowie eine Unterstützung durch das Suchthilfesystem, z.B. durch ausgebildete Suchtkrankenhelfende. Die zweite Kategorie „Suchtmittelfreie Freizeitgestaltung" beinhaltet Empfehlungen, wie die Einführung eines festen Kalenders für regelmäßige Veranstaltungen, die Integration von Partner_innen und Angehörigen in die Freizeitaktivitäten sowie finanzielle Rücksicht für mittellose und jugendliche Gruppenmitglieder_innen. In der Kategorie „Öffentlichkeitsarbeit" finden sich die Empfehlungen eines standardisierten Informationsangebotes der Selbsthilfegruppen mit Flyern, Visitenkarten, Internetpräsenz etc. sowie die Nutzung sozialer Medien. Unter der Kategorie „Gewinnung neuer Mitglieder_innen" wurden abschließend Empfehlungen wie das Angebot vielfältiger Sitzungsmethoden oder die Einrichtung und Förderung spezifischer Gruppen für Frauen, Angehörige und Jugendliche aufgeführt (ebd., S. 27f.).

Des Weiteren stellen Fortbildungs- und Schulungsangebote eine entscheidende Maßnahme zur Generierung qualitativer Selbsthilfegruppenarbeit dar (Werner & Kofahl, 2013, S. 55f.). Dies ergab eine Studie der Deutschen Tinnitus-Liga e.V. (DTL), welche ihren ehrenamtlichen Mitarbeitenden die Möglichkeit zur Ausbildung zum/zur DTL-Berater_in und Qualifizierungsmaßnahmen für Gruppenleiter_innen bot (ebd., 2013, S. 50).

Fortbildungsangebote zum Thema Konfliktmanagement sind dabei von großer Bedeutung, da ein richtiger Umgang mit Konfliktsituationen in Selbsthilfegruppensitzungen auch eine Chance für den Gruppenprozess darstellen kann (KISS, 2020).

3.2 QM Ansätze in der Kooperation von Krankenhäusern und Ärzteschaft mit Selbsthilfegruppen

Nachdem über mögliche QM Ansätze in der Selbsthilfe und in Selbsthilfegruppen informiert wurde, werden nun bestehende QM Maßnahmen weiterer Akteure_innen hinzugezogen.

Auf der Mesoebene befinden sich u.a. Gesundheitsorganisationen und -einrichtungen wie z.b. Krankenhäuser und ärztliche Vereinigungen (Hensen, 2016, S. 13). Auf dieser Ebene wird unter dem Begriff „Selbsthilfefreundlichkeit" die Kooperation von Selbsthilfegruppen mit Gesundheitseinrichtungen wie z.B. Krankenhäusern verstanden (Trojan, 2017, S. 175). Das Hamburger Modellprojekt Qualitätssiegel „Selbsthilfefreundliches Krankenhaus" (2004 – 2006) des Projektträgers KISS-Hamburg, welches u.a. mit Krankenhäusern des LBK Hamburg, der NAKOS, DAG SHG und BAG Selbsthilfe kooperierte, zielte auf eine Förderung der Kooperation von Krankenhäusern mit Selbsthilfegruppen ab. Die gesetzlichen Vorgaben des SGB V sollten umgesetzt werden und Krankenhäuser und Selbsthilfegruppen von dem Qualitätssiegel profitieren. Krankenhäusern bietet ein Qualitätssiegel u.a. Wettbewerbsvorteile, ein besseres Image sowie mehr Kompetenz in der Patienten_innenversorgung, während Selbsthilfegruppen von mehr Wertschätzung in der Gesundheitsversorgung und Kompetenz innerhalb der Gruppen profitieren (Bobzien, 2006). Das Ergebnis des Hamburger Modellprojektes ergab acht Qualitätskriterien für die Zusammenarbeit zwischen beiden Akteuren (Abb. 3).

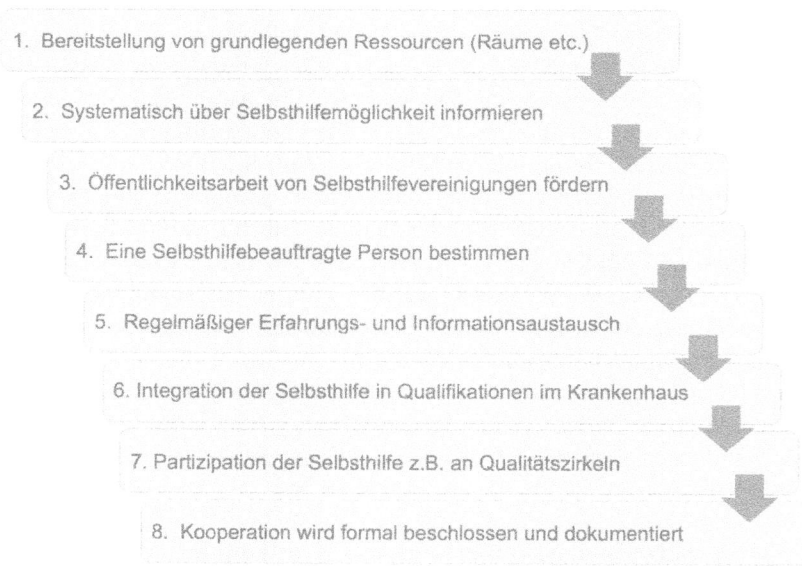

Abbildung 3: Qualitätskriterien für die Zusammenarbeit Krankenhäusern und Selbsthilfegruppen, eigene Darstellung nach Trojan, 2017, S. 175.

Weiterhin wurde ein Verfahren entwickelt, welches sich an das Zertifizierungsverfahren von Kooperation für Transparenz und Qualität im Gesundheitswesen (KTQ) orientiert (Bobzien, 2008, S. 22). Grundlegend offeriert die KTQ GmbH Einrichtungen im Gesundheitswesen verschiedene Zertifizierungsverfahren, welche sich auf das KTQ-Modell (Abb. 4) mit den sechs Kategorien Patientenorientierung, Mitarbeiterorientierung, Sicherheit, Informations- und Kommunikationswesen, Führung und Qualitätsmanagement berufen (KTQ, 2020a). Da Einrichtungen im Gesundheitswesen nach dem § 137 SGB V verpflichtet sind ein internes Qualitätsmanagement nachweisen zu können, kann das freiwillige KTQ-Verfahren eine hilfreiche Option in der Wahl eines geeigneten QM-Verfahrens darstellen (KTQ, 2020b).

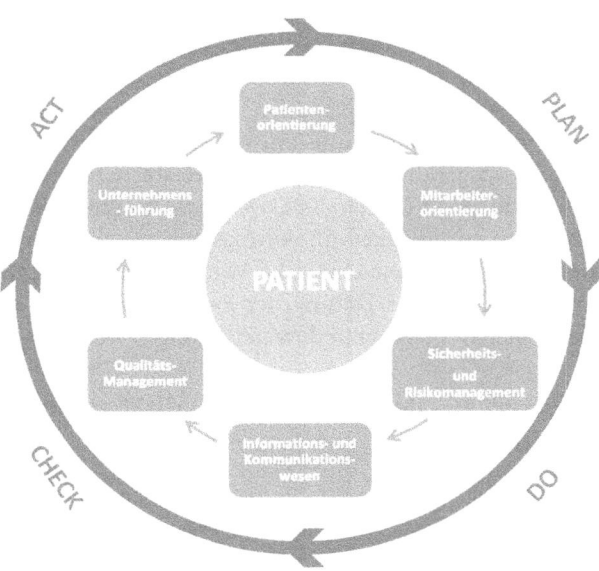

Abbildung 4: KTQ-Model, eigene Darstellung nach KTQ, 2020a.

Durch den Erfolg des Hamburger Modellprojekts, konnte auf Grundlage der Qualitätskriterien und durch Gründung des Netzwerkes „Selbsthilfefreundliches Krankenhaus", die Verbreitung einer strukturierten Zusammenarbeit zwischen Krankenhäusern und Selbsthilfegruppen gewährleistet werden (Bobzien, 2008, S. 22).

In einem weiteren Modellprojekt in Nordrhein-Westfalen stellte sich heraus, dass die Qualitätskriterien auch erfolgreich auf die vertragsärztliche Versorgung zu übertragen sind, woraufhin ein angepasstes Konzept bei der kassenärztlichen Vereinigung, für die Einführung in das kassenärztliche Vereinigung Westfalen-Lippe Praxis-Qualitätsmanagement (KPQM), beantragt wurde (Trojan, 2017, S. 176). Das KPQM ist ein Qualitätsmanagement-System auf Basis der QM-Richtlinie des gemeinsamen Bundesausschusses, welches an die Konditionen der ambulanten Versorgung wie z.b. Praxen adaptiert ist. Die Praxen werden durch das KPQM unterstützt, ihr eigenes QM System unabhängig aufbauen zu können, ähnlich wie bei der internationalen Norm für QM Systeme ISO 9001 (KVWL, o.J., S. 1f.). Auch in der Kooperation der Ärzteschaft mit Selbsthilfegruppen durch die KOSA werden QM Konzepte, wie die Integration von Selbsthilfegruppenteilnehmenden in Qualitätszirkel zur Qualitätssicherung oder Schulungskonzepte für das Fachpersonal, von den Kooperationsberatenden innoviert (Litschel, 2009, S. 41).

Die Kooperation von Selbsthilfegruppen mit Krankenhäusern wurde weiterhin erfolgreich in das Qualität und Entwicklung in Praxen (QEP) System aufgenommen und ausgeführt, wodurch die Selbsthilfefreundlichkeit einer stetigen Kontrolle unterliegt (Trojan, 2017, S. 176). Das praxisorientierte QEP ist ein QM-Verfahren ausgerichtet auf vertragsärztliche und vertragspsychotherapeutische Praxen sowie medizinische Versorgungszentren. Dieses QM-Verfahren befindet sich in der Leitung der kassenärztlichen Vereinigungen (KVen) und der kassenärztlichen Bundesvereinigungen (KBV) (KBV, 2020).

4. Ein Fallbeispiel aus der Praxis des Qualitätsmanagements in der Selbsthilfe

Anhand der dargestellten Ansätze für ein mögliches Qualitätsmanagement in der Selbsthilfe und vor allem in Selbsthilfegruppen, können die Ergebnisse des Fallbeispiels zum Thema Suchtselbsthilfe eingeordnet werden. Bevor die Ergebnisse in Abschnitt fünf dargestellt werden, wird im Folgenden zuerst auf die Methoden und Umgangsweise mit dem Interview zum Fallbeispiel eingegangen. Weiterhin wird über den Themensektor Suchtselbsthilfe und die Selbsthilfevereinigung der Interviewpartner_innen informiert.

4.1 Methodik

Diese Arbeit basiert grundlegend auf einer fundierten online Literaturrecherche. Die Wahl der Gesprächspartner_innen des im Folgenden vorgestellten qualitativen Experteninterviews, resultiert aus der online Recherche über den christlichen Suchthilfeverband „Blaues Kreuz in Deutschland e.V.", welcher sich zentral auf die Suchthilfe und Suchtprävention konzentriert (Blaues Kreuz, 2018). Durch die Suche nach Expert_innen aus Selbsthilfegruppen, ergaben sich über die Weiterempfehlung von Kontakten durch eine_n Ansprechpartner_in vom Blauen Kreuz, die vorliegenden Interviewpartner_innen, mit welchen über E-Mail die terminlichen Vereinbarungen getroffen wurden. Die beiden Expert_innen aus dem Bereich Suchtselbsthilfe werden im Folgenden anonymisiert als Person A und Person B benannt. Das Experteninterview wurde am 07.07.2020 anhand von 24 offen gestellten Leitfragen mittels des digitalen Kommunikationsmediums Zoom über einen Zeitraum von zwei Stunden durchgeführt. Die digitale Kommunikationsform wurde aufgrund der aktuell eingeschränkten Kontakt-Situation bedingt durch die Covid-19 Pandemie gewählt. Die Leitfragen wurden in Anlehnung an den Fachverband Sucht e.V./ Deutsche Gesellschaft für Medizinische Rehabilitation (FVS/ DEGEMED) Auditleitfaden 5.0 (FVS, DEGEMED, 2016) entwickelt und den Expert_innen vorab zur Vorbereitung zugesendet. Die Leitfragen bestehen aus allgemeinen Fragen zur Selbsthilfegruppe/-organisation sowie spezifischen Fragen zum internen QM-System. Eigeninitiativ erstellten diese daraufhin ein öffentliches Word-Dokument mit den Leitfragen und beantworteten diese bereits vor dem verabredeten Zoom Meeting mit ersten Gedanken und Literaturhinweisen. Mit den Antworten und Verweisen konnte im Interview weitergearbeitet und Online-Links ergänzt werden.

Neben der Verwendung von Leitfragen wurden überdies spontane Zwischenfragen gestellt und eine dem Gespräch angepasste Reihenfolge der Fragen verwendet. Das Interview wurde zudem aufgezeichnet und transkribiert. Im Folgenden wird auf das Themenfeld der Expert_innen A und B genauer eingegangen.

4.2 Suchtselbsthilfe und ELAS

Die Interviewpartner_innen sind Expert_innen im Bereich Suchtselbsthilfe. Sucht und Abhängigkeit werden dem psychosozialen Themenbereich zugeordnet (NAKOS, 2020a). Unter Sucht werden Abhängigkeitserkrankungen und alle sich auf stoffgebundene Suchtmittel (z.B. Alkohol, Medikamente, Drogen und Nikotin) beziehende riskante, missbräuchliche und abhängige Verhaltensweisen verstanden. Auch nichtstoffgebundene Verhaltensweisen (z.B. Glücksspiel und pathologischer Internetgebrauch) sind in dem Suchtbegriff inbegriffen (Bundesministerium für Gesundheit, 2020).

Suchtselbsthilfe zielt auf die Förderung der durch die Abhängigkeitserkrankung verlorenen intrinsischen Motivation ab, wodurch die Betroffenen nach Möglichkeit ein langfristiges abstinentes Leben führen können (DHS, 2020c). Während Person A Erfahrungen aus der Arbeit mit unterschiedlichen Suchtselbsthilfegruppen und Vereinigungen sammelte, entnahm Person B die Erfahrungen speziell aus der Arbeit mit der Endlich Leben – Anders Sein (ELAS) Suchtselbsthilfevereinigung der Diakonie Hamburg.

Die ELAS verzeichnet rund 50 Selbsthilfegruppen in denen eine Unterstützung auf dem Weg zu einer abstinenten Lebensweise frei von Alkohol und Drogen geboten wird. Weiterhin besteht die ELAS-Suchtselbsthilfe aus einer Suchtberatungsstelle und elf Informations- und Kontaktstellen (Diakonisches Werk Hamburg, 2020a). Das Angebot der ELAS beinhaltet Ausbildung, Fortbildungen und Praxisbegleitungen (ebd., 2020b). Des Weiteren bietet die ELAS u.a. meist wöchentliche Treffen, ausgebildete Gruppenleiter_innen, eine russischsprachige Selbsthilfegruppe für Betroffene und Angehörige, sowie eine gute Vernetzung im Suchthilfesystem (Diakonie-Hilfswerk Hamburg, 2019). Im Folgenden werden die Ergebnisse des leitfadengeführten Experteninterviews dargestellt.

5. Ergebnisse der Untersuchung

Die Aussagen dieses Ergebnisabschnitts sind den Antworten von Person A und B aus dem qualitativen Experteninterview entnommen. Um einen strukturierten Überblick über die Ergebnisse zu gewinnen, werden zuerst die mitgeteilten Informationen zu QM Elementen in der Selbsthilfe allgemein, dargestellt. Die Ergebnisse des Praxisbeispiels der ELAS werden anschließend separiert beschrieben.

Es wurde mitgeteilt, dass die Abläufe einer Sitzung in den Selbsthilfegruppen sehr unterschiedlich verlaufen können. Auch die thematisierten Suchterkrankungen seien unterschiedlich und abhängig von der Selbsthilfevereinigung. Die AA würden hauptsächlich Alkohol, während die NA meist alle stoffgebundenen Süchte thematisieren. Gruppen, wie z.B. die von der ELAS oder Guttempler thematisieren potentiell alle Süchte. Auch wurde mitgeteilt, dass die Gruppengrößen variieren. In den Kliniken seien Gruppengrößen von 30 – 40 Personen anzutreffen, während weltweit vernetzte Online-Gruppen sich in Meetings von über 100 Teilnehmenden vereinen können, wie z.B. in den Marathon Meetings der NA.

Im Krankheits- oder Urlaubsfall der Gruppenleitung würde mit einer fachlichen Vertretung, je nach Gruppe, unterschiedlich verfahren werden. Im aktuellen Fall von Covid-19 fänden die meisten SHG ersatzlos, bis auf wenige Ausnahmen, nicht mehr statt. Es wurde festgestellt, dass häufig ein Feedback der Mitglieder_innen über den Umgang mit dem Ausfall der SHG fehlt. Da die NA bereits vor Corona viele Aktivitäten und Meetings online etabliert hätten, würden diese derzeit sehr umfangreich und in vielen Städten online, z.b. via Zoom, abgehalten.

In der Suchtselbsthilfe sei es üblich, dass Neuzugängen und Hilfesuchenden z.b. Flyer von Beratungsstellen angeboten würden und für Themenarbeiten sowie zur Recherche über Süchte und Suchtstoffe, Broschüren der Deutschen Hauptstelle für Suchtfragen e.V. verwendet würden. Auch z.b. Literatur zur Rückfallprophylaxe würde verwendet. Selbsthilfegruppen wie die NA verfolgen zudem spezifische Traditionen und Programme mit eigener Literatur und bieten darüber hinaus spezielle Literatur-Meetings an. Weiterhin würde sich bei den NAs in monatlichen Arbeitsmeetings über die Sicherung, Neuerungen und Verbesserungen der Qualität in den Gruppen ausgetauscht werden. Darüber hinaus gäbe es regionale und bundesweite Treffen, die auch Qualität und Standards thematisieren.

Die Ziele der Selbsthilfegruppen wie Abstinenz, Kommunikation und Erfahrungsaustausch, würden zwanglos im Gespräch überprüft werden. Dabei würde das mitgeteilt, was die Teilnehmenden für wichtig erachten. In der Regel würden in Selbsthilfegruppen keine Checklisten verwendet werden. Je nach Anonymität einer Gruppe würde möglicherweise auf Anwesenheitslisten oder die Erfassung von Teilnehmer_innenzahlen zurückgegriffen. Überdies wurde angemerkt, dass für Themenarbeiten jedoch Listen über bereits besprochene Themen und ihre Resultate hilfreich sein könnten. Folgend werden die Ergebnisse zum Praxisbeispiel der ELAS vorgestellt.

5.1 QM Ansätze in ELAS Selbsthilfegruppen

Es wurde festgestellt, dass ein einheitliches Qualitätsmanagement in den Selbsthilfegruppen nicht möglich sei, da jede_r Gruppenleiter_in die Sitzungen individuell gestaltet. Dennoch gelten in den ELAS-Gruppen „ungeschriebene Gesetze" wie ein respektvoller Umgang, Verschwiegenheit und dem Fokus auf sich selbst. Es läge bei den Gruppenleitenden welche Regeln sie bestimmen und inwiefern sie diese an die Gruppenmitglieder kommunizieren.

Typisch in den ELAS-Gruppen sei zudem die dialogische Arbeit, während z.B. bei den anonymen Alkoholikern monologisch gearbeitet würde. Die Gruppengrößen umfassen bei der ELAS etwa 10 bis 15 Betroffene oder Angehörige, resultierend aus einer natürlichen Raumgrößenbegrenzung. Aus den jahreszeitlichen Schwankungen der Teilnehmenden ergäben sich im Sommer meist weniger Teilnehmende als im Winter.

Auch wenn die ELAS Selbsthilfegruppen in ihren Sitzungen nicht nach einheitlichen Leitlinien arbeiten, wurde dennoch ein typischer Ablauf einer Gruppensitzung festgestellt. Dieser beginne in der Regel mit einer Befindlichkeitsrunde. In dieser stellen sich die Betroffenen namentlich vor, berichten von ihren aktuellen und vergangenen Emotionen und auch spezielle und akute Themen können angesprochen werden. Nachdem der/die Gruppenleitende die Gruppe nach einem Thema für die Sitzung befragt hat, erzählen die Teilnehmenden der Reihe nach über ihre persönlichen Bezüge zu diesem Thema. Die anderen Gruppenmitglieder_innen kommunizieren anschließend ihre Emotionen und Assoziationen zu den persönlichen Erzählungen, im besten Fall ohne Ratschläge zu geben. Zwischen der Erzählung jedes Teilnehmenden würde oftmals eine Pause eingelegt werden. Abgeschlossen würde eine Sitzung üblicherweise mit einer Abschlussrunde, in der die Betroffenen über ihre aktuellen Emotionen und die während der Sitzung berichten können. Im Urlaubs- oder Krankheitsfall des Gruppenleitenden würde die Verantwortung üblicherweise an Erfahrene aus der Gruppe übergeben werden.

Der Qualitätszirkel als mögliches Instrument des Qualitätsmanagements, würde in den Selbsthilfegruppen der ELAS nicht direkt verwendet. Es wurde mitgeteilt, dass die Arbeit in den SHG sich nicht bewusst in Kreisläufen wiederfindet, sondern in sehr langen fortlaufenden Projekten ohne Abschlussdatum. Die einzelnen Phasen des Qualitätszirkels der Planung, Umsetzung und Bewertung von Vorgehensweisen laufen dennoch unbewusst und parallel als fortlaufender Prozess, neben den bewussten und beabsichtigten Zielen. Die ausgebildeten Gruppenleitenden seien Selbstbetroffene, die mindestens zwei Jahre abstinent leben. Das Besondere an der ELAS sei, dass zusätzlich zu den ehrenamtlichen Mitarbeitenden, ein_e Projektleiter_in sowie eine Verwaltungskraft in Teilzeit beschäftigt seien, da die Suchtselbsthilfe üblicherweise gänzlich ehrenamtlich gestützt würde. Da jede Gruppe aus einer Gruppenleitung und einer Stellvertretung bestehe, arbeiten verteilt auf die rund 50 Selbsthilfegruppen der ELAS ca. 100 ehrenamtliche Mitarbeitende. Aufgabe der Gruppenleitenden sei, neben der Festlegung von Gruppenregeln, die Moderation in Risikosituationen. Da in den Selbsthilfegruppen kein übergreifendes Risikomanagement durchgeführt würde, läge es bei den jeweiligen Gruppenleitenden mögliche Risiken wie Trigger zu analysieren und ggf. bestimmtes Verhalten der Teilnehmenden zu unterbinden.

Die angestrebten Ziele innerhalb der Selbsthilfegruppen wie Abstinenz, Kommunikation, Erfahrungsaustausch und teilweise Entstehung von Freundschaften seien schwer überprüfbar. Überprüft würde jedoch die Anwesenheit der Teilnehmenden durch Anwesenheitslisten, welche aus Datenschutzgründen nach vier bis sechs Wochen vernichtet würden.

Die QM Stelle der Diakonie Hamburg führe des Weiteren jährlich eine Umfrage für die Gruppenstatistik durch, welche von den jeweiligen Gruppenleitenden der verschiedenen Selbsthilfegruppen, Infogruppen und Infoveranstaltungen ausgefüllt werde. Diese Umfrage beinhalte allgemeine Fragen wie Name und Art der Gruppen, sowie spezifische Fragen zu Alter, Geschlecht, Abhängigkeitsformen oder Anzahl der Teilnehmenden. Die Statistiken würden anschließend ELAS-intern veröffentlicht oder anderen Organisationen zur Verfügung gestellt werden, um einen Überblick über alle Gruppen behalten und Einschätzungen treffen zu können. Zudem wurde mitgeteilt, dass als übliche Software für die Auswertungen der Umfragen Microsoft Excel verwendet wird.

5.2 Ausbildungs- und Weiterbildungsmöglichkeiten

Für die Einarbeitung neuer ehrenamtlicher Mitarbeitenden würde aufgrund des Qualitätsanspruchs von der ELAS eine zweijährige Ausbildung zum ehrenamtlichen Suchtkrankenhelfenden angeboten und empfohlen werden, welche mit einem Eigenanteil von 1000 Euro absolviert werden kann. Die Ausbildung sei vom Gesamtverband Sucht der Diakonie in Deutschland anerkannt und umfasse u.a. diverse Seminare, Mentorate in anderen Gruppen sowie Praxiseinheiten. Als Ausbildungsziele und -schwerpunkte seien das selbsterfahrende Lernen, die Persönlichkeitsentwicklung, der Erwerb von Fachwissen zum Thema Sucht, das Erlernen von Gruppen- und Gruppenleitungskompetenzen sowie die praktische Umsetzung des Erlernten festgelegt. Teilnahmevoraussetzung für diese Ausbildung sei eine mindestens zweijährige Abstinenzzeit.

Auch Weiterbildungsmöglichkeiten würden von der ELAS in Form von Tagesveranstaltungen, Wochenendseminaren, oder Themenabenden angeboten werden. Eine regelmäßige Teilnahme von den Mitarbeitenden an den Fortbildungsmöglichkeiten sei gewünscht. Beispiele für Seminare seien das ELAS Angehörigenseminar, ein Selbsterfahrungswochenende, ein Seminar zur Gesprächsführung sowie ein Feedback und Gruppenleitenden Seminar. An den Themenabenden würde im Jahr 2020/2021 u.a. folgendes thematisiert: Entstehung von Sucht -bio-psycho-soziales Erklärungsmodell, illegale Drogen, Spielsucht – stoffgebundene Süchte, Co-Abhängigkeit, Doppeldiagnosen, Kultursensibilität in der Selbsthilfe, Essstörung, Suizidalität, Macht in Kleingruppen, Sucht und häusliche Gewalt, Frauen und Männer in der Suchtselbsthilfe, Medikamentenabhängigkeit und Kinder aus suchtkranken Familien. Auch Supervisionsangebote und Praxisbegleitungsmöglichkeiten stünden zur Verfügung.

5.3 Lob- und Beschwerdemanagement

> Des Weiteren finden sich Ansätze eines Lob- und Beschwerdemanagements in der ELAS wieder. In Supervisionen würde den Teilnehmenden die Möglichkeit geboten werden, Lobe und Beschwerden zu äußern. Vereinzelt würde auch ca. alle zwei Jahre ein Brief an die ELAS Projektleitung mit Schilderungen von Vorfällen oder Kritiken gesendet werden, welche in Moderationsgesprächen weiterverfolgt werden können.
> Für Seminare würde den Teilnehmenden zudem ein Auswertungsbogen von der ELAS bereitgestellt werden, welcher ihnen ermöglicht, positive und/oder negative Kritik an den Inhalten, der Arbeitsweise und Atmosphäre des Seminars zu äußern und dieses zu bewerten.
> Eine besondere Form des Lobmanagements sei bei der ELAS die Wertschätzung von Mitarbeitenden durch Auszeichnungen. So erhielten diese nach 10-jähriger ehrenamtlicher oder hauptamtlicher Mitarbeit das silberne Kronenkreuz und nach 25-jähriger Mitarbeit das goldene Kronenkreuz in Form einer Brosche. Diese Auszeichnungen würden üblicherweise im Rahmen eines Brunches überreicht und würden von den Mitarbeitenden als positive Wertschätzung und Anerkennung empfunden werden.

5.4 Projekt Suchtgefährten

> Von Person A wurde berichtet, dass durch die Umstellung aufgrund des Coronavirus, neue Qualitäten der online Medien entdeckt wurden, wie z.B. ein höheres Maß an Anonymität. Diesbezüglich arbeitet Person A an dem neuen Projekt „Suchtgefährten".
> Diese neue Online Meeting Plattform soll ortsunabhängig und mit einem individuellen Maß an Anonymität verwendet werden können. Zur Qualitätssicherung wurde eine online Umfrage zur Mitgestaltung dieser neuen Plattform erstellt, in der Wünsche und Feedback künftiger Teilnehmender erfasst werden können. Darüber hinaus sei die Einführung eines Lob- und Beschwerdemanagements in Planung.

6. Herausforderungen für das Qualitätsmanagement in der Selbsthilfe

Die Übertragung der wirtschaftlichen Instrumente des Qualitätsmanagements auf die Selbsthilfe geht mit vielen Herausforderungen einher.

Im Interview wurde festgestellt, dass ein QM in Selbsthilfegruppen, aufgrund der Individualität der einzelnen Gruppen, sorgfältige Anpassung erfordert, und sich Maßnahmen nicht extrinsisch vorschreiben lassen. Schwierig sei dabei, die Gruppenleitenden von der Relevanz von QM Ansätzen zu informieren und zu überzeugen, sodass diese eigeninitiativ geeigneten Konzepte zur Qualitätssicherung entwickeln (Borgetto et al., 2000, S. 266). Zum anderen wurde die Gewinnung von neuen Teilnehmenden als herausfordernd dargestellt. Auch das Auswahlverfahren der Teilnehmenden an der ELAS Ausbildung wurde als schwierig benannt.

Eine weitere Herausforderung besteht darin, Qualitätsnachweise in Selbsthilfegruppen zu dokumentieren, da sich die qualitativen Bereiche, wie z.B. emotionale Unterstützung, schwer messen lassen. Weiterhin sollte ein sensibler Umgang mit Gesprächsgruppen aufrechterhalten werden, wodurch die Herausforderung in einem individuell angepassten QM liegt (Borgetto et al., 2000, S. 268).

Weiterhin wurde berichtet, dass die Übermittlung der Feedbackregeln an die Teilnehmenden herausfordernd ist. Auch wenn die Methoden der Vergabe und Annahme von Feedback bekannt sei, wurde die Ausführung als schwierig dargestellt. In den ELAS Gruppen werde weiterhin an einer Lösung dieses Problems gearbeitet.

Besonders das veränderte Gruppensetting in Zeiten des Coronavirus stellt die Selbsthilfegruppen vor neue Herausforderungen. Die besondere Situation durch das Coronavirus habe auch die Arbeit der ELAS – Selbsthilfegruppen verändert. Aufgrund des Kontaktverbotes konnten bis Mitte März keine Treffen stattfinden. Damit die Qualität und Ziele der Sitzungen, wie dem Vorbeugen von Rückfällen, weiterhin sichergestellt und aufrechterhalten werden konnten, seien Online Meetings eingerichtet und über Chats, E-Mail-Verteiler, Telefon- und Videokonferenzen mit den Teilnehmenden kommuniziert worden. Des Weiteren sei von der ELAS ein Gruppensetting für die Selbsthilfegruppen in Corona-Zeiten entworfen worden. Dieses beinhalte Abstands-, Hygiene-, und Gruppenregeln, welche bei Missachtung zu einem temporären oder endgültigen Ausschluss aus der Gruppe führen können. Da die Selbsthilfe von persönlichen Treffen lebe wurde festgestellt, dass für eine langfristige Zielerreichung persönliche Treffen von vielen Teilnehmenden weiterhin gewünscht werden. Durch die Veränderungen hin zu einer digitalen Kommunikation, wären jedoch trotz der Herausforderungen auch neue Möglichkeiten geschaffen worden.

7. Empfehlungen

Eine mögliche Empfehlung kann die Optimierung der internen Kommunikation darstellen, welche sowohl Unklarheiten in Ausnahmesituationen, wie dem Coronavirus, als auch die Übermittlung von Gruppen- oder Feedback Regeln erleichtern könnte. Auch eine Optimierung der externen Kommunikation könnte zur Gewinnung neuer Teilnehmenden führen. Mit der Einführung, eines für Selbsthilfegruppen universellen Handbuches zu möglichen QM Maßnahmen, könnte den Gruppenleitenden Orientierung und ein erleichterter Einstieg zur Einführung eines QM geboten werden. Weitere Empfehlungen zur Qualitätsverbesserung in der Suchtselbsthilfe ergaben sich aus den Ergebnissen des Forschungsberichtes des ISD Hamburg, aus dem Jahr 2018 zum Thema „Modelle guter Praxis von Suchtselbsthilfe". Diese neun Empfehlungen wurden unter den Kategorien „Kooperation mit der beruflichen Suchthilfe", „Suchtmittelfreie Freizeitgestaltung", „Öffentlichkeitsarbeit sowie Gewinnung neuer Mitglieder" beschrieben.

8. Fazit

Aus dieser Arbeit geht hervor, dass Selbsthilfe durch Selbsthilfegruppen ein derzeit sehr relevantes und wirksames Instrument für den Umgang mit und die Bewältigung von gesundheitsbezogenen, psychosozialen und sozialen Problemen, darstellt. Qualitätsmanagementansätze kommen dabei auf verschiedenen Ebenen, wie z.B. intern in den SHG oder in der Kooperation von Akteuren im Gesundheitswesen mit den Selbsthilfegruppen, zum Einsatz. Ein selbsthilfegruppeninternes QM kann sinnvoll sein, jedoch ergeben sich bei der Umsetzung viele Herausforderungen. Wie systematisch eine Selbsthilfegruppe mit der Sicherung ihrer Qualität umgeht, liegt in der Entscheidung der Gruppenleitenden. Demnach ist für die Einführung erfolgreicher QM Maßnahmen die Stärkung und Ausbildung der intrinsischen Motivation der Gruppenleitenden förderlich. Am Fallbeispiel zum Thema Suchtselbsthilfe wurde deutlich, wie individuell Organisationen und Gruppen arbeiten und dass die Umsetzung klassischer QM Elemente in Selbsthilfegruppen noch Entwicklungspotential bietet. Dabei ist eine kritische Betrachtung des Interviews zu berücksichtigen, da *Bias* wie z.B. der *Recall Bias* oder *Response Bias* die Ergebnisse verzerren konnten. Abschließend lässt sich sagen, dass die Selbsthilfe noch Entwicklung und Unterstützung bedarf, um umfassende Qualitätsmanagementansätze zu etablieren.

Literaturverzeichnis

Blaues Kreuz in Deutschland e.V. (2018). *Leitbild, Auftrag und Satzung*. Wuppertal. Verfügbar unter [online]: https://www.blaues-kreuz.de/de/blaues-kreuz/wir-ueber-uns/leitbild-auftrag-und-satzung/ (aufgerufen am [17.06.2020]).

Bobzien, M. (2008). *Selbsthilfefreundliches Krankenhaus – auf dem Weg zu mehr Patientenorientierung. Ein Leitfaden für interessierte Krankenhäuser.* Essen: BKK Bundesverband. Verfügbar unter [online]: https://www.bkk-dachverband.de/fileadmin/user_upload/Leitfaden_SHF_Krankenhaus.pdf (aufgerufen am [22.07.2020]).

Bobzien, M. (2006). *Modellprojekt Qualitätssiegel „Selbsthilfefreundliches Krankenhaus". Zusammenarbeit zwischen Selbsthilfe und Krankenhaus.* Köln: KISS Hamburg. Verfügbar unter [online]: https://ktq.de/fileadmin/media/Forum/6.Forum/WS_X_Selbsthilfefreundliches_Krankenhaus_Vortrag_Bobzien.pdf (aufgerufen am [22.07.2020]).

Borgetto, B. (2007). Selbsthilfe – Begriffsbestimmung. In B. Borgetto [& M. Klein] (Hg.), *Rehabilitation und Selbsthilfe* (S. 8–18). Berlin: Bundesministerium für Gesundheit. Verfügbar unter [online]: https://www.bundesgesundheitsministerium.de/fileadmin/Dateien/5_Publikationen/Ministerium/Kooperation_Rehabilitationskliniken-Selbsthilfeorganisationen.pdf (aufgerufen am [12.07.2020]).

Borgetto, B. (2004). *Selbsthilfe und Gesundheit. Analysen, Forschungsergebnisse und Perspektiven in der Schweiz und in Deutschland.* Bern: Hans Huber. Verfügbar unter [online]: https://selbsthilfe-salzburg.at/fileadmin/Daten/Aktivitaeten/Publikationen/Zusa-Borgetto-web-2004-11-08.pdf (aufgerufen am [13.09.2020]).

Borgetto, B., Mühlbacher, A., Hell, B. (2000). *Evaluation und Qualitätsmanagement in der Selbsthilfe – am Beispiel der Rheuma-Liga Baden-Württemberg e.V.* In *Sozialwissenschaften und Berufspraxis 23(3)* (259 – 272). Verfügbar unter [online]: https://www.ssoar.info/ssoar/bitstream/handle/document/4069/ssoar-sub-2000-3-borgetto_et_al-evaluation_und_qualitatsmanagement_in_der.pdf?sequence=1 (aufgerufen am [12.07.2020]).

Bundesministerium für Gesundheit. (2020). *Gesundheitsgefahren. Sucht und Drogen.* Bonn. Verfügbar unter [online]: https://www.bundesgesundheitsministerium.de/themen/praevention/gesundheitsgefahren/sucht-und-drogen.html (aufgerufen am [18.07.2020]).

DHS Deutsche Hauptstelle für Suchtfragen e.V. (2020a). *Selbsthilfeförderung durch die gesetzlichen Krankenkassen nach § 20h SGB V.* Hamm. Verfügbar unter [online]: https://www.dhs.de/arbeitsfelder/selbsthilfe/selbsthilfefoerderung-durch-die-gesetzliche-krankenversicherung-nach-20h-sgb-v.html (aufgerufen am [22.07.2020]).

DHS Deutsche Hauptstelle für Suchtfragen e.V. (2020b). *Selbsthilfeförderung durch die DRV Bund.* Hamm. Verfügbar unter [online]: https://www.dhs.de/arbeitsfelder/selbsthilfe/selbsthilfefoerderung-durch-die-drv-bund.html (aufgerufen am [22.07.2020]).

DHS Deutsche Hauptstelle für Suchtfragen e.V. (2020c). *Sucht-Selbsthilfe und Selbsthilfegruppen.* Hamm. Verfügbar unter [online]: https://www.medikamente-und-sucht.de/interessierte-und-betroffene/selbsthilfegruppen.html (aufgerufen am [24.07.2020]}.

DHS Deutsche Hauptstelle für Suchtfragen e.V. (2013). *Gemeinsam mehr erreichen! Frauen Medikamente Selbsthilfe.* Hamm. Verfügbar unter [online]: https://www.dhs.de/fileadmin/user_upload/pdf/Broschueren/Gemeinsam_mehr_erreichen.pdf (aufgerufen am [22.07.2020]).

Diakonisches Werk Hamburg. (2020a). *Die ehrenamtliche Suchthilfe.* Hamburg. Verfügbar unter [online]: https://www.diakonie-hamburg.de/de/visitenkarte/elas-suchtselbsthilfe/Die-ehrenamtliche-Suchthilfe (aufgerufen am [27.07.2020]).

Diakonisches Werk Hamburg. (2020b). *ELAS-Suchtselbsthilfe.* Hamburg. Verfügbar unter [online]: https://www.diakonie-hamburg.de/de/visitenkarte/elas-suchtselbsthilfe/ (aufgerufen am [18.07.2020]).

Diakonie-Hilfswerk Hamburg. (2019). *Selbsthilfegruppen und Einrichtungen der diakonischen Suchthilfe.* Hamburg. Verfügbar unter [online]: https://www.diakonie-hamburg.de/export/sites/default/.content/downloads/Fachbereiche/BS/ELAS-Gruppenverzeichnis-stand-14.01.2019.pdf (aufgerufen am [18.07.2020]).

FVS, DEGEMED. (2016*). Zertifizierungsverfahren. Auditleifaden 5.0 nach FSV/DEGEMED für die Bereiche „Abhängigkeitserkrankungen" und „Psychosomatik" (ganztägig ambulante und stationäre Einrichtungen).* Bonn. Verfügbar unter [online]: https://www.sucht.de/files/pdf/FVS-Verband/QM-_Zertifizierungsverfahren/5-FVS%20DEGEMED%20Auditleitfaden%20 5%200%0aktualisiert.pdf (aufgerufen am [24.07.2020]).

GBE Gesundheitsberichterstattung des Bundes. (2006). *Beispiele des Qualitätsmanagements in der Gesundheitsversorgung, Kapitel 4.3.3 (Gesundheit in Deutschland, 2006).* Verfügbar unter [online]: http://www.gbe-bund.de/gbe10/abrechnung.prc_abr_test_logon?p_uid=gast&p_aid=0&p_knoten=FID&p_sprache=D&p_suchstring=10882::leistungserbringer (aufgerufen am [14.07.2020]).

Gerhard Westhoff. (o.J.). Verfügbar unter [online]: https://www.aphorismen.de/zitat/142960 (aufgerufen am [12.07.2020]).

GKV Spitzenverband (Hrsg.) (2019). *Leitfaden zur Selbsthilfeförderung. Grundsätze des GKV-Spitzenverbandes zur Förderung der Selbsthilfe gemäß § 20h SGB V vom 10.März 2000 in der Fassung vom 11.Juli 2019*. Berlin. Verfügbar unter [online]: https://www.dhs.de/fileadmin/user_upload/pdf/Arbeitsfeld_Selbsthilfe/GKV/Leitfaden_Selbsthilfefoerderung_2020_barrierefrei.pdf (aufgerufen am [22.07.2020]).

Haller, F. (2012). *Zur Wirksamkeitsforschung bei psychologisch-therapeutischen Selbsthilfegruppen.* Gießen: DAG SHG. Verfügbar unter [online]: https://www.dag-shg.de/data/Fachpublikationen/2012/DAGSHG-Jahrbuch-12-Haller.pdf (aufgerufen am [13.09.2020]).

Hensen, P. (2016). *Qualitätsmanagement im Gesundheitswesen. Grundlagen für Studium und Praxis* (S. 45–335). Wiesbaden: Springer Gabler. Verfügbar unter [online]: https://link.springer.com/content/pdf/10.1007/978-3-658-25913-6.pdf (aufgerufen am [26.07.2020]).

ISD Institut für interdisziplinäre Sucht- und Drogenforschung. (2019). *Modelle guter Praxis von Suchtselbsthilfe. Ergebnisse einer Befragung von Gruppenleiter*innen.* Dortmund: BKE Bundesverband e.V. Verfügbar unter [online]: https://www.bke-suchtselbsthilfe.de/mitglieder/downloads/send/31-verschiedenes/420-evaluation-2018-befragung-der-gruppenleiter%20%20+%20https://www.bke-suchtselbsthilfe.de/newsletter/entry/evaluation-2018-ergebnisse-einer-befragung-von-gruppenleiter-innen (aufgerufen am [23.07.2020]).

ISQua International Society for Quality in Health Care. (2018). *The International Society for Quality in Health Care.* Dublin. Verfügbar unter [online]: https://www.isqua.org/about.html (aufgerufen am [22.07.2020]).

KBV Kassenärztliche Bundesvereinigung. (2020). *QEP – Qualität und Entwicklung in Praxen.* Berlin. Verfügbar unter [online]: https://www.kbv.de/html/qep.php (aufgerufen am [23.07.2020]).

KISS Kontakt- und Informationsstellen für Selbsthilfegruppen in Hamburg (2020). *Umgang mit Konflikten in Selbsthilfegruppen.* Verfügbar unter [online]: https://www.kiss-hh.de/aktuelles/details/artikel/umgang-mit-konflikten-in-selbsthilfegruppen.html (aufgerufen am [13.09.2020]).

Kofahl C. & Dierks, M.-L. (2018). *SHILD – Studie – Gesundheitsbezogene Selbsthilfe in Deutschland. Entwicklungen, Wirkungen, Perspektiven.* Hamburg: UKE. Verfügbar unter [online]: https://www.paritaet-rps.org/fileadmin/Resources_rti/Public/Redaktion/Redaktion_Saarbruecken/2018/Selbsthilfe/Dokumente/A4-SHILD-Studie-2018-MHH-einzelseite-druck.pdf (aufgerufen am [24.07.2020]).

Kofahl, C., Schulz-Nieswandt, F., Dierks, M.-L. (Hrsg.) (2016). *Selbsthilfe und Selbsthilfeunterstützung in Deutschland*. Münster: Lit Verlag. Verfügbar unter [online]: https://www.researchgate.net/profile/Christopher_Kofahl/publication/309202694_Strukturen_und_Prozesse_bei_Selbsthilfegruppen_und_-organisationen/links/5d60eb0b299bf1f70b08b4aa/Strukturen-und-Prozesse-bei-Selbsthilfegruppen-und-organisationen.pdf (aufgerufen am [22.07.2020]).

KTQ Kooperation für Transparenz und Qualität im Gesundheitswesen. (2020a). *KTQ-Zertifizierungsverfahren*. Berlin. Verfügbar unter [online]: https://www.ktq.de/index.php?id=270 (aufgerufen am [22.07.2020]).

KTQ Kooperation für Transparenz und Qualität im Gesundheitswesen. (2020b). *Das KTQ-Verfahren*. Berlin. Verfügbar unter [online]: https://www.ktq.de/index.php?id=9 (aufgerufen am [22.07.2020]).

KVWL Kassenärztliche Vereinigung Westfalen-Lippe. (o.J.). *1 Einführung der Autoren*. Dortmund. Verfügbar unter [online]: https://www.kvwl.de/arzt/qsqm/management/handbuch/kpqm_1_01.pdf (aufgerufen am [23.07.2020]).

Litschel, A. (2009). *Kooperation von Ärzteschaft und Selbsthilfe im KV-System. Praxiserfahrungen*. In *Bundesgesundheitsblatt - Gesundheitsforschung - Gesundheitsschutz 52* (40–46). Berlin: Springer Medizin Verlag. Verfügbar unter [online]: https://link.springer.com/content/pdf/10.1007/s00103-009-0746-3.pdf (aufgerufen am [11.07.2020]).

Möller, B. (2007). Kooperation aus Sicht der Selbsthilfekontaktstellen. In B. Borgetto [& M. Klein] (Hg.), *Rehabilitationen und Selbsthilfe*. Berlin: Bundesministerium für Gesundheit. Verfügbar unter [online]: https://www.bundesgesundheitsministerium.de/fileadmin/Dateien/5_Publikationen/Ministerium/Kooperation_Rehabilitationskliniken-Selbsthilfeorganisationen.pdf (aufgerufen am [12.07.2020]).

NAKOS Nationale Kontakt- und Informationsstelle zur Anregung und Unterstützung von Selbsthilfegruppen. (2020a). *Gemeinsam aktiv*. Berlin. Verfügbar unter [online]: https://www.nakos.de/informationen/basiswissen/selbsthilfe/ (aufgerufen am [09.07.2020]).

NAKOS Nationale Kontakt- und Informationsstelle zur Anregung und Unterstützung von Selbsthilfegruppen. (2020b). *Was sind Selbsthilfeorganisationen?*. Berlin. Verfügbar unter [online]: https://www.nakos.de/informationen/basiswissen/selbsthilfeorganisationen/ (aufgerufen am [09.07.2020]).

NAKOS Nationale Kontakt- und Informationsstelle zur Anregung und Unterstützung von Selbsthilfegruppen. (2020c). *Wie arbeiten Selbsthilfekontaktstellen?*. Berlin. Verfügbar unter [online]: https://www.nakos.de/informationen/basiswissen/kontaktstellen/ (aufgerufen am [09.07.2020]).

NAKOS Nationale Kontakt- und Informationsstelle zur Anregung und Unterstützung von Selbsthilfegruppen. (2017a). *NAKOS Studien. Selbsthilfe im Überblick 5. Zahlen und Fakten 2017.* Berlin. Verfügbar unter [online]: https://www.nakos.de/data/Fachpublikationen/2017/NAKOS-Studien-05-2017.pdf (aufgerufen am [09.07.2020]).

NAKOS Nationale Kontakt- und Informationsstelle zur Anregung und Unterstützung von Selbsthilfegruppen. (2017b). *Starthilfe zum Aufbau von Selbsthilfegruppen. Ein Leitfaden.* Berlin. Verfügbar unter [online]: https://www.nakos.de/data/Fachpublikationen/2017/NAKOS-Starthilfe.pdf (aufgerufen am [16.07.2020]).

NAKOS Nationale Kontakt- und Informationsstelle zur Anregung und Unterstützung von Selbsthilfegruppen. (2015). *Grundlagen der Patientenbeteiligung nach § 140 f SGB V. Erfahrungen einbringen, Interessen vertreten.* Berlin. Verfügbar unter [online]: https://www.nakos.de/data/Materialien/2015/NAKOS-Patient-und-Selbsthilfe.pdf (aufgerufen am [09.07.2020]).

SGB V Sozialgesetzbuch. Fünftes Buch. Gesetzliche Krankenversicherung. (2019). *§ 20h SGB V Förderung der Selbsthilfe.* Verfügbar unter [online]: https://www.sozialgesetzbuch-sgb.de/sgbv/20h.html (aufgerufen am [22.07.2020]).

Slesina, W. & Fink, A. (2009). *Kooperation von Ärzten und Selbsthilfegruppen. Forschungsergebnisse.* In *Bundesgesundheitsblatt – Gesundheitsforschung – Gesundheitsschutz 52* (30–39). Saale: Springer Medizin Verlag. Verfügbar unter [online]: https://link.springer.com/content/pdf/10.1007/s00103-009-0745-4.pdf (aufgerufen am [11.07.2020]).

Strauß, B. & Mattke, D. (2012). *Gruppenpsychotherapie. Lehrbuch für die Praxis.* Berlin Heidelberg: Springer-Verlag. Verfügbar unter [online]: https://link.springer.com/content/pdf/10.1007%2F978-3-642-03497-8.pdf (aufgerufen am [09.07.2020]).

Trojan, A. (2017). Selbsthilfegruppen als Akteure für mehr Kooperation und Integration. In A. Brandhorst [H. Hildebrandt, E.-W. Luthe] (Hg.), *Kooperation und Integration – das unvollendete Projekt des Gesundheitssystems, Gesundheit* (167 – 189). Wiesbaden: Springer Fachmedien. Verfügbar unter [online]: https://link.springer.com/content/pdf/10.1007%2F978-3-658-13783-0.pdf (aufgerufen am [11.07.2020]).

Werner, S. & Kofahl, C. (2013). Schulungsmaßnahmen für Selbsthilfegruppensprecherinnen und -sprecher der Deutschen Tinnitusliga e.V. (DTL). Eine qualitative Evaluation. In Deutsche Arbeitsgemeinschaft Selbsthilfegruppe e.V. (Hg.), *Selbsthilfegruppenjahrbuch 2013* (S. 49 – 58). Gießen: DAG SHG. Verfügbar unter [online]: https://www.dag-shg.de/data/Fachpublikationen/2013/DAGSHG-Jahrbuch-13.pdf (aufgerufen am [24.07.2020]).

Lisa Merlin Timmermann

11 Qualitätsmanagement im Therapiesektor der Ergotherapie

Zusammenfassung: Leistungen im Gesundheitswesen sollen zunehmend effektiv und effizient zugleich sein. Durch die steigenden Leistungsanforderungen wächst auch die Wichtigkeit des Qualitätsmanagements im Gesundheitswesen.

Ziel: Die vorliegende Arbeit soll die bestehenden gesetzlichen Grundlagen zum Thema Qualitätsmanagement im Therapiesektor der Ergotherapie sowie bestehende Möglichkeiten für externe und interne Qualitätsmanagementsysteme aufzeigen.

Methode: Es fand eine qualitative Befragung einer stellvertretenden ergotherapeutischen Leitung einer Hamburger Ergotherapiepraxis mittels einem persönlich durchgeführten Leitfadengesteuerten Interviews statt. Zudem wurde eine umfangreiche Literaturrecherche durchgeführt.

Ergebnisse: Mit gesetzlichen Grundlagen wird den ergotherapeutischen Leistungserbringer_innen kein allgemeingültiges Qualitätsmanagementkonzept oder eine Zertifizierungspflicht vorgegeben. Den Leistungserbringenden wird die Entwicklung eines geeigneten Qualitätsmanagementsystems überlassen um eigene Strukturen, Prozesse und Ergebnisse zu überprüfen, weiterzuentwickeln und zu optimieren. Die Ergebnisse des Interviews mit der Beispielpraxis bieten einen Blick auf mögliche Methoden für ein internes Qualitätsmanagementsystem.

Diskussion, Schlussfolgerung: Interne Qualitätsmanagementsysteme können gut funktionieren und einen positiven Teil zum Praxisalltag und zum Qualitätsmanagement beitragen. Um die Qualität der Praxis weiter steigern und sichern zu können wäre eine Zertifizierung mit einem bewährten externen Qualitätsmanagementsystem von Vorteil. Hierdurch würde auch ein Wettbewerbsvorteil zu anderen Leistungserbringern entstehen.

Schlüsselwörter: Qualitätsmanagement, Qualitätssicherung, Heilmittelbringer, Ergotherapie, Gruppentherapie.

1. Einleitung

Die Anforderungen für die Leistungen im Gesundheitswesen werden zunehmend größer. Die Gründe dafür, dass Leistungen zunehmend nicht nur effektiv, sondern auch effizient erbracht werden sollen, sind vielseitig. Knapper werdende finanzielle Mittel aber auch die gesellschaftlichen Veränderungen mit ihren wachsenden Ansprüchen tragen dazu bei. Für Leistungserbringer im

Gesundheitswesen ergibt sich dadurch ein steigender Druck auf mehreren Ebenen. Neben dem Wettbewerbsdruck durch Qualitäts-, Leistungs-, und Angebotswettbewerb durch andere Anbieter, einem Wirtschaftlichkeitsdruck und dem Legitimationsdruck, herrscht zudem noch der Druck gesetzliche Auflagen zu erfüllen. Qualitätsmanagement (QM) trägt dazu bei, dass Herausforderungen angegangen und bewältigt werden können (Hensen, 2016a, S. 42).

Die vorliegende Arbeit soll einen Einblick in die Möglichkeiten das Qualitätsmanagement in dem Therapiesektor der Ergotherapie bieten.

Einleitend wird ein Überblick über die Berufsbezeichnung der Ergotherapie gegeben. Der Therapiesektor mit seinen unterschiedlichen Ausprägungen und der Ablauf der Berufsausbildung wird kurz beschrieben. Im Weiteren wird auf den Begriff des Qualitätsmanagements und auf gesetzliche Grundlagen eingegangen, die für ein Qualitätsmanagement in der Ergotherapie berücksichtigt werden müssen. Anhand einer ergotherapeutischen Beispielpraxis werden Möglichkeiten eines internen Qualitätsmanagements im ambulanten Bereich der Ergotherapie beschrieben. Im Fokus steht das Dialektisch-Behaviorale Gruppentherapieangebot der Praxis. Die Auswertung eines persönlichen Interviews mit der stellvertretenden Leitung der Ergotherapiepraxis erlaubt die Erfassung des aktuellen Qualitätsmanagements nach Donabedian in den Bereichen der Prozess- und Ergebnisqualität. Abschließend werden die Ergebnisse diskutiert und mögliche Empfehlungen für die beschriebene Beispielpraxis genannt und ein Fazit gezogen.

2. Der Therapiesektor Ergotherapie

In der Ergotherapie werden Menschen jeden Alters unterstützt, die durch Krankheit oder Behinderung in ihrer Handlungsfähigkeit eingeschränkt sind oder von einer Einschränkung bedroht sind. Einschränkungen können durch physische oder psychische Leiden entstehen. In der Ergotherapie steht die Verbesserung der Handlungsfähigkeit des Patienten im individuellen Alltagsleben im Fokus. Ergotherapeuten unterstützen und oder beraten Menschen, so dass sie die für sie bedeutungsvollen Handlungen in den Bereichen der Selbstversorgung, Beruf und Freizeit ausführen können. Das primäre Ziel ist es, Menschen zu ermöglichen die für sie wichtigen Handlungen ihres Lebens ausüben zu können und sie so zu unterstützen ihre größtmögliche Selbstständigkeit zu erhalten oder diese wieder zu erlangen. Auf diese Weise soll eine gesellschaftliche Teilhabe ermöglicht und die individuelle Lebensqualität verbessert werden. Dies kann durch das Erarbeiten von Kompensationsmöglichkeiten, eine Adaption der Umgebung, spezifische Aktivitäten oder den Einsatz von Hilfsmitteln geschehen. Ergotherapie ist eine handlungsorientierte Therapie und befasst sich mit der Förderung von Gesundheit und Wohlbefinden durch Betätigung (Götsch, 2015, S. 2–4; DVE e.V., 2020).

Ergotherapeutische Leistungen werden in unterschiedlichen Fachbereichen angeboten. Der deutsche Verband der Ergotherapeuten nennt folgende Fachbereiche: Arbeitstherapie und Rehabilitation, Geriatrie, Neurologie, Orthopädie, Traumatologie, Rheumatologie, Handtherapie, Pädiatrie, Prävention und Gesundheitsförderung, Psychiatrie, Kardiologie, Onkologie, Palliativversorgung, Schulbasierte Ergotherapie, Gemeinwesenorientierte Ergotherapie (DVE e.V., 2020).

Unter Gemeinwesenorientierte Ergotherapie ist ein relativ neuer Aufgabenbereich der Ergotherapie gemeint. Der Bereich umfasst Fragestellungen aus dem sozialen Bereich, die sich auf aktuelle Herausforderungen im Sozial- und Gesundheitswesen beziehen (Coqui et al., 2015).

Die ergotherapeutischen Leistungen zählen zu den Heilmitteln. Heilmittel gehören wiederum zu den medizinischen Dienstleitungen und können von Vertragsärzten verordnet und von speziell ausgebildeten Therapeut_innen angeboten werden. Um ergotherapeutische Leistungen anbieten zu können, benötigen Therapeut_innen eine von den Landesverbänden der Krankenkassen und den Ersatzkassen erteilte Zulassung (GKV Spitzenverband, 2020).

Laut des Verbands der Ersatzkassen (vdek) waren zum 01. Mai 2020 bundesweit 10.504 Ergotherapiepraxen zugelassen, die ihre Behandlungen über die Krankenkassen abrechnen (vdek, 2020).

Ende März 2019 waren laut der Bundesagentur für Arbeit in Deutschland 51.027 Ergotherapeuten sozialversicherungspflichtig beschäftigt (Bundesagentur für Arbeit, 2019).

Die dreijährige Berufsausbildung zum/zur staatlich anerkannten Ergotherapeut_in ist durch das Berufsgesetz (Gesetz über den Beruf der Ergotherapeutinnen/ Ergotherapeuten – ErgThG – vom 25.5.1976) und durch die Ausbildungs- und Prüfungsverordnung für Ergotherapeutinnen/ Ergotherapeuten vom 02.08.1999, geregelt. Die Ausbildung ist als Vollzeitunterricht mit durchschnittlich 35 Wochenstunden konzipiert und umfasst einen theoretischen und praktischen Unterricht von mindestens 2.700 Stunden. Hinzu kommt die praktische Ausbildung von mindestens 1.700 Stunden, was rund ein Jahr entspricht. Der Unterricht findet an Berufsfachschulen für Ergotherapie statt. Für die praktische Ausbildung, die in entsprechenden Einrichtungen des Gesundheitswesens wie Kliniken, Rehabilitationseinrichtungen, Praxen oder Werkstätten stattfindet, bestehen Kooperationen mit den Berufsfachschulen und den jeweiligen Einrichtungen. Voraussetzung für die ergotherapeutische Ausbildung ist ein mittlerer Schulabschluss, eine allgemeine oder fachgebundene Hochschulreife oder ein erster allgemeinbildender Schulabschluss in Verbindung mit einer abgeschlossenen mindestens zweijährigen Berufsausbildung (Jehn, 2015, S. 21; Asklepios Kliniken GmbH & Co. KGaA, 2020).

An der Hamburger Berufsfachschule *Medizinische Akademie Hamburg* (MAH) startet jährlich einmal die ergotherapeutische Ausbildung. Als Ausbildungsinhalte nennt die MAH Inhalte wie medizinische Grundlagen, Sozialwissenschaftliche Grundlagen, Ergotherapeutische Verfahren, Grundlagen der Ergotherapie und die praktische Ausbildung. Seit Anfang 2019 bekommen Auszubildende im ersten Ausbildungsjahr an dieser Schule eine Vergütung von 1.015,24 Euro brutto. Im zweiten und dritten Ausbildungsjahr erhöht sich die Vergütung (Asklepios Kliniken GmbH & Co. KGaA, 2020).

Abgeschlossen wird die Ausbildung mit einer staatlichen Abschlussprüfung. Danach besteht ein Rechtsanspruch zur Erteilung der Erlaubnis zur Führung der Berufsbezeichnung. Die Urkunde stellt die zuständige Schulaufsichtsbehörde aus (Jehn, 2015, S. 21).

In den letzten Jahren entwickelten sich neben der Berufsausbildung eine Reihe von Ergotherapie-Studiengängen. Diese können Vollzeit, Teilzeit, ausbildungs- oder berufsbegleitend besucht werden. In den letzten Jahren wurden die Anforderungen an die Gesundheitsfachberufe immer komplexer. Deren Effizienz und Effektivität der Behandlungsmethoden muss unter wirtschaftlichen Gesichtspunkten sowie im Rahmen der Qualitätssicherung zunehmend belegt werden können. Eine wissenschaftliche Fundierung der Ergotherapie wird daher zunehmend notwendig (Jehn, 2015, S. 36–38).

3. Qualitätsmanagement und die Umsetzung in der Ergotherapie

Qualitätsmanagement ist ein systematisches Vorgehen, um sicherzustellen, dass vorgesehene Aktivitäten, planmäßig ablaufen. Qualitätsprobleme sollen vermieden werden durch eine angemessene Grundhaltung der beteiligten Personen sowie der Einhaltung geeigneter Methoden. Das Definieren klarer Ziele ist hierfür wichtig und notwendig. Die Zieldefinition für größere Einrichtungen wie Krankenhäuser unterscheidet sich zu den für Arztpraxen oder für Heilmittelerbringer_innen. Das Erreichen angedachter Ziele, kann durch Anwendung passender qualitätssichernden Maßnahmen oder durch das Messen von Qualitätsindikatoren, überprüft werden. Ziel des Qualitätsmanagements ist eine stetige Verbesserung der Qualität und geht über die Sicherung einzelner Prozesse hinaus. Abläufe und Ergebnisse ganzer Organisationseinheiten werden analysiert. Neben der Verbesserung der Zufriedenheit der Patient_innen wird im Gesundheitswesen auch der Verbesserung der Mitarbeiterzufriedenheit eine große Bedeutung zugeschrieben. Im Gegensatz zum Qualitätsmanagement, welches eine stetige Verbesserung der Qualität von Prozessen und Abläufen zum Ziel hat, festigen Maßnahmen der Qualitätssicherung ein bestimmtes Qualitätsniveau (GBE-Bund, 2006).

3.1 Gesetzliche Grundlagen

Mit dem Gesundheitsreformgesetz, der gesetzlichen Krankenkassen sind seit dem Jahr 1989 im Sozialgesetzbuch mit *§ 135a SGB V* Einrichtungen im Gesundheitswesen zu Maßnahmen der externen und internen Qualitätssicherung verpflichtet.

Laut *§ 135a „Verpflichtung der Leistungserbringer zur Qualitätssicherung" SGB V* sind Leistungserbringer verpflichtet die Qualität der von ihnen erbrachten Leistungen zu sichern und weiterzuentwickeln. Dazu müssen die Leistungen dem „jeweiligen Stand der wissenschaftlichen Erkenntnisse entsprechen und in fachlich gebotener Qualität erbracht werden." (SGB V, § 135a, Absatz 1).

Vertragsärzte, medizinische Versorgungszentren, zugelassene Krankenhäuser, Erbringer von Versorgungsleistungen oder Rehabilitationsmaßnahmen, sind verpflichtet „sich an einrichtungsübergreifenden Maßnahmen der Qualitätssicherung zu beteiligen, die insbesondere zum Ziel haben, die Ergebnisqualität zu verbessern und einrichtungsintern ein Qualitätsmanagement einzuführen und weiterzuentwickeln, wozu in Krankenhäusern auch die Verpflichtung zur Durchführung eines patientenorientierten Beschwerdemanagement gehört." (SGB V, § 135a, Absätze 1, 2).

Auf explizite Grundlagen für Qualitätssicherung und Qualitätsmanagement der therapeutischen Leistungen wie in der Ergotherapie wird im Sozialgesetzbuch nicht eingegangen.

Für eine Sicherstellung der wirksamen und wirtschaftlichen ambulanten Versorgung von Heilmitteln wurden gemäß *§ 125 SGB V Verträge*, vom GKV-Spitzenverband (Verband der Gesetzlichen Krankenversicherungen) Rahmenempfehlungen für Heilmittelerbringer festgelegt. Somit trifft die Forderung nach qualitätssichernden Maßnahmen im Gesundheitswesen auch die therapeutischen Berufe und ist mit den Rahmenempfehlungen gesetzlich verankert (Haase, 2015, S. 188; SGB V, § 125, Absatz 1).

Ergotherapeutische Einrichtungen und Abteilungen verpflichten sich mit Qualitätsmanagement auseinanderzusetzen und sich an Qualitätsmaßnahmen zu beteiligen. Qualitätsmaßnahmen beziehen sich auf die *Strukturqualität, Prozessqualität* und auf die *Ergebnisqualität* (Scheepers, 2015, S. 51).

Die Rahmenempfehlungen wurden mit den maßgeblichen Spitzenorganisationen der Heilmittelerbringer auf Bundesebene vereinbart (SGB V, § 125, Absatz 1).

Die maßgebliche Spitzenorganisation der Ergotherapeuten und Ergotherapeutinnen auf Bundesebene ist der Deutsche Verband der Ergotherapeuten e.V. (DVE) (DVE, 2020).

Neben anderen Verpflichtungen soll in den Verträgen zwischen GKV-Spitzenverband und DVE die Verpflichtung des Leistungserbringers zu *Fortbildungen und Maßnahmen zur Sicherung der Qualität der Behandlung, der Versorgungsabläufe und der Behandlungsergebnisse* geregelt sein (SGB V, § 125, Absätze 1, 2).

Zudem sollen sich Leistungserbringer an externen Qualitätssicherungsmaßnahmen beteiligen. Die Umsetzung ist in *§ 137 SGB V „Durchsetzung und Kontrolle der Qualitätsanforderungen des Gemeinsamen Bundesausschusses"* geregelt. Die konkreten Ausführungsbestimmungen werden auf der Ebene der Selbstverwaltung festgelegt (Hensen, 2016b, S. 52; SGB V, § 137, Absatz 1).

Mit den genannten *§§ 125 und 135a SGB V* wird den ergotherapeutischen Leistungserbringer_innen kein allgemeingültiges Qualitätsmanagementkonzept oder eine Zertifizierungspflicht vorgegeben. Es wird den Leistungserbringer_innen überlassen ein geeignetes Qualitätsmanagementsystem zu entwickeln um die Strukturen, Prozesse und Ergebnisse des Leistungserbringenden zu überprüfen, weiterzuentwickeln und zu optimieren.

3.2 Zertifizierte Qualitätsmanagementsysteme

Für eine Vereinheitlichung im Qualitätsmanagement im Gesundheitswesen gibt es verschiedene Qualitätsmanagementsysteme. Die im Gesundheitswesen am häufigsten implementierten Qualitätsmanagementsysteme sind folgende:

- DIN EN ISO 9001:2000
- Excellence-Modell der European Foundation for Quality Management (EFQM)
- Modell der Kooperation für Transparenz und Qualität im Gesundheitswesen (KTQ)

Neben den genannten existieren noch weitere Qualitätsmanagementsysteme. Diese orientieren sich jedoch an den bereits aufgeführten (Harth & Peper, 2015, S. 206).

Obwohl noch keine gesetzliche Verpflichtung zur Implementierung eines Qualitätsmanagementsystems besteht, ist der DVE im Januar 2004 dem *Institut zur Qualitätssicherung im Heilmittelbereich (IQH)* beigetreten. Gegründet wurde das Institut vom *Bundesverband Selbstständiger Physiotherapeuten (IFK e.V.)*. Seit dem Beitritt des deutschen Verbands der Ergotherapeuten können auch Ergotherapeut_innen Mitglied beim IQH werden und die notwendigen Voraussetzungen für eine Einführung eines Qualitätsmanagementsystems erwerben (Scheepers, 2015, S. 51).

Auf Basis des EFQM-Modells (European Foundation for Quality Management) können sich Physio- und Ergotherapeut_innen durch die Einführung eines Qualitätsmanagementsystems zertifizieren lassen. Nach der erfolgreichen Teilnahme an einer Workshopreihe, der Umsetzung in der Praxis und der Überprüfung durch eine unabhängige akkreditierte Zertifizierungsstelle erhält die Praxis das Gütezeichen des IQH und ein Zertifikat über die Einführung eines Qualitätsmanagementsystems (IQH e.V., 2020). Mögliche Vorteile durch die Einführung des IQH-Systems sind unter anderem die Erfüllung der Voraussetzungen der Verträge zur Integrierten Versorgung, ein Risikomanagement (Hygiene, Beschwerden, Fortbildungsdokumentationen etc.), eine bessere Patientenbindung, gesteigerte Patientenzufriedenheit und Mitarbeitermotivation sowie eine verbesserte Akzeptanz bei den Ärzten (IQH e.V., 2020).

Neben Qualitätsmanagementsystemen, mit denen sich Heilmittelerbringende zertifizieren lassen können, gibt es auch die Möglichkeit ein internes Qualitätsmanagement zu entwickeln. Hier kann die Abteilung oder Einrichtung selbst wählen, welche Qualitätsmanagementansätze für das Angebot und den Ablauf der Einrichtung am passendsten sind.

Anhand der für die vorliegende Arbeit interviewten Beispielpraxis, werden im Folgenden Ansätze eines internen Qualitätsmanagements erläutert.

4. Ein Fallbeispiel aus der Praxis des Qualitätsmanagements in der Ergotherapie

Im Rahmen der Hausarbeit wurde eine Hamburger Ergotherapiepraxis, als ein Praxisbeispiel genutzt. Die Hamburger Ergotherapiepraxis ist an eine Sozialpsychiatrische Hilfe angebunden. Die Sozialpsychiatrische Hilfe richtet sich mit ihren einzelnen Angeboten an Menschen, die eine psychiatrische Erkrankung haben oder die von einer solchen bedroht sind. Zusätzlich richten sich die Angebote auch an Familien mit mindestens einem psychisch Erkrankten oder von einer psychischen Erkrankung bedrohten Familienmitglied. Neben dem ergotherapeutischen Angebot bietet die Sozialpsychiatrische Hilfe, Angebote der Ambulanten Sozialpsychiatrie (ASP), ambulante Hilfen zur Erziehung (HzE), ambulante psychiatrische Krankenpflege sowie Soziotherapie an (Interview Ergotherapiepraxis 2020; Internetseite der Sozialpsychiatrischen Hilfe, 2020).

4.1 Die Praxis

Die ergotherapeutische Praxis hat sich auf die psychisch-funktionelle Behandlung mit Erwachsenen spezialisiert. Laut aktuell gültigem Heilmittelkatalog dient eine psychisch-funktionelle Behandlung „(…) der gezielten Therapie krankheitsbedingter Schädigungen mentaler Funktionen, insbesondere psychosozialer, emotionaler, psychomotorischer Funktionen und Funktionen der Wahrnehmung und den daraus resultierenden Beeinträchtigungen der Aktivität und gegebenenfalls der Teilnahme." (Heilmittelkatalog, 2020). Ziele der psychisch-funktionellen Behandlung sind Maßnahmen zum Erreichen therapeutischer Ziele auf Schädigungsebene, wie Stabilisierung oder Besserung globaler und spezifischer mentaler Funktionen. Auf der Aktivitäts- und Teilhabeebene betreffen Ziele der Behandlung speziell die Entwicklung, Wiederherstellung und den Erhalt von Aktivitäten, die Stärkung von Eigenverantwortung, Entscheidungsfähigkeit und Selbstvertrauen sowie das Erlernen von Kompensationsstrategien (Heilmittelkatalog, 2020).

In der Praxis angeboten werden Einzeltherapien sowie verschiedene Gruppenangebote.

Regelhafte Gruppenangebote der Praxis sind folgende:

- Dialektisch-Behaviorale Therapie (DBT)
- Gruppentraining sozialer Kompetenzen (GSK)
- Entspannungsgruppe
- Metakognitives Training bei Borderline
- Stressmanagement
- Kreativgruppen wie:
  - Themenzentrierte Gruppe
  - Offenes Werken
  - Frauengruppe

In der Ergotherapiepraxis arbeiten sechs Mitarbeiter_innen. Die Fachbereichsleitung der Ergotherapie sowie die stellvertretende Fachbereichsleitung arbeiten in Vollzeit. Die anderen vier Mitarbeiter_innen sind auf 25 oder 30 Stunden die Woche angestellt.

Im Durchschnitt hat die Ergotherapiepraxis Kapazitäten für insgesamt circa 135 Patient_innen. Diese Anzahl von Patient_innen kann für die Behandlung in Gruppen- sowie Einzeltherapien aufgenommen werden. Aufgrund chronischer Erkrankungen, oftmals Persönlichkeitsstörungen, bleiben die Patient_innen häufig über den Regelfall von bis zu 40 Behandlungen hinaus in ergotherapeutischer Behandlung. Daher ist es für die Praxis schwer zu sagen, wie viele Patient_innen sie durchschnittlich im Jahr behandelt (Interview Ergotherapiepraxis, 2020).

Um einen Einblick in das Qualitätsmanagement der Ergotherapie zu bekommen wird im Folgenden das interne Qualitätsmanagementsystem der Ergotherapiepraxis in Bezug auf das angebotene Gruppenangebot der „DBT Gruppe" erläutert.

Für ein besseres Verständnis der Abläufe werden im Vorhinein Hintergrund und Inhalte des Gruppenangebots kurz beschrieben.

4.2 Gruppenangebot der Dialektisch-Behaviorale Therapie

Die „DBT Gruppe" ist ein von Marsha M. Linehan entwickeltes Gruppenangebot, welches insbesondere als Unterstützung bei der Behandlung der Boreline-Persönlichkeitsstörung (BPS) angewandt wird. Die Abkürzung „DBT" steht für „Dialektisch-Behaviorale Therapie". Die Grundlage für dieses Therapieangebot bietet die kognitive Verhaltenstherapie. Elemente weiterer Therapieformen sind in der DBT zusätzlich zu finden. Linehan geht davon aus, dass eine Störung der Affektregulation der Borderline-Persönlichkeitsstörung zugrunde liegt. Diese Störung ist zurückzuführen auf eine hohe emotionale Verletzbarkeit bei einer bestehenden Unfähigkeit die eigenen Gefühle zu steuern (Dachverband DBT, 2020).

Das Therapiekonzept entstand in den 1970er und 1980er Jahren aus der Arbeit eines Forscherteams unter der Leitung von Marsha M. Linehan. Das Team beschäftigte sich mit der Frage, wie chronisch suizidale Frauen wirkungsvoll behandelt werden können. 1993 erschien das erste Therapiemanual der „Dialektisch-Behaviorale Therapie". Zunächst war es als ein ambulantes Angebot geplant, wurde dann zusätzlich an das stationäre Setting angepasst. 1994 wurde das für chronisch suizidale Patientin_innen mit Borderline-Persönlichkeits-Störungen ausgelegte Therapiekonzept erstmals in Deutschland stationär implementiert (Voelzke, 2018, S. 1).

Das im Vordergrund stehende Ziel dieses Gruppenangebots ist der Aufbau und die Verbesserung von Strategien zur Emotionsregulation. Der Ablauf der Gruppe ist in fünf Module aufgeteilt. Jedes Modul verfolgt eigene Ziele, die für

die Teilnehmer_innen der Gruppe transparent sind. Die Module sind in folgende Themenbereiche eingeteilt:
1. Achtsamkeit
2. Stresstoleranz
3. Umgang mit Gefühlen
4. Zwischenmenschliche Fertigkeiten
5. Selbstwert

Im Praxisalltag der befragten Ergotherapiepraxis, erstrecken sich die fünf Module über einen Zeitraum von eineinhalb Jahren. Laufende Gruppen finden einmal in der Woche für 90 Minuten satt. Eine Gruppe wird von einem Therapeuten_in geleitet und hat maximal fünf Teilnehmer_innen. Die Ergotherapiepraxis bietet regelhaft fünf geschlossene DBT Gruppen pro Woche an. Eine geschlossene Gruppe bedeutet hier, dass die zu Beginn bestehende Gruppenkonstellation aus einem Therapeuten_in und fünf Teilnehmer_innen über den Zeitraum des Gruppenangebots bestehen bleibt. Nur in Ausnahmefällen kann es hier zu Abweichungen kommen.

Geleitet werden die DBT Gruppen von im Fachbereich der DBT fortgebildeten Mitarbeiter_innen. Eine Mitarbeiterin der Ergotherapiepraxis ist zertifizierte DBT Therapeutin. Zwei weitere Therapeut_innen haben bereits die Fortbildungen zu dem DBT Gruppenkonzept besucht. Um adhärent arbeiten zu können sowie die Zertifizierung als ausgebildete DBT Therapeut_in beizubehalten, nehmen die Mitarbeiter_innen der Praxis an regelmäßigen Netzwerktreffen vom Dachverband der DBT teil.

Teilnehmer_innen des DBT Gruppenangebots können bei Bedarf neben der laufenden Gruppe zusätzlich wöchentliche Einzelgespräche in Anspruch nehmen. Die Termine bieten die Möglichkeit gezielter auf individuelle DBT Themen eingehen zu können. Für das Führen der Einzelgespräche finden regelmäßig interne Fortbildungen der Mitarbeitenden statt (Interview mit Ergotherapiepraxis, 2020).

4.3 Methodik der Erhebung

Um einen Einblick in das Qualitätsmanagement der Ergotherapiepraxis zu erlangen, fand ein persönliches Interview mit der stellvertretenden Fachbereichsleitung der Ergotherapie statt. Das Interview wurde mit Hilfe eines vorher entwickelten Leitfadens geführt. Der Leitfaden bestand aus allgemeinen Fragen zum Praxisaufbau und aus Fragen zur Prozess- und Ergebnisqualität des DBT Gruppenangebots.

Ein leitfadengesteuertes Interview ist ein semistrukturiertes Erhebungsformat für qualitative und verbale Informationen. Die Strukturierung des Interviews erfolgt durch den Interviewenden mit Hilfe des Leitfadens. Der Leitfaden dient als Rahmung und Fokussierung der Befragung und des Kommunikationsprozesses zwischen den Interviewbeteiligten. Der Grad der Strukturierung kann variieren. Die Fragen können ausformuliert oder in Stichpunkten notiert sein. Der Aufbau der Reihenfolge der Fragen kann eine konkrete Struktur vorgeben, die eingehalten wird. Es kann jedoch auch dem Interviewenden überlassen werden, in welcher Reihenfolge die Fragen gestellt werden. Der Grad der Strukturierung kann von unterschiedlichen Rahmenbedingungen abhängig sein, wie der Methode des geführten Interviews oder dem Erfahrungsgrad des Interviewenden (Misoch, 2019, S. 65–66).

Das Interview für die vorliegende Arbeit wurde von dem_der Ersteller_in des Leitfadens selbst durchgeführt. Der Leitfaden wurde als grobe Strukturierung genutzt. Nach den ersten Fragen entwickelte sich ein fließendes Gespräch, in dem die anderen Fragen, Reihenfolge unabhängig, eingebaut werden konnten.

5. Ergebnisse der Untersuchung

Im Folgenden werden die Ergebnisse des Interviews mit der Beispielpraxis bezüglich eines Qualitätsmanagements erläutert. Donabedian unterteilt drei Qualitätsdimensionen, *Struktur-, Prozess- und Ergebnisqualität* (Hensen, 2016c, S. 24).

In dem nächsten Abschnitt wird hauptsächlich auf die Prozess- und Ergebnisqualität der Praxis eingegangen.

5.1 Ergebnisse der Prozessqualität

Die Prozessqualität umfasst die Planung und die Umsetzung der Behandlung (Döring, Hirsekorn, & Timmer, 2015, S. 509).

Im Rahmen des geführten Interviews wurde mitgeteilt, dass die Praxis über eine Vielzahl von *standardisierten Arbeitsabläufen* verfügt. Standards für Arbeitsabläufe, an die sich alle Mitarbeiter halten, können von extern, wie von Berufsverbänden oder einrichtungsintern festgelegt werden. Laut Harth und Peper werden *Standards* als: „Vereinheitlichung bestimmter Vorgehensweisen in der (ergotherapeutischen) Praxis." definiert. Durch die Entwicklung von Leitlinien sollen die Mitarbeiter einer Praxis die gleichen Arbeitsschritte auf gleiche Art und Weise umsetzen. Dadurch ist eine Verbesserung der Ergebnisse zu erwarten (Harth & Peper, 2015, S. 209).

Die in der Praxis geltenden standardisierten Arbeitsabläufe wurden mit Rücksprache der Mitarbeitenden von der Leitung der Ergotherapie entwickelt. Die stellvertretende Fachbereichsleitung ist für die Entwicklung und die Pflege der standardisierten Arbeitsabläufe verantwortlich. Zur Sicherstellung der entwickelten Arbeitsabläufe müssen die einzelnen Mitarbeiter_innen die Kenntnisnahme und Einhaltung dieser unterzeichnen. Bei einem Team von sechs Mitarbeiter_innen ist es überschaubar und ersichtlich, wenn die vorgeschriebenen Arbeitsabläufe nicht eingehalten werden. Bei Nichteinhalten kann hier von der Leitung schnell drauf hingewiesen werden.

5.1.1 Planung und Start einer neuen DBT Gruppe

Anfragen für eine Teilnahme an einer DBT Gruppe werden auf einer *Warteliste* notiert. Die *Warteliste* existiert zum Zweck der Datensicherung in zweifacher Ausführung, sie liegt in *handschriftlicher* sowie in *digitaler* Form vor. Die Liste wird in chronologischer Reihenfolge, je nach Datum der Anfrage geführt. Für die spätere Gruppenzusammenstellung wird jedoch neben dem Anfragedatum auf die später entstehende Gruppenhomogenität geachtet (Alter, Diagnose, etc.). So kann es vorkommen, dass eine spätere Anmeldung früher eine Einladung für eine neue Gruppe erhält, wenn der_die Patient_in besser in die geplante Gruppe und zu den anderen Gruppenmitgliedern passen würde.

Kurz vor dem Beginn einer neuen Gruppe werden die Interessierten einzeln zu einem Vorgespräch in die Praxis eingeladen. Mit Hilfe eines *standardisierten Fragebogens* werden überprüft, ob die Therapieinhalte an sich, die individuelle Einstellung des_der Patient_in sowie die gedachte Gruppenkonstellation mit den dafür ausgewählten Gruppenmitgliedern für das DBT Gruppenangebot passen. In den Einzelgesprächen werden die individuellen Ziele erfragt, zudem müssen die Teilnehmer_innen versichern können, dass keine Suizidalität vorliegt und sie dazu in der Lage sind, das ambulante Angebot regelmäßig wahrnehmen zu können. Der für das Vorgespräch genutzte Fragebogen wurde von der Praxis entwickelt und wird regelmäßig überarbeitet sobald bei der Durchführung des Gesprächs eine Überarbeitung ersichtlich wird.

Nach dem Vorgespräch liegt es in der Verantwortung des_der Teilnehmer_in, sich nach einigen Tagen bei der Praxis zu melden, um mitzuteilen, ob er_sie an dem Gruppenangebot teilnehmen möchten oder nicht.

Beim Vorgespräch erhalten die Interessierten zwei *Verträge*, die sie zum Start der Gruppe unterschrieben, mitbringen müssen. Zum einen ist dies ein

Praxisvertrag, in dem die Hausordnung der Praxis und das Ausfallhonorar der Therapieeinheiten verschriftlich ist. Der zweite Vertrag ist ein *Therapievertrag* und befasst sich explizit mit der DBT Gruppe. In diesem Vertrag versichern die Teilnehmer_innen neben anderen Vereinbarungen, dass sie in den kommenden eineinhalb Jahren, keinen Suizid begehen, keine offenen Wunden zeigen, keinen privaten Kontakt zu den anderen Gruppenteilnehmer_innen eingehen und nicht alkoholisiert am Gruppenangebot teilnehmen. Kurz vor dem tatsächlichen Start des Gruppenangebots erhalten die Teilnehmer_innen eine schriftliche Einladung und eine Informationsmappe zum Ablauf und zu den Inhalten der Gruppe. Zum ersten Termin des Gruppenangebots müssen die unterschriebenen Verträge, eine Schweigepflichtsentbindung sowie die vom Arzt oder der Ärztin ausgestellte ergotherapeutische Verordnung für das Angebot mitgebracht werden.

Der Vertrag für die DBT Gruppe wurde in Anlehnung an das vorliegende Therapiekonzept der DBT von der Praxis entwickelt. Wie der Praxisvertrag wird auch der DBT Vertrag durch die Mitarbeiter_innen der Praxis angepasst und durch Themen ergänzt, wenn dies nötig ist.

5.1.2 Sicherstellung einer ausreichenden Teilnehmerzahl

Für den Fall, dass ein Gruppenmitglied kurzfristig die Behandlung beendet, gibt es eine *spezielle Warteliste*. Auf dieser *Warteliste* befinden sich interessierte Personen für das Gruppenangebot der DBT, die schon Vorerfahrungen mit dem Angebot haben. Diese können durch ihre Vorkenntnisse schneller als andere einspringen und gegebenenfalls in eine laufende Gruppe integriert werden.

5.1.3 Sicherstellung der Mitarbeit der Teilnehmer

Die oben genannten *Verträge* dienen den Gruppenteilnehmern als Orientierung. Wiederholte Auffälligkeiten, wie das Zuspätkommen oder das Nichterledigen der Hausaufgaben, werden in einem *Einzelgespräch* angesprochen. Die Überprüfung der bestehenden Motivation für das Therapieangebot soll hierdurch abgeklärt und gegebenenfalls gestärkt werden.

Teilnehmer müssen bis zu 24 Stunden vor einer Einheit absagen, sonst fällt eine Ausfallpauschale von 20 Euro an. Dies ist in dem Praxisvertrag schriftlich festgehalten. Für das korrekte Nachvollziehen, dass die Teilnehmer_innen verpflichtet sind für die Ausfallpauschale aufzukommen, wird die Absage mit Datum und Uhrzeit in einem dafür vorgesehen *Buch* handschriftlich vermerkt.

5.1.4 Sicherstellung einer ununterbrochenen Durchführung

Jede laufende DBT Gruppe verfügt über einen *identisch aufgebauten Handordner*. In dem *Handordner* jeder Gruppe befinden sich die Verordnungen der einzelnen Teilnehmer_innen, Berichte, die auf Wunsch nach 10 Therapieeinheiten für den behandelnden Arzt oder Ärztin geschrieben werden sowie die aktuelle Dokumentation des laufenden Therapieprozesses. In der Dokumentation wird vermerkt wie und welches Thema in der vergangenen Einheit behandelt wurde und ob irgendwelche Auffälligkeiten auftraten. Die Dokumentation nach jeder Einheit, gibt einen Aufschluss auf den derzeitigen Vermittlungsstand und auf das Verhalten der einzelnen Teilnehmenden. Bei einer ungeplanten Vertretung kann hierdurch nachvollzogen werden, wie die Vertretungseinheit gestaltet werden kann.

Wenn durch Fortbildungen oder Urlaube geplant eine Vertretung des Gruppenangebots stattfindet, bereitet der_die leitende Therapeut_in der Gruppe, in der Regel die zu vermittelnden Inhalte für die Vertretenden vor.

In der wöchentlich stattfindenden Teamsitzung werden alle 14 Tage *Fallbesprechungen* zu den Patienten durchgeführt. Bei jeder *Fallbesprechung* wird ein Protokoll geführt. Das Protokoll wird abwechselnd von den Mitarbeitern_innen verfasst und im Anschluss im Teamsitzungsordner verwahrt. Der_die betreffende Therapeut_in macht sich zudem eigene Notizen und hat Zugriff auf das Protokoll der Fallbesprechung im Teamsitzungsordner. In der darauffolgenden Teamsitzung wird kurz auf die vergangene Fallbesprechung Bezug genommen und erfragt ob die Ergebnisse der Fallbesprechungen im weiteren Therapieverlauf umgesetzt werden konnten. Ziel ist es, alle in Behandlung befindenden Patienten_innen in regelmäßigen Abständen im Rahmen einer Fallbesprechung zu besprechen. Um einen Überblick zu behalten, wird handschriftlich eine Liste über die stattgefundenen Fallbesprechungen geführt. Diese wird nach jeder Fallbesprechung mit dem Namen des_der besprochenen Patient_in und dem Datum der Fallbesprechung ergänzt. Fallbesprechungen dienen dem Austausch unter Mitarbeiter_innen in einem strukturierten Rahmen. Der Blickwinkel der nicht in die Therapie involvierten Therapeut_innen kann neuen Input bringen und die Einstellungen auf die weitere Therapie beeinflussen. Ein Austausch mit Kollegen_innen kann durch andere Blickwinkel und erlebte Erfahrungen neue Aspekte in den weiteren Therapieverlauf bringen. Mitarbeiter_innen haben die Möglichkeiten durch Fallbesprechungen neue Aspekte zu erlangen und eventuelle Unsicherheiten in bestimmten Therapiesituationen oder mit bestimmten Patient_innen zu beseitigen. Entscheidungen können im Kollektiv besprochen und bestimmt werden, so dass die Last von einzelnen Entscheidungen und Umsetzungen nicht auf nur einem_einer Therapeut_in lastet. Dies wirkt sich in der Sicherheit des_der einzelnen Therapeut_in und somit auf die Dynamik als Therapeutenteam und letztendlich auf die Arbeit aus. Zudem erhalten alle Mitarbeiter_innen durch die Fallbesprechungen einen guten Überblick über die laufenden Gruppen und die einzelnen Teilnehmer_innen. Dieses wird zum Vorteil bei einer Vertretungssituation. Neben den Fallbesprechungen werden in den Teamsitzungen Konzeptionelles und Organisatorisches besprochen. Jedoch haben Fallbesprechungen immer Vorrang und können bei Bedarf in den Teamsitzungen jederzeit eingebaut werden.

5.2 Ergebnisse der Ergebnisqualität

Laut Döring, Hirsekorn und Timmer ist die Überprüfung der Ergebnisqualität in dem psychiatrischen Bereich der Ergotherapie besonders schwierig. Bislang werden wenig spezielle Assessmentverfahren für Diagnostik und Dokumentation in den Praxen angewandt. Die Zufriedenheit kann zum Beispiel mit Hilfe von Fragebögen oder Reflexionsgesprächen messbar gemacht werden. Diese erfragten Daten oder genaue Dokumentationen des Zustandes und der Entwicklung im Laufe der Therapie, können einen Aufschluss über die Qualität der Ergebnisse liefern. (Döring et al., 2015, S. 509).

Die untersuchte Ergotherapiepraxis entwickelte zur Überprüfung des Zielerreichungsgrads und der Patientenzufriedenheit für jeden einzelnen Patienten einen dreiseitigen Reflexions- und Selbsteinschätzungsbogen. Im Folgenden wird auf die Methodik der Praxis zur Überprüfung der Ergebnisqualität genauer eingegangen.

5.2.1 Überprüfung des Zielerreichungsgrads und der Patientenzufriedenheit

Zum Abschluss des Gruppenangebots füllen die Teilnehmer einen dreiseitigen Reflexions- und Selbsteinschätzungsbogen mit insgesamt 20 Fragen aus. Der Bogen ist von der Praxis für die Überprüfung des Zielerreichungsgrads und der Erfragung der Patientenzufriedenheit konzipiert worden. Der Bogen dient den Teilnehmer_innen als eine Überprüfung und Selbstreflexion. Außerdem bietet der Bogen Rückmeldung für den_ die Therapeut_in. Für das Ausfüllen können sich die Teilnehmer_innen 1-2 Wochen Zeit nehmen. Durch das Beantworten der Fragen bekommen die Teilgenommenen selbst die Möglichkeit zu überprüfen, ob die gelernten

> Inhalte der Gruppe verstanden und verinnerlicht wurden. Der_die leitende Therapeut_in der Gruppe sichtet die ausgefüllten Reflexionsbögen ohne Beisein der Teilnehmer_innen. Für den_die Therapeut_in dient der Bogen als Rückmeldung und Überprüfung ob und wie die Inhalte die vermittelt wurden aufgenommen wurden und ob die Behandlungsziele der Gruppentherapie erreicht wurden. Unteranderem wird um eine Rückmeldung, um Kritik und um Verbesserungsvorschläge zum Gruppenangebot selbst und zum_zur leitenden Therapeut_in gebeten. Der Bogen dient somit dem_der Therapeut_in auch als Anregung zu Verbesserungen und Änderungen für Planung und Durchführung einer weiteren DBT Gruppe.

6. Herausforderungen für das Qualitätsmanagement in der Ergotherapie

Der Ablauf des Gruppenangebots ist durch das bestehende Manual und die standardisierten Arbeitsabläufe gut strukturiert. Jedoch erfordert jede Gruppenkonstellation und jeder Teilnehmer_in unterschiedliche Anforderungen. Der Umgang damit kann somit eine Herausforderung für den_die Therapeut_in und die gesamte Gruppe darstellen. Die gruppenleitenden Therapeut_innen müssen die Kompetenzen und Schwierigkeiten jedes einzelnen Teilnehmer_in und die Dynamiken untereinander im ständigen Blick behalten, um darauf reagieren zu können. In bestimmten Situationen muss mit gewissen Gesprächsführungstechniken die Motivation der Teilnehmenden überprüft und erhöht werden. Gegebenenfalls müssen bei einer Gruppe bestimmte Inhalte intensiver besprochen werden als bei einer anderen Gruppe.

In dem geführten Interview wurde eine vor kurzem erlebte Situation als eine große Herausforderung beschrieben. Der korrekte Umgang und das Einhalten der im Therapievertrag festgehaltenen Regeln sind in dem vorherrschenden ambulanten Setting oft nicht gut überprüfbar. Wiederholter enger Kontakt zu anderen Gruppenmitgliedern, der sich nicht als förderlich erwies, führte nach wiederholter Ansprache in der im Interview beschriebenen Situation zu einem Abbruch der Therapie für eine_n der Teilnehmer_innen. Der Umgang mit der gesamten Situation, das dazugehörige Einschätzen ob die Kommunikation mit den Teilnehmer_innen auf Ehrlichkeit basiert und letztendlich eine Entscheidung zu treffen, wie es für die Gruppe weitergeht, fordert ein hohes Maß an Empathie und Verantwortung des Therapierenden allen Teilnehmenden und sich selbst gegenüber (Interview Ergotherapiepraxis, 2020).

7. Diskussion und Empfehlungen

Die Beispielpraxis erfüllt mit ihren Maßnahmen für das interne Qualitätsmanagement die Bedingungen die laut § *125 SGB V Verträge* bestehen. Es ist deutlich zu erkennen, dass sich die Praxis mit dem Thema Qualitätsmanagement auseinandersetzt und interne Qualitätsmaßnahmen entwickelt und durchführt. Laut § *125 SGB V Verträge* sollen sich die Qualitätsmaßnahmen auf die *Strukturqualität*, *Prozessqualität* und auf die *Ergebnisqualität* beziehen. In dieser Arbeit wird vor allem auf die Prozessqualität und die *Ergebnisqualität* eingegangen. Im Rahmen der Prozessqualität werden *standardisierte Arbeitsabläufe* und *standardisierte Fragebögen, Wartelisten, Praxis- und Therapieverträge, identisch aufgebaute Handordner* für die einzelnen Gruppen und die *Fallbesprechungen* genutzt. Als zusätzliche Ergänzung und Unterstützung der Prozessqualität könnte den Mitarbeitern und Mitarbeiterinnen der Praxis ein freier *Zugang zu Fachliteratur* geboten werden. Hierdurch können sie sich selbstständig und zu jeder Zeit zu unterschiedlichen Themen weiterbilden. Durch eine *Erweiterung der Praxisöffnungszeiten*, was auch eine Erweiterung der Ansprechbarkeit und guten telefonischen Erreichbarkeit bedeutet, kann bei Bedarf den Patienten eine bessere Unterstützung und eine Optimierung der Therapie geboten werden. Dieses würde eine Erhöhung der Arbeitszeiten oder der Anzahl der Mitarbeiter bedeuten.

Im Rahmen der *Ergebnisqualität* findet nach Abschluss des Gruppenangebots eine Erfragung über den *dreiseitigen Reflexions- und Selbsteinschätzungsbogen* statt. Ergänzend könnten hier persönliche *Abschlussgespräche* mit jedem einzelnen Gruppenmitglied sein. Vertiefungen auf individuelle Ziele, Entwicklungen und Verbesserungsvorschläge bezüglich des Gruppenangebots wären hierdurch möglich. Außerdem könnten regelmäßige *Nachtreffen* in einem bestimmten Zeitraum nach Abschluss des Gruppenangebots stattfinden. Hierdurch könnte die Unterstützung der Gruppe weiterhin erhalten bleiben und das Erlernte in Verbindung mit dem Alltagsgeschehen weiter gefestigt werden. Monatliche Treffen für einen Zeitraum von sechs bis zwölf Monaten könnten zum Beispiel unterstützend wirken. Für eine Messung der langfristigen Wirksamkeit des Therapieangebots wäre dies ebenso sinnvoll.

Um die jetzt schon bestehende gute Qualität der Praxis zu sichern und weiter zu steigern wäre eine *Zertifizierung* mit einem bereits bewährten externen Qualitätsmanagementsystem wie zum Beispiel dem Excellence-Modell der European Foundation for Quality Management (EFQM) über das Institut für Qualitätssicherung in der Heilmittelversorgung e.V. möglich. Da die Beispielpraxis bereits Mittglied des deutschen Verbands der Ergotherapeuten ist, kann dieser als Ansprechpartner herangezogen werden. Neben neuen Ideen für die Gestaltung und Sicherung der Qualität des Praxisalltags wäre auch ein großer Vorteil der Zertifizierung der dadurch entstehende Wettbewerbsvorteil zu anderen Leistungserbringenden.

Im Interview wurde deutlich, dass Zeit und Geld, welches für eine Integration eines externen Qualitätsmanagementsystems investiert werden muss, ein großes Hindernis für Praxen darstellen kann. Eine allgemein gültige Regelung für Heilmittelerbringende oder größere Anreize für Praxen eine Vereinheitlichung von Qualitätsmanagementsystemen durchzuführen, könnte ein großer Vorteil für die gesamte Branche bieten. Die Relevanz der Heilmittelerbringer_innen würde hierdurch verdeutlicht werden, der Wettbewerbsdruck könnte sich gegebenenfalls minimieren und die Kooperationen mit Einrichtungen, Ärzten und Ärztinnen könnten für beide Seiten vereinfacht und somit auch ansprechender werden.

8. Fazit

Qualitätsmanagement sollte nicht nur als eine gesetzlich auferlegte Pflicht gesehen werden, sondern als eine Möglichkeit für Verbesserungen der Leistungen durch unterschiedliche Ansätze. Auch wenn das Einrichten eines Qualitätsmanagementsystems Zeit und Geld kostet, trägt es bei einer guten Struktur und Umsetzung zur Arbeitserleichterung im Praxisalltag und zur Verbesserung der Zufriedenheit von Mitarbeitern und Patienten bei. Am beschriebenen Praxisbeispiel ist zu erkennen, dass eine Zertifizierung durch ein externes Qualitätsmanagementsystem nicht unbedingt notwendig ist, um einen strukturierten Praxisalltag zu gestalten und auf das Einhalten von Qualität zu achten.

Die beschriebene Ergotherapiepraxis verfügt offenbar über ein gut funktionierendes internes Qualitätsmanagement, welches unter Einbeziehung aller Mitarbeitenden regelmäßig überprüft und an Veränderungen angepasst wird. Durch das geführte Interview und dessen Ausarbeitung wurde deutlich, dass die Planung und Durchführung des DBT Gruppenangebots sowie der allgemeine Praxisablauf eine gut geplante und durchdachte Struktur ausweisen. An dem Zulauf von Patient_innen, häufig durch dieselben Arztpraxen vermittelt, ist zu erkennen, dass sich die Praxis besonders durch ihr in den letzten Jahren stark gewachsenes Angebot der DBT einen guten Ruf erarbeitet hat. Die Praxis wird von Patienten sowie von zuweisenden Ärzten gerne weiterempfohlen (Interview Ergotherapiepraxis, 2020). In dem Gespräch wurde unteranderem deutlich, dass der Leitung der Ergotherapiepraxis wichtig ist, die Arbeitsabläufe und den Praxisalltag sowohl für die zu behandelnden Patient_innen als auch für die Mitarbeitenden strukturiert, realistisch durchführbar und wertschätzend zu gestalten.

Literaturverzeichnis

Asklepios Kliniken GmbH & Co. KGaA 2020. (2020). *Asklepios, Medizinische Akademie Hamburg.* Von https://www.asklepios.com/hamburg/mah/ergotherapeut/ abgerufen am 14.09.2020.

Bundesagentur für Arbeit. (23. Oktober 2019). *Statista.com.* Von https://de.statista.com/statistik/daten/studie/520504/umfrage/anzahl-beschaeftigter-ergotherapeuten-in-deutschland/ abgerufen am 21.07.2020.

Coqui, U., Dürr, J., Mauren, S., Schiller, S., Schmidt, M., & Walz, A.-M. (2015). *Gemeinwesenorientie.* Von https://dve.info/resources/pdf/ergotherapie/fachbereiche/gemeinwesenorientierte-ergotherapie/2376-broschuere-gemeinwesenorient-ergoth-online/file abgerufen am 21.07.2020.

Döring, A., Hirsekorn, B., & Timmer, A. (2015). *Vom Behandeln zum Handeln, Entwicklung des Qualitätmanagement in der psychiatrischen Behandlung* (S. 509). (C. Scheepers, U. Stending-Albrecht, & P. Jehn, Hrsg.) Stuttgart: Georg Thieme Verlag KG.

Dachverband DBT. (2020). *Dachverband Dialektisch Behaviorale Therapie e.V.* Von https://www.dachverband-dbt.de/index.php/dbt abgerufen abgerufen am 21.07.2020.

DVE e.V. (August 2007). *Deutsche Verband der Ergotherapeuten e.V.* Von https://dve.info/ergotherapie/definition abgerufen am 20.07.2020.

Götsch, K. (2015). Grundlagen, Theorien und Modelle in der Ergotherapie. In C. Scheepers, U. Steding-Albrecht, & P. Jehn, *Ergotherapie Vom Behandeln zum Handeln – Lehrbuch für Ausbildung und Praxis* (S. 2–4). Stuttgart: Georg Thieme Verlag KG.

GBE-Bund. (2006). *gbe-bund.de.* Von http://www.gbe-bund.de/gbe10/abrechnung.prc_abr_test_logon?p_uid=gast&p_aid=0&p_knoten=FID&p_sprache=D&p_suchstring=10882::leistungserbringer#m34 abgerufen am 20.07.2020.

GKV Spitzenverband. (2020). *GKV Spitzenverband.* Von https://www.gkv-spitzenverband.de/krankenversicherung/ambulante_leistungen/heilmittel/heilmittel.jsp abgerufen am 25.07.2020.

Haase, F. (2015). Ergotherapeutischer Behandlungsprozess, Grundlagen des behandlungsprozesses. In C. Scheepers, U. Steding-Albrecht, & P. Jehn, *Ergotherapie Vom Behandeln zum Handeln* (S. 188). Stuttgart: Georg Thieme Verlag KG.

Harth, A., & Peper, E. (2015). Qualitätsmanagement (QM): Grundlagen und Bedeutung für die Ergotherapie, Qualitätsmanagement im Gesundheitswesen. In C. Scheepers, U. Steding-Albrecht, & P. Jehn, *Ergotherapie Vom Behandeln zum Handeln* (S. 206). Stuttgart: Georg Thieme Verglag KG.

Heilmittelkatalog. (2020). *Heilmittelkatalog.de*. Von https://heilmittelkatalog.de/massnahmen-der-ergotherapie.html abgerufen am 26.07.2020.

Heilmittelversorgung, I. e. (2020). *IQH e. V. Institut für Qualitätssicherung in der Heilmittelversorgung*. Von https://www.iqhv.de/iqh-im-ueberblick abgerufen am 26.07.2020.

Hensen, P. (2016a). Qualitätsmanagement und Qualitätssicherung, Ziele und Nutzen des Qualitätsmanagements. In *Qualitätsmanagement im Gesundheitswesen – Grundlagen für Studium und Praxis* (S. 42). Wiesbaden: Springer Gabler.

Hensen, P. (2016b). *Qualitätsmanagement im Gesundheitswesen*. In *Qualitätsmanagement im Gesundheitswesen – Grundlagen für Studium und Praxis* (S. 52) Wiesbaden: Springer Gabler.

Hensen, P. (2016c). *Qualitätsbegriff im Gesundheitswesen*. In *Qualitätsmanagement im Gesundheitswesen – Grundlagen für Studium und Praxis* (S. 24) Wiesbaden: Springer Gabler.

IQH e.V. (2020). *Institut für Qualitätssicherung in der Heilmittelversorgung e.V.* Von https://www.iqhv.de/iqh-im-ueberblick abgerufen am 26.07.2020.

IQH e.V. (2020). *Institut für Qualitätssicherung in der Heilmittelversorgung e.V.* Von https://www.iqhv.de/iqh-im-ueberblick/vorteile abgerufen am 26.07.2020.

Jehn, P. (2015). Berufsausbildung in der Ergotherapie. In C. Scheepers, U. Steding-Albrecht, & P. Jehn, *Ergotherapie Vom Behandeln zum Handeln* (S. 21–38). Stuttgart: Georg Thieme Verlag KG.

Misoch, S. (2019). *Qualitative Interviews* (2., erweiterte und aktualisierte Auflage Ausg.) (S. 65–66). Berlin/Boston: Walter de Gruyter GmbH.

Scheepers, C. (2015). Ergotherapie im Kontext deutscher Rahmenbedingungen, Qualitätsmanagement in ambulaten Einrichtungen. In C. Scheepers, U. Steding-Albrecht, & P. Jehn, *Ergotherapie Vom Behandeln zum Handeln*. (S. 51). Stuttgart: Georg Thieme Verlag KG.

SGB V. (Dezember 2019). *Sozialgesetzbuch (SGB V)*. Von https://www.sozialgesetzbuch-sgb.de/sgbv/125.html abgerufen am 20.07.2020.

Voelzke, M. (2018). *Ergotherapie im Rahmen der DBT* (S. 1). Stuttgart: Schattauer.

Janika Niecke

12 Grundlage des Qualitätsmanagements im Therapiebereich Osteopathie in Deutschland

Hintergrund und Fragestellung: Der Begriff Osteopathie und die Berufsbezeichnung Osteopath*in sind in Deutschland bisher nicht einheitlich definiert. Jede Person, die Heilkunde ausüben darf, kann den Begriff Osteopathie für sich beanspruchen, ohne hierfür eine spezielle Ausbildung vorweisen zu müssen. Es werden verschiedene Ausbildungswege angeboten, die weder einheitlich geregelt noch an bestimmte Qualitätskriterien gebunden sind. Die Osteopathie grenzt sich von anderen medizinischen Fachrichtungen ab und nutzt eigene Behandlungsmethoden. Die Popularität der Osteopathie hat in Deutschland während der letzten 30 Jahre zugenommen, was die Bedeutsamkeit eines Qualitätsmanagements unterstreicht. Ziel dieser Arbeit ist es, die Grundlagen des Qualitätsmanagements im Therapiebereich der Osteopathie zu präsentieren und ggf. Defizite aufzuzeigen

Methode: In einer qualitativen, explorativen Forschung wurden zwei Telefoninterviews durchgeführt. Die Stichprobe rekrutierte sich aus zwei Personen: einer zuständigen Person eines Instituts für Qualitätsmanagement und einer Heilpraktikerin, die osteopathische Behandlungen anbietet und nach der DIN EN ISO 9001 zertifiziert wurde. Der zugrundeliegende Fragebogen orientierte sich dabei an den Qualitätskriterien des Gemeinsamen Bundesausschusses.

Ergebnisse: Die Ansätze eines Qualitätsmanagements im Therapiebereich Osteopathie eignen sich zur Erreichung eines hochwertigen Qualitätsstandards und zeigen Übereinstimmungen mit den Qualitätskriterien des Gemeinsamen Bundesausschusses.

Schlussfolgerungen: Durch die bisher fehlenden gesetzlichen Vorgaben bestimmter Qualitätskriterien, kann die zugrundeliegende Auditierung dazu beitragen, einen bestimmten Grad der Qualität im Therapiebereich der Osteopathie zu erreichen. Sie bietet den Behandler*innen mehr Sicherheit in ihren Abläufen und trägt darüber hinaus zum Schutz der Patient*innen bei. Um einen flächendeckenden Qualitätsstandard zu erreichen, muss den Heilerbringer*innen das Potenzial des Qualitätsmanagements nähergebracht werden. Auch bundesweit einheitlich rechtliche Vorgaben wären hierfür geeignet.

Schlüsselwörter: Qualitätsmanagement, Interview, Therapie, Osteopathie

1. Therapiesektor Osteopathie

„Die osteopathische Ausbildung ist langwierig und erstreckt sich nach internationalem Qualitätsstandard über 4–5 Jahre. Dieser Qualitätsstandard ist in Deutschland jedoch keine Pflicht und jeder, der Heilkunde ausüben darf […], kann den Begriff Osteopathie verwenden." (Dräger & Heller, 2020, S. 554)

Die medizinische Fachrichtung stammt aus den USA und wurde im 19. Jahrhundert von dem amerikanischen Arzt Andrew Taylor Still begründet. In den USA ist die Osteopathie eher an die traditionelle Medizin angelehnt, während sie in Europa aktuell eher der Naturheilkunde zugeschrieben wird (Hoefert & Uehleke, 2009, S. 256). Die Osteopathie besitzt den Anspruch, die Patient*innen in ihrer Individualität zu erfassen und die Behandlung dementsprechend anzupassen (Hinkelthein & Zalpour, 2012, S. 1). Alle Vorgänge im Menschen werden in der Osteopathie als Bewegungen interpretiert. Einschränkungen dieser Bewegungen, bzw. pathophysiologische Störfaktoren sollen durch die Behandlung beseitigt werden. Die Osteopathie nutzt hierzu eigenständige Methoden. Sie stütz sich dabei auf wissenschaftliche Erkenntnisse der medizinischen Forschung (Dräger & Heller, 2020, S. 553).

Dem Sachstand des Deutschen Bundestags ist zu entnehmen, dass bereits der Begriff Osteopathie und die Berufsbezeichnung Osteopath*in in Deutschland nicht einheitlich definiert sind. Das Ausüben osteopathischer Behandlungen gilt als Heilkunde und ist für Personen mit ärztlicher Approbation oder Erlaubnis für die Ausübung der Heilkunde uneingeschränkt zulässig. Aktuell werden verschiedene Ausbildungswege angeboten, die einen unterschiedlichen Umfang aufweisen. Dazu gehört eine schulische Ausbildung an privaten Osteopathie-Schulen (in Vollzeit oder berufsbegleitend), wobei die berufsbegleitende Ausbildung sich primär an Ärzt*innen, Heilpraktiker*innen und Physiotherapeut*innen richtet (Wissenschaftliche Dienste des Deutschen Bundestags, 2020). Der internationale Qualitätsstandard besagt, dass die osteopathische Ausbildung vier bis fünf Jahre andauert. Die Osteopathie-Ausbildung in Deutschland unterliegt dabei keinem verbindlichen Standard, sie ist weder flächendeckend geregelt noch an bestimmte Qualitätsrichtlinien gebunden. Die Begriffsverwendung Osteopathie ist in Deutschland nicht zwingend an eine spezielle Osteopathie-Ausbildung gebunden (Dräger & Heller, 2020, S. 554 f.). Für eine sichere Patientenversorgung gilt ein Qualitätsmanagement daher als unerlässlich.

Ziel dieser Arbeit ist es, die Grundlagen des Qualitätsmanagements im Therapiebereich der Osteopathie zu präsentieren und ggf. Defizite aufzuzeigen. Eine Einführung in den Therapiebereich beleuchtet die Methoden der Osteopathie und ihre Herausforderungen. Es werden außerdem aktuelle Zahlen der Inanspruchnahme osteopathischer Behandlungen in Deutschland aufgeführt. Anschließend werden mögliche Qualitätsmanagement-Ansätze aufgezeigt. Hierzu werden Inhalte aus einem Interview mit einer zuständigen Person eines Instituts für Qualitätsmanagement vorgestellt. Exemplarisch wird anhand einer interviewten Praxis für Osteopathie aufgezeigt, wie das Qualitätsmanagement Anwendung finden kann. Es folgt eine inhaltliche und methodische Diskussion, Schlussfolgerung und Empfehlung.

2. Methoden der Osteopathie

Im Sinne der Osteopathie wird der Mensch als Einheit aus Körper, Geist und Seele betrachtet, in der die Funktion und Struktur in einer Wechselbeziehung stehen. Mit einer holistischen Herangehensweise grenzt sich die Osteopathie von der „konventionellen Medizin bzw. Orthopädie" ab (Hoefert & Uehleke, 2009, S. 256). Gleichzeitig gilt die osteopathische Behandlung als schonend, im Gegensatz zur Chiropraktik. Im Vergleich zur Physiotherapie soll in der Osteopathie eine stärkere muskuläre Tiefenwirkung erzielt werden (ebd.). Die Untersuchungsmethode grenzt sich außerdem von anderen medizinischen Fachrichtungen ab, da die Behandlung hauptsächlich manuell, also mit den Händen, ausgeführt wird (s. Abb. 1). Wie bereits erwähnt, definiert die Osteopathie alle Vorgänge im menschlichen Körper als Bewegungen. Ziel der Therapie ist es, Bewegungseinschränkungen zu befunden und zu beseitigen (Dräger & Heller, 2020, S. 553) und somit die Gesundheit wieder herzustellen (Hoefert & Uehleke, 2009, S. 256). Dieses Ziel soll durch die „Mobilisierung der Gelenke, Öffnung der Faszien, Förderung des Lymph- und Blutflusses und der dadurch angeregten nervlichen Stimulation […]" erreicht werden (ebd.).

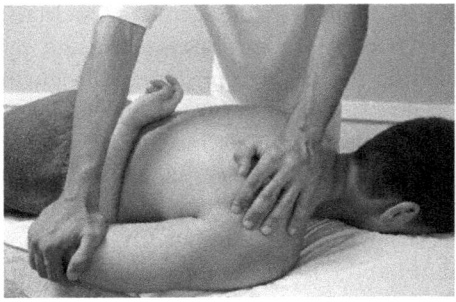

Abbildung 1: Osteopathische Behandlung (Pixabay.com, 2017)

Ein Leitfaden für den Untersuchungsvorgang in der Osteopathie nach Hinkelthein und Zalpour (2012) besteht aus: Anamnese, Inspektion, Thermodiagnostik, Listening-Techniken, Palpation, Funktionstests, Provokationstests und Apparativer Diagnostik. Die Anamnese stellt die Basis der Behandlung dar und soll den aktuellen und allgemeinen Gesundheitszustand des*der Patient*in ergründen. Auf die Anamnese folgt die Inspektion, bei der sich der*die Patient*in gewöhnlich bis auf die Unterwäsche entkleidet. Hier werden Körperrelief und Posturologie inspiziert. Daraufhin wird die Thermodiagnostik, also Veränderungen der Temperaturabstrahlung, untersucht. Im Listening Schritt wird die faszialen Körperspannung beobachtet und ggf. verfolgt, um die Beschwerdeursache zu lokalisieren. Außerdem wird mit Hilfe der Palpation versucht, Irritationen und Veränderungen des Bindegewebes und des Muskeltonus zu ermitteln. Um mögliche Kontraindikationen auszuschließen, werden außerdem Provokationstests durchgeführt. Es wird beobachtet, ob Dehnung, Annäherung, Kontraktion, Kompression, Distraktion und Perkussion Schmerzen verursachen, da dies ein Hinweis auf eine funktionelle oder strukturelle Störung bietet. Auch zwecks der Überprüfung einer Verdachtsdiagnose werden diese Tests durchgeführt. Ebenfalls zum Ausschluss von Kontraindikationen dient die Apparative Diagnostik. Falls die bisherigen Untersuchungen auf ernsthaftere Erkrankungen hinweisen oder kein endgültiges Ergebnis erzielt werden konnte, dient die Apparative Diagnostik ebenfalls zur Differenzialdiagnostik. Die Befunde werden dabei schriftlich dokumentiert (Hinkelthein & Zalpour, 2012, S. 3–25).

Die Wirkungsrichtungen der Behandlung können in mechanisch, neurophysiologisch und psychologisch unterschieden werden. Es lassen sich mehr als 100 Techniken in sechs Kategorien einteilen (s. Tab. 1) (Hoefert & Uehleke, 2009, S. 257).

Tabelle 1: Techniken osteopathischer Behandlungen, eigene Darstellung (Quelle: Hoefert & Uehleke, 2009, S. 257)

Kategorie	Beschreibung
High-Velocity-Low-Amplitude (frei übersetzt: Hohe-Geschwindigkeit-Geringer-Ausschlag)	Die Gelenke werden mit Impulsen mobilisiert, der natürliche Gelenkradius wird hierbei nicht überschritten (wie es z. B. in der Chiropraktik geschieht), das Ziel ist ein freies Gelenkspiel.
Muskel-Energie-Techniken	Es wird ein Widerstand gegen den Muskeldruck des Patienten ausgeübt, das Ziel ist die Mobilisierung der Gelenke und die Verlängerung der kontrahierten Muskeln.
Counterstrain (frei übersetzt: Gegendruck)	Das Gelenk wird für 90 Sekunden in einer unbequemen, aber schmerzfreien Position gehalten, das Ziel ist die Stimulation des Zentralen Nerven Systems (ZNS).
Myofaziale Techniken	Eine Tiefenmassage wird entlang der Muskelstränge praktiziert, das Ziel ist eine tiefe Entspannung.
Lymphdrainage-Techniken	An verschiedenen Körperregionen werden sanfte, langsame und rhythmisch ausgeführte Massagen und Griffe entlang der Lymphbahnen ausgeführt, das Ziel ist einen freien Fluss der Lymphe zu ermöglichen.
Craniosacrale Techniken	Zwischen den oberen Wirbeln und dem Schädel wird ein sanfter Druck ausgeübt, das Ziel ist die Beeinflussung des Parasympathikus.

Die Techniken der High-Velocity-Low-Amplitude weisen ein (geringes) Risiko auf, daher werden die anderen Techniken stellvertretend verwendet (ebd.).

Die Finanzierung der osteopathischen Behandlungen erfolgt hauptsächlich durch die Patient*innen, da die Behandlung keine Kassenleistung darstellt. Sie stellt damit eine Individuelle Gesundheitsleistung (IGeL) dar, deren Kosten einige private und gesetzliche Krankenkassen (anteilig) übernehmen. Die Anzahl der bezuschussten Behandlungen wird dabei häufig pro Kalenderjahr begrenzt. Einige Krankenkassen fordern die Zugehörigkeit eines Berufsverbandes oder eine definierte Zahl von Unterrichtsstunden, die der*die Leistungserbringer*in absolviert haben muss, damit die Kosten (anteilig) erstattet werden (Wissenschaftliche Dienste des Deutschen Bundestags, 2020). An dieser Stelle ist zu diskutieren, welche Forderungen an die Berufsverbände und Fachgesellschaften gestellt werden (Dräger & Heller, 2020, S. 559).

Osteopathische Behandlungen sind mit 30–60 Minuten je Sitzung verhältnismäßig zeitaufwändig. Von Dräger und Heller werden sie dennoch als günstiges Verfahren eingestuft. Grund hierfür ist beispielsweise der Umstand, dass andere medizinische Leistungen vergleichsweise sehr kostenintensiv ausfallen. Auch bietet die Osteopathie durch die gründliche klinische Untersuchung die Möglichkeit, sinnvolle Einschätzungen für weitere zielgerichtete Therapiemaßnahmen zu geben (ebd.).

3. Herausforderungen der Osteopathie

Eine der Herausforderungen für die Osteopathie besteht darin, dass es den „goldenen Therapiestandard" bei der Osteopathie nicht geben kann (Hinkelthein & Zalpour, 2012, S. 2). Da die Osteopathie selbst den Anspruch erhebt, die Patient*innen ganzheitlich zu behandeln, ergeben sich vielseitige Behandlungsmöglichkeiten, welche von Person zu Person unterschiedlich ausfallen. Es gibt dabei keinen einheitlichen Vorgang der für jede*n Patient*in angewendet werden kann (ebd.). Ein Urteil des Bundesverwaltungsgerichts (BVerwG), (verkündet am 10. Oktober 2019) führt auf, dass definiert werden müsste, welche Behandlungsmethoden und -formen die Osteopathie umfasst und zu welchen Krankheiten eine osteopathische Behandlung eingesetzt werden kann. Auch die Grenzen der Behandlung müssten deutlich gemacht werden. Festlegungen sollten bundesweit gelten und für alle Behandler*innen verpflichtend sein – dies ist aktuell nicht der Fall (BVerwG, Urteil vom 10. Oktober 2019 – 3 C 16.17 [ECLI: DE: BVerwG:2019:101019U3C16.17.0]).

Zur Beurteilung diagnostischer Abläufe, zur Abfassung von Therapieleitlinien und zur Einschätzung der Krankheitsprognose wird im medizinischen Bereich die Evidenz herangezogen. Der Umstand, dass Studien und statistische Instrumente zur Überprüfung der Evidenz stark individualisierter Therapieformen, wie sie in der Osteopathie praktiziert werden, teilweise ungeeignet sind, erschwert eine Beurteilung. An dieser Stelle kann die Problematik einer validen Messbarkeit eines Prä-Post-Interventionsprogramms erwähnt werden. Auch bildet die Gestaltung von Interventionsstudien mit dem Einsatz von Einzeltechniken osteopathischer Behandlungen nicht die klinisch fachgerechte Komplexität ab. In der Osteopathie werden die Behandlungen aufgrund der Wechselwirkungen stets kombiniert (Dräger & Heller, 2020, S. 556).

Eine Analyse des IGeL-Monitors im Jahr 2018 beschäftigte sich mit der Wirksamkeit der Osteopathie bei chronischen Rückenschmerzen von Patient*innen. Eine Studie ergab, dass die Betroffenen durch Osteopathie weniger Schmerzen erlitten und sich besser bewegen konnten. Eine Verbesserung der

Lebensqualität und eine Reduktion der Fehltage bei der Arbeit konnte jedoch nicht festgestellt werden. Insgesamt wird als unklar eingestuft, ob die osteopathische Behandlung wirksamer ist, als die Leistungen, die von der Krankenkasse vollständig übernommen werden. Schäden, welche durch osteopathische Behandlung hervorgerufen wurden, konnten jedoch keine festgestellt werden (IGeL-Monitor, 2018). Auch Dräger und Heller (2020) führen auf, dass die Osteopathie ein geringes Nebenwirkungspotenzial aufweist. Ein Review über 68 Jahre trug insgesamt 186 Verletzungen zusammen. Diese wurden hauptsächlich bei Durchführung der High-Velocity-Low-Amplitude-Techniken (s. Kap. 2) festgestellt (Dräger & Heller, 2020, S. 559).

Auch dem Sachstand der wissenschaftlichen Dienste des Deutschen Bundestags ist zu entnehmen, dass bisher keine einheitliche Bewertung osteopathischer Behandlungen vorherrscht. Anzumerken ist, dass der wissenschaftliche Beirat der Bundesärztekammer die Wirksamkeit bestimmter osteopathischer Techniken nach den Kriterien der evidenzbasierten Medizin bestätigt. Zu nennen ist z. B. die Wirksamkeit osteopathischer Behandlungen bei chronischen Schmerzen der Wirbelsäule (Wissenschaftliche Dienste des Deutschen Bundestags, 2020).

4. Inanspruchnahme osteopathischer Behandlungen in Deutschland

Die Bedeutsamkeit der Einführung eines einheitlichen Qualitätsmanagements im Therapiebereich der Osteopathie wird unterstrichen, da diese laut Dräger & Heller (2020) in Deutschland „in den letzten 30 Jahren eine starke Verbreitung und einen Zuwachs an Popularität erfahren" hat (Dräger & Heller, 2020, S. 554). Eine Forsa-Umfrage im Auftrag des Verbands der Osteopathen e.V. aus dem Jahr 2018 untersuchte die Inanspruchnahme osteopathischer Behandlungen bei 2218 Befragten ab einem Alter von 14 Jahren in Deutschland. Die CATI Mehrthemenumfrage OmniTel (CATI Bus) ergab, dass knapp jede*r fünfte Befragte ab einem Alter von 14 Jahren bereits eine osteopathische Behandlung für sich oder für ein Kind im Haushalt in Anspruch genommen hat. Die Mehrheit der Befragten, die bisher eine Behandlung in Anspruch genommen haben, lag in der Altersgruppe von 35–64 Jahren. Das Hauptanliegen für die Inanspruchnahme einer osteopathischen Behandlung bestand bei 72% der Befragten aus konkreten Schmerzen, bei denen wiederum 27% der Befragen Rückenbeschwerden als Grund angaben. Die Mehrheit (78%) der Befragten sagte aus, dass sie mit der letzten osteopathischen Behandlung zufrieden oder sehr zufrieden war. Etwa jeder Zehnte (9%) gab an wenig oder gar nicht zufrieden gewesen zu sein. Im Sinne eines Qualitätsmanagements ist an dieser Stelle besonders relevant, dass zwei Drittel der Befragten der Auffassung sind, dass die Qualifikation von Osteopath*innen in Deutschland gesetzlich geregelt ist, das heißt eine spezielle Ausbildung erforderlich ist (s. Abb. 2). Dies ist, wie bereits erwähnt, bislang nicht der Fall. Vier von fünf Befragten empfinden eine solche Regelung als wichtig oder sehr wichtig (Forsa, im Auftrag des Verbands der Osteopathen Deutschland e.V., 2018).

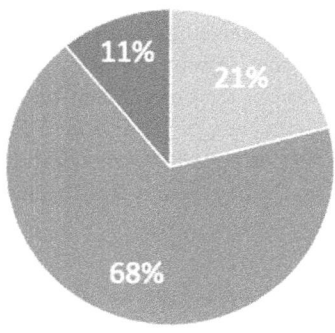

Es denken, dass die Qualifikation von Osteopath*innen ...

- ... gesetzlich geregelt ist (d.h. es ist eine spezielle Ausbildung nötig)
- ... nicht gesetzlich geregelt ist (d.h. es ist keine spezielle Ausbildung nötig)
- ... weiß nicht / keine Angabe

Abbildung 2: Einschätzung über die Qualifikation von Osteopath*innen, eigene Darstellung (Quelle: Forsa, im Auftrag des Verbands für Osteopathie Deutschland e.V., 2018)

5. Methoden der Erhebung vorliegender Ergebnisse

5.1 Forschungsdesign

Die hier aufgeführten Ergebnisse basieren auf einer qualitativen, explorativen Forschung. Diese ist ganzheitlich orientiert und ermöglicht einen offenen Forschungsprozess. Außerdem ist sie geeignet zur Erforschung eines bisher wenig erforschten Bereichs und zum Erkenntnisgewinn neuer Perspektiven (Mayring, 2010, S. 225 f.). Der Ablauf der hier zugrundeliegenden explorativen Analyse orientiert sich an dem Ablaufmodell nach Mayring. Im ersten Schritt wurde eine Zielfestlegung formuliert (Ansätze des Qualitätsmanagements im Therapiebereich Osteopathie), auf die eine Feldbestimmung (Praxen für Osteopathie und Institute für Qualitätsmanagement) folgte. Anschließend wurde die Methode ausgewählt (Experteninterview, Telefoninterview) und durchgeführt. Die Interviews wurden vereinfacht transkribiert und abschließende über die Software MAXQDA ausgewertet, womit eine induktive Kategoriebildung bzw. die Bildung von Beschreibungsdimensionen möglich wurde. Deutlich wird der zirkuläre Charakter, der aufzeigt, dass die Ergebnisse an den Forschungsstand angebunden und neue Durchläufe vorgenommen werden können (Mayring, 2010, S. 231 ff.).

Die Stichprobe rekrutierte sich aus zwei Personen, die sich auf der Grundlage einer ausführlichen Recherche anhand festgelegter Kriterien für eine Befragung eigneten. Die Kriterien waren: ein Bezug zum Qualitätsmanagement im Therapiebereich der Osteopathie, eigene Erfahrung mit dem Qualitätsmanagement in diesem Bereich und die Bereitschaft zur Teilnahme an einem Telefoninterview. Die Interviewteilnehmer*innen wurden hinsichtlich dieser Kriterien und nicht randomisiert ausgewählt. Die Teilnehmer*innen wurden zunächst per E-Mail kontaktiert, in Form eines Anschreibens ausführlich über das Forschungsvorhaben informiert und zu einer Teilnahme an dem Telefoninterview eingeladen. Den Teilnehmer*innen wurde die Möglichkeit gegeben, offene Fragen zu dem Forschungsvorhaben zu stellen und die Interviewfragen im Voraus einzusehen, bevor ein Termin für das Interview festgelegt wurde. Die Dauer des Interviews wurde möglichst geringgehalten, da die Motivation und Konzentration der Interviewten häufig mit der Zeit abnehmen. Ein Vorteil des Telefoninterviews war in erster Linie die zeitliche und örtliche Flexibilität, in der aktuell vorherrschenden Corona-Pandemie. Weitere Vorteile sind ein geringer Einfluss der Interviewerin (da diese nicht physisch anwesend ist) und die Möglichkeit auf Verständnisprobleme und Rückfragen schnell antworten zu können. Die personenbezogenen Daten wurden anonymisiert. Die Interviews werden im Folgenden jeweils nur in Ausschnitten zitiert, es werden außerdem keine Abbildungen oder spezifische Angaben (z. B. zur Zertifizierung des interviewten Instituts) dargestellt, um sicherzustellen, dass der Gesamtzusammenhang von Ereignissen nicht zu einer Identifizierung der Interviewten führen kann.

5.2 Erhebungsinstrument

Der eingesetzte Leitfaden für das Interview wurde auf Grundlage einer ausführlichen Literaturrecherche erstellt. Er ist angelehnt an die Richtlinie des Gemeinsamen Bundesausschusses über grundsätzliche Anforderungen an ein einrichtungsinternes Qualitätsmanagement für Vertragsärzt*innen, Vertragspsychotherapeut*innen, medizinische Versorgungszentren, Vertragszahnärzt*innen und zugelassenen Krankenhäusern (s. Kap. 5.1). Weitere Fragen bestanden aus dem Leitbild der Praxis/Institution, der persönlichen Definition von Qualitätsmanagement, den Chancen und Hindernissen eines Qualitätsmanagements im Therapiebereich der Osteopathie, den Beweggründen für die Zertifizierung, der Umsetzung des Qualitätsmanagements, und einem möglichen Best-Practice-Ansatz. Dabei wurden sowohl geschlossene als auch offene Fragen formuliert, die einen hohen Informationsgewinn erzielen konnten. Dies diente dem Erhalt neuer Erkenntnisse und Denkansätze und ermöglichte neue Perspektiven. Nach Mayring dienen die Spielräume für Nachfragen, Umformulierungen und Vertiefungen ebenfalls zur Erhöhung der Validität (Mayring, 2010, S. 225).

5.3 Datenanalyse

Techniken der qualitativen Inhaltsanalyse erlauben die Analyse narrativer oder halb-strukturierter Interviews auch für Einzelfallanalysen (Mayring, 2020, S. 2–15). Das zu analysierende Material wurde in ein Kommunikationsmodell eingeordnet. Damit wurde festgelegt, auf welchen Teil des Modells sich die Schlussfolgerungen beziehen. Auch die Autorin, der soziokulturelle Hintergrund, die textproduzierende Situation, die Leser*innen und auch der*die Inhaltsanalytiker*in sind Bestandteile des Kommunikationsmodells (Mayring, 2020, S. 4 ff.). Das bedeutet, dass der gesamtgesellschaftliche Kerngehalt in dieser Interpretation mit einbezogen wurde. Die Textanalyse erfolgte anhand von inhaltsanalytischen Regeln. Ablaufmodelle und Analyseeinheiten wurden hierfür festgelegt (ebd).

6. Qualitätsmanagement

Um die Qualitätsmanagement-Ansätze im Bereich der Osteopathie genauer zu beleuchten, werden zunächst die Qualitätsmanagement-Richtlinie des Gemeinsamen Bundesausschusses und das Patientenrechtegesetz vorgestellt. Diese sollen verdeutlichen, wie eine Qualitätsmanagement-Richtlinie auf Bundesebene aktuell für Vertragsärzt*innen, Vertragspsychotherapeut*innen, medizinische Versorgungszentren, Vertragszahnärzt*innen und zugelassenen Krankenhäusern geregelt ist und welche Kriterien zum Patientenschutz bestehen. Die Qualitätsmanagement-Richtlinie des Gemeinsamen Bundesausschusses und das Patientenrechtegesetz dienen dem Grundverständnis des Qualitätsmanagements im Gesundheitswesen. Diese ermöglichen einen Vergleich mit den Qualitätsmanagement-Ansätzen für den Therapiebereich der Osteopathie.

6.1 Qualitätsmanagement-Richtlinie des Gemeinsamen Bundesausschusses

In der Qualitätsmanagement-Richtlinie des Gemeinsamen Bundesausschusses sind sektorenübergreifende Rahmenbestimmungen für die Anforderungen an ein einrichtungsinternes Qualitätsmanagement erfasst. Nach § 135a Absatz 2 Nummer 2 des Fünften Buches Sozialgesetzbuch (SGB V) obliegt den Leistungserbringer*innen die Einführung und Weiterentwicklung eines einrichtungsinternen Qualitätsmanagements. Verstanden wird Qualitätsmanagement als systematische und kontinuierliche Durchführung von Aktivitäten mit dem Ziel einer anhaltenden **Qualitätsförderung** im Rahmen der **Patientenversorgung**. Insgesamt soll das Qualitätsmanagement dazu beitragen, dass die Zufriedenheit aller am Prozess Beteiligten erhöht wird. Dabei sind **Organisations-, Behandlungs-** und **Arbeitsabläufe** festgelegt und werden gemeinsam mit den Ergebnissen regelmäßig intern überprüft und gegebenenfalls angepasst. Die Ausrichtung an gesetzliche Standards und gesetzliche und vertragliche Grundlagen in den jeweiligen Einrichtungen sollen unterstützt werden. Im Mittelpunkt stehen die patientenorientierte **Prozessoptimierung** und **Patientenzufriedenheit**. Die Ziele und Umsetzung des einrichtungsinternen Qualitätsmanagements orientieren sich dabei an den einrichtungsspezifischen und aktuellen Gegebenheiten. In der Richtlinie werden ebenfalls verpflichtende **Methoden** und **Instrumente** aufgelistet, welche folgenden Stichpunkten zu entnehmen sind (Gemeinsamer Bundesausschuss, 2016):

- Messen und Bewerten von Qualitätszielen
- Erhebung des Ist-Zustandes und Selbstbewertung
- Regelung von Verantwortlichkeiten und Zuständigkeiten
- Prozess- bzw. Ablaufbeschreibung
- Schnittstellenmanagement
- Checklisten
- Teambesprechung
- Fortbildungs- und Schulungsmaßnahmen

- Patientenbefragungen
- Mitarbeiterbefragungen
- Beschwerdemanagement
- Patienteninformation und -aufklärung
- Risikomanagement
- Fehlermanagement und Fehlermeldesysteme
- Notfallmanagement
- Hygienemanagement
- Arzneimitteltherapiesicherheit
- Schmerzmanagement
- Maßnahmen zur Vermeidung von Stürzen bzw. Sturzfolgen

Auf die Anwendung dieser Maßnahmen darf lediglich verzichtet werden, wenn personelle und sächliche Ausstattung, örtliche Gegebenheiten oder medizinisch-fachlich begründete Besonderheiten der Anwendung entgegenstehen (Gemeinsamer Bundesausschuss, 2016).

6.2 Patientenrechtegesetz

In Deutschland gilt für Heilerbringer*innen der Behandlungsvertrag gemäß des Bürgerlichen Gesetzbuchs in der Bekanntmachung vom 2. Januar 2002 (BGBl. I S. 42, 2909; 2003 I S. 738), das zuletzt durch Artikel 1 des Gesetzes vom 12. Juni 2020 (BGBl. I S. 1245) geändert worden ist. Folgende Punkte werden durch diesen Paragraphen geregelt (Bundesministerium der Justiz und für Verbraucherschutz, 2002):

- Vertragstypische Pflichten beim Behandlungsvorgang
- Abwendbare Vorschriften
- Mitwirkung der Vertragsparteien
- Informationspflicht
- Einwilligung
- Aufklärungspflichten
- Dokumentation der Behandlung
- Einsichtnahme in die Patientenakte
- Beweislast bei Haftung für Behandlung- und Aufklärungsfehler

Festgehalten wird hier unter anderem, dass der*die Behandler*in zu Beginn der Behandlung verpflichtet ist, den*die Patient*in aufzuklären über: die Diagnose, Verläufe und wesentliche Umstände der Behandlung, die voraussichtliche gesundheitliche Entwicklung, die Therapie und die zu ergreifenden

Maßnahmen. Auch die **Einwilligung** des*der Patient*in für den Eingriff in den Körper oder die Gesundheit ist von dem*der Behandler*in einzuholen. Es besteht eine **Aufklärungspflicht**. Die Aufklärung muss rechtzeitig und verständlich erfolgen und alle sämtlichen Umstände umfassen (Art, Umfang, Durchführung, zu erwartende Folgen und Risiken der Maßnahme, ihre Notwendigkeit, Dringlichkeit, Eignung und Erfolgsaussichten im Hinblick auf die Diagnose). Diese hat mündlich durch den*die Behandler*in zu erfolgen, oder durch eine Person, die die gleiche Qualifikation zur Durchführung der Behandlung aufweist. Ein weiterer wesentlicher Punkt stellt die **Dokumentation** der Behandlung dar. Der*Die Behandler*in ist zum einen verpflichtet eine Patientenakte zu führen und darf lediglich Änderungen an den Eintragungen vornehmen, wenn diese neben dem ursprünglichen Inhalt erkennbar bleiben und dokumentieren, wann diese vorgenommen wurden. Zum anderen müssen alle Therapien und Wirkungen, Untersuchungsergebnisse, Befunde, Eingriffe und ihre Wirkungen, Einwilligungen und Aufklärungen aufgezeichnet werden. Die **Patientenakte** ist für eine Dauer von zehn Jahren nach Abschluss der Behandlung aufzubewahren, soweit keine anderen Vorschriften bestehen. Der*Die Patient*in besitzt außerdem das Recht auf unverzügliche Einsicht in die vollständige Patientenakte (Bundesministerium der Justiz und für Verbraucherschutz, 2002).

6.3 DIN EN ISO 9001-Norm

Die DIN EN ISO 9001-Norm stellt ein gängiges Qualitätsbewertungsverfahren im Gesundheitswesen dar und hat dabei einen branchenneutralen Einsatzbereich. Die Zertifizierung eines Qualitätsmanagement-Systems verfolgt das Ziel, den Kund*innen die Qualitätsfähigkeit der Organisation aufzuzeigen. Die Schritte zum Erlangen des Zertifikats liegen in einem internen Audit bzw. einer Selbsteinschätzung und einem externen Audit bzw. Zertifizierungsaudit. Das abschließende Zertifikat hat eine Gültigkeitsdauer von drei Jahren (Hensen, 2016, S. 339–343). Die Norm legt Mindestanforderungen an ein Qualitätsmanagement-System fest, um sowohl Kundenanforderungen als auch weitere Anforderungen z. B. seitens des Gesetzgebers zu erfüllen. Die Prozessorientierung stellt einen wesentlichen Grundsatz der Norm dar und ermöglicht eine strukturierte Erfassung der Tätigkeiten und Ressourcen eines Unternehmens. Dabei ist die Norm auch für medizinische Einrichtungen gleichermaßen anwendbar. Nach den Kriterien der Prozessorientierung gelten folgende Punkte für alle Funktionen (Aigner & Pschierer, 2014, S. 9 ff.):

- Alle Ziele sind klar formuliert
- Die Verantwortung und Zuständigkeiten, ggf. auch die Schnittstellen sind klar definiert
- Erforderliche Mittel zur Erfüllung sind bereitgestellt
- Die Prozessdurchführung muss kontinuierlich überwacht und bewertet werden
- Verbesserungsmöglichkeiten müssen systematisch identifiziert und umgesetzt werden

Die Norm zielt ab auf Kundenzufriedenheit, Vermeidung von Fehlern, Optimierung der Arbeitsabläufe, Arbeitssicherheit und Gesetzeskonformität, Analyse und Beseitigung von Schwachstellen, Kommunikationsverbesserung und kontinuierliche Verbesserung. Der kontinuierliche Verbesserungsprozess (KVP) wird im Sinne des Plan-Do-Check-Act-Zyklus (PDCA-Zyklus) dargestellt (s. Abb. 4) (Aigner & Pschierer, 2014, S. 9–46).

Dieser besteht aus vier Phasen und wiederholt sich kontinuierlich. Die Phase **Plan** beschreibt das Planen und Analysieren des Zustands und des Potenzials. **Do** beschreibt das Umsetzen und den Erkenntnisgewinn. **Check** beschäftigt sich mit der Überprüfung, dem Hinterfragen und der Analyse hinsichtlich des Ziels. **Act** beschreibt das Anpassen und Reagieren und die Umsetzung der Erkenntnisse (Hensen 2016, S. 60 f.).

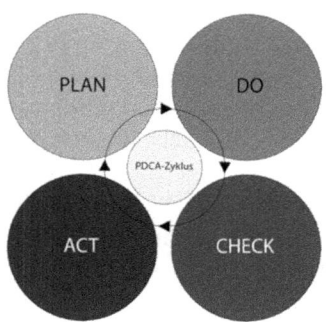

Abbildung 3: PDCA-Zyklus, eigene Anfertigung (Quelle: Hensen (2016), S. 60 f.)

6.4 Qualitätsmanagement-Ansätze in der Osteopathie

6.4.1 Kriterien der Berufsverbände

Sowohl der Verband der Osteopathen Deutschland e.v. als auch der Bund Deutscher Osteopathen e.V. (BDO e.v.) listen lediglich Mitglieder auf, die eine vier- bis fünfjährige osteopathische Ausbildung und mindestens 1350 Osteopathiestunden absolviert haben (Verband der Osteopathen e.v., o. J.), bzw. nach Kriterien der Bundesarbeitsgemeinschaft Osteopathie e.V. (BAO) ausgebildet wurden und zusätzlich eine Qualitätsmanagement nach DIN 9001 erfolgreich absolviert haben (Bund Deutscher Osteopathen e.v., o. J.). Sowohl Auditierungen und Fachfortbildungen als auch die Teilnahme an einem Qualitätszirkel, Schulungen zur Arbeitssicherheit und Datenschutz, Hygienemaßnahmen und weitere gesetzliche Regelungen müssen alle zwei Jahre nachgewiesen bzw. absolviert werden (ebd.).

Ein Qualitätszirkel setzt sich zusammen aus Mitgliedern, die eine gemeinsame Erfahrungsgrundlage besitzen. Die Mitglieder treffen sich in regelmäßigen Abständen, um Themen und Aufgaben des Arbeitsfeldes- und Verantwortungsbereiches gemeinsam zu analysieren und Lösungsvorschläge zu erarbeiten. Diese werden selbstständig umgesetzt und es findet eine Ergebniskontrolle statt. Die Sitzungen werden von einem Qualitätszirkel-Moderator geleitet und organisiert (Hensen, 2016, S. 187).

Innerhalb der Berufsverbände bestehen Uneinigkeiten bezüglich der Qualitätsstandards. Unterschiedliche Auffassungen bestehen beispielsweise über die Berechtigung zur Ausübung der Osteopathie, wobei entweder nur die Heilpraktiker*innen als berechtigt angesehen werden oder auch Ärzt*innen und Physiotherapeut*innen mit Verordnung. Auch im Bereich der Hygienemaßnahmen herrscht Uneinigkeit bei den Praktizierenden, sodass Maßnahmen wie Händewaschen und Lakenwechsel unterschiedliche Bedeutung beigemessen werden (*QM_Ostp*, persönliche Kommunikation, 17. Juni 2020). Die Qualitätskriterien nach dem BDO e.V. betreffen Außendarstellung bzw. Werbung, Räumlichkeiten, Ablaufmanagement in der Organisation, Hygienestandards und das Abrechnungsmanagement (s. Tab. 2) (Kothe, 2019).

Kategorie	Kriterien
Außendarstellung bzw. Werbung	• Auffällige Werbung und aggressives Marketing sind unangebracht • Gesetz gegen unlauteren Wettbewerb beachten
Räumlichkeiten	• Räumlichkeiten bestehen aus Wartebereich, ggf. Anmeldung, Behandlungsräumlichkeiten, Patienten-WC inklusive Wickelauflage, separat liegendes Behandler*innen-WC, Abstellraum, Flur und Aufenthaltsraum (falls Angestellte beschäftigt werden) • Mindestgrößen der jeweiligen Räume • Ausreichend Beleuchtung, um Stolpergefahr zu minimieren • Fluchtwegkennzeichnung und Rauchwarnmelder • Parkmöglichkeiten müssen ausreichend zur Verfügung stehen
Ablaufmanagement in der Organisation	• Terminannahmen erfolgen lediglich nach schriftlicher Terminbestätigung (auch elektronischer Art) durch den Patienten innerhalb von 24 Stunden Die Bestätigung ist bis zum Abschluss des Termins aufzubewahren • Terminierung über t@imtable • Empfehlungen bzgl. Einwand Vorbehandlung von Missverständnissen (können beim BDO e.V. erfragt werden)
Hygienestandards	• Tägliche Wechsel der Spannlaken der Liege • Handtücher müssen für jede*n Patient*in einzeln bereitgestellt werden • Wöchentliche Desinfektion der WC-Räumlichkeiten • Gründliche Handwäsche nach jedem Patient*innen-Kontakt • Nutzung von Einweghandschuhen bei internen Behandlungen und eine darauffolgenden chirurgischen Handdesinfektion • Antibakterielle Reinigung von Tagesliege, Stuhllehnen, sämtlichen Griffe und Türklinken • Beachtung der aktuellen Bestimmungen des Robert-Koch-Instituts (RKI)
Abrechnungsmanagement	• Abrechnung der osteopathischen Behandlungen entweder nach GOÄ (gültig für Ärzt*innen) oder GebüH (gültig für Heilpraktiker*innen) • Der Stundenbetrag von 100€ wird generell nicht unterschritten • Die Abrechnung wird anhand der tatsächlich durchgeführten Behandlungen erstellt und richtet sich nicht nach Vorgaben der Versicherer oder des*der Patient*in

Tabelle 2: Qualitätskriterien nach dem Bund Deutscher Osteopathen e.V., eigene Darstellung (Quelle: Kothe, 2019)

6.4.2 Qualitätssicherungsinstrument Auditierung

Die Auditierung stellt ein Qualitätssicherungsinstrument dar, das eine objektive und systematische Prüfung und Bewertung des Erfüllungsgrades von Anforderungen an die Betrachtungseinheit ermöglicht. Die Betrachtungseinheit kann dabei ein Produkt, Prozess, System genauso wie eine Organisation oder Dienstleistung sein. Qualitätsaudits dienen der Aufdeckung von Schwachstellen im Qualitätsmanagement, dem Aufzeigen von möglichen Verbesserungen und dem Evaluieren bereits eingeleiteter Maßnahmen. Eng verknüpft mit der Auditierung ist die Qualitätsmanagement Norm DIN EN ISO 9001 (s. Kap. 6.3). Unterschieden wird grundsätzlich zwischen internem und externem Audit, ersteres umfasst eine Selbsteinschätzung innerhalb der Einrichtung, zweiteres eine Beurteilung eines externen Auditors. Außerdem kann zwischen Systemaudit, Prozess- oder Verfahrensaudit und Produktaudit unterschieden werden. Da eingeleitete Verbesserungsmaßnahmen überwacht werden sollten, ist ein planmäßiges Audit sinnvoll. Mit jedem durchgeführten Audit wird das Qualitätsniveau der geprüften Einheit angehoben und dem Durchsetzen sich einschleichender Fehler wird vorgebeugt (Hensen, 2016, S. 163 ff.).

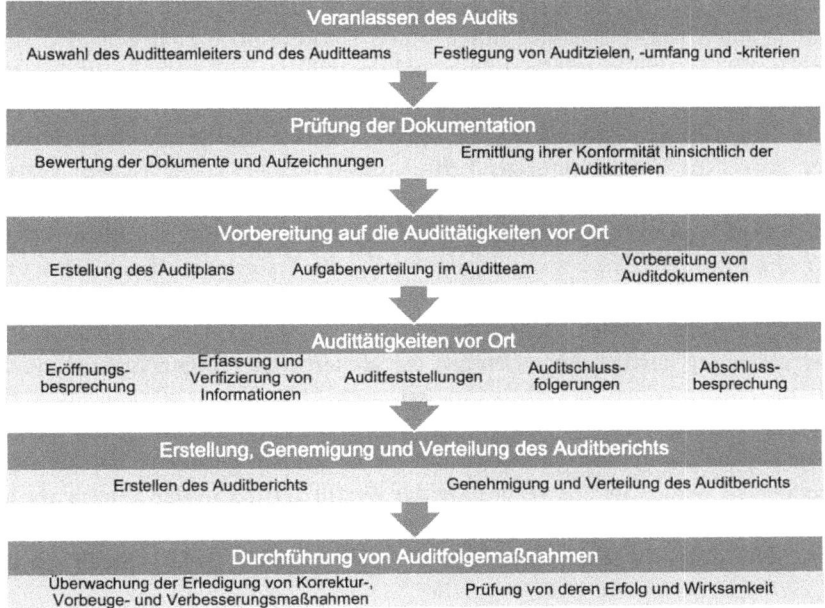

Abbildung 4: Audittätigkeiten, eigene Darstellung (Quelle: Hensen, 2016, S. 165)

Sowohl die Auditkriterien als auch die Art und der Umfang des Audits werden durch die verantwortlichen Führungskräfte und die Auditleiter*innen festgelegt. Kriterien oder Standards stellen dabei die Basis von Audits dar und orientieren sich an den Zielen des Auditauftraggebers. Ein zu nennendes Beispiel wäre die Konformität von Prozessen. Wird ein Audit veranlasst, folgt darauf die Prüfung der Dokumentation, die Vorbereitung auf die Audittätigkeiten und ihre folgende Umsetzung vor Ort, eine Erstellung und Verteilung des Auditberichts und die Durchführung von Auditfolgemaßnahmen (s. Abb. 4). Ein Merkmal des Qualitätsaudits ist, dass alle Ergebnisse gemeinsam mit allen beteiligten Personen durchgesprochen werden (Hensen, 2016, S. 163 ff.).

Qualitätsaudits können unter anderem auch in Praxen für Osteopathie Anwendung finden, wie im Folgenden genauer erläutert wird.

7. Ergebnisse

7.1 Aus dem Interview mit einem Institut für Qualitätsmanagement

Aus dem Interview mit einer zuständigen Person eines Instituts für Qualitätsmanagement für Heilerbringer*innen wird deutlich, dass das Qualitätsmanagement den Behandler*innen einen Handlungsrahmen z. B. für die Praxisabläufe, Hygienemaßnahmen, Dokumentation und Abrechnung bietet. Das Institut veranlasst auf Antrag eine Auditierung nach der DIN EN ISO 9001-Norm und zusätzlichen festgelegten Kriterien und prüft, ob die jeweilige Praxis die Voraussetzungen erfüllt und erteilt bei erfolgreichem Bestehen ein Zertifikat. Das Institut wurde vom Bundesamt für Ausfuhrkontrolle (BAFA) akkreditiert, welches auch als beratende Unterstützung hinsichtlich der Qualitätskriterien herangezogen wurde. Die festgelegten Kriterien wurden unter anderem auf Grundlage ausführlicher Recherchen und der Anfertigung mehrerer wissenschaftlicher Arbeiten festgelegt. Die Idee hinter der Zertifizierung besteht darin, Praxen für Heilerbringer*innen (speziell auch für Osteopath*innen) sowohl in logistischen Abläufen zu stärken als auch jeweils einen juristisch korrekten Stand für diese zu erreichen, da die Gesetzeslage durch den Bund aktuell noch nicht eindeutig geklärt ist. Zusammengefasst liegen die Schwerpunkte der Zertifizierung in der Überprüfung einer fachlich korrekten Abrechnung und Dokumentation und die Einhaltung des Patientenrechtegesetz (s. Kap. 6.2). Prinzipiell ist es jeder Praxis in

Deutschland möglich, eine Zertifizierung bei der Institution zu beantragen. Die Finanzierung der Auditierung wird auf Antrag der Heilerbringer*innen teilweise durch den Europäischen Sozialfond (ESF) bezuschusst. Die Auditierungen und der Besuch eines Qualitäts-Zirkels sind in einem Zwei-Jahres-Rhythmus vorgesehen (s. Kap. 6.4.1) (*QM_Ostp*, persönliche Kommunikation, 17. Juli 2020).

Eine Herausforderung für die Sicherung der Qualität in der Osteopathie stellt nach Aussage des Instituts dar, dass einige Heilerbringer*innen eine Zertifizierung ablehnen, da unterschiedliche Auffassungen über die Einhaltung von Hygienemaßnahmen und den Praxisabläufen inklusive der Dokumentation bestehen. Auch das Thema Abrechnungsbetrug stellt aktuell ein großes Problem in der Osteopathie dar. Diese unterschiedlichen Auffassungen bergen eine Gefahr für die Gesundheit der Patient*innen, die es laut Patientenrechtegesetzt zu sichern gilt. In der Osteopathie-Ausbildung fehlt außerdem die Lehre einer eindeutigen Terminologie der Behandlungsabläufe. Durch unterschiedliche Nomenklaturen wird die Dokumentation der Behandlung zusätzlich erschwert. Eine Erarbeitung eines Qualitätsmanagement-Handbuchs, in der auch die Nomenklatur explizit benannt wird, kann die Dokumentation erleichtern (*QM_Ostp*, persönliche Kommunikation, 17. Juli 2020).

7.2 Aus dem Interview mit einer Praxis für Osteopathie

Die hier aufgeführte Praxis für Osteopathie verläuft unter der Leitung einer Heilpraktikerin, welche osteopathische Behandlungen anbietet. Diese ließ sich in Form einer Auditierung nach der DIN EN ISO 9001 Norm zertifizieren.

Die Interviewte beschreibt die Osteopathie als persönliche Lebensphilosophie, mit der sie nicht nur ihre Gesundheit, sondern auch die der Patient*innen erzielen möchte. Der Gesundheitsbegriff wird von der Interviewten ganzheitlich definiert und umfasst, neben der Osteopathie, auch die Freude an Bewegung und gesunder Ernährung. Die Osteopathie stellt dabei eine „subjektive Medizin" dar, die „nie hundertprozentig verifiziert" werden kann (*QM_Ostp*, persönliche Kommunikation, 1. Juni 2020). Auf das Qualitätsmanagement ist die Interviewte durch eine Kollegin aufmerksam geworden. Sie gab an, sich vorher bemüht zu haben, mehr Struktur in die Praxisabläufe zu bringen und sah das Qualitätsmanagement hier als hilfreich an. Ein zu erreichendes Ziel stellt dabei für sie dar, dass die Patient*innen auf denselben Strukturen treffen, falls diese unterschiedliche Praxen für Osteopathie besuchen, unabhängig von den berufstätigen Heilerbringer*innen und Standorten. Die genannten Strukturen betreffen unter anderem den Empfang, die Eingangsgestaltung, Praxisgestaltung, den Hygieneplan sowie die Dokumentation und Abrechnung. Dabei sollten alle Abläufe wiederholbar und so einfach wie möglich für alle Beteiligten gestaltet sein. Die Interviewte beantragte daher die Auditierung bei einem zuständigen Institut. Sie erhielt Unterlagen zur Vorbereitung auf die Auditierung und konnte bereits erste Veränderungen in der Praxisgestaltung einleiten. Daraufhin folge der Vor-Ort-Besuch durch den*die Prüfer*in und die Protokollierung der Missstände. Die Interviewte beseitigte die Missstände erfolgreich und vereinbarte einen Termin zur erneuten Prüfung. Der*Die Prüfer*in kann dabei auch unangemeldet diese erneute Prüfung veranlassen (*QM_Ostp*, persönliche Kommunikation, 1. Juni 2020).

Seit der Einführung des Qualitätsmanagements können die Patient*innen Termine zusätzlich über ein Online-Tool buchen. Die Abläufe wurden in der Hinsicht optimiert, dass von der Begrüßung der Patient*innen bis zur Verabschiedung eine klare Struktur für alle Beteiligten vorherrscht. Über ein Abrechnungsgerät können die Patient*innen bereits in der Praxis bezahlen. Die Abrechnung erfolgt inzwischen über eine Software und spiegelt dabei die Behandlung wider, die ausführlich von der Interviewten dokumentiert wird. Bereits organisiert waren die klar definierten Aufgaben unter den Beteiligten in den Praxisräumlichkeiten. Beispielsweise die Zuständigkeiten über den Einkauf von Hygieneartikeln und andere Organisatorische Aspekte, die regelmäßig überprüft werden. Die überprüften Strukturen betreffen laut Aussage der Interviewten auch den Internetauftritt und dessen Repräsentativität in Bezug zur Realität. Eine Überprüfung der Patient*innenzufriedenheit findet aktuell nicht statt, die Interviewte befindet sich diesbezüglich im Planungsprozess (*QM_Ostp*, persönliche Kommunikation, 1. Juni 2020).

Schwierigkeiten für die Einführung eines einheitlichen Qualitätsmanagements bestehen aus der Sicht der Interviewten unter anderem in der fehlenden Anerkennung der Heilerbringer*innen bzw. Osteopath*innen. Nach Aussage der Interviewten verkennen weitere Heilerbringer*innen das Potenzial des Qualitätsmanagements. Die aktuelle, individuelle Freiheit der Heilerbringer*innen, sich für oder gegen die Einführung eins Qualitätsmanagements in der eigenen Praxis zu entscheiden, stellt auch nach Angaben der Interviewten ein Problem zur flächendeckenden Sicherung der Qualität und zur Gewährleistung des Patientenschutzes dar (ebd.).

7.3 Vergleich der Qualitätskriterien

Im Vergleich zwischen den Qualitätskriterien des Gemeinsamen Bundesausschusses und den Kriterien der hier zugrundeliegenden Auditierungen, können insgesamt 13 Übereinstimmungen festgestellt werden (s. Abb. 5).

Da sich die erstgenannten Kriterien an Vertragsärzt*innen, Vertragspsychotherapeut*innen, medizinische Versorgungszentren, Vertragszahnärzt*innen und zugelassenen Krankenhäusern richten, ist zu diskutieren, inwiefern sich diese auf die Tätigkeitsbereiche der Osteopath*innen übertragen lassen. Den Interviews kann entnommen werden, dass sich die „Philosophie", Behandlungsansätze, Auflagen des Kassensystems, Praxisabläufe und das Patientenmanagement teilweise grundlegend voneinander unterscheiden (QM_Ostp, persönliche Kommunikation, 17. Juli 2020). Einige der untersuchten Aspekte können daher nicht eindeutig dem Aufgabenbereich der Osteopath*innen zugeordnet werden und sind entsprechend markiert.

Auf Grundlage der gewonnen Informationen durch die Interviews, konnte keine Übereinstimmung bei dem Kriterium **Notfallmanagement** festgestellt werden. Dieses beinhaltet regelmäßiges Notfalltraining (entsprechend dem Patienten- und Leistungsspektrum) und ermöglicht die Entwicklung von Notfallkompetenzen, die das Erkennen von Notfallsituationen und ein angemessenes Handeln erleichtern (Gemeinsamer Bundesausschuss, 2016). **Patient*innenbefragungen** werden zwar in der Auditierung berücksichtigt, Unklar geblieben ist jedoch, inwiefern diese verpflichtend durch die Heilerbringer*innen anzuwenden sind. Die Befragungen dienen dazu die Qualität der Versorgung aus der Patient*innenperspektive zu überprüfen und ggf. Verbesserungsmaßnahmen vorzunehmen. Mit diesem Kriterium ist das **Beschwerdemanagement** verknüpft und umfasst die geregelte Bearbeitung von anonymen Beschwerden, die eine Analyse dieser zulassen und das Ableiten von Verbesserungsmaßnahmen ermöglichen (ebd.). Anzumerken ist, dass **Teambesprechungen** teilweise durch die Teilnahme an einem Qualitäts-Zirkel abgedeckt werden.

Vergleich zwischen den Qualitätskriterien des Gemeinsamen Bundesausschusses und den Qualitätskriterien der zugrundeliegenden Auditierung

Kriterien des Gemeinsamen Bundesausschusses	Berücksichtigung in der Auditierung
• Messen und Bewerten von Qualitätszielen	✓
• Erhebung des Ist-Zustandes und Selbstbewertung	✓
• Regelung von Verantwortlichkeiten und Zuständigkeiten	✓
• Prozess- bzw. Ablaufbeschreibung	✓
• Schnittstellenmanagement	*
• Checklisten	✓
• Teambesprechung	(*)
• Fortbildungs- und Schulungsmaßnahmen	✓
• Patientenbefragungen	✓
• Mitarbeiterbefragungen	*
• Beschwerdemanagement	✓
• Patienteninformation und -aufklärung	✓
• Risikomanagement	✓
• Fehlermanagement und Fehlermeldesysteme	*
• Notfallmanagement	
• Hygienemanagement	✓
• Arzneimitteltherapiesicherheit	(*)
• Schmerzmanagement	✓
• Maßnahmen zur Vermeidung von Stürzen bzw. Sturzfolgen	✓

* betrifft Aspekte außerhalb des Aufgabenbereiches
(*) betrifft teilweise Aspekte außerhalb des Aufgabenbereiches (je nach Einrichtungsart)

Abbildung 5: Vergleich zwischen den Qualitätskriterien des Gemeinsamen Bundesausschuss und den Qualitätskriterien der zugrundeliegenden Auditierung, eigene Darstellung (Quelle: Gemeinsamer Bundesausschuss, 2016; persönliche Kommunikation am 17. Juli 2020; persönliche Kommunikation am 1. Juni 2020)

8. Diskussion

Inhaltlich zu diskutieren ist, dass der Begriff Osteopathie in Deutschland nicht einheitlich geklärt ist und somit eine Grundlage fehlt, von der Qualitätsmanagement-Richtlinien abgeleitet werden können. Der Verantwortlichkeitsbereich der Qualitätssicherung im Therapiebereich der Osteopathie ist ebenfalls bisher seitens des Bundes nicht eindeutig geklärt. Heilerbringer*innen sind verpflichtet sich an das Patientenrechtegesetz zu halten, welches durch das Qualitätsmanagement im Therapiebereich der Osteopathie zu überprüfen gilt. Die Qualitätsmanagement-Richtlinie des Gemeinsamen Bundesausschusses ermöglicht eine Orientierung zur Ableitung der Kriterien. Aufgrund der individuellen, ganzheitlichen Therapieansätze der Osteopathie ist diese Richtlinie jedoch teilweise nicht auf die Osteopathie übertragbar. Ein Vergleich der Qualitätskriterien lässt Übereinstimmungen erkennen und zeigt teilweise Verbesserungspotenzial auf. Da weitere spezifische Angaben zur zugrundeliegenden Auditierung des Instituts unklar bleiben (Zwecks der Vermeidung einer Identifizierung), ist es möglich, dass weitere Übereinstimmungen bzw. zusätzliche, unbekannte Kriterien bestehen. Diese könnte Auswirkungen auf das hier aufgeführte Ergebnis haben. Es lässt sich an dieser Stelle festhalten, dass eine Richtlinie fehlt, welche die Osteopathie in ihrer Gesamtheit berücksichtigt und einen Rahmen für die Behandlungen vorgibt. Es besteht aktuell keine allgemeingültige Verpflichtung für Heilerbringer*innen im Therapiebereich der Osteopathie, ein Qualitätsmanagement einzuführen und aufrechtzuerhalten, wie es durch die Richtlinie des Gemeinsamen Bundesausschusses für andere medizinische Einrichtungen vorgesehen ist.

Methodisch zu diskutieren ist, dass die qualitative, explorative Forschung geeignet ist, die vorliegende Fragestellung zu untersuchen, sie dennoch einige Limitationen aufweist. Es wurde kein standardisierter Fragebogen verwendet und kein Pilottest durchgeführt, wodurch keine Validität vorliegt. Die Auswahl der Teilnehmer*innen erfolgte nicht randomisiert. Es fand keine Designkombination statt, die weitere Erkenntnisse bringen könnte. Durch die Zusendung der Transkription an die Interviewten wurde Missverständnissen vorgebeugt und die Möglichkeit für Ergänzungen gegeben. Eine Verzerrung der Ergebnisse durch den Einfluss der Interviewerin oder durch Bias-Formen (z. B. Recall-Bias) kann nicht ausgeschlossen werden.

9. Schlussfolgerungen und Empfehlungen

Es kann festgehalten werden, dass bisher ein flächendeckendes Qualitätsmanagement fehlt. Deutlich wird, dass durch die Etablierung eines Qualitätsmanagements die Abläufe osteopathischer Behandlungen organisiert, verlässlich und überprüfbar werden. Durch die Einführung ausführlicher Dokumentationen der Behandlungsabläufe und Kontrollen der Hygienemaßnahmen kann eine Nachvollziehbarkeit der osteopathischen Behandlungen gewährleistet werden. Die zugrundeliegende Auditierung liefert die Möglichkeit, eine einheitliche, objektive Bewertung der Qualität der Osteopathie Praxen abzugeben und einen Qualitätsstandard der zertifizierten Praxen zu erreichen sowie gleichzeitig einen wichtigen Beitrag zum Patientenschutz zu leisten. Der

Vergleich der verschiedenen Qualitätskriterien ergab 13 Übereinstimmungen. Die Einführung eines Qualitätsmanagements und speziell die zugrundeliegende Auditierung (die insbesondere das Patientenrechtegesetz berücksichtigt) und die Zertifizierung nach der DIN EN ISO 9001-Norm können zunächst als Best-Practice-Ansätze benannt werden. Hindernisse zur Erreichung eines einheitlichen Qualitätsstandards bestehen zum einen in der individuellen Freiheit der Heilerbringer*innen, sich für oder gegen die Einführung eins Qualitätsmanagements in der eigenen Praxis zu entscheiden. Diese sollten flächendeckend an das Qualitätsmanagement herangeführt werden, damit langfristig ein Qualitätsstandard erreicht werden kann. Besonders Fort- und Weiterbildungen der Mitarbeiter*innen, sowie die Aufklärung der Patient*innen stehen im Fokus, um die Wirksamkeit der Therapie zu maximieren und dem Auftreten von Fehlern vorzubeugen. Das Ziel eines einheitlichen Qualitätsmanagements sollte unter anderem auch in der Politik Beachtung finden. Es besteht weiterhin Forschungsbedarf.

Literaturverzeichnis

Aigner, I., & Pschierer, F. J. (2014). *Qualitätsmanagement für kleine und mittlere Unternehmen.* (S. 9–46)

Bund Deutscher Osteopathen e.V. (o. J.). *Liste QM-zertifizierter Osteopathen.* Bund Deutscher Osteopathen e.V. Abgerufen 20. Mai 2020, von https://www.bund-deutscher-osteopathen.de/liste-qm-zertifizierter-osteopathen/

Bundesministerium der Justiz und für Verbraucherschutz. (2002). *Untertitel 2 Behandlungsvertrag.* Gesetze im Internet. Abgerufen 20. Mai 2020, von http://www.gesetze-im-internet.de/bgb/BJNR001950896.html#BJNR001950896BJNG026900377

Dräger, K., & Heller, R. (2020). Osteopathie auf dem Prüfstand. *Bundesgesundheitsblatt – Gesundheitsforschung – Gesundheitsschutz, 63*(5), (S. 553–560). https://doi.org/10.1007/s00103-020-03126-7

Forsa. (2018). *Osteopathie in Deutschland Studienergebnisse der Befragung.* Verband der Osteopathen Deutschland e.V.. Abgerufen 20. Mai 2020, von https://www.osteopathie.de/forsa_umfrage

forsa marplan Markt- und Mediaforschungsgesellschaft mbH (Hrsg.). (2018). *Befragung Osteopathie, im Auftrag des Verbands der Osteopathen Deutschland e.V..* Abgerufen 20. Mai 2020, von https://www.osteopathie.de/up/forsa_umfrage/36407_q8394_Osteopathie_Bericht_190618.pdf

Gemeinsamer Bundesausschuss. (2016). *Qualitätsmanagement-Richtlinie/QM-RL.* Abgerufen 20. Mai 2020, von https://www.g-ba.de/richtlinien/87/

Hensen, P. (2016). *Qualitätsmanagement im Gesundheitswesen: Grundlagen für Studium und Praxis* (S. 23–364). Springer Fachmedien Wiesbaden.

Hinkelthein, E., & Zalpour, C. (2012). *Diagnose- und Therapiekonzepte in der Osteopathie: Mit 89 Tabellen* (2. Aufl). (S. 1–30). Berlin Heidelberg: Springer-Medizin.

Hoefert, H.-W., & Uehleke, B. (2009). *Komplementäre Heilverfahren im Gesundheitswesen: Analyse und Bewertung* (1. Aufl). (S. 256–260). Bern: Verlag Hans Huber.

IGeL-Monitor. (2018). *Osteopathie kann in Studien nicht überzeugen*. MDS Medizinischer Dienst des Spitzenverbandes Bund der Krankenkassen. Abgerufen 20. Mai 2020, von https://www.mds-ev.de/presse/pressemitteilungen/neueste-pressemitteilungen/igel-monitor-osteopathie-kann-in-studien-nicht-ueberzeugen.html

Kothe, M. (2019). *Gemeinsame Qualitätskriterien für osteopathische Praxen in Deutschland*. Abgerufen 20. Mai 2020, von https://www.bund-deutscher-osteopathen.de/wp-content/uploads/2019/05/Qualitätskriterien-in-der-Osteopathie.pdf

Mayring, P. (2010). Design. In G. Mey & K. Mruck (Hrsg.), *Handbuch Qualitative Forschung in der Psychologie* (S. 225–235). Springer Fachmedien Wiesbaden. DOI: 978-3-531-92052-8_15

Mayring, P. (2020). Qualitative Inhaltsanalyse. In Günter Mey & K. Mruck (Hrsg.), *Handbuch Qualitative Forschung in der Psychologie* (S. 1–15). Springer Fachmedien Wiesbaden. https://doi.org/10.1007/978-3-658-18387-5_52-2

Qualitätsmanagement in der Osteopathie – Interview mit einer Institution für QM (J. Niecke). (2020, Juli 17). [Telefon].

Qualitätsmanagement in der Osteopathie – Interview mit einer Osteopathin (J. Niecke). (2020, Juni 1). [Telefon].

Urteil vom 10. Oktober 2019, BVerwG 3 C 16.17 VG 4 K 5923/15 [ECLI: DE:BVerwG:2019:101019U3C16.17.0] (2019). https://www.bverwg.de/101019U3C16.17.0

Verband der Osteopathen e.V. (o. J.). *Qualitätssicherung*. Verband der Osteopathen e.V. Abgerufen 20. Mai 2020, von https://www.osteopathie.de/qualitaetssicherung

Wissenschaftliche Dienste des Deutschen Bundestags. (2020). *Sachstand Osteopathie*. Abgerufen 20. Mai 2020, von https://www.bundestag.de/resource/blob/678120/33aee74a7da726bef15c668fe7f1e057/WD-9-091-19-pdf-data.pdf

Wenke Schoof

13 Qualitätsmanagement im Therapiesektor der Atemtherapie

Einleitung: Die Atemtherapie ist eine jahrhundertealte Heilmethode, die zurzeit durch Zunahme von Atemwegserkrankungen auch durch Umweltverschmutzung und andere Stressoren im Alltag wieder eine größere Bedeutung im Bereich der Therapiemöglichkeiten gewinnt. Hauptziel ist die Verbesserung der Atemfunktion. Elementarer Bestandteil im Gesundheitswesen ist die Qualität beziehungsweise das Management dieser. Jedoch ist bekannt, dass im Gesundheitssektor Qualität teilweise schwer zu objektivieren ist, da unter anderem Wohlbefinden und Zuwendung eine elementare Rolle spielen und diese lediglich dem subjektiven Qualitätsverständnis zugesprochen werden können.

Methode: Nach intensiver Internet- und Literaturrecherche zum Thema Qualitätsmanagement im Therapiebereich wird in der Ausarbeitung mithilfe eines Interviews mit einer der Geschäftsführer/innen der Praxis *Physiotherapie im Speicher* der Stand des Qualitätsmanagements im Therapiebereich in der Praxis analysiert und diskutiert, sowie Herausforderungen herausgestellt.

Ergebnisse: In der Praxis *Physiotherapie im Speicher* ist kein implementiertes Qualitätsmanagementsystem vorhanden, jedoch werden einige Indikatoren für Qualität zum Beispiel Patientenzufriedenheit, ordnungsgemäße Dokumentation des Behandlungsverlaufs, sowie Weiterbildungsmaßnahmen für Mitarbeiter/innen schon allein aus Gründen der Marktorientierung benutzt. Diese Qualitätsziele basieren allerdings vordergründig auf den subjektiven Einschätzungen der Patienten/-innen und Physiotherapeuten. Zukünftige Herausforderung wird der vordergründig durch den demografischen Wandel steigende Bedarf an physiotherapeutischer Atemtherapie, bei sinkenden Ausbildungszahlen sein.

Diskussion: Qualität ist im Therapiebereich ein wichtiger Bestandteil. Da es aber große Lücken in der evidenzbasierten Forschung und Literatur gibt, konnten bisher keine Leitlinien oder einheitliche Behandlungskonzepte erarbeitet werden, daher und sicherlich auch, weil es noch keine gesetzliche Verpflichtung zur Einführung eines Qualitätsmanagements in diesem Bereich gibt, wird Qualität in der Praxis oftmals noch nicht objektiv mithilfe eines Systems eingeführt.

Schlüsselwörter: Qualitätsmanagement, Qualitätssicherung, Therapiesektor, Physiotherapie, Atemtherapie

1. Einleitung

Die Atemtherapie ist eine Heilmethode, die schon seit Jahrhunderten Anhänger/innen und Befürworter/innen hat. Durch Zunahme von Atemwegserkrankungen auch durch Umweltverschmutzung und andere Stressoren im Alltag gewinnt diese Therapieart zurzeit wieder eine größere Bedeutung im Bereich der Therapiemöglichkeiten. Hauptziel dieser ist die Verbesserung der Atemfunktion Dabei spielen viele weitere Körperbereiche, Anwendungsgebiete und -anlässe eine Rolle, jene sollen in diesem Kapitel exemplarisch beleuchtet werden (Stutz, Anke & de Roche, 2006, S. 159).

Außerdem soll in der folgenden Ausarbeitung dieser Therapiebereich mit grundsätzlichen Standards zur Erhaltung der Qualität verknüpft werden und mithilfe eines Interviews festgestellt werden, inwiefern diese Qualitätsstandards in der Praxis umgesetzt werden und auch überhaupt umsetzbar sind. Bekannt ist allerdings, dass im Gesundheitssektor Qualität teilweise schwer zu objektivieren ist, da unter anderem Wohlbefinden und Zuwendung eine elementare Rolle spielen und diese lediglich dem subjektiven Qualitätsverständnis zugesprochen werden können (Schmidt, 2016, S. 15–16).

Eben diese Diskrepanz zwischen Wichtigkeit der Qualität und schwerer Objektivierbarkeit in diesem Therapiebereich, soll in der folgenden Ausarbeitung mitunter erläutert werden. Nach der Einleitung, der Beschreibung des Therapiebereichs und der Erläuterung der möglichen Qualitätsansätze, folgt die Vorstellung der interviewten physiotherapeutischen Praxis mit dazugehöriger Methode, sowie die wichtigsten Ergebnisse und Herausforderungen. Abschließend werden die Ergebnisse diskutiert und es folgen eine Schlussfolgerung und eine Empfehlung für die Zukunft.

2. Atemtherapie

Die Atemtherapie wird fachlich in den Bereich der Physiotherapie eingeordnet. Die physiotherapeutische Behandlungstechnik der Atemtherapie stellt eine große Bedeutung in der nicht medikamentösen Therapie von Erkrankungen der Atmungsorgane dar. Das verallgemeinerte Hauptziel der Therapie ist die Erhaltung, Verbesserung und Wiederherstellung der optimal erreichbaren Atemfunktion (Weise, Kardos, Pfeiffer-Kascha & Worth, 2008, S. 1).

Wie auch im speziellen bei der Atemtherapie, geht es bei der Physiotherapie darum, mithilfe von aktiven (selbst ausgeführte Bewegungen) und passiven (durch den Therapeuten geführte Bewegung) Therapieformen mit Beteiligung des Patienten oder der Patientin Schmerzen zu lindern, die Durchblutung und den Stoffwechsel anzuregen, sowie Beweglichkeit, Koordination, Kraft und Ausdauer zu verbessern beziehungsweise zu erhalten. Die Physiotherapie stellt im medizinischen Sinne ein Heilmittel dar.

Die wichtigsten Einsatzbereiche sind zum einen die Prävention, also Vorbeugung von Erkrankungen, die sogenannte Primärprävention, sowie auch die Vorbeugung der Wiederkehr von ähnlichen Erkrankungen, die sogenannte Sekundärprävention. Dann die Therapie beziehungsweise Früh- und Langzeitbehandlung von akuten aber eben auch von chronischen Erkrankungen, um gegebenenfalls die Lebensqualität zum Beispiel im Alter zu verbessern. Und zuletzt die Rehabilitation, bei der eine Wiederherstellung von vorher vorhandenen Fähigkeiten und Fertigkeiten im Vordergrund stehen, um eine normale Teilnahme am alltäglichen Leben zu gewährleisten zum Beispiel nach einem Schlaganfall oder Infarkt (Deutscher Verband für Physiotherapie e.V., 2020).

Insgesamt gab es im Jahr 2015 etwa 187.000 Tätige mit der Qualifikation des Physiotherapeuten/-in in Deutschland. Davon arbeiteten 146.000 Physiotherapeuten/-innen in ambulanten Einrichtungen. Im Jahr 2016 verzeichneten die Gesetzlichen Krankenkassen Ausgaben in Höhe von 4,65 Milliarden Euro für physiotherapeutische Leistungen. Dabei werden die meisten Rezepte an Personen im Alter von 80–84 Jahren ausgestellt, die meisten Gründe für ein Rezept waren dabei Wirbelsäulenerkrankungen, Erkrankungen von Becken und Extremitäten, sowie neurologische Erkrankungen. Bedenkt man im Hinblick auf diese Erkrankungen den demografischen Wandel, so kann man weiterhin mit einer Zunahme des Bedarfs an physiotherapeutischen Leistungen rechnen. In einigen, besonders ländlichen Regionen ist jetzt schon ein Mangel an Fachkräften zu erkennen. Die Ausbildungszahlen gehen trotz dieses steigenden Bedarfs seit Jahren zurück, mögliche Gründe dafür sind die hohen Ausbildungs- und Fortbildungskosten, sowie mangelnde finanzielle Attraktivität und Wertschätzung des Berufes (Klotz & Kemper, 2018, S. 13–15).

In folgenden Unterkapiteln wird nochmal genauer auf den Arbeitsbereich der Atemtherapie eingegangen. Es wird kurz das mögliche methodische Vorgehen, die Ziele und Zielgruppen, sowie Behandlungsanlässe und -ablauf beleuchtet.

2.1. *Behandlungsansätze*

Die Atemtherapie ist ungefähr seit der Antike bekannt. Es ist ein körperzentriertes Verfahren, bei dem Erkenntnisse aus verschiedenen Wissenschaftsgebieten, wie etwa Medizin, Pädagogik oder Psychologie einbezogen werden. Bei dieser Therapieform werden Selbstheilungskräfte gestärkt. Es kann als salutogenes Heilverfahren gezählt und eingesetzt werden.

Die Atemtherapie wird besonders in den Bereichen Gesundheitsförderung, Prävention, Behandlung von akuten und chronischen Erkrankungen, sportliche Leistungsoptimierung, Unterstützung beim Aufbau des Selbstbewusstseins, sowie bei der Unterstützung des Zwerchfells bei der Sprechstimme, als auch bei der Gesangsstimme eingesetzt (Stutz et al., 2006, S. 160).

In Bezug auf die Umsetzung der Atemtherapie gibt es viele, auch unterschiedlich stark erforschte Ansätze. Im Folgenden werden drei dieser Methoden etwas genauer beleuchtet.

Zum einen gibt es die Methode nach Middendorf, bei der durch Übungen der Bewegungen und der Haltung, sowie durch spezifische Griffe, die Atmung vertieft und angeregt werden soll. Dabei sollen auch Muskelblockaden aufgehoben werden und der Atemrhythmus an die Patienten und Patientinnen angepasst werden. Dadurch sollen die Körperspannung und das vegetative Nervensystem, welches eine wichtige Rolle im Körper spielt, positiv beeinflusst werden. Durch abschließende Reflektion der Behandlungsschritte mithilfe der Therapeuten und Therapeutinnen soll ein Bewusstsein für die körperlichen und psychischen Beschwerden auf Seiten der Patienten und Patientinnen geschaffen werden und Zusammenhänge zwischen diesen und den teilweise unbewussten Haltungs- und Verhaltensmustern geschlossen werden (Stutz et al., 2006, S. 161).

Eine weitere Methode ist die Integrale Atemschulung nach Klara Wolf. Diese Methode kann eher als aktive Körper- und Atemarbeit durch die Patienten und Patientinnen angesehen werden, da dieser vorerst ein sogenanntes körperliches Aufbautraining inklusive bewusster Atempflege betreibt. Durch Aufklärung der Patienten/-innen über anatomische Grundlagen, werden Fehlhaltungen bewusst gemacht und somit auf das eigene alltägliche Verhalten bezogen. Zusätzlich kann die Behandlung durch passive Atem- und Körperarbeit ergänzt werden (Stutz et al., 2006, S. 161).

Die LIKA (Lehrinstitut für PsychoDynamische Körper- und Atemtherapie) Methode beruht auf den Lehren von Prof. Dr. med. Glaser, der bei seiner Methode zusätzlich einen Schwerpunkt auf den Bereich der Psychotherapie legt. Aktuelle Empfindungen und lebensgeschichtliche Aspekte werden berücksichtigt, da davon ausgegangen wird, dass diese das aktuelle Atemgeschehen, sowie Atem-, Haltungs-, und Bewegungsmuster beeinflusst. Durch Griffe in der Atemmassage werden grundlegende Ziele, wie zum Beispiel eine größere Atemweite erreicht. Weitere Handlungsmöglichkeiten sind zum Beispiel Bewegungs- und Atemmeditationen, Atemübungen, Haltungs-, Bewegung-, und Stimmungsübungen. Grundlegende Ziele sind die Lösung von muskulären

Blockaden, das Regulieren von Fehlverhalten, sowie die Aktivierung der Selbstheilungskräfte (Stutz et al., 2006, S. 161–162).

2.2. Ziele und Zielgruppe

Das grundlegende und vordergründige Ziel der Atemtherapie ist die Verbesserung der Atemfunktion. Dazu gehören viele weitere mögliche Unterkategorien, die dabei eine Rolle spielen, wie etwa die Verbesserung der Ausgeglichenheit des Muskeltonus oder eine verbesserte Körperhaltung. Darüber hinaus sollten physiologische Bewegungsabläufe, die mit der Atmung in Zusammenhang stehen analysiert, erneut eingeübt und integriert werden. Weitere Ziele sind die Balance des vegetativen Nervensystems, Senkung der Infektanfälligkeit, individuelle Leistungssteigerung, eine Erhöhung der Wahrnehmungs- und Empfindungsfähigkeit, Auflösung von einschränkenden körperlichen, psychischen und geistigen Verhaltensmustern, Steigerung des Selbstvertrauens und der Selbstwahrnehmung, Unterstützung der psychischen Stabilität, Stärkung der Stimme, sowie die Förderung bei der Geburtsvorbereitung und Schwangerschaft (Stutz et al., 2006, S. 160).

Diese oder abgewandelte Ziele können mithilfe der Atemtherapie bei allen Menschen angestrebt werden, die sich aktiv körperlich, seelisch und geistig am Behandlungsprozess beteiligen können. Mögliche Zielgruppen, die ebenfalls dazugehören sind: Kinder und Jugendliche, ältere Menschen, Menschen mit eingeschränkter Mobilität, wie etwa gehbehinderte oder rollstuhlabhängige Menschen, sowie bettlägerige Menschen (Stutz et al., 2006, S. 160).

2.3. Behandlungsablauf und Behandlungsanlässe

Die Therapie kann sowohl als Einzel- oder als Gruppentherapie angeboten und wahrgenommen werden. Die Form der Behandlung sollte an Möglichkeiten und Wünsche der Patienten und Patientinnen individuell angepasst werden.

In der Einzeltherapie hat der Therapeut die Möglichkeit sich allein, um die Probleme der Patientin/ des Patienten zu kümmern und kann diesem die volle Aufmerksamkeit schenken. Die Gruppentherapie hat allerdings den Vorteil, dass die Behandlungswirkung durch das gemeinsame Erleben in der Gruppe verstärkt wird.

Oftmals ist ein positiver Effekt zu verzeichnen, wenn anfangs mit einer Einzeltherapie gestartet wird und dann im weiteren Verlauf der Behandlung die Therapie in einer Gruppentherapie fortgesetzt wird (Stutz et al., 2006, S. 160).

Aus den im vorherigen Unterkapitel genannten Zielen ergeben sich die folgenden Anwendungsgebiete und Behandlungsanlässe, die in Abbildung 1 exemplarisch dargestellt werden.

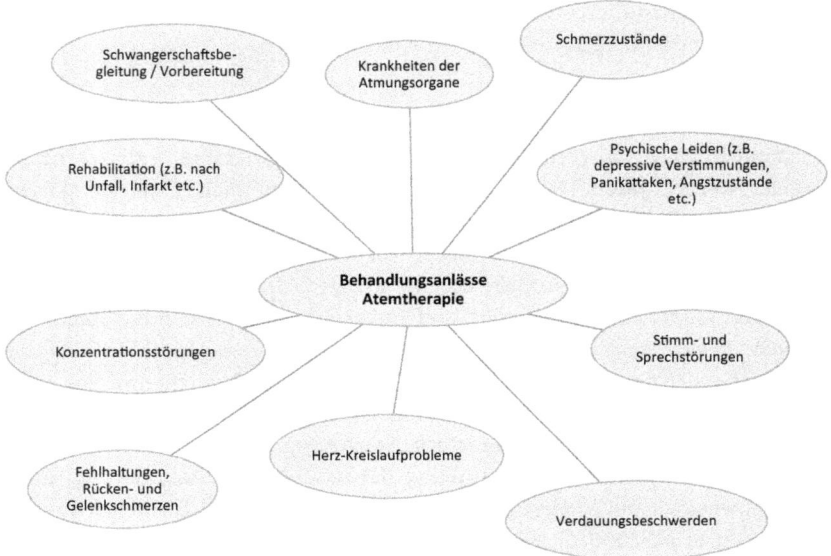

Abbildung 1: Behandlungsanlässe Atemtherapie (eigene Darstellung nach Stutz et al., 2006, S. 160–161)

3. Qualitätsmanagementansätze im Therapiebereich

Qualität (*lat. qualitas*) ist allgemein die Art, Brauchbarkeit, Güte, Beschaffenheit oder Eigenschaft einer Sache. Ursprünglich war der Begriff Qualität neutral und sollte lediglich die Eigenschaften einer Sache beschreiben. In der deutschen Sprache wird der Begriff jedoch oft im positiven Kontext verwendet und heutzutage gerade auch im alltäglichen Sprachgebrauch genutzt (Schmidt, 2016, S. 10–11).

Qualität kann verschiedene sogenannte Wirtschaftsgüterarten betreffen oder beschreiben. Besonders im Gesundheitswesen sind das vordergründig materielle Wirtschaftsgüter und immaterielle Wirtschaftsgüter. Die materiellen Wirtschaftsgüter werden auch Sachgüter genannt und sind speziell im Gesundheitswesen zum Beispiel Arzneimittel, Medizinprodukte, Hilfsmittel oder Verbrauchsmaterial. Die immateriellen Güter sind (Gesundheits-) Dienstleistungen wie zum Beispiel auch die therapeutische Behandlung, um die es in dieser Arbeit vordergründig gehen soll. Beide Arten der Güter sind (Gesundheits-)leistungen, die das Bedürfnis nach Gesundheit erfüllen sollen (Hensen, 2016, S. 4).

Bei der Definition des Begriffes Qualität muss beachtet werden, dass unterschiedliche Sichtweisen miteinbezogen werden müssen. So zählt zum Beispiel der Blickpunkt der Kunden/-innen oder Patienten/-innen, aber eben auch die Sichtweise der Mitarbeiter/innen oder der Gesellschaft. Qualität kann also teilweise ein sehr subjektives Empfinden sein. Gerade im Gesundheitswesen und Sozialwesen ist die Qualität teilweise schwer zu messen und zu objektivieren. Da gerade dort Leistungen wie etwa Zuwendung oder Wohlbefinden eine sehr bedeutende Rolle einnehmen (Schmidt, 2016, S. 10–16).

Es gibt also subjektive und objektive, also messbare Qualität.

Für die Patienten/-innen vor Ort sind oftmals, wie bereits erwähnt, vor allem gefühlsmäßige und unmittelbare Erlebnisse, wie etwa die kommunikativen und fachlichen Fähigkeiten des Teams, die Erreichbarkeit, das Engagement des Teams, die Präsentation von Service, sowie das Eingehen auf Patientenwünsche Qualitätsindikatoren. Diese führen unter anderem dazu, dass die Patienten/-innen zufrieden mit der Wahl der Praxis ist und bei weiteren Problemen auch wiederkommen. Das Qualitätserleben ist also individuell von den Patienten/-innen abhängig und häufig emotional gesteuert. Daher ist es notwendig, neben den Patientenmeinungen, die zum Beispiel durch Befragungen erhoben werden, auch harte Fakten wie Zahlen, Daten und Messungen für die Qualitätssicherung zu erheben. Diese zählen dann in den Bereich der objektiven Qualität. Diese wird mithilfe von gewissen Standards und definierten Kriterien gemessen. Die Auswertung der harten Fakten erfolgt dann aufgrund der vorher definierten Qualitätsziele. Die übergeordneten Themen Qualität, Messungen und der Umgang mit diesen können als wesentliche Eckpunkte des Qualitätsmanagements bezeichnet werden (Johannes et al., 2012, S. 5–10).

Die Gesamtqualität ergibt sich aus den Dimensionen Struktur-, Prozess- und Ergebnisqualität. Die Strukturqualität beinhaltet die Rahmenbedingungen, wie etwa die Ausstattung und Räumlichkeiten, aber auch die Qualifikation des Teams, finanzielle Mittel und das Vorhandensein von Standards. Alle Handlungsabläufe um den Patienten/ die Patientin, wie Diagnostik, aber auch Beschwerdemanagement und die Effektivität der Abläufe gehören in den Bereich der Prozessqualität. Die Ergebnisqualität beinhaltet die Heilungsdauer und den Erfolg, beziehungsweise der veränderte Gesundheitszustand des Patienten/ der Patientin, sowie die Patientenzufriedenheit. Insgesamt ist die Ergebnisqualität also das Behandlungsresultat. Diese Einteilung in die Dimensionen ordnet die Prozesse und Maßnahmen, die für die Einführung eines Qualitätsmanagements wichtig sind (Johannes et al., 2012, S. 5–10).

Bei der Einführung eines Qualitätsmanagements geht es darum einen Soll-Ist-Vergleich anzustreben, also zu überprüfen, was die Unterschiede zwischen den angestrebten Zielen und den tatsächlichen Ergebnissen ist. Dafür müssen die Gründe dieser Nichtübereinstimmung analysiert werden und entsprechende Maßnahmen festgelegt und eingeleitet werden. Mithilfe eines festgelegten Qualitätsmanagementsystems wird Qualität klar geregelt und nicht dem Zufall überlassen, Prozesse, Zuständigkeiten und Verantwortlichkeiten sind festgelegt und im Falle von Fehlern oder Unzufriedenheit kann die Ursache schnell festgestellt werden und Gegenmaßnahmen eingeleitet werden, auch um für alle Beteiligten Risiken aller Art zu vermeiden. Das System ist dabei nicht starr, sondern ein andauernder Zyklus von erneuten Überprüfungen und Verbesserungen, ein kontinuierlicher Verbesserungsprozess im Sinne des PDCA-Zyklus (Plan, Do, Check, Act) also einen Prozess erst zu planen, durchzuführen, zu überprüfen und anschließend zu handeln, soll stattfinden, dazu sollte auch eine positive Fehlerkultur beitragen, da diese dabei helfen kann Fehlerketten zu durchbrechen und eine schnellere Verbesserung zu erreichen (Johannes et al., 2012, S. 10–25, 37–38). Selbstständige Praxen aller Art sind darüber hinaus dazu gezwungen nach unternehmerischen Grundsätzen geführt zu werden und effizient und effektiv zu arbeiten, auch diese Erfordernisse können durch ein Qualitätsmanagementsystem zusammengeführt werden und zu einer Weiterentwicklung führen (Johannes et al., 2012, S. 10–25, 18).

Ein grundlegend anerkannter Qualitätsindikator in Bezug auf die Patientenorientierung ist zum Beispiel die Patientenzufriedenheit, welche zum Beispiel mit Befragungen etc. gemessen werden kann. In Bezug auf das Praxismanagement ist eine gewissenhafte Terminplanung, sowie die lückenlose Dokumentation der Patientendaten und somit Darstellung des Behandlungsverlaufs von Vorteil, um ein objektives Bild der Qualität abzeichnen zu können. Im Bereich der Mitarbeiterorientierung sind Weiterbildungsangebote für die Mitarbeiter/innen ein wichtiger Bestandteil des Qualitätsmanagements, denn die Fachkompetenz des Praxispersonals ist ein entscheidender Qualitätsfaktor (Johannes et al., 2012, S. 58–68).

Das sind nur einige Beispiele für Ansätze, die in Bezug auf die Qualität in therapeutischen Praxen von Wichtigkeit sind. Diese Indikatoren werden in den folgenden Unterkapiteln im Interview mit der Physiotherapiepraxis genauer analysiert und besprochen.

4. Praxisbeispiel: Physiotherapie im Speicher

Die Physiotherapiepraxis im Speicher besteht als Praxisgemeinschaft seit 2017. Schon seit 1991 bestand diese jedoch als Physiotherapie unter anderem Namen und anderer Führung. Durch einen Umzug und die Änderung in der Geschäftsführung ergab sich 2007 die zum Standort passende Namensänderung.

Die Praxis liegt in Bahnhofsnähe einer Kleinstadt, im Herzen von Mecklenburg-Vorpommern. Auf nun rund 200 Quadratmetern werden physiotherapeutische Behandlungen in sechs separaten und barrierefreien Behandlungsräumen plus Trainingsraum angeboten.

Das Praxisteam besteht insgesamt aus vier Physiotherapeuten/-innen und einer weiteren Angestellten, die für den Empfang und die Praxiskoordination zuständig ist. Alle Physiotherapeuten/-innen haben außerhalb ihrer Ausbildung unterschiedliche Weiterbildungen zum Beispiel im Bereich der Osteopathie etc. abgelegt, um sich weiter zu spezialisieren und eine größere Bandbreite an Therapiemöglichkeiten und Expertise für die Patienten/-innen und deren Probleme zu schaffen. Somit gibt es in jeder medizinischen Fachrichtung eine Mitarbeiterin oder einen Mitarbeiter mit der entsprechenden Spezialisierung (Physiotherapie im Speicher, 2020).

4.1. Methode

Methodisch wurde neben der thematisch passenden Literatur- und Internetrecherche zur Herstellung des wissenschaftlichen Hintergrundes zum Thema Qualitätsmanagement im Gesundheits- und Therapiebereich, ein Interview mit dem vorgestellten Unternehmen beziehungsweise der physiotherapeutischen Praxis durchgeführt.

Mithilfe eines selbsterstellten Fragebogens wurde ein Interview angeleitet. Der Fragebogen umfasste 12 Fragenkomplexe. Die ersten Fragen bezogen sich dabei auf allgemeine Fakten zu der Praxis und den Mitarbeiter/innen. Danach folgten Fragen zu den Prozessen und Abläufen im Praxisalltag auch in Bezug auf die spezielle Therapieform der Atemtherapie. Zum Schluss wurden nochmal explizit Fragen zur Erfassung der Qualität gestellt. Diese wurden besonders auf die Themenkomplexe Kundenzufriedenheit, Dokumentation und objektive Feststellung des Behandlungsverlaufs und -erfolgs, sowie Weiterbildungsmaßnahmen der Therapeuten/-innen bezogen.

Das Interview wurde am 08.04.2020 am Telefon geführt. Die Fragen beantwortete eine der beiden Geschäftsführer/innen persönlich. Aus dem aufschlussreichen Interview werden in den folgenden Kapiteln die Ergebnisse, sowie Herausforderungen in diesem Therapiebereich beschrieben. Diese basieren auf den Aussagen der Interviewten.

4.2. Ergebnisse

Laut eigenen Angaben der Geschäftsführerin, gibt es in der Physiotherapiepraxis am Speicher kein implementiertes Qualitätsmanagementsystem. Im Therapiebereich der Physiotherapie, wozu auch die Atemtherapie zählt, sind der Geschäftsführerin keine gesetzlichen Regelungen bekannt, die sie zu einer Implementierung eines solchen Systems verpflichten würden. Da die Physiotherapiepraxis am Speicher mit insgesamt 5 Mitarbeiter/innen recht klein ist, ist laut Angaben der Geschäftsführerin auch zukünftig nicht mit einer Änderung dieses Zustandes zu rechnen, es sei denn eine gesetzliche Verpflichtung hierfür würde geschaffen werden.

Auch wenn demnach kein vollständiges Qualitätsmanagementsystem vorliegt, heißt das nicht, dass in der Praxis nicht trotzdem einige Standards eingeführt wurden, die zum Bestand eines gewissen Maßes an Qualität führen sollen.

Demnach wurde zum Beispiel die **Kundenzufriedenheit** im Rahmen eines Beschwerdemanagements ansatzweise betrieben. Ein entsprechender Kasten wurde im Eingangsbereich der Praxis angebracht. So wäre eine anonymisierte Bekundung der Meinungen der Patienten/-innen möglich gewesen. Der Kasten hing gut sichtbar im Eingang der Praxis, ohne jedoch direkt von der Rezeption einsehbar zu sein. Dieser wurde jedoch von den Patienten/-innen nicht benutzt und so nach längerer Zeit wieder entfernt. Laut eigenen Angaben der Geschäftsführerin bevorzugen die Patienten und Patientinnen und auch sie und ihre Mitarbeiter/innen selbst, den direkten Austausch von Meinungen und Kommunikation von Kritik und Zufriedenheit. Etwaige Wünsche, die die Auswahl der Physiotherapeuten/-innen betreffen, werden von der Geschäftsführung und der Rezeptionistin im Sinne der Patientin/des Patienten besprochen und umgesetzt. Genauso erfolgt eine Aufnahme der Wünsche der Mitarbeiter/innen bei Schwierigkeiten im Umgang mit Patienten/innen und gegebenenfalls eine sensible Zuordnung einer anderen Mitarbeiterin/eines anderen Mitarbeiters durch die Terminabsprachen mit der Rezeptionistin.

Eine Qualitätsbeauftragte/einen Qualitätsbeauftragten gibt es nicht. Laut Angaben der Geschäftsführerin kümmert sich das zweiköpfige Team der Geschäftsführung um die Qualität der Arbeit der Gemeinschaftspraxis schon allein aus marktorientierten Gründen. Genau wie bei der freien Arztwahl, gibt es in Deutschland auch die freie Wahl der Therapeuten/-innen und dementsprechend auch Physiotherapeuten/-innen. Dementsprechend kann die geleistete Arbeit als eine Dienstleistung betrachtet werden, die dem Geschehen des freien Marktes unterliegt. Demnach sind alle Mitarbeiter/innen dazu angehalten eine möglichst hohe Kundenzufriedenheit zu gewährleisten, um somit einen hohen Rücklauf an Patienten/-innen möglich zu machen. Dabei ist sicherlich die Anzahl der langjährigen Stammkunden/-innen als ein Qualitätsmerkmal anzuerkennen.

Im Hinblick auf die ***Dokumentation und objektive Feststellung des Behandlungsverlaufs und -erfolgs*** findet laut der Interviewten am Anfang einer jeden Behandlung ein Gespräch statt, indem neben Problemen, Schmerzen und Behandlungsverlauf, auch über Wünsche und Ansprüche des Patienten/ der Patientin gesprochen werden. Diese werden wahrgenommen, allerdings weist der Physiotherapeut/die Physiotherapeutin auch auf Limitationen und Umsetzungsmöglichkeiten hin. Außerdem werden Übungen für zu Hause angeboten. Dieses Einstiegsgespräch wird in den wesentlichen Punkten dann auch in der Patientenakte dokumentiert. Im Verlauf der Behandlung werden dann gegebenenfalls weitere Einträge in dieser zu Verbesserungen oder Verschlechterungen, angewandten Techniken etc. hinzugefügt, woran dann gegebenenfalls zumindest ansatzweise eben auch der Erfolg im Verlauf der Behandlung festgestellt werden kann. Der Behandlungserfolg beläuft sich laut der Geschäftsführerin allerdings doch vordergründig auf das subjektive Empfinden des Patienten/-innen und Physiotherapeuten/-innen, da eine Vielzahl von nicht messbaren Parametern, wie etwa Wohlbefinden, Zuwendung oder Sympathie mit einfließen. Eine wissenschaftliche Messung erfolgt nicht, da das oftmals den (Behandlungs-)Bedarf, aber auch vordergründig das Budget der kleinen Praxis – bei maximal 10 Patienten/-innen pro Jahr im Bereich der physiotherapeutischen Atemtherapie – zum Beispiel durch benötigte Gerätschaften (spezielle Atemgeräte usw.) übersteigen würde.

Eine Bewertung hinsichtlich der Qualität der Arbeit untereinander ist laut der Geschäftsführerin größtenteils leider nicht möglich, da verschiedene Richtungen der Spezialisierungen von den unterschiedlichen Physiotherapeuten/-innen gewählt wurden. Daher ist eine objektive Überwachung der Qualität eher als nicht gewährleistet anzusehen.

Ein Behandlungsbericht wird an den behandelnden Arzt/ die behandelnde Ärztin geschickt, wenn dieser es wünscht und das dementsprechende Feld auf der Überweisung ankreuzt, dies ist aber laut Angaben der Geschäftsführerin in dieser Kleinstadt in der Regel nicht der Fall.

Seit Anfang des Jahres 2020 erfolgt die Dokumentation der Behandlung und des Fortschrittes digital, mithilfe einer App, die es erlaubt durch ein Diktat die Ergebnisse zu erfassen und diese automatisch in das Patientensystem hochzuladen. Vorher erfolgte die Dokumentation händisch mithilfe von Karteikarten. Dies erforderte einen höheren zeitlichen Arbeitseinsatz durch Scanarbeiten der

Rezeptionistin, daher wurde Anfang 2020 die digitale Möglichkeit der Erfassung umgesetzt. Diese erlag allerdings nach eigener Aussage der Geschäftsführerin anfangs technischen Problemen bei der Erfassung der Stimme.

In Bezug auf die *Weiterbildungsmaßnahmen* der Therapeuten/-innen ist laut der Interviewten mit Abschluss der Ausbildung zum Physiotherapeuten beziehungsweise Physiotherapeutin die Vorschrift zum Angebot einer Atemtherapie erfüllt, da dies ein Fach in der Fachschulzeit ist. Weiterbildungen in diesem Feld sind je nach Patientenbedarf und Spezialisierung möglich, aber nicht vorgeschrieben, um diese Therapieart professionell anbieten zu können. Das heißt jeder Physiotherapeut und jede Physiotherapeutin kann theoretisch eine Atemtherapie anbieten. Weiterbildungsmaßnahmen der Mitarbeiter/innen in der Physiotherapie im Speicher werden gewünscht und sind teilweise auch vertraglich festgehalten und werden finanziell auch entsprechend gefördert. Diese Einstellung beruht darauf den Patienten/-innen eine bestmögliche Behandlung bieten zu wollen.

Praxisnahes Problem: Weiterbildungsregelungen und Weiterbildungsmöglichkeiten für erfahrene Therapeuten

Laut der interviewten Geschäftsführerin ist am System zu bemängeln, dass diese Weiterbildungsmaßnahmen der Mitarbeiter/innen ebenfalls nicht gesetzlich geregelt sind. Lediglich die Inhaber/innen einer Physiotherapiepraxis müssen innerhalb eines Jahres ein gewisses Maß an Weiterbildungsmaßnahmen wahrgenommen haben. Diese werden mithilfe eines Punktesystems bewertet. Allerdings werden dabei auch nur Weiterbildungen bepunktet, die laut Heilmittelkatalog bezahlt werden. Eine alternative Weiterbildung zum Beispiel, die sich mit der Gesamtheit des Körpers beschäftigt und etwa auch Bereiche wie Ernährung oder psychisches Wohlbefinden miteinbindet werden hingegen nicht bepunktet und zählen demnach im System für die Physiotherapeutin/den Physiotherapeuten nicht als Weiterbildung. Darüber hinaus gab die Geschäftsführerin an, dass es für eine Therapeutin wie sie, mit fast 30 Jahren Erfahrungen im Bereich Physiotherapie teilweise gar nicht genug neue und auch bepunktete Weiterbildungen gibt, die tatsächlich das Wissen einer solch erfahrenen Therapeutin ausbauen würden.

Weiterbildungen im Bereich Qualitätsmanagement werden laut der Interviewten zwar angeboten, stießen bisher aber unter anderem auch bei ihren Mitarbeitern und Mitarbeiterinnen nicht auf breites Interesse, laut ihren Aussagen wahrscheinlich auch, weil das Gefühl der Notwendigkeit zu einem Qualitätsmanagement im Bereich der Therapie gesetzlich noch nicht geschaffen wurde.

4.3. *Herausforderungen*

Herausforderungen als solche sind laut der Geschäftsführerin definitiv die auftretenden Lücken in der gesetzlichen Regelung, sei es im Themenbereich der Weiterbildungsmöglichkeiten oder eben auch im Qualitätsmanagement. Für die Qualität im Therapiebereich sind laut der Interviewten Weiterbildungen nötig, da im Laufe der Jahre viele neue Behandlungsmethoden dazukommen und das medizinische Fachwissen sehr schnell voranschreitet. Die Regelung, dass lediglich die Inhaber ein gewisses Punktelevel im Jahr erreichen müssen ist laut der Interviewten für den Fortschritt und die Weiterentwicklung der Physiotherapie kontraproduktiv, wurde jedoch bei ihren Mitarbeitern und Mitarbeiterinnen durch die vertragliche Regelung anderweitig geklärt.

Eine weitere Herausforderung auch besonders in Bezug auf die Selbstständigkeit ist laut der Geschäftsführerin, die Patienten/-innen zu halten und somit auf dem freien Markt zu überleben. Dabei besteht eine starke Abhängigkeit von den jeweiligen Ansichten der Ärzte/-innen in der Stadt, da diese erst die Möglichkeit zu einer Verschreibung eröffnen. Sind diese zum Beispiel gewillt den Patienten/-in vorerst mit einer physiotherapeutischen Maßnahme und nicht sofort mit einer medikamentösen oder operativen Maßnahme zu behandeln, so bekommt die Physiotherapie einen neuen Patienten/eine neue Patientin. Allerdings unterliegen die Ärzte/-innen ebenfalls Maßnahmen der Krankenkasse, die eine Verschreibung von physiotherapeutischen Behandlungen begrenzen.

Als weitere Herausforderung besteht für die Geschäftsführerin trotz Freude an ihrem Beruf, der Umgang mit den Patienten/-innen. In der Regel bestehen in diesem Bereich dank gutem Konfliktmanagement keine Probleme, allerdings kommt es natürlich auch mal zu Ausnahmen, bei denen sich Patienten/-innen zum Beispiel nicht direkt beschweren, sondern über Internetplattformen negative Bewertungen hinterlassen oder im Freundes- und Bekanntenkreis von der Praxis abraten. Diese Konflikte sind dann für eine kleine Praxis in einer Kleinstadt von deutlichem Nachteil.

Eine wichtige Herausforderung, die im weiteren Verlauf der Zeit auf den Bereich der Physiotherapie beziehungsweise alle Therapiebereiche zukommen wird, ist der Fachkräftemangel. Wie bereits im vorherigen Kapitel beschrieben, wird der Bedarf durch den demografischen Wandel und im Zuge der Chronifizierung der Erkrankungen weiter steigen. Da die Ausbildungszahlen jedoch seit einigen Jahren sinken, kann man davon ausgehen, dass sich der Mangel manifestieren wird (Klotz et al., 2018, S. 13–18).

5. Diskussion

In Bezug zum Thema des Kapitels ist zu diskutieren, dass bisher zu wenig evidenzbasierte Literatur und Studien zum Thema Atemtherapie vorliegen. Die sogenannte deutsche Atemwegsliga, welche satzungsgemäß zur Verbesserung der Behandlung pneumologischer Erkrankungen verpflichtet ist, in Kooperation mit der Arbeitsgemeinschaft Atemtherapie im Deutschen Verband für Physiotherapie bemühen sich Fortschritte in diesem Bereich zu machen, allerdings ist immer noch ein starker Forschungsbedarf erkennbar (Weise et al., 2008). Das äußert sich zum Beispiel darin, dass es kein einheitliches Behandlungskonzept, beispielsweise durch eine festgelegte Leitlinie gibt. Mittlerweile wurde die physiotherapeutische Atemtherapie als mögliche nicht medikamentöse Therapie in einigen Leitlinien, wie zum Beispiel Asthma, COPD, Weaning, Husten usw. mit aufgenommen und auch kurz erklärt, allerdings wird dann lediglich auf die „Empfehlungen der physiotherapeutischen Atemtherapie" hingewiesen, die von der Atemwegsliga erarbeitet wurde. Ein festbeschriebenes Konzept gibt es aber eben nicht. Das ist besonders auch im Hinblick auf das Thema Qualität und Qualitätsmanagement ein Problem, da solche weitreichenden Themen in diesen Anfangsstadien noch gar nicht bedacht werden (können). Dafür fehlt eben eine vorherige Definition der genauen Abläufe (Weise, Kardos, Pfeiffer-Kascha, Worth, 2019).

Daher konnte in dieser Ausarbeitung lediglich auf grundlegende Qualitätskriterien im Gesundheitssektor und Informationen aus dem Interview zurückgegriffen werden, die dann eigens nach Sinnhaftigkeit zugeordnet wurden, jedoch konnte durch die mangelnde Fachliteratur keine explizitere Recherche und Ausarbeitung betrieben werden. Der selbsterstellte Fragebogen wurde ebenfalls aufgrund der allgemein gültigen Qualitätskriterien erstellt und konnte nicht etwa besonders auf das Thema Qualitätsmanagement in der Atemtherapie spezifiziert werden.

In Bezug auf das Interview ist zu diskutieren, ob die Fragen wahrheitsgemäß und ohne soziale Erwünschtheit von der Interviewten beantwortet wurden, da eine schlechte Darstellung einer kleinen Praxis, die sich im Marktgeschehen behaupten muss, gegebenenfalls zu Nachteilen führen könnte. Die Aussagen der Interviewten, die starke Bereitschaft und das Interesse am Interview, sowie die teilweise für die Praxis in Bezug auf die Qualität negativ ausfallenden Antworten, lassen jedoch vermuten, dass im Interview ehrlich geantwortet wurde und keine Beschönigungen vorgenommen wurden. Darüber hinaus zeigte sich die Interviewte reflektiert und kritisch gegenüber den eigenen Praxisabläufen und insgesamt dem Fachbereich Physiotherapie.

6. Schlussfolgerung und Ausblick

In Bezug auf das Interview ist zusammenzufassen, dass der Praxis ein implementiertes Qualitätsmanagementsystem fehlt, jedoch einige Ansätze der Qualitätssicherung schon allein aus Gründen der Marktorientierung benutzt werden. Die Qualitätsziele basieren allerdings vordergründig auf den subjektiven Einschätzungen der Patienten/-innen und Physiotherapeuten/-innen.

Qualität als solche wird insgesamt von den Menschen schon deutlich stärker berücksichtigt und ist ein präsentes Thema im Therapiebereich, daran sollte man anknüpfen und besonders auch durch weitere Forschung im Bereich der Atemtherapie evidenzbasierte Studien und Literatur schaffen, um eine Weiterentwicklung zu erzielen und daraus Leitlinien und feste Behandlungskonzepte erschließen zu können. Erst sobald diese Grundlagen geschaffen sind, wird es möglich sein, allgemeingültige Ansätze für die Qualitätssicherung in der Atemtherapie zu beschließen. Daher empfiehlt es sich für die Zukunft eine genaue Aufschlüsselung der Gesundheitsbereiche im Gesetzestext vorzunehmen und so eine Grundlage für Qualitätsmanagementvorgaben zu legen.

Eine weitere grundlegende Herausforderung, die in Zukunft vom Gesetzgeber beachtet werden muss, ist der Fachkräftemangel in Gesundheitsberufen, wie auch in der Atemtherapie. Mit Voranschreiten des Bedarfs an Physiotherapeuten und Nachlassen der Ausbildungszahlen ist es für die Zukunft empfehlenswert, über Maßnahmen der Attraktivitätssteigerung des Berufsfelds und Gewinnung von neuen Arbeitskräften nachzudenken (Klotz et al., 2018, S. 13–18).

Literaturverzeichnis

Deutscher Verband für Physiotherapie (ZVK) e.V. (2020) Physiotherapie – Prävention, Therapie und Rehabilitation. Verfügbar unter: https://www.physio-deutschland.de/patienten-interessierte/physiotherapie.html aufgerufen am [20.07.2020].

Hensen P. (2016) Qualitätsmanagement im Gesundheitswesen – Grundlagen für Studium und Praxis. Wiesbaden: Springer Fachmedien.

Johannes H., Wölker T. (2012) Arbeitshandbuch Qualitätsmanagement, 2. Auflage. Berlin Heidelberg: Springer-Verlag.

Klotz S., Kemper C. (2018) Gesundheitsfachberufe in der ambulanten Versorgung. In: C. Thielscher (Hg.), Handbuch Medizinökonomie I. Wiesbaden: Springer Gabler.

Physiotherapie im Speicher (2020) Aktivitäten. Angaben anonymisiert.

Schmidt S. (2016) Das QM-Handbuch – Qualitätsmanagement für die ambulante Pflege. 3. Auflage. Berlin Heidelberg: Springer Verlag.

Stutz R., Anke K., de Roche F. (2006) Atemtherapie als salutogenes Heilverfahren – Ein Konzept zur Aktivierung der Selbstheilungskräfte in Prävention und Therapie. Schwei. Zschr. GanzheitsMedizin, Jg.18 (3), 159–162. Verfügbar unter: https://www.karger.com/Article/PDF/282050.

Weise S., Kardos P., Pfeiffer-Kascha D., Worth H. (2008) Empfehlungen zu physiotherapeutischen Atemtherapie – Empfehlungen der Deutschen Atemwegsliga. 2. Auflage. Bad Lippspringe, München: Deutsche Atemwegsliga, Dustri-Verlag.

Weise S., Kardos P., Pfeiffer-Kascha D., Worth H. (2019) Empfehlungen zu physiotherapeutischen Atemtherapie – Empfehlungen der Deutschen Atemwegsliga. 3. Auflage. Bad Lippspringe, München: Deutsche Atemwegsliga, Dustri-Verlag.

Sandra Miriam Schwan

14 Qualitätsmanagement im Therapiesektor der Chemotherapie

Zusammenfassung: Ein umfangreiches Qualitätsmanagement ist im medizinischen Bereich heutzutage unbestreitbar. Besonders in der Chemotherapie, wo bereits kleine Qualitätsmängel verheerende Auswirkungen auf den Patienten haben können, da die Patienten ein geschwächtes Immunsystem haben.

Ziel: Dieses Kapitel soll aufzeigen, welche Standards derzeit im Qualitätsmanagement im Bereich der Chemotherapie angemessen sind.

Methode: Qualitative Befragung einer spezialisierten Klinik mittels Telefoninterview und anhand der veröffentlichten Daten im Internet, sowie eine umfangreiche Literaturrecherche.

Ergebnisse: Eine Chemotherapie unterliegt sehr hohen Qualitätsstandards, darf nur von einem Spezialisten (oder seinem Einverständnis) verordnet werden und die Patienten werden regelmäßig umfangreich untersucht. Es gibt eindeutige Qualitätsstandards, die Überprüft werden. Um die Qualität zu sichern gibt es genaue Richtlinien zu der Dokumentation der Behandlungen.

Diskussion, Schlussfolgerung: Es gibt klare Richtlinien, die in der Chemotherapie eingehalten werden müssen. Diese sind relevant, um eine hohe Qualität sicherzustellen. Um jedoch die Patientenzufriedenheit sicherstellen zu können, bedarf es die konstruktive Rückmeldung der Patienten persönlich.

Schlüsselwörter: Qualitätsmanagement, Qualitätssicherung, Chemotherapie, Krebsbehandlung, Bösartige/Maligne Tumor, Tumorbehandlung, Krebs, Patientenbefragung, interne und externe Verifizierung,

1. Einleitung

Nach den Herz-Kreislauferkrankungen ist Krebs die zweithäufigste Todesursache weltweit. Im Jahr 2018 starben weltweit 9,6 Millionen Menschen an einer Krebserkrankung. Am häufigsten führt Lungenkrebs mit 1,76 Millionen Verstorbenen zum Tod. Krebs kann auch durch Infektionen ausgelöst werden, so führen Hepatitis und Humane Papillomviren in 25 Prozent der Fälle häufiger in Ländern Niedrig-Mittleren Einkommens zu Krebs (WHO, 2018). Laut dem Robert Koch-Institut gab es 2016 beinahe eine halbe Million (492.000) Neuerkrankte an Krebs in Deutschland. Männer waren in dem Jahr mit 258.500

Erkrankten häufiger betroffen als Frauen mit 233.600 erkrankten. Um die 50 Prozent der Erkrankungen waren in der Brustdrüse, aber auch die Prostata, der Dickdarm und die Lunge waren die häufigsten von Krebs betroffenen Organe. In Deutschland leben 1,7 Millionen Menschen mit einer Krebserkrankung, bei denen die Diagnose in einem Zeitraum von fünf Jahren gestellt wurde. Ob ein Mensch überlebt, hat auch stets mit der Tumorart zu tun. Es wird vermutet, dass sich bis zu 37 Prozent der Neuerkrankungen an Krebs durch Prävention vermeiden lassen könnten. So spielen Risikofaktoren wie Tabakkonsum eine große Rolle, genau wie Übergewicht und Bewegungsmangel. Aber auch eine fleischreiche, ballaststoffarme Ernährung und der Alkoholkonsum können einen Risikofaktor für eine Krebserkrankung darstellen. Auch die Einwirkung von UV-Licht konnte als Risikofaktor sichergestellt werden (RKI, 2019).

Das vorliegende Kapitel setzt sich mit dem Qualitätsmanagement in der Chemotherapie auseinander. Zunächst wird beschrieben, was eine Chemotherapie ist, anschließend wird das Qualitätsmanagement im Gesundheitswesen beschrieben. Im Anschluss wird das Hubertus Wald Tumorzentrum vorgestellt, dann die Methoden zur Erfassung des Kapitels genannt, daraufhin werden die Ergebnisse und Herausforderungen der Informationen vorgestellt. Im Anschluss werden Fallbeispiele und die Herausforderungen aufgezeigt und Qualitätsparameter genannt. Am Ende folgen die Schlussfolgerung und mögliche Empfehlungen.

2. Chemotherapie

Krebs entsteht, wenn gesunde Zellen im Körper sich verändern und zu Tumorzellen werden. Tumorzellen zeichnen sich über ein unkontrolliertes Wachstum aus. Der Tumor wächst im gesunden Gewebe und breitet sich aus. Manche Tumore zerstören umliegendes Gewebe nicht. Zerstört ein Tumor jedoch Gewebe, beispielweise durch Einwachsen, bezeichnet man es als Krebs. Metastasen bilden sich, wenn der Tumor in entfernten Körperbereichen wächst. Tumorzellen sind wandlungsfähig. Sie können resistent gegen das eigene Immunsystem oder gegen eine Therapie werden (DKFZ, 2018).

Die Chemotherapie wird in der Behandlung gegen bösartige Tumore eingesetzt. Dabei verwendet man ein Zytostatikum, das die Vermehrung der Krebszellen stoppen soll. Das Medikament greift die sich schnell teilenden Zellen an, zu denen auch die Krebszellen gehören. Jedoch schadet dieser medizinische Eingriff auch den gesunden Körperzellen, die sich ebenfalls schnell teilen (zum Beispiel den Schleimhäuten und den Haarzellen). In den fortgeschrittenen Stadien von Krebs treten vermehrt Tochtergeschwülste des Tumors auf, die in der Fachsprache als Metastasen bezeichnet werden. Eine Chemotherapie kann auch in früheren Krankheitsstadien wirksam gegen die entstehenden Metastasen sein. Für die Chemotherapie gibt es mehr als 50 Zytostatika, welche je nach Phasen des Zellzyklus angewendet wirken. Um möglichst effektiv und möglichst viele Tumorzellen in den verschiedenen Phasen zu bekämpfen, werden die Substanzen miteinander kombiniert. In der Krebsbehandlung im Anschluss werden auch häufig Verfahren wie eine Operation oder Bestrahlung verwendet und im Anschluss die Chemotherapie. In manchen Fällen wird auch erst eine Chemotherapie gemacht, um den Tumor für eine anstehende Operation zu verkleinern. Besondere Arten der Chemotherapie werden bei Blutkrebs (Leukämie) angewandt: hierbei wird eine besonders konzentrierte Form der Chemotherapie angewendet, um das Knochenmark des Erkrankten komplett zu zerstören. Anschließend bekommt der Erkrankte von einem oder einer Spender_in neues Knochenmark oder das eigene, gereinigte Knochenmark zurück. Die Medikamente und die Art der Chemotherapie sind individuell auf den Patienten anzupassen. Um einen großen Erfolg zu erzielen, werden verschiedene Mittel eingesetzt, die aus verschiedenen Zytostatika zusammengesetzt sind. Zudem wird geplant, dass durch die Zusammensetzung Nebenwirkungen abgemildert werden. Eine Chemotherapie findet in Zyklen statt, in der Behandlungsphasen und Behandlungspausen sich abwechseln. Die Pausen sind von der Zeit her der Krebsart individuell anzupassen und können wochen- oder monatelang sein. In den Pausen soll der Körper regenerieren und sich wiederaufbauen können. Im Durchschnitt werden vier bis sechs Zyklen durchgeführt, aus dem Grund, dass auch Tumorzellen erfasst werden sollen, die sich in einem Zyklus in der Ruhephase befanden und daher von den Medikamenten nicht erfasst werden konnten. Mögliche Nebenwirkungen der Chemotherapie können Haarverlust, Störungen in der Verdauung, Appetitlosigkeit, Übelkeit, Erbrechen, Entzündungen in den Mundschleimhäuten, Bauchbeschwerden, Blutarmut, schlechte Blutwerte, Erschöpfungszustände, Menstruationsbeschwerden, Unfruchtbarkeit und das Risiko für weitere Krebserkrankungen sein. Zudem sind krebserkrankte Menschen durch den Rückgang der weißen Blutkörperchen auch einem erhöhten Infektionsrisiko ausgesetzt. Die Nebenwirkungen können Stunden, aber auch Jahre nach der Chemotherapie auftreten. Die Nebenwirkungen sind abhängig von den Zytostatika, der Dosierung, der Länge der Behandlung, aber auch von dem Gesundheitszustand des Patienten. Es wird weiter an Zytostatika geforscht, die geringere Nebenwirkungen haben oder welche die gesunden Zellen schonen (Deutsche Krebsgesellschaft, 2014).

In der folgenden Tabelle 1 werden die verschiedenen Chemotherapie Formen dargestellt und beschrieben.

Tabelle 1: Eigene Darstellung, nach (Aigner & Stephens. 2016, S. 86–87)

Art der Chemotherapie	Beschreibung
Adjuvante Chemotherapie	• Erfolgt nach einem operativen Eingriff oder nach einer Strahlentherapie, um Metastasen zu zerstören • Besonders wirkungsvoll bei Mammakarzinomen • Wird bei jungen Patienten mit Knochentumoren gemacht, z.b. nach Amputation einer Extremität
Systemische Chemotherapie (Infusion)	• Einfach und praktisch, langsame Dauerinjektion in eine Vene • Medikament wird im ganzen Körper durch den Blutkreislauf verteilt • Medikament greift die Tumore unabhängig von der Lokalisation an, erreicht daher auch im Körper verstreute/zurückgebliebene Tumorzellen
Regionale (interaarielle)/ Chemotherapie (RTC)	• Wird verwendet bei Tumoren in einer Körperregion, die über einen Gefäßstamm arteriell versorgt werden • Die Injektion oder Infusion wird direkt an dieser Region gegeben • Erfolg jedoch abhängig von der Körperregion und der Versorgung dorthin • Es gibt vier Möglichkeiten für diese Infusion

Wichtig zu erwähnen ist auch, dass die Diagnose Krebs Auswirkungen auf die mentale Gesundheit haben kann, so seien auch Überforderung, Probleme mit der Erkrankung und Orientierungslosigkeit Teil der Bewältigung. Auch erwartbar ist in diesem Kontext der soziale Rückzug betroffener Personen und eine hohe Gefühlsintensität. Ist die oder der Betroffene mit der Diagnose Krebs seelisch überfordert, gibt es hierfür das Angebot der Psychoonkologie (Künzler, Mamié & Schürer, 2012, S. 118)

3. Qualitätsmanagement im Gesundheitswesen

Im Gesundheitswesen wird es immer wichtiger, die Leistungen nicht nur korrekt und angemessen zu vollziehen, sondern diese auch effizient zu erbringen. Dies ist unter anderem auf den Zuwachs an Wissen und Information zurück zu führen. Für die Teilnehmer auf dem Gesundheitsmarkt gibt es daher einen Leistungsdruck und Wettbewerbsdruck im Qualitäts- und Angebotsdruck durch die Konkurrenten. Dieser Druck motiviert die Akteure, möglichst wirtschaftlich zu handeln und dabei die gesetzlichen Auflagen einzuhalten. Zu diesen Auflagen und Anforderungen zählt auch die Leistungsqualität. Daher kann man Qualitätsmanagement aus der Sicht, ein Krankenhaus wäre ebenfalls ein Unternehmen, wahrnehmen, um die Herausforderungen zu bewältigen. So kann man die Leistung steigern, indem Prozesse optimiert werden. Zudem werden die Ausrichtungen an die Kundenwünsche der gewünschten Zielgruppe angepasst. Dies führt bestenfalls zu einem Zuwachs an Kundenzufriedenheit. Wichtig ist ebenfalls ein Nachweis über die Qualitätssicherung in Form von Nachweisen der Anforderungserfüllung und weiteren Nachweisen, welche die Qualitätssicherung festhalten.

Ein wichtiger Begriff ist die Kundenorientierung: hierbei stehen die Bedürfnisse der Patienten (Behandlungen, Versorgung, zeitnahe Diagnosen) und Wünsche (Empathie, eine angemessene Unterkunft) im Mittelpunkt. Diese Patientenbedürfnisse werden als Qualitätsziele formuliert und für die Einrichtung anwendbar gemacht (Hensen, 2016, S. 42–43).

Der Begriff Qualität bezieht sich auf die Erwartungen und hat fest formulierte Ziele zu erreichen. Qualität ist daher der Vergleich zwischen den einzelnen Zielen und der Zielerreichung (dem SOLL-Ergebnis) und dem aktuellen Stand (IST-Zustand). Qualität ist kein Zufall, sondern eine Aufgabe. Qualität ist das ständige Streben nach weiterer Verbesserung. Qualität bedeutet Selbstreflexion des eigenen Verhaltens und der eigenen Arbeit. Zur Qualität zählt ebenfalls die ständige und ausführliche Dokumentation der getanen Arbeit. Qualität bedeutet auch die fehlerfreie Ausführung seiner Dienstleistung oder Arbeit (Wölker, 2012, S. 8).

Qualitätsindikatoren sind Messinstrumente, die die Prozesse und Ergebnisse messen, oder die Patientenbefragungen und dies im Nachhinein auswerten. Die Maßnahmen zur Qualitätssicherung haben als Ziel, die Ergebnisse zu verbessern, vergleichbare Erkenntnisse über die Gesundheitsleistungserbringer zu erfassen. Darüber hinaus findet ein kontinuierlicher Qualitätsentwicklungsprozess statt (Wölker, 2012. S. 18).

4. Das Hubertus Wald Tumorzentrum – Universitäres Cancer Center Hamburg (UCCH)

Das Hubertus Wald Tumorzentrum wurde von der Deutschen Krebsgesellschaft (DKG) seit 2007 für verschiedene Krebsarten zertifiziert. Die Klinik wurde von der Deutschen Krebshilfe (DKH) als Onkologisches Zentrum seit 2009 ausgezeichnet.Das Ziel der Klinik lässt sich zusammenfassen mit Weiterbildung und dem Wohlergehen der Patienten. So wird den Patienten mit verschiedenen Zusatzangeboten wie Musik-, Kunst-, Sporttherapie und Ernährungsangeboten beiseite gestanden. Zudem werden Präventionsangebote und Nachsorgekonzepte gestellt und weiterentwickelt. Zudem gilt das Krankenhaus als Begründer des Hamburgischen Krebsregisters, welches seit 1926 besteht und als das älteste der Welt gilt. Patientenversorgung ist in der Klinik ambulant und stationär. Je nach Behandlungsmethode (Strahlentherapie, Operation, Chemotherapie) findet die Versorgung in den jeweiligen Gebäuden statt. Durch die Vielfältigkeit der Klinik werden die Patienten stets nach den aktuellsten Erkenntnissen behandelt. Ein wichtiger Punkt ist hierbei die personalisierte Medizin. In Hamburg finden regelmäßige Tumorkonferenzen statt, es ist eine enge Zusammenarbeit mit anderen Einrichtungen und externen Partner*innen in und um Hamburg. Mehr als 30 Prozent der Patienten kommen überregional aus Deutschland. Die Klinik ist zertifiziert über European society for medical oncology (ESMO) und über Deutsche Krankenhausgesellschaft (DKG) anerkannt. Es gibt über 30 spezielle Sprechstunden für einzelne Tumore und ein Programm für die Nachsorge der Patienten. Es gibt auch eine psychoonkologische Versorgung (und Forschungen in diesem Bereich) mit mehr als 11.000 Kontakten pro Jahr. Zudem gibt es mehr als 38 Selbsthilfegruppen für Angehörige und Betroffene. Das UCCH hat jährlich mehr als 8.300 stationäre Patient*innen und mehr als 17.400 ambulante Patienten. Jedes Jahr wird bei 6.700 Patient*innen Krebs neu diagnostiziert. Siebzehn Tausend Patienten besuchen die Sprechstunden und die Ambulanzen. In den Tumorkonferenzen werden pro Jahr 14.000 individuelle Konzepte für die Therapien erstellt (Stand 2018). Zur Qualität lässt sich sagen, dass es 21 interdisziplinäre Tumorboards pro Woche gibt und 39 Leitlinien für die jeweilige Therapie. Auch der UCCH Krebsregister gehört zur Qualität. Regelmäßig finden Evaluationen von Tumorboardschlüssen statt. Es gibt insgesamt 520 Mitarbeiter*innen, Ärzte und weiteres Fachpersonal eingeschlossen. Gefördert wird das Krankenhaus durch die Hubertus Wald Stiftung, Deutsche Krebshilfe e.V. und die José Carreras Stiftung (UKE, 2020a).

4.1 Das Leitbild der Klinik

Das Leitbild des Universitätsklinikum Eppendorf (UKE) lautet „Unser Erfolg ist Patientenzufriedenheit" (UKE). Damit verdeutlicht die Klinik, dass ihnen die Zufriedenheit der Patienten sehr wichtig ist und dass die Behandlungen stets zur Zufriedenheit der Patienten sein sollen (UKE, 2019a).

4.2 Qualitätsmanagement im Universitätsklinikum Eppendorf (UKE)

Das Krankenhaus wird extern zertifiziert. Die Beauftragte für das Qualitätsmanagement ist derzeit im Jahr 2020 Frau Michaela Eggers. Frau Janina Schlüter ist die Qualitätsmanagementassistenz am UCCH (UKE, 2020b).

Das UKE möchte die Patientensicherheit stetig verbessern. Dazu werden die Meldungen aus den Patientenbefragungen, Mitarbeiterbefragungen und Begehungen genutzt. Zudem hat sich die Klinik als Mitglied bei Qualitätskliniken.de registriert, welche hohe Auflagen stellt und die Klinik zusätzlich und jährlich extern begutachtet. Ein weiteres Tool, welches im Krankenhaus die Patientensicherheit gewährleistet, ist das Patientenarmband. Auf diesem Armband befindet sich der vollständige Name und eine Identifikation der Person. Dies wird vor allen Eingriffen, Vergabe von Medikamenten, Befragungen und Untersuchungen kontrolliert, um eine Fehlbehandlung bei einem Patienten auszuschließen. Um die Arzneimittelsicherheit zu gewährleisten, werden ärztliche Anordnungen elektronisch verfasst und an die Apotheke vor Ort übertragen, wo sie für die Patienten über einen Computer einzeln verpackt und ordnungsgemäß beschriftet werden. Bevor die Pflegekräfte auf Anordnung der Ärzt*innen ein Medikament verabreichen, kontrollieren sie hierbei das Patientenarmband, damit jede_r Patient_in das verordnete Medikament in der angegebenen Dosierung erhält. Zudem arbeitet das UKE mit verschiedenen Meldesystemen, so gibt es neben dem Lob- und Beschwerdemanagement auch ein Meldesystem für das Personal, zum Beispiel *Fehler ohne Folgen* oder *unerwünschte Ereignisse*. Die Meldesysteme zählen insgesamt mehr als 3.000 Rückmeldungen pro Jahr. Aus diesen Rückmeldungen werden Maßnahmen entwickelt, um die Patientensicherheit und die Behandlungsqualität auszubessern (UKE, 2015).

In dem Krankenhaus muss auf vieles geachtet werden. So dürfen Blumen aufgrund der Infektionsgefahr nicht mitgebracht werden. Kinder unter 12 Jahren haben keinen Zutritt zu den stationären Räumen, mit Ausnahme der Palliativstation. Möchte ein Patient jedoch Besuch mit oder von Kindern empfangen, gibt es in einigen Fällen die Möglichkeit, die Kinder in Patientenaufenthaltsräumen anzutreffen. Nachsorgeangebote gibt es ebenfalls. Die Klinik fordert auch auf der Homepage zu Feedback auf (mit Patientenbefragung) (UKE, 2019b).

4.3 Qualitätsmanagement im Therapiesektor Chemotherapie

Eine Chemotherapie kann mit starken Nebenwirkungen einher gehen, daher sollte der Patient_in ausreichend aufgeklärt sein und muss der Behandlung zugestimmt haben. Die Chemotherapie betrifft den gesamten Körper, wobei alle Tumorzellen abtöten werden, aber dabei auch gesunde Zellen werden geschädigt. Die Erfolgsaussicht einer Chemotherapie lässt sich nicht vorhersagen, da sie von vielen Faktoren beeinflusst wird (Anger, 2019).

Nach der Deutschen Gesellschaft für Hämatologie und medizinische Onkologie (DGHO) darf eine medikamentöse Therapie gegen einen oder mehrere Tumore nur durch qualifizierte Fachärzte verordnet werden. Die verordnenden Ärzte sollten die Therapie angemessen betreuen und überwachen. Die Ärzte und Ärztinnen sollten sich mit möglichen Nebenwirkungen der Chemotherapiemedikamente auskennen und diese erkennen und behandeln können. Die Verordnung des Medikaments muss schriftlich erfolgen und mit dem Datum und der Unterschrift des behandelnden Arztes versehen werden. Aus dem Dokument sollten eine Vorgehensweise und das therapeutische Konzept abzulesen sein, zum Beispiel ob der Einsatz kurativ oder palliativ sein soll. Arbeitet ein Arzt, der kein Facharzt ist, eine medikamentöse Chemotherapie aus, muss diese umgehend von einem Facharzt mit entsprechender Qualifikation überprüft und bestätigt werden. Vor der Verordnung einer Chemotherapie ist es zwingend notwendig, eine umfangreiche Anamnese des Patienten zu erheben und den Patienten ganzheitlich zu untersuchen, unter anderem auch mit Laborproben. Bei Patientinnen im gebärfähigen Alter muss zusätzlich eine mögliche Schwangerschaft ausgeschlossen werden, dies wird bei allen Patientinnen unter 50 Jahren gemacht. Der Test wird anhand des Serums gemacht und ausgewertet. Bei Patientinnen über 50 Jahren ist ein Schwangerschaftstest von der Menopause abhängig. Die resultierenden Ergebnisse sind zusammen mit der Induktionsstellung bezüglich der medikamentösen Therapie ausführlich zu dokumentieren. Die Patienten müssen über die Auswirkungen und die Nebenwirkungen der Chemotherapie umfangreich und nach medizinischen Standards in einem persönlichen Gespräch aufgeklärt werden. Die Aufklärung sollte in einem angemessenen zeitlichen Abstand und vor der ersten Durchführung der Chemotherapie erfolgen und muss dokumentiert werden. Die Patienten sollten von dem ausgearbeiteten Dokument der medikamentösen Therapie eine Kopie erhalten, um sich einen Überblick zu verschaffen und sich vorzubereiten.

Die Patienten müssen als Therapiefähig von den behandelnden Ärzt_innen eingeschätzt werden. Dazu ist es ebenfalls wichtig, dass die Patienten in regelmäßigen Abständen untersucht werden, um Nebenwirkungen als auch Fortschritte festzustellen. Die Durchführung einer Chemotherapie sollte durch eine_n qualifizierte_n Facharzt_in oder durch geschultes, medizinisches Personal erfolgen. Vor jeder Behandlung sollte durch Abfragen überprüft werden, ob die/der entsprechende Patient_in das richtige Medikament enthält (Name, Geburtsdatum). Zudem muss die Dosis mit dem ärztlichen Therapieplan abgeglichen werden. Abbrüche der Infusion, Weglassen von Medikamenten muss schriftlich und mit Begründung dokumentiert werden, genauso wie alle

Medikamente, die verabreicht wurden. Zum Verabreichen der Infusion muss das Personal Handschuhe tragen. Es ist ebenfalls sehr wichtig, einen angemessenen venösen Zugang zu legen und hier einen hohen Sicherheitsstandard zu wahren, da die Medikamente gewebsschädigend sind. Auch die Art des Katheters ist wichtig und es sollten Plastikkanülen verwendet werden. Es ist äußerst wichtig, alle Hygienestandards einzuhalten, um das Personal und die Patienten zu schützen. Alles muss entsprechend dokumentiert werden und mit den Krankenunterlagen nach Vorlage der Bundesärztekammer bearbeitet werden. Während der Chemotherapie ist es wichtig, dass das Personal Sichtkontakt mit den Patienten hat, über einen Notfallwagen oder Notfallkoffer vor Ort verfügt und dass das Personal für Notfälle regelmäßig geschult wird. Nach der verabreichten medikamentösen Therapie muss dem Patienten ein Dokument ausgestellt werden, auf dem die tagesaktuelle Behandlung mit dem entsprechenden Medikament und der entsprechenden Dosis festgehalten wird und eine Telefonnummer, für eventuelle Nachfragen oder Anmerkungen. Es ist auch möglich, dass Langzeitnebenwirkungen auftreten. Diese sind durch qualifizierte Fachärzte zu dokumentieren (DGHO, 2012).

5. Grundlagen zur Erhebung der vorliegenden Ergebnisse

Mit einer umfangreichen Internet- und Literaturrecherche wurden die folgenden Ergebnisse ermittelt, um vorab ein grundlegendes Verständnis für die Chemotherapie zu erhalten. Im Anschluss wurde ein Fragebogen nach dem DEGEMED Seite 54 bis 55 mit dem Schwerpunkt Patientenbefragungen und -zufriedenheit gestellt, sowie ein paar allgemeinere Fragen. Dieser Fragebogen wurde zunächst per E-Mail an Arztpraxen und Krankenhäuser aus Hamburg und der näheren Umgebung versendet. Da jedoch kaum Rückmeldungen, weder Absagen noch Zusagen kamen, wurde der Umkreis erweitert und auch Kliniken aus ganz Deutschland angeschrieben und um ein Interview per Telefon gebeten. Das einzige Krankenhaus, das sich zurückmeldete, war das Universitätsklinikum Hamburg Eppendorf (UKE), wobei sich Frau Michaela Eggers meldete und ein paar Fragen beantwortete. Das UKE hat auf der Webseite sehr viele Informationen zu dem Qualitätsmanagement aufgeführt. Frau Eggers hat die Fragen in einer E-Mail beantwortet.

6. Ergebnisse: im Hubertus Wald Krankenhaus

Im Folgenden gibt es eine Tabelle (Tabelle 2) mit den Pro- und Contra Argumenten aus dem Interview und den anhand der Webseite herausgefundenen.

Tabelle 2: Eigene Darstellung, Quellen aus dem Interview und von der Homepage des UKE

Argument/Ziel-festlegung	Pro	Contra	Verbesserung
Patientenzufriedenheit und Befragung	Verweise auf Mailadresse für diese Angelegenheiten, extra Abteilung für Beschwerden	Viele Menschen (meistens Angehörige) Bewerten auf Portalen (Google Maps, Klinikbewertungen.de, Kununu.com). Hier haben die Mitarbeiter keinen Überblick, um mit möglichen falschen Tatsachen aufzuräumen. Fälschungen der Bewertungen und dadurch entstehende Unkosten durch Patienten, die lieber eine neue Klinik aufsuchen; Kommentare/Bewertungen sind nicht nach Bereich getrennt	Die Patienten und Angehörigen bitten, mit Anliegen direkt zu dem vorgesehenen Personal zu gehen.
Zur Behandlung kommen/nach Hause gehen	Die Klinik liegt zentral, gute Busanbindung, Parkhaus vorhanden	Manche Patienten sind nicht in der Lage, nach Hause zu fahren (körperlich zu schwach), können Termin nicht wahrnehmen wegen Gesundheitszustand etc.) Parkhaus teuer	Anfahrt und Abholung mit Taxi/Fahrdiensten anbieten, Kostenübernahme ggf. mit Krankenkasse ansprechen, ggf. Patienten bitten, er/sie solle Angehörige_n mitbringen
Unterlagen bei der Aufnahme fehlen	Auf der Homepage ist eine Liste mit den wichtigsten Dokumenten, fehlende Dokumente werden unverzüglich angefordert. Kontakt mit dem Zuweisenden aufgenommen.	Wenn Unterlagen (Medikamentenpläne, Vorerkrankungen) fehlen und der Patient_in diese nicht erwähnt, können Nebenwirkungen auftreten.	Absprachen mit den anderen behandelnden Ärzten, damit nichts übersehen wird.

Argument/Ziel-festlegung	Pro	Contra	Verbesserung
Besucher*innen	Besuchende dürfen Angehörige ab dem 13. Lebensjahr empfangen	Kinder unter 12 Jahren könnten sich ungerecht behandelt fühlen, Besucherverbot könnte für Kinder beängstigend sein	Einen getrennten Besucherraum für Kinder, Schutzkleidung (Mundschutz), Raum mit Fenster, um Kinder sehen zu können

7. Ergebnisse zum Patientenzufriedenheitsmanagement im Hubertus Wald Tumorzentrum

Das Beschwerdemanagement ist ein wesentlicher Teil des Qualitätsmanagements, da es viele Maßnahmen berücksichtigt, Organisationsschwierigkeiten aufdecken kann und es dazu beiträgt, dass sich Patient_innen langfristig wohl fühlen. Im Qualitätsmanagement sollten konstruktive Rückmeldungen stets als Chance, sich zu verbessern, betrachtet werden, um Prozesse weiter zu optimieren, da Beschwerden Hinweise auf Optimierungsbedarf geben. Um ein systematisches Beschwerdemanagement anzuwenden, benötigt man Rahmenbedingungen, wie Umfrageprojekte oder Fragebögen (Wölker, 2012. S. 31).

Umfragen (auch des Personals) beinhalten wertvolle Informationen über Schwachstellen und Fehler in den Prozessen, auch wenn diese in der Praxis noch nicht bewusst wahrgenommen wurden. Wichtig hierbei ist ein umfassender Fragebogen. Die Fragen eines Fragebogens müssen stets eindeutig verständlich und nachvollziehbar sein. Eine der wichtigsten Voraussetzungen bei der Befragung ist, dass sich der oder die Befragte ernst genommen und verstanden fühlt. Die Fragen sollten sich jedoch nicht auf Vorgänge beziehen, die sich nicht beeinflussen oder verändern lassen. Auch ist der Umgang mit den Ergebnissen nach diesen Befragungen wichtig, denn im Anschluss sollten die Befragten Rückmeldungen zu den Befragungen bekommen und anschließend Maßnahmen vorgestellt bekommen. Befragungen am Patienten sind meist aus deren subjektiver oder emotionaler Sichtweise, seltener nach den objektiven Qualitätskriterien. Patienten erleben die Schwachstellen der Praxis und können daher umfangreiche Rückmeldungen geben (Wölker, 2012. Seite 47–48).

In dem Interview per E-Mail berichtete die Qualitätsmanagerin, dass die Patienten an einem Terminal neben den Krankenbetten eine elektronische

Rückmeldung über ihre Zufriedenheit geben können. Ausgewertet werden die Befragungen pro Quartal vom Qualitätsmanagement. Die Möglichkeiten, sich zu verbessern, erfolgen im Qualitätszirkel, in dem sich die Mitarbeiter_innen und die Leitung darüber austauschen und diese Anregungen umsetzen. Die Steuerung darüber wird in einem Maßnahmenplan von der/dem Qualitätsmanager_in.

In der Befragung sind behandlungsrelevante Aspekte enthalten, beispielsweise die Kommunikation des Personals über die Behandlung als auch die Ergebnisse der Behandlung.

Die folgende Tabelle stellt die konkreten Fragen mit den zusammengefassten Antworten aus dem Interview dar:

Tabelle 3: Eigene Darstellung, nach DEGMED (S. 54–55) und Antworten aus dem Interview

Fragestellung (Nach DEGEMED: Patientenbefragungen und -zufriedenheit)	Antwort
Wird die Zufriedenheit von Patienten systematisch ermittelt und gibt es hierfür Messgrößen?	Umfangreichendes Patientenzufriedenheitstool (elektronisch), steht den Patienten am Krankenbett als Terminal zur Verfügung.
Werden Behandlungsmerkmale durch eine systematische und regelmäßige Patientenbefragung überwacht und gemessen?	Eine Auswertung zu Angeboten wie Psychoonkologien, Sozialdienst, Physiotherapie (auch die supportiven Angebote) finden statt.
Enthält die Patientenbefragung folgende Aspekte: – Beurteilung des Behandlungsprozesses – Zufriedenheit der Patienten mit der Behandlung – Einschätzung des Behandlungserfolgs – Beurteilung der Service- und Hotelleistungen (bzw. der vergleichbaren stationären Übernachtungsmöglichkeiten, der Verpflegung etc.)	In der Befragung werden alle der links stehenden Punkte angesprochen. Auch behandlungsrelevante Aspekte (Kommunikation des Personals über die Behandlung und die Behandlungsergebnisse)
Werden die Ergebnisse der Patientenbefragungen regelmäßig und zeitnah evaluiert und den betroffenen Mitarbeitern mitgeteilt?	In Qualitätszirkeln wird regelmäßig mit Mitarbeiter_innen und Leitungen über die Befragungen und Maßnahmen kommuniziert.

7.1 Herausforderungen

Mit der Patientenbefragung gehen vielseitige und unterschiedliche Konflikte einher. Es müssen stets mehrere Faktoren betrachtet werden, bevor konkrete Maßnahmen erfasst und umgesetzt werden können. Dies ist wichtig, da nicht jede Beschwerde eine passende und umsetzbare Lösung hat. Es gibt drei mögliche Hindernisse, die bei der Recherche besonders deutlich wurden.

7.2 Angehörige verfassen die Rückmeldung

Einige der Angehörigen betrachten die Situation im Krankenhaus anders als die betroffene Person. So kann es dazu kommen, dass Angehörige sich beschweren, obwohl die Patientin sich recht wohl fühlt. So kann es passieren, dass die Angehörigen die eigenen Wünsche mitteilen, obwohl diese nicht den Wünschen der Patienten entsprechen. Es befindet sich auf dem Bewertungsportal noch eine negative Bewertung aus dem Oktober 2018, in dem eine Angehörige sich über das mangelnde Interesse am Patienten beschwert. Die Bewertung ist hierbei sehr subjektiv. Als Indikatoren nennt die Bewerter_in, dass die Mitarbeiter_innen den Patienten nach seinen Medikamenten und einer Behandlung gefragt haben. Im April 2016 verfasste eine Angehörige eines Patienten eine negative Bewertung. Eine der Beschwerden sei, dass nicht einmal die Klinik wüsste, woran der verstorbene Patient erkrankt war. Die Bewertung ist ebenfalls subjektiv und ist anklagend auf unsachliche weise. Auch ein weiterer Angehöriger beschwerte sich auf dieser Plattform und vergleicht das Krankenhaus mit einem Schlachthaus, in welchem ihr Partner zu Tode experimentiert worden sei. Auffällig auf diesem Bewertungsportal ist auch, dass die negativen Bewertungen von Angehörigen verfasst werden und die bewertenden Patienten im Durchschnitt sehr zufrieden sind (Klinikbewertungen.de, 2008–2020).

7.3 Rückmeldungen auf externen Plattformen/Foren

Bei der Recherche gab es zahlreiche negative und positive Bewertungen auf externen Plattformen und Foren, welche sehr vielseitig waren. Da das Hubertus Wald Tumorzentrum jedoch zum UKE gehört, gab es einige Verirrungen, welche offensichtlich an einen anderen Sektor des UKE gerichtet waren. Zudem hat das Qualitätsmanagement keine Übersicht oder Einblicke in die vielen verschiedenen Foren und Einträge und kann sich so schlecht rechtfertigen oder Missverständnisse aufklären.

Auf der Bewertungsseite *Klinikbewertungen.de* gibt es 14 Bewertungen, die Bewertungen zeigt, die seit 2008 vorhanden sind. Hierbei ist bedenklich, dass dies rein subjektive Bewertungen sind. Und dass hier immer noch die Fehler aus vergangenen Zeiten festgehalten werden, die mögliche Patienten abschrecken könnten. Falls ein Besucher der Plattform nicht auf die weit auseinander liegenden Daten der Einträge achtet, könnte schnell der Eindruck entstehen, das Krankenhaus sei in einem nicht zumutbaren Zustand und würde sich nicht verbessern.

7.4 Realisierbarkeit

Menschen haben unterschiedliche Bedürfnisse und die Pflege ist sehr ausgelastet. So beschwert sich die Nutzer_in *Strickliesel72* auf der Plattform Klinikbewertungen.de über lange Wartezeiten und über den Zeitdruck bei den jeweiligen Beratungen. Jedoch scheinen viele Patienten in der Onkologie behandelt zu werden, und damit alle Patienten noch am selben Tag behandelt werden, ist es schwer umsetzbar, sich für jeden Patienten viel Zeit zu nehmen. Im Jahre 2016 beschwert sich ein Patient auf derselben Plattform über die mangelnde Empathie des Personals gegenüber dem Krebserkrankten. Dies ist jedoch auch differenziert zu betrachten, da das Personal ebenfalls eine professionelle Distanz zu den einzelnen Schicksalen der Patienten haben sollte.

8. Parameter zur Sicherung der Qualität

Die Qualitätssicherung im ambulanten Bereich der Vertragsärzte unterliegt gewissen Qualitätsanforderungen, zum Beispiel dass Ärztinnen ihre Qualifizierung regelmäßig nachweisen müssen und dass auch die Geräte und die Praxishygiene überprüft werden. KBV, Ambulante Qualitätssicherung (Kassenärztliche Bundesvereinigung, 2019).

Einige Punkte der Qualitätssicherung sind zum Beispiel die stichprobenartigen Einzelfall Qualitätsprüfungen, bei denen die ärztlichen Dokumentationen zu einem Patienten und durch einen Arzt überprüft werden. Die Kassenärztliche Vereinigung überprüft diese Dokumente nach den entsprechenden Qualitätsstandards (KBV, 2020. S. 11).

8.1 Externe Verifizierung

Das UKE und die dazugehörigen Kliniken sind seit dem Jahr 2000 nach DIN EN ISO 9001 zertifiziert. Zudem ist das UKE Mitglied bei dem Aktionsbündnis Patientensicherheit (UKE, 2020c).

8.2 Interne Verifizierung

Interne Verifizierungen haben den Vorteil, dass den Qualitätsmanager_innen die Abläufe und Strukturen vertraut sind und diese umfangreich und angemessen in die Datenanalyse einfließen können. Durch diese Vertrautheit kann ein möglicher Nachteil durch die mangelnde Objektivität entstehen, als auch durch die Person, die diese Analyse durchführt. Interne Verifizierungen haben eine hohe Bedeutung, da sie für die Behandlungsergebnisse ausschlaggebend sind und um die angewandten Methoden in regelmäßigen Abständen zu überprüfen und bei Bedarf zu verbessern.

8.3 Erhebung Patientenzufriedenheit

Das Hubertus Wald Tumorzentrum legt viel Wert auf die kritischen Rückmeldungen der Patienten. Hierzu gibt es systematische Patientenbefragungen. Diese werden von der Einrichtung als wichtig betrachtet, da sie Rückmeldungen über die internen Prozesse geben. Dazu gibt es einheitliche und standardisierte Fragebögen. Die Ergebnisse werden auf drei Onlineportalen veröffentlicht und zum Vergleichen zugänglich gemacht. Seit dem Jahr 2012 werden Onlinebefragungen im UKE mit Terminals zur Patientenbefragung bereitgestellt. Pro Quartal gibt es im UKE um die 2.000 Rückmeldungen. Die Ergebnisse werden den jeweiligen Stationen und Einrichtungen zugeordnet. Es werden dann Maßnahmen entwickelt und diese werden überprüft. Die Bereiche, die abgefragt werden, sind sehr umfangreich und gehen von den Informationen über die Sauberkeit/Hygiene bis hin zu dem ärztlichen Dienst. Damit die Sprache keine Barriere ist, gibt es denselben Fragebogen neben Deutsch auch noch auf Türkisch und Englisch (UKE, o.D.).

9. Schlussfolgerungen und mögliche Empfehlungen

Bei einer Chemotherapie ist das Qualitätsmanagement und die Qualitätssicherung von sehr hoher Bedeutung, da die Erkrankten ein schwaches Immunsystem haben und die Nebenwirkungen große Ausmaße nehmen können. Daher ist die Qualität hierbei lebensnotwendig.

Die internen und externen Verifizierungen sind geeignet, um die Qualität der Behandlungen und andere Faktoren wie die Hygiene festzustellen. Die Verifizierungen und Überprüfungen sollten hierbei regelmäßig stattfinden. Zudem ist es sehr wichtig, die Behandlung der Chemotherapie genau zu dokumentieren, um alles nachvollziehen zu können. Ein wesentlicher Teil des Qualitätsmanagements ist die Patientenbefragung, aus deren Ergebnissen

Verbesserungsmöglichkeiten ableiten kann. Das Hubertus Wald Tumorzentrum als Teil des UKE ist vorbildlich, was das Qualitätsmanagement angeht und verfügt über eine gesamte Abteilung an hierfür geschultem Personal. Es ist lobenswert, wie sich das UKE um Rückmeldungen der Patient_innen bemüht und diese regelmäßig bespricht und sich verbessern möchte. Jedoch ist es dafür darauf angewiesen, dass sich Patient_innen und Angehörige vor Ort beschweren und nicht anonym über das Internet, wo die Rückmeldungen im schlimmsten Fall Patienten abschrecken und zu keiner Verbesserung beitragen. Das UKE geht transparent mit den Ergebnissen der Qualitätsprüfungen um, was Vertrauen schaffen soll. Zudem gibt es innovative Ideen, wie die Patientenarmbänder oder das genaue Beschriften der Medikamente, welche Fehleinnahmen vermeiden sollen.

Literatur

Anger, B. (2019). Chemotherapie. Link: https://www.qualitaetskliniken.de/behandlungen/chemotherapie/ (Zuletzt aufgerufen: 24.07.2020, 11:00 Uhr).

Deutsches Krebsforschungszentrum (2018). *Wie entsteht Krebs? Wenn aus gesunden Zellen Tumorzellen werden*. Link: https://www.krebsinformationsdienst.de/tumorarten/grundlagen/krebsentstehung.php (Zuletzt aufgerufen: 22.07.2020, 21:43)

Deutsche Krebsgesellschaft (2014). *Die Chemotherapie*. Link: https://www.krebsgesellschaft.de/onko-internetportal/basis-informationen-krebs/therapieformen/chemotherapie.html (Zuletzt aufgerufen: 20.06.2020, 21:15)

DGHO: Freud, M., Rottmann, M., Wilhelm, M., (2012). *Medikamentöse Tumortherapie: Anordnung, Durchführung und Nachsorge*. Link: https://www.onkopedia.com/de/onkopedia/guidelines/medikamentoese-tumortherapie-anordnung-durchfuehrung-und-nachsorge/@@guideline/html/index.html (Zuletzt aufgerufen: 15.06.2020, 22:00 Uhr)

Hensen, Peter, (2016). *Qualitätsmanagement im Gesundheitswesen. Kapitel 2: Gesundheitsmanagement und Qualitätssicherung*. Löschen: file:///C:/Users/User/Desktop/PQM%20Leistungsnachweis-%2030.07/2016_Book_Qualit%C3%A4tsmanagementImGesundhei.pdf

Kassenärztlichen Bundesvereinigung (2020). *Verfahren zur Qualitätssicherung, Richtlinien*. Link: https://www.kbv.de/media/sp/KBV_QS_Richtlinien.pdf

Kassenärztliche Bundesvereinigung (2019). *Qualitätssicherung*. Link: https://www.kbv.de/html/qualitaetssicherung.php (Zuletzt aufgerufen: 21.07.2020, 12:00 Uhr)

Klinikbewertungen (2008 bis 2020): Link: https://www.klinikbewertungen.de/klinik-forum/erfahrung-mit-uniklinikum-hamburg-eppendorf?fac_id=onkolo#tabs (Zuletzt aufgerufen: 10.07.2020, 12:00 Uhr)

Künzler, Mamié & Schürer, (2012). Kapitel: *Wann brauche ich einen Psychoonkologen?* Erschienen in: *Diagnose Schock: Krebs*. Springer Verlag, Heidelberg.

Robert Koch-Institut, (2019). *Krebs gesamt*. Zentrum für Krebsregister Link: https://www.krebsdaten.de/Krebs/DE/Content/Krebsarten/Krebs_gesamt/krebs_gesamt_node.html (Zuletzt aufgerufen: 24.07.2020, 11:00 Uhr)

UKE, (2019b). *Informationen zu Ihrem Aufenthalt*. Link: https://www.uke.de/kliniken-institute/kliniken/ii.-medizinische-klinik-und-poliklinik/aufenthalt/index.html (Zuletzt aufgerufen: 24.07.2020, 12.00)

UKE, (2015). *Patientensicherheit*. Link: https://www.uke.de/patienten-besucher/qualit%C3%A4t/patientensicherheit/index.html (Zuletzt aufgerufen: 24.07.2020, 24.07.2020).

UKE, (2020a). *Universitäres Cancer Center Hamburg, Zahlen und Fakten*. Link: https://www.uke.de/kliniken-institute/zentren/universit%C3%A4res-cancer-center-hamburg-(ucch)/%C3%BCber-das-tumorzentrum/zahlen-fakten/index.html (Zuletzt aufgerufen: 21.07.2020, 08:41 Uhr).

UKE, (2019a). *Unser Erfolg ist Patientenzufriedenheit*. Link: https://www.uke.de/patienten-besucher/qualit%C3%A4t/zufriedenheit/index.html (Zuletzt aufgerufen: 11.07.2020, 09:00)

UKE, (2020b). *UCCH: Team*. Link: https://www.uke.de/kliniken-institute/zentren/universit%C3%A4res-cancer-center-hamburg-(ucch)/%C3%BCber-das-tumorzentrum/team/index.html (Zuletzt aufgerufen: 12.07.2020, 23:14)

UKE, (2020c). *Zertifizierungen im UKE*. Link: https://www.uke.de/patienten-besucher/qualit%C3%A4t/zertifizierungen/index.html (Zuletzt aufgerufen: 27.07.2020, 13:00 Uhr)

Wölker, Johannes (2012). *Arbeitshandbuch Qualitätsmanagement*, 2. Auflage. Springer Verlag, Heidelberg.

World Health Organisation, (2018). *Cancer*. Link: https://www.who.int/news-room/fact-sheets/detail/cancer (Zuletzt aufgerufen: 24.07.2020, 10:20 Uhr)

Ronja Rohr

15 Qualitätsmanagement im Therapiesektor der Systemischen Therapie

Zusammenfassung: Qualitätsmanagement ist im Gesundheitswesen und somit im Therapiesektor unverzichtbar. Die Therapieform der Systemischen Therapie stellt eine der vier großen therapeutischen Strömungen dar und legt den Fokus auf den sozialen Kontext psychischer Störungen.
Ziel: Dieses Kapitel soll darlegen, welcher Qualitätsmanagement-Standard in der Systemischen Therapie vorliegt.
Methode: Qualitative schriftliche Befragung einer Systemischen Therapeutin mittels eines selbst erstellen Fragebogens. Zudem wurde eine umfangreiche wissenschaftliche Literatur- und Internetrecherche durchgeführt.
Ergebnisse: Die verschiedenen Zugangswege für Systemische Therapeuten_innen entscheiden darüber, ob ein verpflichtendes oder freiwilliges Qualitätsmanagement in der Praxis anzuwenden ist. Zudem lässt sich durch die verschiedenen nationalen und internationalen Qualitätsmanagementmodelle nur schwer ein einheitlicher Qualitätsstandard realisieren.
Diskussion, Schlussfolgerung: Es wird aufgezeigt, dass Qualitätsmanagement von allen Seiten als notwendig und bedeutsam gesehen wird. Jedoch besteht in den Vorgaben und Ausführungen noch Verbesserungsbedarf, um einheitliche Qualitätsstandards zu erreichen.
Schlüsselwörter: Qualitätsmanagement, Qualitätsmanagementmodelle, Systemische Therapie, Systemische Beratung, Psychotherapie

1. Einleitung

In der deutschen Gesellschaft ist neben dem sozialen und körperlichen Wohlbefinden die psychische Gesundheit von großer Bedeutung. Diese ist die Voraussetzung für Leistungsfähigkeit und Lebensqualität. Laut der Studie „Gesundheit in Deutschland aktuell 2010", geben 38,1 Prozent der Männer und Frauen in Deutschland, eine unterdurchschnittliche oder erheblich beeinträchtigte Psychische Gesundheit an (RKI, 2010). Über 1,1 Millionen Menschen in Deutschland nahmen im Jahr 2009 eine ambulante psychotherapeutische Behandlung in Anspruch (Möller, Laux, Kapfhammer, 2017, S. 11). Diese Zahlen zeigt die Notwendigkeit für psychotherapeutische Behandlungen auf. Eine der Grundorientierungen von therapeutischen Ansätzen sind Systemische

Verfahren und somit die Systemische Therapie. Diese wurde in Deutschland im Jahr 2008 als Psychotherapieverfahren anerkannt (Helle, 2019, S. 121). Sie zählt neben der Verhaltenstherapie, der Humanistischen und Psychodynamischen Psychotherapie zu den vier großen therapeutischen Strömungen (Helle, 2019, S. 95). Der Fokus der Systemischen Therapie liegt auf dem sozialen Kontext psychischer Störungen (Berking, Rief, 2012, S. 85). Die Wirksamkeit ist für eine Vielzahl von psychischen Störungen erwiesen. Bei Erwachsenen gilt dies für die folgenden Störungen: affektive Störungen, Essstörungen, psychische und soziale Faktoren bei somatischen Krankheiten, Abhängigkeit und Missbrauch sowie bei wahnhaften Störungen und Schizophrenie belegt (Helle, S. 121, 2019). Trotz der bewiesenen Wirksamkeit werden in Deutschland von der gesetzlichen Krankenversicherung momentan ausschließlich die Kosten der Psychotherapieverfahren der tiefenpsychologisch fundierten Psychotherapie, der analytischen Psychotherapie und der Verhaltenstherapie übernommen. Ab Juli 2020 kann es zur Änderung dieses Sachverhaltes kommen, sodass auch die Systemische Therapie auf Kosten der gesetzlichen Krankenversicherung durchgeführt und abgerechnet werden kann. Eine genauere Erläuterung folgt in Punkt 1.1 (KBVa, 2019). Auch im Bereich der Systemischen Therapie nimmt die Qualität der Behandlungsprozesse sowie der Behandlung eine wichtige Rolle ein. Qualitätsmanagement im Gesundheitswesen hat in den letzten Jahren immer mehr an Bedeutung gewonnen. Unter Qualitätsmanagement versteht man das Führen und Steuern eines Unternehmens in Bezug auf die Qualität seiner Leistungen und Produkte (Piechotta, 2008, S. 8). Es wird zunehmend erwartet, dass Einrichtungen im Gesundheitswesen und somit auch psychotherapeutische Praxen, ihre Leistungen nicht nur effektiv, sondern auch effizient erbringen (Hensen, 2019, S. 59).

Im vorliegenden Kapitel wird das Allgemeine Qualitätsmanagement im Gesundheitswesen, sowie das spezifische Qualitätsmanagement im Bereich der Systemischen Therapie, anhand einer Praxis in Hamburg, erläutert. Zudem werden Grundlagen der Systemischen Therapie näher ausgeführt. Abschließend werden Herausforderungen beleuchtet, Schlussfolgerungen gezogen und Empfehlungen gegeben.

1.1 Grundlagen der Systemischen Therapie und zentrale systemische Arbeitsweisen

Als besondere Merkmale sind in der Systemischen Therapie das Eingebundensein im jeweiligen sozialen Umfeld als auch die Berücksichtigung der dynamischen Wechselwirkung zwischen biologischer und psychischer Organisation von Klienten_innen, zu nennen. Somit wird nicht nach Ursachen-Wirkungs-Dyaden gesucht, sondern Klienten_innen werden in ihrer Ganzheit und den dazugehörigen Wechselbeziehungen betrachtet. Die jeweilige Wirklichkeit wird von ihnen konstruiert und aktiv gestaltet. Ein entscheidendes Medium für die Wirklichkeitskonstruktion stellt die Sprache dar. Ein gutes Beispiel dafür: Das Glas ist halb voll versus das Glas ist halb leer. In der Therapie ergibt sich ein eher partnerschaftliches Verhältnis zwischen dem Therapeuten und dem_der Klient_in. Die Interventionen sollen nachvollziehbar sowie transparent sein und eng an dem von dem_der Klient_in gezeigten Verhalten entwickelt werden. Der_die Klient_in selbst wird als der Experte für die Therapieinhalte und Therapieziele gesehen (Helle, 2019, S. 102–103).

Mit dem Hintergrund, dass in den Therapiesitzungen Änderungen im Verhalten und Erleben lediglich angestoßen werden und konkrete Veränderungen im alltäglichen Umfeld stattfinden, wird die Sitzungsfrequenz sehr variabel gestaltet. Eine Sitzung kann von ein- bis zweimal wöchentlich bis zu alle sechs Wochen variieren.

Zu jedem Zeitpunkt der Therapie, vor allem aber in der Anfangsphase, nimmt eine gute und tragende Beziehung zwischen dem Therapeuten und dem Patienten eine wichtige Rolle ein. Gefördert wird diese Beziehung durch eine Intervention, welche als Joining bezeichnet wird. Dazu gehört der Abbau von Angst, Scham und Vorurteilen, sowie das Herstellen eines Sicherheitsgefühl für den_die Klienten_in. Innerhalb des Joinings kann sich der Methode des Reframings bedient werden. Reframing soll ein Perspektivwechsel bewirken. Die bestehenden Verhaltens-, und Erlebensmuster sollen durch neue Sichtweisen unterbrochen und die subjektive starre Wirklichkeit umdefiniert werden (Helle, 2019, S. 106–108). Zusätzlich zu diesen Interventionen kann sich in der Systemischen Therapie an einem breiten Methodenrepertoire bedient werden. Folgend werden die wichtigsten Methoden näher erläutert. Lösungsorientierte Methoden haben, wie schon der Begriff beschreibt, einen lösungsorientierten Ansatz. Es geht nicht darum, ein Problem in seiner Entstehung und Komplexität genau zu verstehen und zu analysieren, sondern es geht primär darum, direkt einen Lösungsprozess anzustoßen. Die Grundannahme dahinter ist, dass das Sprechen über ein Problem neue Probleme hervorbringt und das zwischen einem Problem und seiner Lösung nicht zwingend ein Zusammenhang besteht. Zirkuläre Methoden, zu welchen das Zirkuläre Fragen zählt, entstand aus der Annahme, dass sich im System alles gegenseitig in komplexen Wechselwirkungen beeinflusst und keine einfachen Ursachen-Wirkungs-Beziehungen bestehen (Helle, 2019, S. 109–112). Die Befragung dient dazu, etwaige Hypothesen in Bezug auf den Patienten zu prüfen, sowie Informationen zu gewinnen, um eine Störung oder Veränderung im Verhalten und Erleben zu bewirken. Störungen durch Fragen können erzielt werden, indem der Therapeut neue Perspektiven, Erklärungen, Beschreibungen und Bewertungen einbringt, um die des Patienten zu stören. Der Patient hat somit die Möglichkeit seine eigenen Perspektiven, Erklärungen, Beschreibungen und Bewertungen zu überdenken (Möller et al., 2017, S. 1139).

1.2 Ausbildungswege zur Systemischen Therapie und Krankenkassenleistung

Um als Systemische_r Therapeut_in zu arbeiten, gibt es verschiedene Zugangswege. Zum einen ist es möglich als approbierter Psychologischer Psychotherapeut eine Weiterbildung zu absolvieren, um als Systemische_r Therapeut_in zu arbeiten. Ein weiterer Weg ist es, über die Heilpraktiker-Erlaubnis und durch das Arbeiten und Berufserfahrung im psychosozialen Bereich eine Weiterbildung zum_zur Systemischen_r Therapeut_in, zu absolvieren. Neuartig ist, dass Approbationsausbildungen zum_zur Psychotherapeut_in im Vertiefungsgebiet der Systemischen Therapie angeboten werden (Systemische Gesellschaft, 2020).

Die Systemische Therapie war viele Jahre keine Kassenleistung, sodass Klienten_innen, welche Systemisch behandelt werden wollten, die Kosten dafür selbst tragen mussten. Seit Juli 2020 übernehmen die gesetzlichen Krankenkassen die Kosten einer Systemischen Therapie bei Erwachsenen. Allerdings sind nur Psychologische Psychotherapeuten_innen beziehungsweise ärztliche Psychotherapeuten_innen mit entsprechender Ausbildung dazu berechtigt (DGSF, 2020).

2. Qualitätsmanagement im Gesundheitswesen

Wie in der Einleitung genannt, wird unter Qualitätsmanagement das Führen und Steuern eines Unternehmens in Bezug auf die Qualität seiner Leistungen und Produkte verstanden. (Piechotta, 2008, S. 8). Die Anforderungen, welche hinter der Effizienz und Effektivität eines Unternehmens stehen, erzeugen verschiedene Arten von Druck. Dazu gehören der Legitimationsdruck, Nachfragedruck, Wettbewerbsdruck, Wirtschaftlichkeitsdruck sowie der Erfüllungsdruck. Qualitätsmanagement wird in diesem Zusammenhang häufig als ein Mittel betrachtet, welches sowohl die Komplexität als auch die Heterogenität der Anforderungen auflösen soll beziehungsweise das Konfliktpotential auf ein Minimum zu reduzieren. Im Vergleich zu anderen Branchen ist es im

Gesundheitswesen nur begrenzt möglich allgemeingültige sowie überprüfbare Anforderungen an die Ergebnisqualität zu stellen. Das Qualitätsmanagement soll daher viel mehr darauf hinwirken die Wahrscheinlichkeit von Fehlern zu verringern, Vertrauen in die Qualitäts-, und Leistungsfähigkeit zu erzeugen und zugleich individuelle sowie institutionelle Versorgungsziele zu erreichen (Hensen, 2019, S. 59–60).

2.1 Qualitätsebenen

In Bezug auf die Patientenversorgung hatte es sich bewährt, zwischen drei Qualitätsebenen zu unterscheiden. Der Strukturqualität, der Prozessqualität und der Ergebnisqualität. Die Strukturqualität beinhaltet die Qualität der Infrastruktur, Ausstattung mit Medizintechnik, bauliche Gegebenheiten und auch die Qualifikation des Personals. Zur Prozessqualität zählt die Qualität der Handlungen, Abläufe und Organisation. Das Ergebnis der Behandlung mit dem Fokus auf den_die Patient_Patientin wird der Ergebnisqualität zugeordnet, beispielsweise das Erreichen vollständiger Genesung. Die erläuterten Ebenen sind wichtig, jedoch geben sie keinen konkreten Aufschluss über Zusammenhänge. Eine hohe Strukturqualität deutet nicht zwingend auf eine erfolgreiche Patientenbehandlung hin. Im Umkehrschluss ergibt sich, dass für eine schlechte Patientenbehandlung nicht zwingend mangelhafte Prozesse oder Strukturen verantwortlich sind. Im Gesundheitswesen lassen sich Behandlungsergebnisse manchmal erst nach einigen Jahren beurteilen. Da verschiedene Faktoren auf die Gesundheit der Patienten_innen einwirken, beispielsweise das Patientenverhalten, Ärzte oder Umweltfaktoren, gestaltet es sich als schwierig, einen direkten Zusammenhang zwischen der Qualität einer Behandlung und der Ergebnisqualität herzustellen (Haring, 2019, S. 710).

2.2 Methoden und Instrumente

Im Vergleich zu anderen Dienstleistungen weist die Gesundheitsversorgung Besonderheiten auf. Behandlungen können unmittelbare Auswirkungen auf die Lebensqualität und Lebenszeit haben, daraus ergibt sich eine Art Abhängigkeit der Patienten_innen. Zudem kann die Qualität vieler medizinischer Dienstleistungen von den Patienten_innen nicht sicher beurteilt werden. Hier ist erneut zu erwähnen, dass sich Gesundheit oder Krankheit nur selten auf die Qualität einzelner Behandlungen zurückführen lassen, sondern viel mehr multiple Faktoren einen Einfluss nehmen (Haring, 2019, S. 712–713). Eine Übersicht der Qualitätsmanagement-Instrumente ist in Tabelle 1 dargestellt.

Tabelle 1: Instrumente des Qualitätsmanagements, Quelle: Haring, 2019, S. 712

Instrumente des Qualitätsmanagements
• Checklisten
• Teambesprechungen
• Fortbildungs- und Schulungsmaßnahmen
• Beschwerdemanagement, Patienten- und Mitarbeiterbefragungen
• Patienteninformation und -aufklärung
• Risikomanagement, Fehlermanagement und Fehlermeldesysteme
• Spezielle sicherheitsrelevante Qualitätsmanagementelemente

2.3 Zielformulierung und Ziel des Qualitätsmanagements

Um die erwünschten Qualitätsziele zu formulieren kann das SMART-Prinzip angewendet werden (Abb. 1). Spezifisch bedeutet dies, dass das Ziel so konkret und spezifisch wie möglich verfasst wird. Ein Ziel ist messbar, wenn es quantitativ, als auch qualitativ beurteilt werden kann. Akzeptiert ist es, wenn alle Beteiligten der Zielvereinbarung zustimmen. Realistisch, wenn das vorgenommene Ziel innerhalb eines vorher bestimmten Zeitraumes tatsächlich realisierbar ist und wenn es bis zu einem bestimmten Zeitraum umgesetzt sein soll, ist es terminiert (Piechotta, 2008, S. 79).

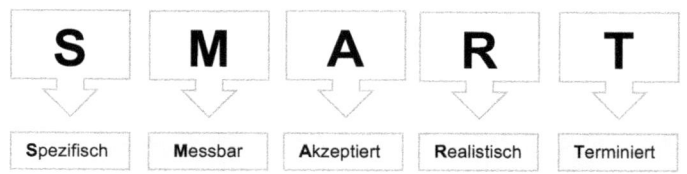

Abbildung 1: SMART-Prinzip, eigene Darstellung

Im Qualitätsmanagement wird der PDCA-Zyklus (**Plan** – **Do** – **Check** – **Act**) nach Edward Deming angewandt. Das Grundprinzip des Qualitätsmanagements ist wie ein ständiger Kreislauf. Ziel ist es, in diesem das geplante Tun immer wieder zu überprüfen und Verbesserungen, welche sich aus den Ergebnissen der Überprüfung ergeben, in den Prozess zurückzugeben (Abb. 2) (Piechotta, 2008, S. 8–9).

Qualitätsmanagement im Therapiesektor der Systemischen Therapie 285

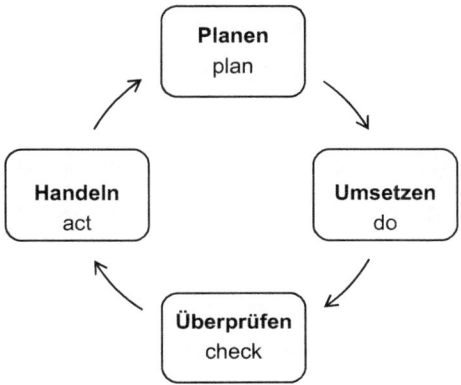

Abbildung 2: PDCA-Zyklus, Quelle: Piechotta, 2018, S. 8, eigene Darstellung

Der PDCA-Zyklus wird folgend in Bezug auf die Systemische Therapie und die dazugehörigen Therapieziele dargestellt. Die Planung bezieht sich nach einer Analyse der Ausgangssituation auf das Festlegen vom Therapieziel und/oder Teilzielen, sowie den dazu notwendigen Maßnahmen zu Erreichung dieser Ziele. Die Umsetzung schließt sich direkt der Planung an, die geplanten Maßnahmen zur Erreichung der Ziele werden ausgeführt. Dies kann bezogen sein auf eine Einzeltherapieeinheit oder auch auf den gesamten Behandlungszeitraum, somit allen Therapieeinheiten. In der Phase der Überprüfung wird beispielsweise mittels Indikatoren untersucht, ob die Therapie wie geplant läuft und die Ziele und Verbesserungen erreicht worden sind. Anschließend wird, wenn es zu Abweichungen kam, gehandelt. Bisherige Maßnahmen, welche nicht zur Therapiezielerreichung beigetragen haben, werden geändert. Maßnahmen, die sich bewährt haben, werden in die Routine übernommen. Der Zyklus findet fortlaufend statt, so dass der sich ständig wiederholende Kreislauf zu einer kontinuierlichen Verbesserung führt. Kein Modell ist perfekt, so dass es bei den letzten beiden Schritten, Überprüfen und Handeln, zu einem Fehlverhalten kommen kann. Die Abläufe werden für gut befunden, ohne dass sie wirklich überprüft wurden oder da sie schon Routine geworden sind, welche nicht mehr hinterfragt wird (Piechotta, 2008 S. 8–9). Im Bereich der Systemischen Therapie erscheint dieses Risiko eher gering, da die Klienten_innen häufig selbst an einer Besserung ihres Zustandes interessiert sind. Eine weitere mögliche Fehlerquelle kann eine Falschangaben über den eigenen Zustand sein, aus welcher keine Konsequenzen gezogen wird und somit keine Qualitätsverbesserung erreicht werden kann.

Tabelle 2: Qualitätsmanagementmodelle in Praxen (n = 1683), Quelle: Kassenärztliche Bundesvereinigung, 2019

Qualitätsmanagementmodelle	Verbreitung
Qualität und Entwicklung in Praxen (QEP)	32%
DIN EN ISO 9001:2015	26%
KV-Praxis-Qualitätsmanagement (KPQM)	4%
Prax-MVZ 3.0 (KTQ)	2%
Europäisches Praxisassessment (EPA)	2%

2.4 Ansätze des Qualitätsmanagements in der Systemischen Therapie

Die Ansätze des Qualitätsmanagements in der Systemischen Therapie, ergeben sich aus den Ansätzen des Qualitätsmanagements der Psychotherapeutischen Therapie und werden folgend als Qualitätsmanagementmodelle bezeichnet. In Deutschland sind durch das am 1. Januar 2004 in Kraft getretene Gesetz zur Modernisierung der gesetzlichen Krankenversicherung (§ 136a und 136 SGB V) alle Vertragspsychotherapeuten (Kassenzulassung) gesetzlich dazu verpflichtet, ein einrichtungsinternes Qualitätsmanagementsystem einzuführen und weiterzuentwickeln. In dem Gesetz wurde zudem der Gemeinsame Bundesausschuss (G-BA) dazu aufgefordert, Richtlinien für den zeitlichen Ablauf sowie die Anforderungen eines Qualitätsmanagement-Systems (QMS) zu entwickeln. Es wird kein bestimmtes QMS vorgeschrieben und eine Zertifizierung einer psychotherapeutischen Praxis wir nicht gesetzlich gefordert (Schäfer, 2007). Es gibt verschiedene Qualitätsmanagementmodelle, welche von Organisationen oder Normierungsgesellschaften entwickelt wurden (Haring, 2019, S. 713). Die in Psychotherapie-Praxen am häufigsten genutzten QMS sind die Norm der International Organization of Standardization (DIN EN ISO 9001:2015) und die Qualität und Entwicklung in Praxen (QEP), welche ab Punkt 2.4.1 näher erläutert werden. Weitere QMS sind das KV-Praxis-Qualitätsmanagement (KPQM), Prax-MVZ 3.0 (KTQ) sowie das Europäische Praxisassessment (EPA), auf welche auf Grund der geringen Nutzung der Praxen nicht näher eingegangen wird (Tab. 2). (KBVb, 2019).

2.4.1 Qualität und Entwicklung in Praxen (QEP)

Das Modell Qualität und Entwicklung in Praxen ist ein Qualitätsmanagement-Verfahren der Kassenärztlichen Vereinigung für die ambulante

Gesundheitsversorgung, speziell für psychotherapeutische und ärztliche Praxen. Das Grundprinzip ist ein kriteriengestütztes Selbst- und Fremdbewertungsverfahren (KBVb, 2019). Als Grundlage zur Entwicklung dieses Verfahrens diente eine systematische Sichtung bisheriger, anerkannter nationaler und internationaler Ansätze (zum Beispiel die DIN EN ISO). Es wurden die Anteile, welche für eine Praxis-Betriebsgröße oder Medizinische Versorgungszentren geeignet sind, exzerpiert. Zudem mussten die Anteile, die Rahmenbedingungen des deutschen ambulanten Gesundheitssystems erfüllen. Psychotherapie-Praxen können sich nach QEP zertifizieren lassen. Dies geschieht über QEP-Visitoren, welche die Praxis im Auftrag von QEP-Zertifizierungsstellen begehen. Nachdem die Zertifizierungsanforderungen erfüllt sind und eine erfolgreiche Zertifizierung besteht, erfolgt eine Weiterentwicklung durch interne Visitationen, regelmäßige Selbstbewertung, sowie durch zunehmende Nachweise und Indikatoren. Das Zertifikat hat eine Gültigkeit von drei Jahren. (KBV, o.J.).

2.4.2 DIN EN ISO 9001

Beginnend werden die Entstehung sowie die Bedeutung der Norm erklärt und näher erläutert. Das Deutsche Institut für Normung e.V. (DIN) ist ein nationales Normungsinstitut, welches seinen Sitz in Berlin hat. Die internationale Normungsinstitution (International Organization for Standartization, ISO) hat ihren Sitz in der Schweiz. Bei der Abkürzung DIN EN ISO geht es um die deutsche Ausgabe einer Europäischen Norm (EN), welche identisch mit einer internationalen Norm ist. Diese wurde deckungsgleich von allen Mitgliedern der europäischen Normungsorganisationen übernommen. Da die Normen auf internationalem Konsens basieren, werden die meisten in regelmäßigen Abständen überarbeitet. Diese Normen, welche grundsätzlich als Anweisungen zu verstehen sind, stellen Anforderungen. Eine der bekanntesten Normen für Qualitätsmanagement ist die DIN EN ISO 9000er Reihe. Die DIN EN ISO 9001 stellt somit Anforderungen an ein Qualitätsmanagement sowie seine Qualitätsfähigkeit. An die Beschaffenheit der innerhalb darin erstellten Produkte und Dienstleitungen werden keine Anforderungen gestellt. Die DIN wird auch bezeichnet als DIN EN ISO 9001:2015, da sie zuletzt 2015 aktualisiert wurde (Hensen, 2019, S. 123–124). Das Besondere ist, dass sie ein branchenneutrales Qualitätsmanagementmodell darstellt und sich für jede Art von Organisationen anwenden lässt (Haring, 2019, S. 713). Auch psychotherapeutische Praxen können sich nach der DIN EN ISO 9001:2015 zertifizieren lassen. Ein umfassendes Qualitätsmanagement-System, sowie grundsätzliche Anforderungen sind bei einer Erstzertifizierung nachzuweisen. Es folgen jährliche Überwachungsaudits sowie Re-Zertifizierungen (Gültigkeit 3 Jahre), bei welchen Verbesserungen mit Hilfe von Kennzahlen belegt werden müssen (KBVb, 2019). Ein Nachteil der Norm ist, dass sie in Bezug auf die besonderen Qualitäts- und Sicherheitsanforderungen im Gesundheitswesen relativ unspezifisch ist (Haring, 2019, S. 713).

2.4.3 Selbsterstelltes Qualitätsmanagement

Im Bereich der Systemischen Therapie gibt es viele Therapeuten, die ihre Zulassung über den_die Heilpraktiker_in für Psychotherapie erhalten haben. Im Vergleich zu den approbierten Psychologischen Psychotherapeuten sind diese nicht dazu verpflichtet ein Qualitätsmanagement System nachzuweisen. In diesem Fall sollte es im eigenen Interesse der Praxis liegen, ein praxisinternes Qualitätsmanagementsystem zu erstellen und zu überwachen. So kann ein angemessener Qualitätsstandard erstellt, erhalten und stetig verbessert werden.

3. Vorstellung Betrieb: Systemische Therapie Praxis K. Puhlmann

Die Quelle der folgenden Informationen und Beschreibungen ist ein Fragebogen, welcher von Frau Puhlmann ausgefüllt wurde. Auf diesen wird in Punkt 3.4 Grundlagen zur Erhebung der Ergebnisse, näher eingegangen.

Die Praxis von Kristina Puhlmann für Systemische Therapie, Supervision und Coaching wurde 2011 in Hamburg Groß Borstel gegründet und ist eine reine Privatzahler-Praxis. Frau Puhlmann ist soloselbstständig und beschäftigt somit keine weiteren Mitarbeiter. Die Praxisräume nutzt Frau Puhlmann in Praxisgemeinschaft mit einer Kollegin. Dort gibt es einen kleineren Raum für Gespräche mit maximal drei Personen, sowie einen großen Raum für Gespräche mit Familien, Teams oder Therapieseminare mit bis zu 8 Teilnehmenden. Zudem gibt es einen Büroraum, welchen sie sich mit ihrer Kollegin teilt, eine Küche und ein Wartezimmer.

Das Leistungsangebot in der Praxis von Frau Puhlmann beinhaltet neben Systemischer Therapie noch weiter Leitungen. Dazu gehört Coaching und Supervision, Supervision für Eltern, Trennungsberatung, Therapie-Seminare zudem ist ihr Ziel eine offene Gruppe für Eltern mit Kindern nach Suizidversuch aufzubauen.

3.1 Praxisleitung

Kristina Puhlmann hat nach fremdsprachlicher Ausbildung und langjähriger Tätigkeit im Marketing, 1995 ihren Abschluss als Diplom Sozialarbeiterin erlangt. Unter anderem sammelte sie als Leiterin einer pädagogischen Einrichtung Berufserfahrung in diesem Bereich. Von 2002 bis 2006 absolvierte sie nebenberuflich am Norddeutschen Institut für Kurzzeittherapie ihre Ausbildung zur Systemischen Therapeutin/Beraterin. Seit dem Jahr 2017 ist sie Heilpraktikerin für Psychotherapie. Neben ihrer Tätigkeit in ihrer eigenen Praxis ist sie als freie Mitarbeiterin am Fürstenberg-Institut Hamburg tätig, sowie als Freie Dozentin an einer privaten Universität im Bereich Gesundheits- und Medizinpädagogik.

3.2 Leitbild und Alleinstellungsmerkmal

Frau Puhlmann hat das Leitbild und Ziel, keine fertigen Lösungen vorzugeben, sondern die Beteiligten mit den ihnen zur Verfügung stehenden Methoden darin zu unterstützen, die jeweils für ihr System passende Lösung zu finden. Dabei werden innere und äußere Ressourcen genutzt. Das Alleinstellungsmerkmal der Praxis und Arbeit von Frau Puhlmann ist, dass sie die Therapie in Englisch oder Französisch beziehungsweise bilingual anbietet. Außerdem der Bereich der Bearbeitung von Trauma-Weitergabe über die Generationen, für welche eine spezielle Ausbildung benötigt wird.

3.3 Klientel und Rahmenbedingungen der Therapie

In der Praxis arbeitet Frau Puhlmann vermehrt mit Erwachsenen zwischen 35 und 55 Jahren, manchmal auch mit Familien. Im Jahr behandelt sie in der reinen Systemischen Einzeltherapie 10 Personen, wobei dies stark variieren kann. Im ersten Halbjahr 2020 hat sie schon 20 Personen behandelt. Dazu kommen noch Therapie-Seminare und ihre Tätigkeit als Dozentin. Da Frau Puhlmann eine Privatpraxis hat, werden keine Systemischen-Einzeltherapiestunden von der Krankenkasse bezahlt. Die Anzahl der Inanspruchnahme von Einzeltherapiestunden variiert nach Anliegen. Für ein klar umschlossenes Problem werden manchmal nur ein bis fünf Einzeltermine benötigt, bei umfangreicheren Problemen kann dies deutlich länger dauern. Die Frequenz der Termine kann sich auch deutlich unterscheiden, je nachdem wie akut sich das Problem darstellt. Eine Einzeltherapiestunde dauert 60 Minuten, bei Paar- und Familientherapie verlängert sich die Dauer auf 90 Minuten.

3.4 Grundlagen zur Erhebung der Ergebnisse

Um die Methoden und Techniken sowie Qualitätsmanagementmodelle der Systemischen Therapie beschreiben und erläutern zu können, wurde eine umfangreiche wissenschaftliche Literatur- und Internetrecherche durchgeführt. Dabei wurden vorrangig die Suchmaschinen LIVIVO und Google Scholar genutzt.

Das Instrument zu der Erhebung des Qualitätsmanagements mit dem Schwerpunkt Behandlung wurde mittels eines zweiteiligen Fragbogens durchgeführt. Der erste Teil orientiert sich an Teilbereichen der Audit-Checkliste der Deutschen Gesellschaft für medizinische Rehabilitation (DEGEMED) und dem Fachverband Sucht e.V. (FVS). Diese wurde primär für die Beurteilung von Rehabilitationseinrichtungen erstellt, kann aber durch Modifizierung der Fragen auch für Beurteilungen im Therapiebereich und somit auch der Systemischen Therapie Anwendung finden. Die DEGEMED Audit-Checkliste basiert auf der DIN EN ISO 9001:2015. Genauer erläutert wurde diese in Punkt 2.4.1. Der modifizierte Fragebogen ist gegliedert in Allgemeine Fragen zum Qualitätsmanagement der Praxis sowie spezifischen Fragen zum Qualitätsmanagement bezogen auf die Behandlung. Der zweite Teil des Fragebogens beinhaltet Fragen zu Allgemeinen Daten und Fakten der Praxis sowie zu Rahmenbedingungen der Therapie. Dieser wurde an Praxen versendet, die in ihrer Arbeit einen Systemischen Therapie-Schwerpunkt aufweisen. Es wurden über zehn Praxen kontaktiert, eine Inhaberin erklärte sich bereit den Fragebogen auszufüllen. Vorteile in der Befragung mittels eines Fragebogens sind es, dass die Antwortenden keinen Zeitdruck bei der Beantwortung haben. Somit wird sich intensiver mit den Fragen beschäftigt und es kann eine durchdachtere Antwort gegeben werden. Zudem können die Antworten bei einem Fragbogen leicht ergänzt werden. Mögliche Nachteile bei der Beantwortung können Unehrlichkeit oder eine fehlende Personalisierung des Fragebogens durch Individualität der Praxen sein.

4. Ergebnisse mit Schwerpunkt: Behandlung

Es werden zuerst allgemeine und grundlegende Ergebnisse beschrieben. Darauf folgen die Ergebnisse eingeteilt in vor, während und nach der Behandlung.

4.1 Allgemeine Ergebnisse

Wie in Punkt 2.4.3 beschrieben, gibt es deutliche Unterschiede zwischen approbierten Psychologischen Psychotherapeuten und Heilpraktikern für Psychotherapie in Bezug auf ein verpflichtendes Qualitätsmanagement. Frau Puhlmann führt in ihrer Praxis ihr eigenes Qualitätsmanagement, welches für sie nicht verpflichtend ist oder von höheren Regularien oder Gesetzen bestimmt wird. Die Qualitätsmanagement-Prozesse für die Behandlung werden von Frau Puhlmann überwacht. Die Qualität der Behandlungen und das Qualitätsmanagement wird stetig verbessert und sichergestellt. Ein grundlegender Aspekt der Behandlung ist, das Frau Puhlmann und ihr_e Klient_in in jedem Moment gleichberechtigte Vertragspartner_innen bleiben. Dadurch kann eine Behandlung auf Augenhöhe stattfinden. Weitere Maßnahmen, welche Frau Puhlmann zur Verbesserung der Qualität durchführt, werden folgend erläutert. Durch Intervisionen, welche in Form eines kollegialen Gesprächs oder kollegialen Beratung stattfindet, wird nach einer Lösung für ein konkretes Problem, zum Beispiel in Bezug auf den Therapiefortschritt, gesucht. Supervisionen, die dazu dienen berufliches Handeln zu besprechen, zu überprüfen und zu verbessern. Zudem besucht Frau Puhlmann je nach Angebot und Terminmöglichkeit ein- bis zweimal jährlich Fortbildungen sowie Tagungen. Der gesamte Qualitätsmanagement-Prozess wird folgend in Abbildung 3 dargestellt.

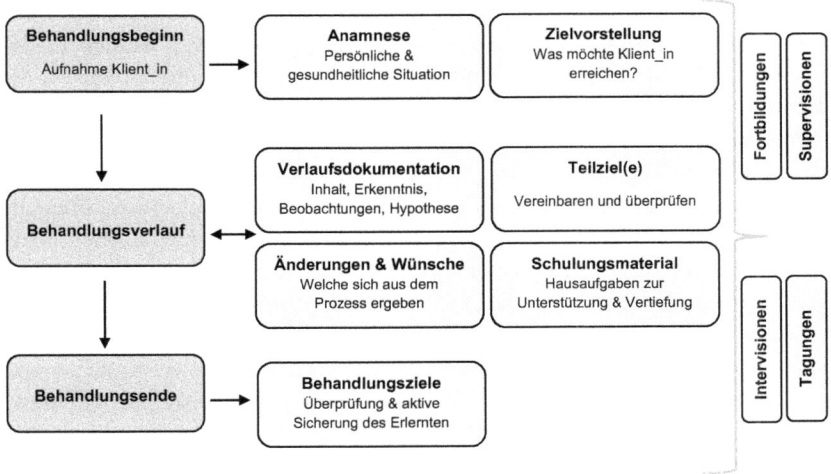

Abbildung 3: Qualitätsmanagementprozesse Praxis K. Puhlmann, eigene Darstellung

4.2 Behandlungsbeginn

Vor dem eigentlichen Behandlungsbeginn schließt Frau Puhlmann mit dem_ der Klient_in einen formalen Vertrag. Außerdem erhält der_die Klient_in einen Anamnesebogen, in welchem er_sie Fragen über die persönliche und gesundheitliche Situation beantwortet. Aktuelle, aber auch ältere Ereignisse, können Gegenstand der Anamnese sein. Somit verschafft sich Frau Puhlmann einen ersten allgemeinen Überblick über die Situation des_der Klienten_in.

4.3 Behandlungsverlauf

Im Behandlungsverlauf erfolgt eine Verlaufsdokumentation, in welcher Frau Puhlmann Inhalte, Erkenntnisse, Beobachtungen und Hypothesen der Einzelsitzung in Bezug auf den_der Klient_in dokumentiert. Diese erfolgt nach jeden Einzeltermin. Zwischen ihr und dem_der Klient_in wird das gewünschte Ziel erarbeitet sowie Teilziele vereinbart, welche während der Gesamtbehandlung fortlaufend überprüft werden. Im Behandlungsverlauf kann es zu Änderungen und Wünschen kommen, welche aus einer sich veränderten Situation des_der Klienten_in hervorgehen können. Sie sind nötig sowie möglich und können offen an- und besprochen werden. Um den Behandlungsprozess auch außerhalb der Einzeltherapiesitzungen zu unterstützen, gibt Frau Puhlmann Hausaufgaben. Diese werden in der folgenden Sitzung besprochen und auf ihre Nützlichkeit überprüft. Da die Klienten_innen Selbstzahler sind, kann die Frequenz der Therapieeinheiten einen Hinweis auf die subjektive Qualität der Behandlung geben. Auch eine direkte Rückmeldung zwischen Frau Puhlmann und dem_der Klient_in oder der Indikator wiederkehrender Klient_in können Aufschluss über die Zufriedenheit mit der Behandlung geben. Bei möglichen Irritationen bittet Frau Puhlmann diese direkt anzusprechen, um sie möglichst auch direkt klären zu können. Somit ist eines der wichtigsten Mittel von Frau Puhlmann in Bezug auf die Zufriedenheit des_der Klienten_in, mit der Behandlung, die Kommunikation. So können Handlungsweisen zeitnah verändert, angepasst und verbessert werden. Sollte die Notwendigkeit bestehen Klienten_innen-bezogene Dokumente und Daten herauszugeben, erfolgt dies nur, wenn eine klar definierte Schweigepflichtentbindung seitens des_der Klient_in unterschrieben ist. Ohne das Wissen der Klienten_innen kommt es zu keinen Handlungen in diese Richtung. Teil des zu Beginn geschlossenen Vertrages ist auch ein Einverständnis der Klienten_innen, dass Frau Puhlmann im Rahmen von Supervisionen und Interversionen über die Arbeit beziehungsweise den Fall an sich spricht. In solch einem Rahmen würde jedoch eine Datenherausgabe über die inhaltliche Fragestellung hinaus nicht relevant sein.

> **Fallbeispiel: Behandlungsfortschritt**
> - In einen Anamnesebogen beantwortet der_die Klient_in zu Beginn Fragen über die persönliche und gesundheitliche Situation
> - Es erfolgt eine Verlaufsdokumentation in welcher Inhalte, Erkenntnisse, Beobachtungen und Hypothesen der Einzelsitzung in Bezug auf den_die Klient_in dokumentiert werden
> - (Teil-) Ziele werden erarbeitet, vereinbart und fortlaufend überprüft
> - Sich aus dem Behandlungsprozess ergebende Wünsche und Änderungen werden bei der Therapie berücksichtigt
> - Direkter Austausch zwischen dem_der Klient_in über subjektiven Nutzen und Fortschritte der Therapie
> - Die gesetzten Ziele werden überprüft und Erlerntes aktiv gesichert

4.4 Behandlungsende

Am Ende des Gesamtbehandlungszeitraums wird erneut das Behandlungsziel überprüft. Es wird zudem aktiv gesichert, was genau nützlich war und was erhalten bleiben soll.

5. Herausforderungen

Im Therapiealltag gibt es verschiedene Herausforderungen, welche eine unterschiedliche Schwere aufweisen können. Folgend werden die Herausforderungen auf Seite der Klienten_innen als auch von Frau Puhlmann erläutert. Wenn eine Uneinsichtigkeit in Bezug auf die Therapienotwendigkeit vorliegt, kann die Therapie im Vorfeld negativ beeinflusst werden und zu einem schlechteren oder ungewünschten Therapieergebnis führen. Auch eine Besserung des Zustands der Klienten_innen kann dazu führen, dass keine weitere Notwendigkeit der Therapie von ihnen gesehen wird, so kann es zu Rückschritten im Therapieverlauf kommen. Die Compliance, also das aktive Mitwirken der Klienten_innen in der Therapie, stellt einen zentralen Punkt dar. Wenn kein tatsächlicher Wille zur Veränderung besteht, können so nur bedingt oder gar keine Therapiefortschritte erreicht werden. Eine weitere Schwierigkeit ist das Einlassen auf die Therapie und die Therapieinhalte an sich, da dies mit vielen Emotionen und Arbeit an sich selbst verbunden sein kann. Eine große Herausforderung stellt der Transfer des in der Therapie Erlernten in den Alltag, in die Familie und die Arbeit, dar.

In Bezug auf die oben vorgestellte Praxis scheinen sich einige dieser Herausforderungen gering zu halten, da die Klienten_innen intrinsisch motiviert und selbstständig die Therapie aufsuchen und auch selbst bezahlen müssen. Eine weitere Herausforderung, welche Frau Puhlmann als die größte nennt, ist das Anbieten von spezifischen Angeboten, für welche es keine Kostenträger gibt, aber doch sehr wichtig wären. Ein konkretes Beispiel dafür ist eine Gruppe für Eltern, Angehörige und Betroffene, bei welchen ein Kind ein Suizidversuch überlebt hat. Dieses Angebot bewarb Frau Puhlmann mit großem Aufwand, jedoch schien es ihr so, als läge sich immer wieder ein Schatten auf dieses so wichtige Thema. Somit bleiben auch durch fehlende Kostenträger die Möglichkeiten unausgeschöpft.

5.1 Herausforderungen während der Corona-Krise

Die weltweite Pandemie durch das Corona-Virus (COVID-19) führte unter anderem in Deutschland zu einem Lockdown. Die meisten Menschen blieben häufig über Wochen überwiegend Zuhause, um eine weitere Verbreitung des Virus zu vermeiden. Diese Zeit führte auch im Bereich der Systemischen Therapie zu Herausforderungen. In der Praxis von Frau Puhlmann sagten durch den Virus fast alle Klienten_innen ihre Termine ab. Gründe dafür waren die Sorge vor Ansteckung, sowie die Sorge um finanziellen Mangel. Es ergab sich eine Art Ungleichgewicht, da weiterhin Therapiebedarf bestand, dieser jedoch nicht erfüllt wurde. So konnte es zu Verschlechterungen oder Rückschritten im Therapieverlauf kommen.

6. Schlussfolgerung und Empfehlungen

Um das Qualitätsmanagement einer Praxis zu erfragen, eignet sich ein spezifischer Fragebogen sehr gut. Frau Puhlmann wurde durch die Beantwortung der Fragen erst bewusst, dass sie noch mehr Qualitätsmanagement in ihrer Praxis anwendet als ihr bewusst war. Durch das Verschriftlichen der Antworten kam es zu einem klareren Wahrnehmen und Überdenken des eigenen Qualitätsmanagements. Es wird klar, dass es auch in kleinen Praxen möglich und notwendig ist, Qualitätsmanagement auszuüben. Dabei stellt der zeitliche Faktor, welcher für das Entwickeln und Weiterentwickeln des Qualitätsmanagements in Anspruch genommen wird, einen wichtigen Teil dar. Auch finanzielle und personelle Faktoren müssen bedacht werden. Es entsteht ein Mehraufwand, der in kleinen Praxen gut geplant sein sollte, beziehungsweise bei Solosselbstständigen in erster Linie nicht in der Arbeitszeit, sondern unvergütet, in ihrer Freizeit erledigt wird.

Für eine gute Qualität der Behandlung nimmt das Qualitätsmanagement eine sehr wichtige Rolle ein. Jedoch sind gerade in der Systemischen Therapie, also der Arbeit mit Menschen, zwischenmenschliche Faktoren von großer Bedeutung. Ein gutes Verhältnis zwischen dem_der Therapeut_in und dem_der Patient_in und eine Behandlung auf Augenhöhe können den Therapieerfolg positiv beeinflussen. Auch der Zugang und die Notwendigkeit der Vergütung von erforderlichen Behandlungsverfahren ist von Relevanz, damit allen Menschen, unabhängig von ihren finanziellen Mitteln, eine entsprechende Therapie ermöglicht werden kann.

Eine konkrete Empfehlung für das Qualitätsmanagement von Frau Puhlmann ist es, die Qualitätsmanagementprozesse zu verschriftlichen. Wie oben beschrieben, wurde Frau Puhlmann erst durch die Fragebogen bewusst, wie umfangreich die Prozesse in ihrer Praxis sind. Wenn diese Prozesse verschriftlicht wären, sind sie greifbarer und können schneller angepasst oder auch verbessert werden, wenn es zu Neuerungen kommt. So kann auch in Praxen, welche kein Qualitätsmanagement vorweisen müssen, der Überblick behalten werden. Zudem könnten feste Termine beispielsweise ein- bis zweimal jährlich festgesetzt werden, an denen der Ist-Zustand des Qualitätsmanagements betrachtet, hinterfragt und gegebenenfalls angepasst wird. Eine weitere Empfehlung in Anbetracht der momentanen Situation mit COVID-19 ist es, über eine digitale Form der Therapie nachzudenken und entsprechendes Material und Vorbereitungen zu treffen. So kann die Behandlung auch in Krisensituationen, im Urlaub oder bei Wegzug aufrecht erhalten bleiben.

Literaturverzeichnis

Berking, M., Rief, W. (2012). *Klinische Psychologie und Psychotherapie*. Berlin Heidelberg: Springer.

Deutsche Gesellschaft für medizinische Rehabilitation (2016). *Internes Qualitätsmanagement für ambulante und stationäre Rehabilitationseinrichtungen Auditleitfaden 6.0*. https://www.degemed.de/wp-content/uploads/2016/07/DEGEMED_Auditleitfaden_6_0_fr_einseitigen_Druck-1.pdf (aufgerufen am [20.07.2020]).

DGSF (2020). *Systemische Therapie kann ab sofort mit den Krankenkassen abgerechnet werden*. Verfügbar unter: https://www.dgsf.org/aktuell/news/verguetung-systemischer-therapie-festgelegt-start-am-1-juli (aufgerufen am [08.07.2020]).

Haring, R. (Hrsg.). (2019). *Gesundheitswissenschaften*. Berlin: Springer

Helle, M. (2019). *Psychotherapie*. Berlin: Springer.

Hensen, P. (2019). *Qualitätsmanagement im Gesundheitswesen.* Wiesbaden: Springer

KBVa (2019). *Systemische Therapie für Erwachsenes als neues Therapieverfahren zugelassen.* Verfügbar unter: https://www.kbv.de/html/1150_43241.php. (aufgerufen am [05.06.2020]).

KBVb (2019). *QM-Verfahren im Vergleich.* Verfügbar unter: https://www.kbv.de/media/sp/QM_Verfahren_im_Vergleich.pdf (aufgerufen am [24.05.2020]).

KBV (o.J.) *QEP- Qualität und Entwicklung in Praxen.* Verfügbar unter: https://www.kbv.de/html/qep.php (aufgerufen am [24.05.2020]).

Möller, H. (Hrsg.), Laux, G. (Hrsg.), Kapfhammer, H. (Hrsg.). (2017). *Psychiatrie, Psychosomatik, Psychotherapie* (5.Aufl.). Berlin: Springer

Piechotta, B. (2008). *PsyQM- Qualitätsmanagement für psychotherapeutische Praxen.* Heidelberg: Springer

Puhlmann, K. (2020). *Fragebogen zur Erfassung des Qualitätsmanagements in einer Systemische Therapie Praxis in Hamburg, Schwerpunkt: Behandlung (In Anlehnung an den DEGEMED-Auditleitfaden 6.0)-Antworten* (Erhalten am [30.06.20200]).

Robert Koch-Institut (2010). *Gesundheit in Deutschland aktuell 2010.* Berlin: RKI **Schäfer, S.** (2007). *Häufig gestellte Fragen und Antworten zur Einführung eines Qualitätsmanagementsystems (QMS) in der ambulanten psychotherapeutischen Praxis.* Göttingen: Hogrefe.

Systemische Gesellschaft (2020). *Approbationsausbildung zum Psychotherapeuten im Vertiefungsgebiet Systemische Therapie.* Verfügbar unter: https://systemische-gesellschaft.de/verband/aufgaben/berufspolitik/systemische-therapie-berufspolitik/approbation/ (aufgerufen am [21.07.2020]).

Vera Heinrichs

16 Qualitätsmanagement im Therapiesektor der Theatertherapie

Ziel: Das Ziel dieser Arbeit ist es, das Qualitätsmanagement in der Theatertherapie in Deutschland darzustellen. Dazu werden die bestehenden Vorgaben herausgearbeitet und anhand eines Fallbeispiels die Umsetzung abgebildet.

Methode: Basis ist eine Online Literaturrecherche zu den Themen Qualitätsmanagement und Theatertherapie. Zusätzlich beinhaltet die Arbeit ein Fallbeispiel, dessen Auswahl ebenfalls über eine Online Recherche abläuft und auf Freiwilligkeit beruht.

Ergebnisse: Die Theatertherapie ist eine Unterform der Künstlerischen Therapien und bedient sich einer ganzheitlichen Sichtweise auf den Menschen und ist bei fast allen psychischen Störungen anwendbar. Bei „Künstlerische_r Therapeut_in" handelt es sich um keinen anerkannten Beruf und somit um keinen geschützten Begriff. Im therapeutischen Bereich greifen u. a. das SGB V und das IQTIG im Auftrag des G-BA. Zusätzlich gibt es Orientierungen wie das Konsenspapier der BAG KT. Die Therapeut_innen unterstehen dabei lediglich den Berufsordnungen und Ethikkodizes ihrer Berufsorganisationen.

Im Fallbeispiel der Theatertherapie Hamburg von Florence Behm werden regelmäßige Schulungen, Intervisionen und Supervisionen neben umfangreichem Feedback der Klientel genutzt.

Fazit: Im Bereich Qualitätsmanagement in der Theatertherapie und den Künstlerischen Therapien gibt es wenig verpflichtende Regelungen, die spezifisch an die Theatertherapie angepasst sind. Für selbstständige Therapeut_innen können finanzielle Aspekte, aber auch das geringe Angebot an professionellen Weiterbildungen o. ä. eine Herausforderung darstellen.

Schlüsselwörter: Qualitätsmanagement, Qualitätssicherung, Theatertherapie, Dramatherapie, Künstlerische Therapien

1. Einleitung

Aktuell ist ein großes Bestreben im Bereich der Künstlerischen Therapien – und somit auch der Theatertherapie – die Etablierung und offizielle Anerkennung des Berufsbildes (vgl. Bundesarbeitsgemeinschaft Künstlerischer Therapien [BAG KT], 2020a). Im Zuge dessen ist ein geregeltes und gut funktionierendes Qualitätsmanagement unverzichtbar. Diese Arbeit widmet sich den vorhandenen Vorgaben bezüglich der Qualität von Dienstleistungserbringung in der Theatertherapie und den Herausforderungen und Möglichkeiten, vor denen Theatertherapeut_innen in der Ausübung ihres Berufs stehen.

Im Folgenden wird die Theatertherapie als Unterform der Künstlerischen Therapie beschrieben. Weiterhin wird Qualitätsmanagement im Allgemeinen als auch spezifisch im Gesundheitsbereich, den Künstlerischen Therapien und in der Theatertherapie selbst dargestellt. Anschließend wird die Theatertherapie Hamburg von Florence Behm als Fallbeispiel portraitiert und ihr therapeutisches Vorgehen in Bezug auf Qualitätsmanagement vorgestellt.

2. Künstlerische Therapien

Der Begriff „Künstlerische Therapie" wird sehr unterschiedlich definiert. Er kann einerseits alle therapeutischen Maßnahmen mit künstlerischen Mitteln bezeichnen, sich andererseits aber auch nur auf die Gestaltungstherapie beziehen. Besonders im Ländervergleich gibt es starke Unterschiede bei der Begriffsbezeichnung (Heimes, 2010, S. 52). In dieser Arbeit wird „Künstlerische Therapie" als Sammelbegriff für alle Therapien bzw. therapeutischen Maßnahmen, die sich jeglichen künstlerischen Mitteln bedienen genutzt.

Eine Künstlerische Therapie kann sowohl aktives, improvisatorisches oder nachvollziehendes Tun wie Singen, Musizieren, Tanzen, Schreiben oder Schauspielern in Einzel- oder Gruppensitzungen beinhalten, wie auch die rezeptive Wahrnehmung von Musik, Tanz, Bildender Kunst oder Poesie. Das kann bis zur Betrachtung von szenischen Aufführungen und Videoclips unter symptom- und therapiespezifischen Aspekten reichen (Hörmann, 2008, S. 153).

Die Ziele der Wirkung von Künstlerischen Therapien sind nicht nur die Heilung von Erkrankungen o.ä., sondern auch die Aufrechterhaltung von Gesundheit. Hier wird die Gesundheit als erlernbare, aktive Fähigkeit des Menschen angesehen, die zu jedem Zeitpunkt angestrebt werden kann. Eine einheitliche Wirkung kann für die Künstlerischen Therapien jedoch nicht benannt werden, denn die Kunst und auch die Therapie selbst haben einen sehr individuellen Einfluss auf jeden einzelnen Menschen und können somit zu zahlreichen unterschiedlichen Wirkungen führen. Hinzu kommen verschiedenste Einflussfaktoren, wie z. B. die Atmosphäre und zwischenmenschliche Aspekte. Allgemeine Wirkungsfaktoren können zwar beschrieben werden, diese sind aber weder vollständig noch durchdringend. (Heimes, 2010, S. 39–41). Insbesondere die Wahrnehmung, die Regulation von Verhalten und Emotionen sowie kommunikative Fähigkeiten und soziale Interaktionen werden durch die Anwendung künstlerischer Hilfsmittel verbessert (AG Berufsbild der Bundesarbeitsgemeinschaft Künstlerischer Therapien [AG Berufsbild der BAG KT], 2018, S. 3).

Ein wichtiger Aspekt ist das holistische Menschenbild, welches eine Grundlage für die Künstlerischen Therapien bildet. Neben den aktuellen Ereignissen und Bedingungen, den Erfahrungen, die gesammelt wurden und den daraus entstandenen Prägungen und Verhaltensweisen, werden auch somatische, sensorische, affektive, rezeptive und memorative Aspekte betrachtet. Es wird davon ausgegangen, dass jeder Mensch prinzipiell über genügend Ressourcen verfügt, sein Leben gestalten und auch bewältigen zu können. Um an diesem Punkt des Lebens angekommen zu sein, müssen bereits Strategien entwickelt worden sein, um das eigene Überleben zu sichern und somit sind die dafür erforderlichen Fähigkeiten im ausreichenden Maß vorhanden. Diese sollen in der Therapie in erster Linie erkannt, aktiviert und gefördert werden. Zusätzlich können weitere benötigte Fähigkeiten aus den bereits vorhandenen generiert werden. Der Mensch soll keineswegs die Therapie passiv erfahren, sondern aktiv, selbstbestimmt und eigenverantwortlich an der Therapie teilhaben und Einfluss auf sie ausüben. In diesem Sinne handelt es sich bei der zu therapierenden Person um keinen Laien, sondern um eine_n Expert_in für seinen_ihren eigenen Leib und Psyche, während der_die Therapeut_in die Rolle des_der Weggefährt_in einnimmt.

Die Künstlerischen Therapien haben multiperspektivische Ansätze: Ressourcenorientiert, klientenzentriert, erlebnisoffen, gestaltend, dialogisch und lösungsbestrebt. Der Fokus liegt nicht primär auf der Lösung, sondern es wird anerkannt, dass die Gestaltung und der Prozess der Therapie selbst bereits Teil der Lösung sein können (Heimes, 2010, S. 37–41).

In Deutschland sind insgesamt ca. 6000 Künstlerische Therapeut_innen aller Fachrichtungen tätig (Deutsche Gesellschaft für Theatertherapie [DGfT], 2020a).

Bei Künstlerischen Therapeut_innen im Angestelltenverhältnis sind 68,1% in einer klinischen Institution angestellt. Der Anteil von Selbstständigen/ Freiberuflichen, die schwerpunktmäßig in einer klinischen Institution arbeiten, liegt bei 21,7% und diejenigen, die dort in geringem Umfang arbeiten, machen 18% aus. Dazu gehört auch das hier vorgestellte Fallbeispiel. 60,3% arbeiten in keiner klinischen Institution.

87,2% der Selbstständigen bieten Einzeltherapien an. Kleingruppen (2–6 Personen) bieten 65,7%, Großgruppen (7–18 Personen) 40% und Gruppen von über 18 Personen 6,3% der selbstständig arbeitenden Therapeut_innen an. 23,3% haben auch ein aufsuchendes Angebot für z. B. das Krankenhauszimmer oder das häusliche Umfeld. Die meisten (70,2%) bieten den Patient_innen eine Frequenz von 1–2 Sitzungen die Woche (Oster, 2015, S. 121–123). Die Gesamtdauer der Behandlung liegt meist bei mindestens sechs Wochen und geht selten über drei Jahre hinaus und ist damit im Durchschnitt höher als die bei Angestellten (vgl. Oster, 2015, S. 126).

Zu den künstlerischen Therapien gehören Ansätze der Kunst-, Musik-, Tanz-, Gestaltungs- sowie Theater- und Dramatherapie, Poesie- und Worttherapien und Filmtherapien (DGPPN, 2019, S. 254). Im Folgenden wird die Theatertherapie an sich beschrieben.

2.1 Theatertherapie

In der Theater- oder auch Dramatherapie wird die verwandelnde Kraft des Theaterspielens zu individual- und sozialtherapeutischen Zwecken eingesetzt. Das Theater bietet die Möglichkeit, neue Handlungsmöglichkeiten zu entdecken und somit das Potential für die Verwandlung von Einzelnen und auch der Gemeinschaft. Teilweise wird zwischen Drama- und Theatertherapie unterschieden. Dabei wird „Dramatherapie" primär für prozessorientierte Arbeit verwendet und „Theatertherapie" für eine auch produktorientierte Arbeit, bei der die Erarbeitung und Aufführung eines Theaterstücks integraler Bestandteil des therapeutischen Prozesses ist.

Die Therapie konzentriert sich im Sinne der Künstlerischen Therapien auf die gesunden Anteile der Persönlichkeit und stärkt diese. Dabei steht der handlungs- und gegenwartsbezogene Aspekt im Vordergrund, während der Einzelne immer als Teil und in Bezug zu einem größeren Ganzen gesehen wird. In der Umsetzung werden nicht nur biografisches Material, sondern vor allem auch fiktive Geschichten genutzt, die menschliche Leidenschaften und „Dramen" enthalten und sie darstellbar und handhabbar machen (DGPPN, 2019, S. 266).

Die Deutsche Gesellschaft für Theatertherapie (2020b) beschreibt die Theatertherapie als eine handlungsorientierte, künstlerische Therapieform, in der eine Verbindung zwischen der ursprünglichen Heilfunktion des Theaters und den Verfahren moderner Psycho- und Sozialtherapien geschaffen wird. Es handelt sich um einen kreativen Prozess, bei dem neue Zugänge zu vorhandenen Ressourcen gesucht werden, während – wie in der S3-Leitlinie der DGPPN beschrieben – der gegenwartsbezogene Aspekt im Vordergrund steht. Die spielerische und körperliche Herangehensweise des Theaters setzt sich dabei über die Grenzen des rationalen Verstehens hinweg und sorgt für emotionale Aufgeschlossenheit und neue Perspektiven sowie Handlungsmöglichkeiten.

Im Rahmen der Therapie kann der_die Patient_in das eigene Verhalten als Rolle spielen und die Bewegungen und Mimik beherrschen. Dabei kann die zu behandelnde Person neue Fähigkeiten entdecken und lernen, dass sie die

Option zwischen verschiedenen Verhaltensweisen und Rollen hat. Neue Perspektiven und Lösungen können erspielt werden, indem ein Szenario beliebig oft wiederholt und verändert wird. Dabei wird das Bewusstsein für verschiedene Lösungswege geschaffen. Im zweiten Schritt wird dieses erlernte Wissen in den Alltag transferiert.

Zu Beginn der Therapie stehen meist einfache Bewegungs-, Wahrnehmungs-, Atem- und Stimmübungen im Vordergrund. Eine Weiterentwicklung über szenische Rollenspiele und Improvisationen zu adaptierten oder selbstverfassten Theaterstücken erfolgt nach und nach. Dabei wird auch Sharing (Mitspieler_innen berichten, was sie erlebt und gelernt haben) und Feedback (direkte Rückmeldungen an den_die Protagonist_in) zur Verarbeitung des Erlebten und zur Kommunikation mit eingebunden (Heimes, 2010, S. 82 f.).

Wie in den Künstlerischen Therapien allgemein, ist auch in der Theatertherapie eine ganzheitliche Sichtweise verbreitet. Die ganzheitliche Theatertherapie bezieht sich auf Verhältnisse verschiedener Ebenen. Es wird das Individuum und die Gesellschaft im Verhältnis zu Umwelt, das Individuum im Verhältnis zur Gesellschaft bzw. Gemeinschaft, aber auch die körperlichen, emotionalen, geistigen, seelischen, sexuellen und spirituellen Aspekte innerhalb des Individuums betrachtet (Müller-Weith, Neumann & Stoltenhoff-Erdmann, 2002, S. 33).

Die Theatertherapie kann in allen psychosozialen Feldern der Therapie für fast alle psychischen Störungen angewandt werden. Dies kann in Form von Einzel-, Paar- und Gruppentherapien ablaufen. Insbesondere bei sonst schwer erreichbaren Klient_innen und auch bei Problemfeldern bewährt sich diese Art der Künstlerischen Therapie (DGfT, 2020b; Frodl, 2018, S. 502).

Traumata zum Beispiel lassen sich nur schwer mit der reinen psychoanalytischen oder interaktionell analytischen Methode behandeln. Dadurch wird besonders in der Stabilisierungsphase vermehrt mit künstlerischen, kreativen Methoden gearbeitet. Betroffene brauchen hier eine stärkende, stabilisierende Vorbereitung, um sich mit dem Trauma auseinandersetzen zu können (Müller-Weith et al., 2002, S. 150).

2.2 Politischer Rahmen

Wie bereits beschrieben, gibt es zahlreiche Ansätze, künstlerische Bereiche therapeutisch zu nutzen. Diese sind in unterschiedlichsten Zweigen des Gesundheitswesens zu finden. Genauso zahlreich sind dabei auch die Ausbildungen von privaten und staatlichen Institutionen (Heimes, 2010, S. 52).

In Deutschland handelt es sich bei der Ausübung von Künstlerischen Therapien um keinen anerkannten Beruf. Dementsprechend gibt es keine einheitlichen, transparenten und nachvollziehbaren Standards (Coppala & Junker, o. D., S. 7–8).

„Künstlerische_r Therapeut_in" ist kein geschützter Begriff. Infolgedessen gibt es Personen, die sich Künstlerische Therapeuten nennen, aber keine originär therapeutische Ausbildung haben. Das wirkt sich wiederum auch auf die Qualität der Behandlung und auch deren angemessene Bezahlung aus (Hörmann, 2008, S. 153). Dem_der Laien_in wird dabei die Kompetenz und Eigeninitiative der Nachforschung darüber überlassen, welche Qualifikationen der_ die Therapeut_in aufweist.

Künstlerische Therapien sind ebenfalls nicht im Katalog der abrechenbaren Psychotherapieverfahren des Psychotherapeutengesetzes zu finden. Eine alternative Abrechnung ist aber z. B. über das DRG-System in Akutkliniken oder über KTL (Klassifikation therapeutischer Leistungen) in Rehabilitationskliniken möglich (Menzen, 2016, S. 251). Eine weitere Möglichkeit stellt das Selbstzahlermodell dar.

Die berufspolitische Vertretung erfolgt durch die Bundesarbeitsgemeinschaft Künstlerischer Therapien (BAG KT). Dabei handelt es sich um ein Gremium, in dem sich alle relevanten Verbände und Organisationen für Künstlerische Therapien in Deutschland zusammengeschlossen haben (Coppala & Junker, o. D., S. 13).

Die BAG KT zählt zu ihren Aufgaben die Interessensvertretung des Berufsstands Künstlerischer Therapeut_innen, die Weiterentwicklung, Etablierung und Anerkennung des Berufsbilds Künstlerischer Therapeut_innen, die Förderung von Lehre und Forschung im Bereich der Künstlerischen Therapien und die Etablierung und Anerkennung des Berufs Künstlerische_r Therapeut_in im Gesundheitswesen (BAG KT, 2020a). Dazu vertritt die Gemeinschaft über Berufs- und Fachverbände mehr als 4000 Künstlerische Therapeut_innen deutschlandweit (BAG KT, 2020b).

Als Grundlage für das Berufsbild „Künstlerische_r Therapeut_in" entwickelte eine Arbeitsgruppe im Rahmen der BAG KT ein Konsenspapier mit dem Ziel der Qualitätssicherung der künstlerisch-therapeutischen Praxis auf Basis von umfassendem Kompetenzerwerb (BAG KT, 2020c). Die Inhalte werden im Abschnitt 3.2 dieser Arbeit beschrieben.

3. Qualitätsmanagement

Die Qualität ist laut der Norm DIN EN ISO 9000:2005 das „Vermögen einer Gesamtheit inhärenter Merkmale eines Produktes, Systems oder Prozesses, zur Erfüllung von Forderungen von Kunden- und anderen interessierten Parteien." Qualitätsmanagement wird dort als „aufeinander abgestimmte Tätigkeiten zum Leiten und Lenken einer Organisation bezüglich Qualität" beschrieben. Dabei wird angemerkt, dass dies in der Regel das Festlegen der Qualitätspolitik und der Qualitätsziele, die Qualitätsplanung, die Qualitätslenkung, die Qualitätssicherung und die Qualitätsverbesserung beinhaltet (Kamiske & Brauer, 2011, S. 165, 199). Die Qualität beschreibt also die Merkmale von etwas und diese sollten – um als „gut" zu gelten – den Ansprüchen aller Beteiligten (z. B. der Kunden) entsprechen.

Die Umsetzung des Qualitätsmanagements beginnt mit der Qualitätsplanung und -lenkung und geht über die Qualitätssicherung bis hin zur Qualitätsverbesserung (vgl. Kamiske & Brauer, 2011).

In der DIN EN ISO 9001:2015 sind mit den Prozessschritten Kontext der Organisation, Führung, Planung, Unterstützung, Betrieb, Bewertung der Leistung und Verbesserung die Mindestanforderungen an ein gutes Qualitätsmanagement beschrieben (Mertens, 2020, S. 25).

Der genaue Aufbau und Umfang eines Qualitätsmanagementsystems hängen von diversen Faktoren ab. Dazu zählen z. B. die individuellen Zielsetzungen des Unternehmens, das zu betrachtende Produkt und die Größe und Struktur der Organisation. Die wesentlichen Leistungen bestehen darin, eine der Kundschaft gerechten Entwicklung und Produktion sicherzustellen, die Übereinstimmung von Anforderungen der Kundschaft und den Prozessmerkmalen unter wirtschaftlichen Gesichtspunkten zu optimieren und qualitätsfähige Prozesse im gesamten Unternehmen zu schaffen (Kamiske & Brauer, 2011, S. 203 f.).

Elementare Qualitätswerkzeuge können einerseits Fehlersammellisten, Histogramme, Qualitätsregelkarten, Pareto-Diagramme, Korrelationsdiagramme, Brainstorming und Ursache-Wirkungs-Diagramme (Kamiske & Brauer, 2011, S. 218), aber auch Auditierung, Self-Assessment, Visitationen, Mentoring, Peer Review oder Kontrolltabellen und einfache Checklisten sein. Eine sehr niederschwellige Möglichkeit ist die Anwendung des PDCA-Zyklus, welcher in Abschnitt 3.3 beschrieben wird.

3.1 Qualitätsmanagement im Gesundheitssektor

Das Qualitätsmanagement in der Gesundheitsversorgung orientiert sich hauptsächlich an der Behandlungsqualität der Patient_innen. Risiken sollen verringert und sichere Handlungen gefördert werden. Dabei müssen die unterschiedlichen Sichtweisen der verschiedenen Interessensparteien auf die Qualität beachtet werden. Die Ärzteschaft hat meist andere Anforderungen als Patient_innen oder Angehörige.

Ein Unternehmen hat durch ein effizientes Qualitätsmanagement nicht nur einen wirtschaftlichen Vorteil (z. B. in Form eines Wettbewerbsvorteils), sondern auch der gesundheitliche Nutzen durch die Vermeidung von Schäden ist ein nennenswerter Faktor (Bart, 2020, S. 7 f., 12).

Die AWMF (Arbeitsgemeinschaft der Wissenschaftlichen Medizinischen Fachgesellschaften e.V.) fokussiert sich u. a. stark auf die Umsetzung der Evaluierung des medizinischen Qualitätsmanagements. Als Instrumente nennt sie dabei insbesondere hochwertige Leitlinien und die aus ihnen abgeleiteten Indikatoren für die Prozessqualität, Befragungen von Bürger_innen, Patient_innen, Mitarbeiter_innen und externen Mitversorger_innen, lesbare Qualitätsdarlegungen, medizinisch orientierte Zertifizierungen und Benchmark-Techniken (AWMF, o. D.).

In diesem Zusammenhang ist auch das IQTIG zu nennen. IQTIG steht für „Institut für Qualitätssicherung und Transparenz im Gesundheitswesen". Die Qualitätssicherung in Deutschland wird über die im SGB V (Sozialgesetzbuch Fünf) beschriebenen Richtlinien des G-BA (Gemeinsamer Bundesausschuss) geregelt. Im Auftrag des G-BA entwickelt das IQTIG daraufhin Qualitätssicherungsverfahren und beteiligt sich an deren Durchführung. Dabei bleibt es wissenschaftlich unabhängig.

Zu den Kernaufgaben gehören unter anderem die Erarbeitung von Instrumenten der Qualitätssicherung, die Fortführung und Weiterentwicklung der bereits existierenden Qualitätssicherungsverfahren, die Entwicklung und Durchführung von Verfahren zur besseren Verknüpfung der externen Qualitätssicherung in der stationären und ambulanten Versorgung und die Schaffung von Kriterien zur Bewertung von Zertifikaten und Qualitätssigeln im ambulanten und stationären Bereich (Institut für Qualitätssicherung und Transparenz im Gesundheitswesen, 2020).

Im Bereich therapeutischer Leistungen ist die Qualitätssicherung weniger stark genormt. Explizite gesetzliche Grundlagen dafür sind im SGB nicht benannt.

Therapeutische Leistungen sind Heilmittel, die im stationären Krankenhaussektor und im Vorsorge-, Reha-, und Pflegebereich erbracht werden. Die Verordnung von Heilmitteln im Rahmen der vertragsärztlichen Versorgung wird durch die Heilmittel-Richtlinie des G-BA geregelt. Ansätze zur Qualitätssicherung sind gemäß § 125 des SGB V in Rahmenempfehlungen zwischen dem Spitzenverband Bund der Krankenkassen und den maßgeblichen Spitzenorganisationen der Heilmittelerbringer auf Bundesebene festgehalten worden. Inhalt der Empfehlungen sind u. a. Maßnahmen zur Fortbildung und Qualitätssicherung, die die Qualität der Behandlung, der Versorgungsabläufe und der Behandlungsergebnisse umfassen. Das Ziel ist die Sicherstellung einer wirksamen und wirtschaftlichen ambulanten Versorgung mit Heilmitteln.

Konkret bedeutet dies, dass Heilmittelerbringer verpflichtet sind, sich an Qualitätssicherungsmaßnahmen zu beteiligen. In Zuge dessen können die Landesverbände der Krankenkassen (bzw. die Verbände der Ersatzkassen) jederzeit die Erfüllung der Pflichten, die sich aus den Empfehlungen ableiten, überprüfen. Weiterhin werden Anforderungen zu Strukturqualität, organisatorischen und personellen Voraussetzungen, Vertretung, Prozessqualität und Ergebnisqualität definiert – zusätzlich zu den Maßnahmen, die die Qualität der Behandlung, der Versorgungsabläufe und der Behandlungsergebnisse umfassen (Hensen, 2016, 54 f.).

3.2 Qualitätsmanagement in den Künstlerischen Therapien

In der ambulanten Versorgung beruht die Sicherung der Qualität auf verschiedenen Gesetzen und normgebenden Regeln. Neben Regelungen der Kassenärztlichen Vereinigungen gehören auch das SGB V und Richtlinien des G-BA dazu. Allerdings ist die Zertifizierung in diesem Bereich nicht verpflichtend und Therapeut_innen im ambulanten Sektor können selbst entscheiden, inwiefern sie Qualitätsmanagement betreiben (Bart, 2020, S. 15).

Eine wichtige Rolle in der Qualitätssicherung der künstlerisch-therapeutischen Praxis spielt das Konsenspapier der BAG KT. Dabei handelt es sich um keine gesetzlich bindenden Regelungen, aber die größten Berufs- und Fachverbände verschiedener Künstlerischer Therapien sind sich über die hier formulierten „Leitlinien" einig.

Enthalten ist eine Kompetenzmatrix, die sich an den Kompetenzkategorien des DQR 6 (Deutscher Qualifikationsrahmen Niveau 6) orientiert. Der DQR beschreibt die Qualifikationen des deutschen Bildungssystems und ordnet sie insgesamt acht Kompetenzniveaus zu. Die Inhalte des Konsenspapiers orientieren sich am sechsten Niveau, welches in etwa mit einem Bachelor zu vergleichen ist. Es beschreibt Kompetenzen zur Planung, Bearbeitung und Auswertung von umfassenden fachlichen Aufgaben- und Problemstellungen. Auch die eigenverantwortliche Steuerung von Prozessen im beruflichen Tätigkeitsfeld gehört dazu (AG Berufsbild der BAG KT, 2018, S. 4; Bundesministerium für Bildung und Forschung, 2020).

Die im Konsenspapier beschriebene Evaluation soll die Grundlage für Qualitätssicherung sein. Sie umfasst theoretische und empirische Studien und die Reflexion und Bewertung von z. B. Interventionen, Maßnahmen, Programmen, theoretischen Kompetenzen und Praxisobjekten. Anfangs soll das therapeutische Ziel ausgehandelt und formuliert werden. Darauf folgt eine formative Begleitung des therapeutischen Prozesses als Steuerungs- und Optimierungsfunktion. Im abschließenden Rückblick sollen anhand des Ergebnisses Aussagen zur vergleichenden Beurteilung und Wirksamkeit der eingesetzten Verfahrensweisen getroffen werden können (AG Berufsbild der BAG KT, 2018, S. 5).

Die genauen Inhalte sind in folgender Infografik (Abb. 1) veranschaulicht:

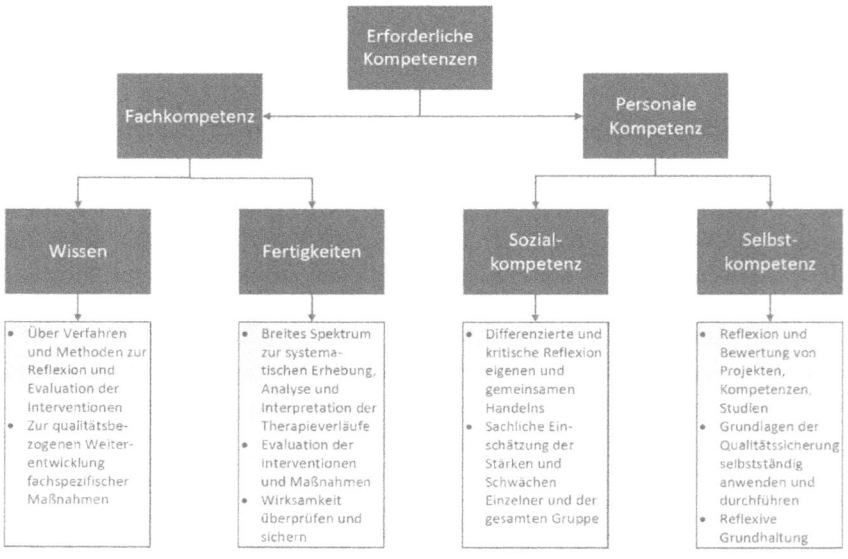

Abbildung 1: Erforderliche Kompetenzen der Künstlerischen Therapeut_innen laut Konsenspapier der BAG KT. Quelle: Eigene Darstellung nach AG Berufsbild der BAG KT, 2018, S. 9 f.

In der klinischen Versorgung sind für die Ausübung Künstlerischer Therapien verschiedene Voraussetzungen genannt. In KTL (Klassifikation therapeutischer Leistungen) Kapitel „F Klinische Psychologie, Neuropsychologie" ist zum Beispiel eine hochschulische Ausbildung für künstlerisch-therapeutische Leistungserbringung festgelegt. Künstlerische Therapien werden ebenfalls in den RTS (Reha-Therapiestandards) der Deutschen Rentenversicherung, in diversen Bereichen des OPS (Operations- und Prozedurenschlüssel) und in vielen Behandlungsleitlinien der AWMF (Arbeitsgemeinschaft der Wissenschaftlichen Medizinischen Fachgesellschaften), wie z. B. die der unipolaren Depression, der Zwangsstörungen und der Posttraumatischen Belastungsstörung, erwähnt (AG Berufsbild der BAG KT, 2018, S. 13–15).

Dabei ist zu beachten, dass diese Vorgaben nur bei bestimmten Rahmenbedingungen greifen. Im ambulanten und privaten Sektor gibt es keine verbindlichen Vorgaben zum Qualitätsstandard Künstlerischer Therapien.

Künstlerische Therapeut_innen unterstehen lediglich den Berufsordnungen und Ethikkodizes ihrer Berufsorganisationen. Daran orientiert sich ihre Berufsausübung und auch die Qualitätssicherung. Dazu gehört z. B. die Inanspruchnahme von Fortbildungsangeboten in dem Umfang, den es zur Ausübung des Berufs benötigt, was wiederum verschieden auslegbar ist (AG Berufsbild der BAG KT, 2018, S. 15). Hinzu kommt, dass fast ein Fünftel der Künstlerischen Therapeut_innen in Deutschland keine Mitgliedschaft in einem fachspezifischen Verband haben (Oster, 2015, S. 73).

Insgesamt kann davon ausgegangen werden, dass 57,5% der in Deutschland praktizierenden Künstlerischen Therapeut_innen keine offizielle Erlaubnis zur Ausübung der Heilkunde haben. Mit 32,2% sind die meisten Therapeut_innen mit dieser Erlaubnis Heilpraktiker der Psychotherapie. Die restlichen 10,3% kommen aus anderen Bereichen, wie der Kinder- und Jugendpsychotherapie oder Heilpraktiker außerhalb der Psychotherapie.

Die Mehrheit von 78,2% der Therapeut_innen nimmt ein- bis fünfmal im Jahr an berufsrelevanten Fortbildungen und Fachtagungen teil. Fachspezifische Supervisionen werden von 40,9% ein- bis fünfmal im Jahr und von 22,9% nie genutzt. An fallbezogenen/ interdisziplinären Supervisionen nehmen 62,8% der Künstlerischen Therapeut_innen in Deutschland teil. Fachspezifische Intervisionen werden von 66,1% in Anspruch genommen. Insgesamt nehmen 5,9% der befragten Therapeut_innen weder an Intervisionen noch an Supervisionen teil und über 98% wenden mindestens eine Maßnahme der Dokumentation oder Evaluation des künstlerisch-therapeutischen Angebots an (Oster, 2015, S. 71 f., 75)

53,5% der Künstlerischen Therapeut_innen behandeln auf Grundlage von ICD-10 Diagnosen. Im Bereich der Freiberuflichen und Selbstständigen (wie in dem in dieser Arbeit vorgestellten Praxisbeispiel) liegt der Wert bei 35,9%. Hier arbeiten 46,4% ohne die Grundlage einer medizinisch-psychologisch gestellten Diagnose (Oster, 2015, S. 83).

3.3 Qualitätsmanagement in der Theatertherapie

Die Lehre bzw. Ausbildung in der Theatertherapie in Deutschland ist z. B. als mehrjährige berufsbegleitende Weiterbildungen durch das Institut für Theatertherapie möglich. Eine Voraussetzung dafür ist eine abgeschlossene Berufsausbildung oder ein Hochschulabschluss im therapeutischen, sozialen oder künstlerischen Feld.

Eine Alternative ist ein Bachelorstudium an der Hochschule für Wirtschaft und Umwelt Nürtingen-Geislingen. Wesentliche Inhalte dieses Studiums sind u. a. Theatertherapie in klinischen und pädagogischen Arbeitsfeldern, zielgruppenspezifische Methodik, psychodynamische, systemische und entwicklungspsychologische Grundlagen, psychotherapeutische Beziehungsgestaltung und Gesprächsführung und eine individuelle schauspielerische Ausbildung (DGfT, 2020b; Frodl, 2018, S. 501 f.).

Insgesamt gibt es in Deutschland acht Möglichkeiten zur Aus-, Fort- und Weiterbildung sowie Studiengänge in diesem Bereich (Oster, 2015, S. 26).

Die meisten praktizierenden Theatertherapeut_innen haben ein Hochschulzertifikat (22,1%), gefolgt von dem privaten Zertifikat weniger 1800 UE. Die genaue Verteilung in der Erhebung ist der folgenden Grafik (Abb. 2) zu entnehmen:

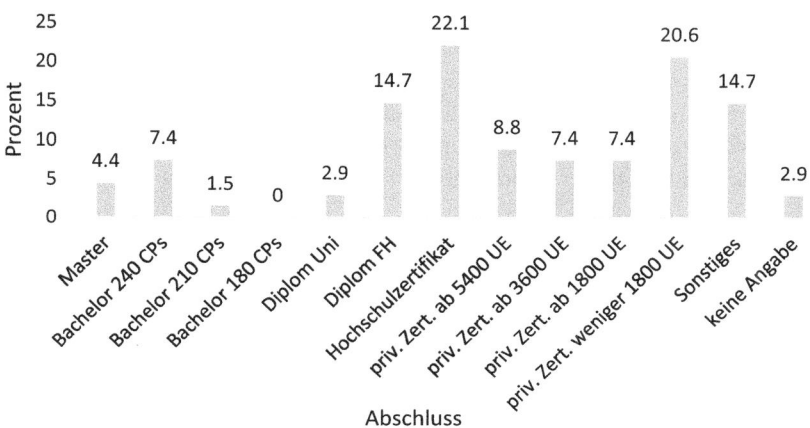

Abbildung 2: Abschlüsse von Theater-/Dramatherapeut_innen in Deutschland; CP = Credit Points, UE = Unterrichtseinheiten à 45 Minuten. Quelle: Eigene Darstellung nach Oster, 2015, S. 63.

In der Theater- bzw. Dramatherapie haben schätzungsweise 36,8% der Therapeut_innen eine offizielle Erlaubnis zur Ausübung von Heilkunde. Das bedeutet, dass fast zwei Drittel keine haben. Das ist ein größerer Anteil als in den Künstlerischen Therapien allgemein mit 57,5% (Oster, 2015, S. 69 f.).

Der PDCA-Zyklus oder auch Deming-Kreis ist eine sehr niederschwellige, aber dennoch effektive Methode des Qualitäts- und Prozessmanagements. Sie eignet sich gut für selbstständige Theatertherapeut_innen, die nicht die Mittel und Möglichkeiten für ein offizielles Qualitätsmanagement haben.

Mit dieser Methode lassen sich Verbesserungen systematisch planen und durchführen. Die Wirkung wird dabei stets geprüft und optimiert, bis alle Verbesserungspotentiale möglichst ausgeschöpft sind. Der Zyklus gliedert sich in die Phasen Plan, Do, Check und Act. In der Planungsphase (Plan) wird der Ist-Zustand analysiert und Ziele festgelegt. Verbesserungen werden herausgearbeitet und bewertet. Darauf folgt die Ausführungsphase (Act). Hier kommt es zur Umsetzung der zuvor geplanten Lösung bzw. Verbesserung. In der Überprüfungsphase (Check) wird die Wirkung der eingeführten Verbesserungen kontrolliert bzw. gemessen und die Umsetzung analysiert. Die Phase der Anpassung und Standardisierung (Act) beschreibt auch das Ausführen von Verbesserungen, in diesem Fall von den Änderungen, die in der zweiten Phase eingeführt wurden – falls benötigt. Zusätzlich wird die Umsetzung formalisiert und standardisiert. Durch die Einführung der Verbesserung als Standard wird die Wiederholung des ursprünglichen Problems ausgeschlossen. Die Lernerfahrungen bleiben bestehen und können für folgende Verbesserungen genutzt werden. Ist die letzte Phase abgeschlossen, beginnt der Zyklus erneut und die neu umgesetzten Standards werden immer wieder geprüft und verbessert (Kischporski, 2015, S. 55 f.).

4. Methoden

Zu den allgemeinen Informationen über Qualitätsmanagement und die Theatertherapie wurde eine umfangreiche Literaturrecherche durchgeführt.

Um eine_n geeignete_n Theatertherapeut_in für das Fallbeispiel zu finden, wurde sich ebenfalls im Internet informiert. Dabei wurde der Fokus auf kleinere Praxen und Selbstständige gelegt und große Kliniken mit vielfältigen Angeboten hauptsächlich umgangen. In dieser Zeit wurde auch der erste Entwurf eines Fragebogens erstellt. Die Therapeut_innen, die in Frage kamen, wurden angeschrieben und nach einer Themeneinführung darum gebeten, einen Fragebogen zu ihrem praktizierten Qualitätsmanagement auszufüllen. Von den 15 angeschriebenen Therapeut_innen in Deutschland haben sich zwei zurückgemeldet und waren einverstanden, sich an dem Projekt zu beteiligen. Daraufhin wurde der ursprüngliche Fragebogen bezüglich des Umfangs und des Inhalts an die Personen angepasst und versendet. Eine Therapeutin in Hamburg hat sich die Zeit genommen, den Fragebogen (siehe Anhang) auszufüllen und zurückzuschicken.

Im Folgenden wird die Therapeutin und ihre Arbeit inklusive des Qualitätsmanagements in der Theatertherapie vorgestellt. Die Informationen dazu stammen aus den Antworten des Fragebogens und auch von ihrer Internetseite.

5. Ergebnisse

Florence Behm ist Theatertherapeutin mit klinischem Ausbildungsschwerpunkt. In ihrer eigenen Praxis für Theatertherapie liegt der Fokus auf Beratung und Selbsterfahrung. Zusätzlich arbeitet sie als Theatertherapeutin im Asklepios Westklinikum Hamburg in den Bereichen Psychosomatik, Depression, Angst, Trauma und Essstörungen. Im Folgenden wird ausschließlich auf ihre selbstständige Arbeit Bezug genommen. Auf dem Gebiet der Ausbildung kann Sie einen Bachelor of Arts in Theaterwissenschaft und Komparatistik vorweisen. Darüber hinaus ist sie Mitglied in der DGfT.

Frau Behm arbeitet allein und hat im Schnitt 25 Klient_innen im Jahr. Zu ihrem Angebot gehören Einzelsitzungen mit dem Thema der eigenen Entwicklung und auch Gruppensitzungen zur Selbsterfahrung. Zusätzlich bietet sie auch eine Körpertherapie im Bereich der Achtsamkeit und Entspannung an. Dabei machen die Einzelsitzungen etwa 80% und Gruppentermine 20% aus. Als ideale Gruppengröße nennt sie sechs bis acht Personen und das Maximum wären zehn. Ihre typischen Gruppensitzungen sind meist mit sechs Klient_innen. Ihre Zielgruppe sind Menschen, die z. B. neue Aspekte ihrer Persönlichkeit kennenlernen möchten, Wesentliches in ihrem Leben verändern möchten oder neue Erfahrungen machen möchten. Der Fokus liegt hier also nicht auf dem Heilen von Erkrankungen, sondern viel mehr auf dem Zugewinn an Lebensqualität (vgl. Behm, 2017a). Der Großteil ihrer Klientel wünscht sich Selbsterfahrung. In den meisten Fällen geht es um Selbstvertrauen, das Herausfinden von Ursachen für individuelle Hemmungen und Selbstwertproblematiken und das Wahrnehmen und Ausdrücken von eigenen Gefühlen. Frau Behm arbeitet dabei ressourcenorientiert.

Auf ihrer Internetseite schreibt sie zu ihrem Qualitätsmanagement: „Die Qualität meiner Arbeit sichere ich durch regelmäßige Supervisionen, Klient_innenfeedback, kontinuierliche Weiterbildung und regelmäßigen fachlichen Austausch" (Behm, 2017b). Ein offizielles Qualitätsmanagement gibt es dabei nicht.

Die grundsätzlichen Ziele ihrer Therapie sind, dass die Menschen, die zu ihr kommen, sich selbst besser verstehen, Vertrauen in den Körper (wieder-)aufbauen, Grenzen setzen und Gefühle regulieren können. Dabei spricht sie aber nicht direkt von Zielen, sondern mehr von Fokussen und Wachstumsrichtungen. Zu Beginn der Therapie wird gemeinsam ein Fokus festgelegt. Durch die Dokumentation jeder einzelnen Sitzung behält Frau Behm dabei die individuellen Veränderungswünsche im Blick. Nach einigen Wochen kommt es zu einem Abgleich mit dem_der Klient_in. Am Ende einer Behandlung gibt es einen Abschluss, in dem die gegangenen Schritte im Hinblick auf den gesetzten Fokus gemeinsam widergespiegelt werden.

Schulungs- bzw. Weiterbildungsangebote werden ein- bis zweimal jährlich genutzt. Zu den genannten Methoden zur Qualitätssicherung/-verbesserung kommen regelmäßige Supervisionen und Gruppenintervisionen hinzu. Ein selbst festgelegtes Qualitätsmerkmal ist auch das eigene Gefühl nach der Sitzung. Weitere Möglichkeiten zur Überprüfung der Qualität sind der Austausch mit Kolleg_innen und die Zusammenarbeit mit den Haupttherapeuten (falls vorhanden). An der Stelle ist auch erwähnenswert, dass Frau Behm vier Mal die Woche zusätzliches Feedback über Team- und Patient_innenbesprechungen durch die Arbeit in der Klinik erhält. Das heißt, hier sind zusätzliche Möglichkeiten zur Überprüfung der Qualität gegeben.

Das Lob- und Beschwerdemanagement ist ebenfalls Teil des Feedbacks und passiert direkt und im persönlichen Kontakt. Dabei sagt sie aber auch, dass dieser Austausch automatisch stattfindet, da die Personen die Sitzungen ausschließlich selbst zahlen.

Frau Behm kooperiert mit psychologischen Psychotherapeuten und bietet ihre Zusammenarbeit an. Außerdem übernimmt sie teilweise Patient_innen aus der Klinik, die zu ihr bereits ein Vertrauensverhältnis aufbauen konnten.

Bezogen auf das Fallbeispiel kann folgendes herausgearbeitet werden:

- Die Theatertherapie kann gut außerhalb der reinen Behandlung von Erkrankungen eingesetzt werden.
- Es werden regelmäßig Schulungs- bzw. Weiterbildungsangebote, Supervisionen und Gruppenintervisionen in Anspruch genommen.
- Auf direktes und persönliches Feedback wird großen Wert gelegt.

6. Herausforderungen

Frau Behm nennt als Schwierigkeit bei der Sicherung bzw. Verbesserung der Qualität ihres Angebots den finanziellen Aspekt. Maßnahmen wie Supervisionen sind teuer und nehmen Zeit in Anspruch. Außerdem gibt es nur wenig gute Weiterbildungsangebote im Bereich der Theatertherapie.

Durch die Covid-19-Pandemie konnten keine Gruppensitzungen mehr stattfinden und Einzelklienten wurden teilweise mitten im Prozess gestoppt. Bei den Sitzungen, die stattgefunden haben, haben sich das körperliche Arbeiten und Improvisationsübungen durch den einzuhaltenden Abstand deutlich schwieriger gestaltet. Das Qualitätsmanagement wurde insofern beeinflusst, dass Frau Behm durch die finanziellen Einbußen keine Supervisionen mehr genommen hat. Das wurde teilweise durch private Gespräche gelöst, teilweise musste aber auch die schlechtere Qualität in Kauf genommen werden.

Theatertherapie wird oft in großen Kliniken durchgeführt, in denen das Qualitätsmanagement für alle Bereiche zuständig ist. Die Alternative sind meist Selbstständige und Freiberufler mit kleinen Praxen. Hier liegt das gleiche Problem vor, wie von Frau Behm geschildert wurde: Ein eigenes Qualitätsmanagement ist meist kosten- und zeitaufwändig.

Bezogen auf das Fallbeispiel kann folgendes herausgearbeitet werden:

- Der finanzielle Aspekt stellt eine Schwierigkeit bei der Qualitätssicherung bzw. -verbesserung dar.
- Durch die Covid-19-Pandemie wurde die Durchführung der Sitzungen be- bzw. teilweise sogar verhindert und eine schlechtere Qualität des Angebots musste an manchen Stellen in Kauf genommen werden.

7. Diskussion

Zu dem Thema Theatertherapie besteht noch Forschungsbedarf. Es ist wenig wissenschaftliche Literatur allgemein im Allgemeinen und insbesondere bezüglich der Evidenz theatertherapeutischer Methoden verfügbar.

Dass es sich bei „Theatertherapeut_in" um keinen geschützten Begriff handelt, macht es schwieriger, Aussagen zu diesem Beruf zu treffen. Studien, wie z. B. die hier zitierte von Oster (2015) zu Therapeutischen Therapien sind keine Vollerhebungen und dementsprechend sind die genannten Zahlen mit Vorsicht zu betrachten.

Die verwendeten Internetquellen sind ausschließlich von offiziellen Instituten, Verbänden o. ä. und wurden deshalb als zitierwürdige Quellen eingeschätzt.

Der Fragebogen zu dem Fallbeispiel konnte aus Zeitgründen nur sehr knapp beantwortet werden, weshalb hier an manchen Stellen Antworten und genauere Ausführungen und Details zum Vorgehen fehlen.

8. Fazit

Der ganzheitliche und ressourcenstärkende Ansatz der Theatertherapie hat großes Zukunftspotential, da die dabei angewandte Sichtweise im Gesundheitswesen zunehmend an Vertretern gewinnt. Das gilt auch im Allgemeinen für alle Künstlerischen Therapieformen. Die Vertretungen und Verbände der Künstlerischen Therapien arbeiten daran, das Berufsbild genau definieren zu können, sodass der erste Schritt für einen geschützten Begriff und somit in Richtung einer Etablierung in der medizinischen Versorgungsstruktur getan ist.

Der erhöhte Kosten- und Zeitaufwand durch Qualitätsmanagement kann insbesondere bei kleinen Betrieben stark ins Gewicht fallen. Dabei sollte aber beachtet werden, dass durch ein effizientes Management sowohl Kosten als auch Zeit eingespart werden können. In diesem Fall können einfachere Qualitätssicherungs- und -verbesserungsmethoden wie der PDCA-Zyklus angewandt werden, für die kein spezifisches Fachwissen, bestimmte Software, o. ä. benötigt wird.

Literaturverzeichnis

AG Berufsbild der Bundesarbeitsgemeinschaft Künstlerischer Therapien. (2018). *Konsenspapier der Bundesarbeitsgemeinschaft Künstlerische Therapien (BAG KT).* Verfügbar unter https://bagkt.de/wordpress/informationen/konsenspapier-zum-berufsbild/ [17.07.2020]

AWMF (Hrsg.). (o. D.). *Qualitätsmanagement.* Verfügbar unter https://www.awmf.org/medizin-versorgung/qualitaetsmanagement.html [15.07.2020]

Bart, S. (2020). Einführung in das Qualitätsmanagement. In W. Leal (Hrsg.), *Qualitätsmanagement in der Gesundheitsversorgung* (S. 7–21). Berlin: Springer-Verlag.

Behm, F. (2017a). *Was ist Theatertherapie?* Verfügbar unter https://www.theatertherapie-hamburg.de/was-ist-theatertherapie/ [17.06.2020]

Behm, F. (2017b). *Über mich.* Verfügbar unter https://www.theatertherapie-hamburg.de/über-mich/ [17.06.2020]

Bundesarbeitsgemeinschaft Künstlerische Therapien. (2020a). *Ziele.* Verfügbar unter https://bagkt.de/wordpress/ueber-uns/ziele/ [14.07.2020]

Bundesarbeitsgemeinschaft Künstlerische Therapien. (2020b). *Mitglieder.* Verfügbar unter https://bagkt.de/wordpress/ueber-uns/mitglieder/ [14.07.2020]

Bundesarbeitsgemeinschaft Künstlerische Therapien. (2020c). *Konsenspapier zum Berufsbild.* Verfügbar unter https://bagkt.de/wordpress/informationen/konsenspapier-zum-berufsbild/ [14.07.2020]

Bundesministerium für Bildung und Forschung. (2020). *DQR-Niveaus.* Verfügbar unter https://www.dqr.de/content/2315.php [25.07.2020]

Coppala, T., Junker, J. (o. D.). *Aktuelle Entwicklungen in der Berufspolitik: Ein Überblick – Informationen für die Mitglieder der DGfT.* [Präsentation]. Verfügbar unter: http://www.dgft.de/was-ist-theatertherapie/berufspolitik/

Deutsche Gesellschaft für Theatertherapie. (2020a). *Zertifizierung und Aufnahme in die Registratur als Theatertherapeut*in in der DGfT.* Verfügbar unter: http://www.dgft.de/was-ist-theatertherapie/registratur/ [11.07.2020]

Deutsche Gesellschaft für Theatertherapie. (2020b). *Was ist Theatertherapie?* Verfügbar unter: http://www.dgft.de/was-ist-theatertherapie/ [11.07.2020]

DGPPN (Hrsg.). (2019). *S3-Leitlinie: Psychosoziale Therapien bei schweren psychischen Erkrankungen* (2. Auflage). Berlin: Springer-Verlag.

Frodl, A. (2018). *Gesundheitsberufe im Einsatz.* Wiesbaden: Springer Gabler.

Heimes, S. (2010). *Künstlerische Therapien: Ein intermedialer Ansatz.* Göttingen: Vandenhoeck & Ruprecht GmbH & Co. KG.

Hensen, P. (2016). *Qualitätsmanagement im Gesundheitswesen: Grundlagen für Studium und Praxis.* Berlin: Springer-Verlag.

Hörmann, K. (2008). Künstlerische Therapien – Begriffserklärung. *Musik-, Tanz- und Kunsttherapie, 19* (4), 153–159.

Institut für Qualitätssicherung und Transparenz im Gesundheitswesen. (2020). *Das IQTIG.* Verfügbar unter https://iqtig.org/das-iqtig/ [15.07.2020]

Kamiske, G., Brauer, J.-P. (2011). *Qualitätsmanagement von A bis Z: Wichtige Begriffe des Qualitätsmanagements und ihre Bedeutung* (7. Auflage). Kösel, Krugzell: Carl Hanser Verlag München Wien.

Kischporski, M. (2015). *Elektronischer Rechnungsdatenaustausch mit E-Invoicing: Wertbeitrag durch echte Digitalisierung in der Supply Chain Finance mittels Dynamic Discounting im Zusammenspiel zwischen Einkauf und Finanzwesen.* Wiesbaden: Springer Gabler.

Menzen, K.-H. (2016). *Grundlagen der Kunsttherapie* (4. Auflage). München: Ernst Reinhardt Verlag.

Mertens, G. (2020). Die DIN EN ISO 9001:2015 und deren Umsetzung in der Praxis. In W. Leal (Hrsg.), *Qualitätsmanagement in der Gesundheitsversorgung* (S. 23–37). Berlin: Springer-Verlag.

Müller-Weith, D., Neumann, L., Stoltenhoff-Erdmann, B. (Hrsg.). (2002). *Theater Therapie: Ein Handbuch.* Paderborn: Junfermann Verlag.

Oster, J. (2015). *Berufsgruppenanalyse Künstlerische Therapeutinnen und Therapeuten (BgA-KT): Ergebnisbericht.* Verfügbar unter https://docplayer.org/12044988-Berufsgruppenanalyse-kuenstlerische-therapeutinnen-und-therapeuten-bga-kt-ergebnisbericht-joerg-oster.html [18.07.2020]

Jonas Fermin Wülfing

17 Qualitätsmanagement-Ansätze in der Gestalttherapie

Zusammenfassung: Qualitätsmanagement (QM) ist auch im Therapiesektor ein bedeutender Bestandteil. In der Gestalttherapie sind verschiedene Ansatzpunkte und Umsetzungsformate zu erkennen, obwohl der Begriff Gestalttherapie kein geschützter Begriff ist und Zertifizierung nicht zwingend benötigt ist.

Ziel: Die vorhandenen Strukturen und Richtlinien zum Thema QM in der Gestalttherapie sollen aufgezeigt werden.

Methode: Neben einer umfangreichen Literaturrecherche wurde ein Interview mit einem Gestalttherapeuten, der zudem zuständig für den Fachausschuss Qualitätsmanagement der Deutschen Vereinigung für Gestalttherapie e.V. DVG) ist.

Ergebnisse: Ein gängiges QM-System wird in der Gestalttherapie in der Regel nicht verwendet. Eine gesetzliche Verpflichtung herrscht nicht vor. Die DVG und die European Association for Gestalt Therapy (EAGT) benennen diverse Aspekte in ihren Richtlinien, die für QM stehen können.

Herausforderungen, Schlussfolgerung: Die Auffassung von Gestalttherapie ist nicht darauf ausgelegt, feste Konzepte wie QM verbindlich zu gestalten. Die vorhandenen Richtlinien bilden eine Grundlage für weitere Bemühungen. QM befindet sich in dem Therapiebereich noch in der Entwicklung.

Schlüsselwörter: Qualitätsmanagement, Gestalt, Gestalttherapie, Gesundheitswesen

1. Einführung

In einem offenen Brief der Deutschen Gesellschaft für Beratung e.V. (DGfB) wird aufgrund der aktuellen Corona-Pandemie im April in diesem Jahr gefordert, Expert_innen aus unterschiedlichen Bereichen mit in beratende Gremien mit einzubilden (ebd. 2020). In der derzeitigen Lage seien Berater_innen besonders gefragt. Zu den beratenden Stellen zählt auch der Deutsche Dachverband für Gestalttherapie e.V. (DVG). Die angesprochene Gestaltberatung gehört mit zum Weiterbildungsspektrum der Gestalttherapie (Hamburger Institut für Gestaltorientierte Weiterbildung, o.J.).

Die Gestalttherapie gilt als humanistisches Verfahren aus der Psychotherapie. (Hartmann-Kottek, 2012, S. 7). Weltweit hat sich Gestalttherapie als Therapiekonzept etabliert (ebd. S. 243). In Deutschland zählt es zu den wissenschaftlich nicht anerkannten Verfahren. Die Anfänge der Gestalttherapie lassen sich mit der Erscheinung des ersten Buches von Fritz und Lore Peals im Jahr 1942 in Verbindung bringen (Hartmann-Kottek, 2011, S. 157). Da der Name kein geschützter Begriff ist und es keine einheitlich standardisierte Ausbildung bedarf, ist eine Angabe über die Zahl der praktizierenden Therapeuten schwer nachzuvollziehen (Expert_innengespräch Köhler). Der DVG zählt ungefähr 1000 Mitglieder. Ergänzend hinzukommen eine Reihe an Ausbildungsinstituten. (Deutsche Vereinigung für Gestalttherapie e.V. o.J.) Vorwiegend wird Gestalttherapie als ambulante Versorgung angeboten, in einigen Kliniken gehört der Therapieansatz mit zum stationären Konzept (Gestalttherapie.de, o.J.).

Neben der aktuellen Situation wird seit einiger Zeit im Sozial- und Gesundheitswesen zunehmend nicht nur effektives Arbeiten, sondern auch mehr Effizienz bei der Leistungserbringung erwartet. Qualitätsmanagement (QM) soll dabei als Unterstützung dienen (Hensen, 2019b, S. 59–60). Dieser Umstand hat auch die Psychotherapie erreicht. Seit 2004 sind Psychotherapeuten dazu verpflichtet QM zu betreiben (Deutsche Psychotherapeuten Vereinigung, o.J.).

Diese Arbeit befasst sich mit möglichen Therapieansätzen von QM im Bereich der Gestalttherapie. Für eine Annäherung an die Thematik wird zunächst Gestalttherapie an sich näher erläutert. Anschließend wird der aktuelle Stand von QM im Gesundheitswesen und in der Psychotherapie beleuchtet. Zusätzlich werden vorhandenen Konzepte aus der Gestalttherapie heranzogen und entsprechend bezogen auf die Thematik QM aufbereitet. Um einen praktischen Einblick in das Thema zu geben, erfolgt ein Interview mit einem Experten aus einer Gestalttherapie-Praxis. Dabei liegt der Fokus auf die dort angewendeten QM-Merkmale. Zum Ende hin erfolgen eine Betrachtung der Herausforderungen und ein Abschluss mit entsprechenden Handlungsempfehlungen.

1.1 Grundlagen der Gestalttherapie

Im Hintergrund der Gestalttherapie steht das humanistische Menschenbild. Zwei Hauptdimensionen stehen im Fokus. Zum einen die *„Existentielle*

Beziehung" zwischen dem Therapeut_in und Klient_in, zum anderen die „*Achtsamkeit im Hier-und-Jetzt*". Die Beziehung ist mehrschichtig und kann entsprechend an die jeweiligen Umstände während der Therapiesitzungen angepasst werden (Hartmann-Kottek, 2012, S. 7). Durch das entstehende Beziehungsverhältnis soll ein Wachstumsprozess des Klienten gefördert werden und Veränderungsprozesse entstehen (Hartmann-Kottek, 2011, S. 157). Der Dialog von dem Therapeut_in und Klient_in wird nach Martin Buber als *Ich-Du-Beziehung* gestaltet. Der Umgang ist achtungsvoll und heilend. Gleichzeitig nehmen sich beide Parteien als verantwortliche Subjekte wahr. Dadurch unterscheidet sich die Gestalttherapie von der klassischen Psychoanalyse, wo sie u. a. ihren Ursprung hat. Die Beziehung ist wechselseitig. So ist es möglich das Wahrnehmungs- und Kontaktverhalten des Klient_in zu untersuchen (Doubrawa, 2006, S. 263). Ferner wird nach dem sokratischen Prinzip gearbeitet. Der Klient_in wird als Expert_in seiner selbst angesehen, der Therapeut übernimmt die Rolle des Katalysators. Fremddeutung wie in der Psychoanalyse wird als übergriffig gewertet (Hartmann-Kottek, 2011, S. 161).

Auch die Konzentration auf das *Hier-und-Jetzt* ist ein Unterscheidungsmerkmal zu der klassischen Psychotherapie. Der Fokus liegt in der Gegenwart der Klient_in. Das achtsame Vorgehen in der Behandlung stimmt mit dem *phänomenologischen Zugangsweg* (experiential confrontation), also der prozess-erfahrungsorientierten Zugangsweise überein (Hartmann-Kottek, 2012, S. 7). Dadurch kann sich an die konfliktbehafteten Lebenssituationen oder den Störfeldern der Klient_in herangearbeitet werden (Hartmann-Kottek, 2011, S. 158).

Der Begriff „Gestalt" stammt aus der Gestaltpsychologie und besagt, dass durch Wahrnehmungsprozesse Gestalten gebildet werden. Durch die Strukturierung des Umfeldes werden Zusammenhänge erschlossen und nicht mehr als Teil, sondern als Ganzes wahrgenommen (Hutterer-Krisch, Klampfl, Stadler, 2017, S. 202–207). Diese ganzheitliche Betrachtung wird auf den Menschen angewendet. Er_Sie wird sowohl als Gesamtbild als auch in seinen einzelnen Bestandteilen wahrgenommen (Doubrawa, 2006, S. 263). In der Praxis können verschiedene Arten von Gestalttherapie unterschieden werden, siehe Tabelle 1.

Tabelle 1: Arten von Gestalttherapie, Quelle: Hartmann-Kottek, 2012, S. 8

Gestalttherapiearten
• patientenorientierte Gestalttherapie
• Persönlichkeitsreifungsfördernde Gestalttherapie
• stark auf Martin Buber ausgerichtete beziehungsorientierte Gestalttherapie
• Krisenintervention der Gestalttherapie, aus der die Traumatherapie hervorging
• körpertherapienahe Gestalttherapie
• konfrontierend-konfliktlösende Form mit paradoxen Interventionsmöglichkeiten
• von den künstlerisch-kreativen Medien faszinierte Anwendungsform
• Gestalt-Spieltherapie, die die Bedürfnisse der Kinder und Jugendlichen besonders berücksichtigt
• Anwendungsform der Gestalttherapie für Paare, Familien, Gruppen und Organisationen
• Gestalttherapieform, die sich den Bedürfnissen des alten Menschen zuwendet
• potentialentfaltende und strukturaufbauende Gestalttherapie

In der Praxis werden unterschiedliche Methoden angewandt, siehe Tabelle 2. Dabei können sowohl verbale als auch nonverbale Techniken zur Unterstützung genutzt werden. Insgesamt besitzt die Gestalttherapie einen Teil an experimentellen Spielraum (Hartmann-Kottek, 2011, S. 161).

Tabelle 2: Beispielmethoden der Gestalttherapie, Quelle: Hartmann-Kottek, 2012, S. 8

Methoden in der	Gestalttherapie
Situations- und familiär-zwischenmenschliche Beziehungsklärungen mit Dialogisieren	Spezieller Umgang mit Kreativen Medien zur gestalttherapeutischen Selbstbegegnung, Ressourcenfindung, Potentialentfaltung oder zur Konfliktidentifizierung
Körperwahrnehmungs-, nonverbale Haltungs-, Bewegungs- und Ausdrucksübungen	Intrapsychische Rollenspiele (z.B. leerer Stuhl)

1.2 Wissenschaftliche Anerkennung

Die Gestalttherapie ist in Deutschland ein nicht anerkanntes Verfahren und wird entsprechend nicht von der Krankenkasse als Therapieleistung übernommen. Zuletzt wurde im März 2011 ein Anerkennungsantrag bei zuständigen Wissenschaftlichen Beirat Psychotherapie (WBP) eingereicht. Hauptbestandteil sind in dem Antrag eine Reihe an durchgeführten Wirksamkeitsstudien (Hartmann-Kottek, 2011, S. 157). Zudem wurde 2012 ein Anerkennungsantrag von der Arbeitsgemeinschaft Humanistische Psychotherapie (AGHPT) gestellt. Dieser wurde 2018 abgelehnt. Die Anerkennung von Gestalttherapie wurde bereits 2017 abgelehnt (Esser, Heuft, 2018 S. 32).

2. QM-Ansätze im Therapiesektor Gestalttherapie

Seit 2004 müssen niedergelassene Psychotherapeut_innen, die ein anerkanntes Verfahren anbieten, ein einrichtungsinternes Qualitätsmanagement führen (§ 135a Abs. 2 Nr. 2 SGB V). Dabei ist es den Therapeuten_innen freigestellt, ob sie ein eigenes Qualitätsmanagement-System erstellen oder ein bereits existierendes System verwenden möchten (Deutsche Psychotherapeuten Vereinigung, o.J.).

Dieser Sachverhalt betrifft die Gestalttherapie nicht (s. o.), weshalb eine Verpflichtung zu einem Qualitätsmanagementsystem nicht erforderlich ist. Um sich der Thematik anzunähern, ist es dennoch sinnvoll sich Qualitätsmanagement im Therapiebereich näher anzusehen. Ebenso ist ein genereller Überblick über Qualitätsmanagement im Gesundheitswesen angemessen.

2.1 QM im Gesundheitswesen

Als Qualitätsmanagement werden jegliche Maßnahmen bezeichnet, die sowohl zur Verbesserung als auch zur Sicherung der Qualität dienen. Die Zielobjekte sind dabei die Strukturen, Prozesse und die Produkte bzw. Dienstleistungen eines Unternehmens (Hensen, 2019a, S. 32). Qualitätsmanagementmodelle fallen unterschiedlich aus. Eine feste Vorgabe ist nicht vorhanden. Beispiele solcher Modelle sind DIN ISO 9001, EFQM („European Foundation for Quality Management"), QEP® (Qualität und Entwicklung in Praxen), und proCum Cert GmbH (Beispiel für kirchlich geführte Einrichtungen) (Erbel, Landgraf, 2008, S. 663). Nicht jede eignet sich für das Gesundheitswesen.

Die ISO 9001 ist die mit am verbreiteste und branchenübergreifende Norm. Die Grundprinzipien sind hier: *Kundenorientierung, Verantwortlichkeit der Führung, Einbeziehung der beteiligten Personen, Prozessorientierter Ansatz, Systemorientierter Managementansatz, Kontinuierliche Verbesserung sachbezogener Entscheidungsfindungsansätze, Lieferantenbeziehungen zum gegenseitigen Nutzen* (Käfer, Wagner, 2017, S. 57).

Das Gap-Modell befasst sich mit der Dienstleistungsqualität. Auch dieses Konzept lässt sich in verschiedenen Branchen anwenden. Der Kunde steht im Zentrum der Betrachtung. Hier werden fünf Dimensionen erfasst: *das*

materielle Umfeld, Zuverlässigkeit, Entgegenkommen, Leistungskompetenz, Einfühlungsvermögen (Hensen, 2019a, S. 28–29).
Trotz diverser Unterschiede sind einige Kernelemente in fast jedem System zu finden. *Die Unternehmensphilosophie, Strukturen der Organisation, Prozesse eines Unternehmens, die Ressource Mitarbeiter, der Kunde, die Umsetzung des Verbesserungsprozesses (messen, analysieren, verbessern)* (Petzina, Wehkamp, 2019, S. 711–712).
Es ist möglich die verschiedenen Modelle in zwei unterschiedliche Gruppen einzuordnen. Eine Betrachtungsart sind die Kriterien- und Anforderungsmodelle in der Gesundheitsversorgung. Die hier zu betrachtenden Bereiche sind *Effektivität, Wirtschaftlichkeit/Effizienz, Zugänglichkeit, Angemessenheit, Patientenorientierung, Sicherheit, Gleichheit*. Die andere Möglichkeit besteht durch die Strukturierungs- und Gliederungsmodelle. In dem Bereich der Patientenversorgung ist es gängig die Qualität in mehrere Dimensionen einzuteilen, die bereits 1966 von Avedis Donabedian beschrieben worden sind (Hensen, 2019a, S. 29–32).

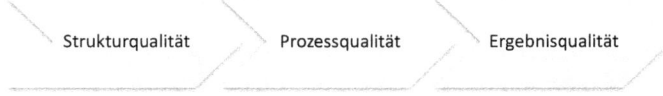

Abbildung 1: Qualitätsdimensionen, Quelle: Hensen, 2019a, S. 32, eigene Darstellung

Die Strukturqualität betrachtet die Voraussetzungen, die in der Versorgung notwendig sind. Es umfasst personenbezogene Bereiche wie die Qualifikation des Personals, materielle Bestandteile z. B. die Ausstattung der Praxis und organisatorische Bereiche wie den Umfang der Leistungen und die Infrastruktur. In die Ebene der Prozessqualität fallen sämtliche Tätigkeiten und Handlungen, die sich auf die zu erbringende Leistung beziehen. Ebenso zählen Teilprozesse und Unterstützungsprozesse wie die Dokumentation dazu. Die Gestaltung des Prozessablaufes zählt ebenso mit hinein wie das Einhalten der Vorgaben. Auf der Ebene der Ergebnisqualität werden die Resultate betrachtet. Im Allgemeinen wird von der Wirkung der erbrachten Leistungen gesprochen. Dabei ist ein vorher abgestimmtes Ziel und deren Abgleich mit der Erfüllung notwendig (Hensen, 2019a, S. 32–33).

Qualitätsmanagement hat als eines seiner Hauptziele die Verbesserung von Organisationen, im Gesundheitswesen sind damit die Gesundheitsversorger gemeint. Die geleistete Qualität soll neben einem hohen Standard ebenfalls effektiv und effizient ausgeführt bzw. gestaltet werden. Eines der Grundelemente stellt im Qualitätsmanagement der PDCA-Zyklus dar. Er besteht aus

den vier Phasen Plan-Do-Check-Act (Petzina et al., 2019, S. 710). Es findet im Bereich der Qualität demnach stetig ein Abgleich des Soll-Zustandes mit dem Ist-Zustand satt (Hensen, 2019a, S. 18).
Die Gesundheitsversorgung unterscheidet sich von anderen Bereichen und Dienstleistungen. Jegliche Interventionen sind direkt mit dem Leben und der Lebensqualität des „*Kunden*" verbunden. Es herrscht zudem eine große Asymmetrie der Informationen zwischen dem Arzt als Experten und den Patienten. In der Regel gehören mehrere Maßnahmen zu einer Behandlung und wirken sich entsprechend auf eine mögliche Verbesserung der Lebensumstände aus. Dabei kann das Ergebnis teilweise erst nach mehreren Jahren festgestellt werden. Insgesamt ist das Gesundheitswesen zudem ein sich ständig veränderndes System, weshalb sich die Dienstleister_innen immer wieder verändern und anpassen müssen (Petzina et al., 2019, S. 712–13). Durch die Qualitätsmanagement-Richtlinie des G-BA (Gemeinsamer Bundesausschuss), die alle Versorger der gesetzlich Krankenversicherten betrifft, ergeben sich besondere Bereiche, um die spezielle Situation der Gesundheitsversorgung aus Qualitätsmanagementsicht näher zu erfassen (Gemeinsamer Bundesausschuss, 2015). Mögliche Instrumente zum Erfassen von Qualitätsindikatoren können sein finden sich in Tabelle 3.

Tabelle 3: Messinstrumente im Bereich QM, Quelle: Petzina et al, 2019, S. 713

Checklisten	Teambesprechungen
Fortbildungsmaßnahmen	Beschwerdemanagement
Patientenbefragungen	Mitarbeiterbefragungen
Patienteninformation- und Aufklärung	Risikomanagement
Fehlermeldungssysteme	sicherheitsrelevante QM-Elemente

2.2 QM in der Psychotherapie

Die Psychotherapie zählt mit zu den therapeutischen Behandlungen, die alle zu den personenbezogenen Dienstleistungen der Gesundheitsversorgung gehören (Hensen, 2019a, S. 4). Im stationären Bereich von Qualitätsmanagement in der Psychotherapie werden häufig vorhandene Systeme in den Kliniken genutzt, die entsprechend modifiziert oder rationalisiert werden, damit sie für die Therapie passend anwendbar sind (Piechotta, 2008, S. 44). Der G-BA gibt bestimmte Richtlinien für die Psychotherapie vor (Gemeinsamer Bundesausschuss, 2019). Ebenfalls auf der strukturellen Ebene befinden sich das Psychotherapeuten Gesetz und Weiterbildungsverordnung der Ärztekammern. Diese legen eine Notwendigkeit fest, um den Beruf des Psychotherapeut_in auszuführen. Im § 70

SGB V wird festgehalten, was unter dem Begriff fachliche Qualität zu verstehen ist. Für die Führung einer Praxis sind allgemeine Vorschriften gültig zum Beispiel das Arbeitsschutzgesetz oder Hygienevorschriften (Piechotta, 2008, S. 50). Viele Aspekte aus diesen Vorgaben beinhalten Qualitätsmanagementaspekte. Wie bereits beschrieben, (s. Kapitel 2.1) ist es den niedergelassenen Psychotherapeut_innen freigestellt, welches vorhandene System sie verwenden. Sie können auch eigenständig ein QM-Konzept entwerfen und verwenden.

2.3 QM-Ansätze in der Gestalttherapie nach DVG und EAGT

Ein standardisiertes Verfahren des Qualitätsmanagements existiert in der Gestalttherapie nicht. Gestalttherapie ist wie bereits beschrieben nicht an die gesetzlichen Vorgaben gebunden. Dennoch haben sich vor allem die *Deutschen Vereinigung für Gestalttherapie* (DVG) als auch die *European Association for Gestalt Therapy* (EAGT) in ihren Statuten und selbstausgestalteten Richtlinien diverse Kriterien bezüglich der therapeutischen Behandlung und Ausbildung festgelegt. Für eine Annäherung an Qualitätsmanagementelemente in der Gestalttherapie werden diese Inhalte unter dem Aspekt eines der bisher beschriebenen QM-Konzepte genauer beleuchtet. Als Grundlage werden die Dimensionen nach Donabedian genommen, die sich auch im PDCA-Zyklus wiederfinden: Strukturqualität, Prozessqualität, Ergebnisqualität (s. Kapitel 2.1). Für die DVG und die EAGT werden die erarbeiteten Punkte jeweils den drei Qualitätsdimensionen zugeordnet. Bei einigen Punkten fällt eine genaue Zuordnung schwer, weshalb hier eine Mischform gebildet wird. Auf der offiziellen Internetseite des DVG finden sich einige Dokumente hierfür: Ausführungsbestimmungen, Ethikrichtlinien und Verfahren zum Einreichen einer Beschwerde.

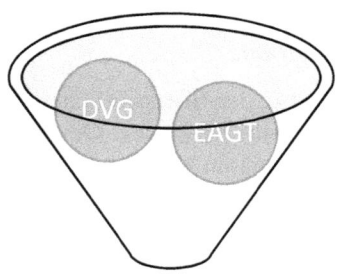

QM-Ansätze in der Gestalttherapie

Abbildung 2: DVG und EAGT analysiert, eigene Darstellung

Strukturqualität: Die Ausführungsbestimmungen beinhalten die Kriterien für eine Aufnahme von Mitgliedern in die DGV und die Ausbildungsrichtlinien. Für Personen gilt eine qualifizierte Ausbildung bzw. Weiterbildung im Bereich Gestalttherapie, Gestaltsupervision oder Gestaltberatung als notwendig. Diese muss an einem anerkannten Institut des DVG erworben werden. Um den Titel *Gestalttherapeut_innen DVG* zu erwerben, bedarf es weiterer Voraussetzungen. Neben einem Studium in einem relevanten Bereich ist ein Mindestumfang an Weiterbildungsstunden notwendig. Insgesamt werden 1450 Stunden veranschlagt, die mit verschiedener Gewichtung in einzelne Komponenten eingeteilt sind:

Tabelle 4: Weiterbildungsinhalte nach DVG, Quelle: DVG, 2017, S. 1

Selbsterfahrungsgruppe
Einzellehrtherapie
Theorie und Praxis (inkl. Psychopathologie)
Supervision
Behandlungspraxis
Theorie- und Praxisseminare bzw. Kongresse
Abschlusskolloquium/Abschlussarbeit

Für die Therapie im Kinder- und Jugendbereich, Gestaltsupervision und Gestaltberatung gelten ähnliche Verbindlichkeiten mit punktuellen Abweichungen.

Die Ausführungsbestimmungen umfassen zudem Mitgliedkriterien für Ausbildungsstätten und Institute. Die vorher angesprochenen Richtlinien sind Bestandteil der Kriterien. Darüber hinaus muss das entsprechende Institut mindestens fünf Jahre bestehen und mindestens einen Ausbildungsgang beinhalten, der einen Abschluss als Gestalttherapeut_in, Gestaltberater_in oder Gestaltsupervisor_in vorsieht. Für die Ausbilder_innen und Lehrtherapeut_innen gelten dieselben Richtlinien (DVG, 2017, S. 1–5).

Rahmenbedingungen werden vor dem Therapiebeginn festgehalten. Das umfasst die Bereiche der finanziellen Vereinbarungen, die Schweigepflicht, Kündigungen und Absagen von Sitzungen. Die Dauer einer Therapie kann recht unterschiedlich ausfallen und soll mit dem Klient_in daher individuell besprochen werden (DVG 2018, S. 2). In der Gestalttherapie kann Körperkontakt mit zu der Behandlung gehören. Hier ist eine Einverständniserklärung des Klient_in notwendig (ebd., S. 1–2).

Im Bereich des Datenschutzes haben sich alle DVG-Mitglieder an die allgemein geltenden gesetzlichen Regelungen zu halten (ebd., S. 3).

Prozess: Es wird von den Mitgliedern der DVG Transparenz und Ehrlichkeit gefordert. Das betrifft u.a. die Ausbildung und die Wirksamkeit der Dienstleistungen. Besonders sensibel ist der Bereich der therapeutischen Beziehung zwischen Klient_in und Therapeut_in. Eine stets professionelle Haltung in der Therapie und der Beziehung ist unabdingbar. Gleichzeitig wird ein bewusster Umgang mit der Bedeutsamkeit der Beziehung in der Therapie vorausgesetzt. Der Abschied wird als besonders wichtiger Teil im Therapieprozess angesehen. Im Idealfall wird das Arbeitsbündnis zwischen Klient_in und Therapeut_in einvernehmlich beendet (ebd., 2018, S. 1–2).

Struktur/Prozess: Die Therapeut_innen werden dazu angehalten ihre Kompetenzen weiterzuentwickeln. Dies erfolgt durch regelmäßige Supervisionen, Fortbildungen und Eigentherapie. Fortbildung und Eigentherapie zählen mit zu den Strukturen. Da die Supervisionen auch parallel zu den aktiven Therapien ablaufen und diese direkt beeinflussen können, kann die Maßnahme auch als Unterstützungsprozess gesehen werden (ebd., S. 1).

Prozess/Ergebnis: Gründe für die Beendigung können entstehen, falls der Therapeut_in an Kompetenz- bzw. Belastungsgrenzen stößt oder eine Weiterführung der Therapie nicht mehr förderlich ist und im ungünstigsten Fall Schaden anrichten könnte. Die beschriebene Prozessveränderung mündet nicht nur in ein Ende der Therapie, sondern kann auch als gewertet Ergebnis (ebd., S. 2).

Struktur/Ergebnis: Bei Beschwerden liegt ein strukturiertes Vorgehen vor. Darin ist ein detailliertes Vorgehen bei der Einreichung einer Beschwerde vorgegeben, ebenso wie der weitere Ablauf des Verfahrens inklusiver möglicher Schichtung. Mögliche Sanktionen und Weisungen sind festgehalten. Generell können Beschwerden sowohl von Mitgliedern als auch von Nicht-Mitgliedern eingereicht werden. Auch hier ist eine direkte Zuordnung schwierig. Die Rahmenbedingungen sind struktureller Natur. Beschwerden an sich können aus Klient_innensicht auch als Zeichen für Verfehlung der Ziele angesehen werden und fallen so in den Bereich der Ergebnisqualität (DVG, 2016, S. 1–3).

Die EAGT hat ein Papier erstellt, in dem die professionellen Kompetenzen und qualitativen Standards von Gestalttherapeut_innen festgehalten sind. Wie bei der DVG werden auch hier die QM-relevanten Inhalte zusammengetragen. Laut EAGT handelt es sich bei dem Arbeitsdokument nicht um eine Richtlinie, sondern, soll als Sammlung von Fähigkeiten, dessen sich ein Gestalttherapeut bewusst sein sollte. Dabei wird nicht der Anspruch erhoben, alle Aspekte immer zu erfüllen, sondern situativ und flexibel im Entwicklungsprozess einer

Therapie diese mit einzubeziehen (Francesetti, Roubal, Van Baalen, Vidakovic, Wimmer, Zeleskov, 2014, S. 2).

Struktur: Die Gestalttherapie beinhaltet keine konkret vorgeplante Strategie, sondern setzt auf eine situative und individuelle Behandlung. Spezifische Ziele und Strategien werden auf Wunsch des Patient_in vereinbart (ebd., S. 14–15). Der Ansatz der Gestalttherapie (s. Kapitel 1.1) dient als Hintergrundwissen und der Therapeut kennt dessen Bestandteile (ebd., S. 5). Für eine Bestimmung von Richtlinien und der Weiterentwicklung ist die Diskussion über Diagnosen und therapeutisches Konzept notwendig und wünschenswert. Die Diagnose wird als Werkzeug für die Arbeit angesehen (ebd., S. 8).

Der Therapeut kennt die medizinischen Hauptsysteme (z.B. ICD der WHO) und ihre Klassifikation. Er_Sie kann sie nutzen und kritisch beleuchten (ebd., S. 9). Vor dem Therapiebeginn ist es für den Therapeut_in wichtig zu bewerten, ob er_sie sich als geeignet ansieht mit dem Patient_in zu arbeiten. Der gewählte Setting-Ansatz z. B. Einzel- oder Familientherapie ist ebenso zu bestimmen (ebd., S. 14). Ethische, Kulturelle und geschlechtliche Unterschiede sind in der Arbeit stets im Hintergrund mit zu beachten (ebd., S. 35–36).

Die Organisation der Arbeit wird mit Unterstützungssystemen z. B. Beachtung der aktuellen Fallzahl, ergänzt. Allgemeine Rahmenbedingungen, Administrationsaufgaben und Verrechnung gehören mit zu den Grundaufgaben eines Therapeut_in (ebd., S. 39). Die Dauer und die Frequenz einer Gestalttherapie werden in der Regel nicht am Anfang festgesetzt. Bei ausdrücklichem Wunsch des Patienten_in oder strukturellen Gegebenheiten wie die Finanzierung durch die Krankenkasse, ist die Terminierung erforderlich. Grundsätzlich wird von einer wöchentlichen Frequenz der Sitzungen ausgegangen. Änderungen sind flexibel zu gestalten (ebd., S. 15).

Eine Zusammenarbeit mit anderen Therapeuten, Medizinern, sozialen Einrichtungen, Arbeitgebern etc. ist wichtig, um den Klienten_in bestmöglich zu unterstützen. Eine Basis an Fachwissen aus anderen therapeutischen Bereichen ist bedeutend. Mögliche Überweisungen zu anderen Bereichen können von dem Therapeuten_in eingeschätzt werden. Die Anwendung des Codes für Ethik und berufliche Praxis (EAGT) gilt ebenfalls als strukturelles Merkmal, insbesondere bei Informationsaustausch, Hilfesuche oder Klärung von Problemen. Es wird nicht ohne Absprache in die Arbeit eines anderen Therapeuten eingegriffen, mögliche Vorteile durch Überweisungen werden abgelehnt. Bei nicht konformen Verhalten von Kolleg_innen soll dies aktiv angesprochen oder weitergeleitet werden (ebd., S. 27–30).

Prozess: Die Beziehungsebene unterscheidet sich von anderen Psychotherapien. Der Kontakt auf der Ich-Du-Ebene ist elementar, der Therapeut unterstützt diesen und hat gleichzeitig die Aufgabe, sie reflektiert zu betrachten. Trotz der persönlichen Gleichheit der beteiligten Personen hat der Therapeut_in die Verantwortung für den Rahmen und den fortlaufenden Prozess. Empathie, Rollenverständnisse oder das Aufrechterhalten vom Kontakt zum Klient_in gehört zu den Fähigkeiten des Therapeut_in, ebenso die Möglichkeit sich reflektiert mit Kolleg_innen oder im Rahmen einer Supervision auszutauschen (ebd., S. 5–7). Bedürfnisse und Ressourcen in der therapeutischen Beziehung werden mit in den laufenden Therapieprozess eingebunden (ebd., S. 12–13). Im Verlaufe der Therapie können Patient_in und Therapeut_in zusammen den bisherigen Verlauf evaluieren und die weitere Gestaltung des Prozesses festlegen (ebd., S. 14–15).

Die gestalttherapeutische Intervention soll mit dem Hintergrundwissen und dem stattfindenden Prozess verbunden sein, damit die Therapie nicht als zusammenhanglose Techniken verstanden wird. Die Achtsamkeit, der Kontakt und das Experimentieren dienen als wichtige Basis der Intervention. Die Kontaktgestaltung findet im Hier-und-Jetzt statt (ebd., S. 17–18). Prävention und Edukation finden aktiv als auch passiv während des Therapieprozesses statt (ebd., S. 43).

Dem Therapeut_in ist der Veränderungsprozess des Patienten* bewusst. In Krisensituationen ist ein unterstützender Umgang mit der Situation inklusiver möglicher Techniken wichtig. Die rechtlichen Möglichkeiten sind dabei zu wahren, um ggf. Informationen zu teilen. Gleiches gilt auch in der Trauma-Arbeit (ebd., S. 21–22). Aufzeichnungen bzw. Dokumentation der Sitzungen erfolgen nach dem gestalttherapeutischen Prinzip: Beschreibung des Prozesses, die eigenen Erfahrungen und Beiträge in der Therapie werden mitberücksichtigt (ebd., S. 39). Der Verlauf wird festhalten und evaluiert. Die genaue Ausgestaltung der Aufzeichnung von Daten ist nicht festgeschrieben (ebd., S. 25–26).

Prozess/Ergebnis: Die bereits angesprochene Diagnose kann als Methode angewandt werden, um den therapeutischen Prozess intrinsisch zu evaluieren. Das bedeutet, dass die Kontaktqualität während der Sitzungen betrachtet wird und mögliche Unstimmigkeiten wahrgenommen werden. Übertragungs- und Gegenübertragungsphänomenen können dadurch miterfasst werden (ebd., S. 9–11). Eine extrinsische Evaluation mit dem Abgleich der jeweiligen Therapiesituationen mit einem Modell oder diagnostischen System ist ebenso vorgesehen (ebd., S. 13–14). Die ständige Evaluation gehört mit zu dem Therapieprozess, gleichzeitig spiegelt es eine Art von Ergebnis wider.

Das Ende einer Therapie ist ein wichtiger Teil des Prozesses. Die erarbeiteten eigenen Konzepte bzw. Selbstfunktionen des Patient_in und die vorhandenen Unterstützungssysteme werden noch einmal bewusst gemacht. Die

Selbstwirksamkeit nach der Therapie steht im Fokus. Trennungserfahrungen können insbesondere auch bei der Beendigung der Therapie auftreten. Auch nicht-erreichte Inhalte bzw. Ziele werden als Teil des Abschlusses besprochen. Eine gemeinsame Reflexion der Veränderungen wird vorgenommen (ebd., S. 23–26). Neben der allgemeinen Theorie ist es zudem möglich die praxisbasierte Evidenz in den Evaluierungsprozess mit einzusetzen (ebd., S. 25–26). Hier zeigt sich ein Zusammenhang vom Prozess hin zu dem Ergebnis der Therapie.

Für die Anwendung von Supervisionen muss der Therapeut_in offen sein. Auch hier ist der Dialog wie in der Therapie wichtig. Supervision ist interpersonell. Fragen, Gedanken und Handlungen werden hinterfragt. Während der Supervision sind die Bedürfnisse als auch die Vereinbarung wichtig und werden thematisiert. Die Therapeut_in begibt sich in die Selbstoffenbarung und ist sich den eigenen Gefühlen bewusst. Der Supervisor_in ist als Partner_in zu sehen, weniger als Expert_in. Der therapeutische Prozess und der Fortschritt werden reflektiert. Eigenes Handeln wird beleuchtet, nicht gesehene Strukturen werden aufgedeckt. Übertragungen und Gegenübertragungen sind zu besprechen (ebd., S. 31–34). Die Supervision dient als Fragment im Laufe des Prozesses und kann ebenso nach einer Therapie erfolgen und bildet entsprechend Ergebnisse ab. In einer Intervision wird nach demselben Prinzip gehandelt. Die Verantwortung für den Intervisionsprozess wird auf beide Seiten übertragen. Die beiden Partner sind gleichwertig (ebd., S. 34–35).

Ergebnis: Die Evaluierung ist in der Psychotherapie von der medizinischen oder statistischen Evaluierung zu differenzieren. Ein Vorschlag zur Evaluation von Psychotherapie besteht darin, ein eher philosophisches Konstrukt zu wählen, indem der Therapeut_in aufgrund seiner_ihrer subjektiven Erfahrungen und Einschätzungen der Therapie diese entsprechend bewerten kann (ebd., S. 25–26). Ferner kann durch eine a posteriori Begutachtung der Arbeit mit den Klienten_innen ein Feedback erstellt werden (ebd., S. 39).

Qualitative und quantitative Methoden sind wichtig zur Belegung der Berechtigung. Forschungen sollten wegen der Diversität von Gestalttherapie multi-methodisch angegangen werden. Für die Gestalttherapie ist die Qualität der Bewusstheit wichtig, ebenso die Qualität der Aufmerksamkeit und die Integrität der Erfahrungen (qualitative prozessorientierte Forschungsmethoden) (ebd., S. 39/40).

3. Methoden

In diesem Abschnitt wird auf die methodische Vorgehensweise eingegangen und die ausgewählte Beispielpraxis vorgestellt.

3.1 Methodisches Vorgehen

Bei der Arbeit handelt es sich um eine qualitative Einzelfallstudie. Zunächst wurde für die Grundlage der Arbeit eine umfangreiche Literaturrecherche durchgeführt. Sowohl Fachliteratur als auch Internetquellen standen zur Verfügung. Ausgangspunkt ist eine generelle Übersicht von QM im Gesundheitswesen. Es wurde versucht, sich spezifischer in den Bereich Therapie vorzuarbeiten. Die im Anschluss aufgearbeiteten recherchierten Richtlinien der DVG und EAGT wurden mit QM-Ansätzen in Verbindung gebracht. Eine Praxis wurde exemplarisch ausgesucht und kontaktiert, um die dort ausgeführten QM-Aspekte zu betrachten. Daraufhin wurde in Anlehnung an die Audit-Checkliste des DEGEMD (Deutsche Gesellschaft für Medizinische Rehabilitation, 2016) als Instrument ein Leitfaden für das Experteninterview erstellt.

Das semi-strukturierte Interview über QM in der ausgewählten Praxis erfolgte am 16.06.2020 um 10:00. Durch die Art des Interviews ist es möglich gewesen strukturierte Antworten auf die Fragen zu erhalten und gleichzeitig war die Möglichkeiten vorhanden, vertiefende Rückfragen zu stellen. Das Interview fand in den Räumlichkeiten des Befragten statt und zur Unterstützung wurde das einstündige Interview aufgezeichnet.

3.2 Vorstellung der Praxis

Die ausgewählte Praxis für Gestalttherapie, Supervision und Fortbildung wird von Frank Köhler geführt. Er ist ausgewiesener Diplom Sozialpädagoge, Gestalttherapeut (DVG), Gestaltsupervisor (DVG), Anti-Aggressions- und Deeskalationstrainer und Heilpraktiker mit Schwerpunkt Pflanzenheilkunde und Homöopathie. Seine eigene Praxis eröffnete er 2014 auf St. Pauli. Zudem ist Herr Köhler stellvertretender Vorsitzender der DVG und u.a. zuständig für den Fachausschuss Qualitätsmanagement. Neben den bereits erwähnten Bereichen werden in der Praxis ebenso Workshops und Coachings angeboten. (Köhler, o.J.)

Leitbild: Herr Köhler arbeitet in seiner Praxis nach dem dialogischen Prinzip der Gestalttherapie. Die Begegnung mit dem Klient_in auf Augenhöhe ist dabei wichtig. Es geht darum, den Menschen in seiner Individualität zu erfassen. In der Arbeit wird die Klienten_in befähigt, damit das Ziel des persönlichen Wachstums verfolgt werden kann. Die Beziehung zwischen dem Therapeut_in und Klient_in findet auf einer Ich-und-Du-Ebene statt und ist nicht zwingend abgegrenzt. Der Prozess findet primär im Hier-und-Jetzt statt. Ethische Grundsätze werden entsprechend berücksichtigt (ExpertenInneninterview Köhler).

Rahmen der Praxis: Herr Köhler teilt sich die Räumlichkeiten seiner Praxis mit einem anderen Therapeuten, im gesamten Wohnhaus haben verschiedene Therapeut_innen ihre Praxen. Er arbeitet ohne weitere Angestellte. Da die Gestalttherapie nicht von den gesetzlichen Krankenkassen anerkannt wird, weshalb der Klient_in das Honorar in der Regel selbst zahlt. Wartezeiten gibt es in der Praxis in der Regel kaum, Herr Köhler begleitet durchschnittlich sieben bis zehn Klient_innen zur selben Zeit. Wie oben bereits erwähnt werden noch andere Leistungen außer der Gestalttherapie angeboten.

Die Gestalttherapie ist auf Langzeit angelegt und kann ungefähr ein bis vier Jahre dauern. Herr Köhler präferiert in seiner Praxis einen zweiwöchigen Rhythmus der Sitzungen, da die Inhalte zum Teil eine Zeit benötigen, um verarbeitet zu werden. Die Frequenz wird grundsätzlich mit dem Klient_in gemeinsam festgelegt. Eine Änderung ist jederzeit möglich zum Beispiel bei akuten Krisen. Eine Therapiesitzung dauert in der Regel eine Stunde, auch hier sind Ausnahmen möglich (ExpertenInneninterview Köhler).

Fallbeispiel bezogen auf die Prozessqualität

Die Therapie beginnt mit einem kostenlosen unverbindlichen Kennenlernen. Falls beide Seite sich eine Zusammenarbeit vorstellen können werden erste Probestunden vereinbart. Damit beginnt die Therapie. Die genauen Inhalte, sowie Frequenz und Dauer der Sitzungen werden vereinbart, dabei sind Änderungen jederzeit möglich. Sobald sich die Therapie dem Ende neigt, wird eine Abschiedssitzung bestimmt. Abschließend besteht für den Klient_in die Möglichkeit, jederzeit erneut Unterstützung bei dem Therapeut_in zu suchen.

(Experten_inneninterview Köhler)

---

4. Ergebnisse

In diesem Abschnitt geht es um die Ansätze, die Herr Köhler in dem geführten Interview genannt hat. Das bereits erwähnte Leitbild und die Rahmenbedingungen wie die Honorierung und der angebotene Leistungsumfang (s. o.) zählen mit dazu.

Gestalttherapie ist kein geschützter Begriff. Es existieren unterschiedliche Ausbildungsmöglichkeiten. Durch den Dachverband DVG ist es möglich die Ausbildung verifizieren zu lassen. Die genauen Bedingungen sind in den

Richtlinien festgehalten (s. Kapitel 2.3). Eine direkte Verifizierung ist auch durch einige Ausbildungsinstitute möglich, die durch die DVG anerkannt sind, zum Beispiel das *Hamburger Institut für Gestaltorientierte Weiterbildung* (HIGW). Die Praxis von Herr Köhler ist entsprechend anerkannt.

Die Abrechnungen oder der Umgang mit Terminabsagen werden im Vorfeld der Therapie abgesprochen und vermittelt. Herr Köhler nimmt eigenverantwortlich an von ihm ausgewählten Fortbildungen teil. Externe Supervisionen und Intervisionen werden regelmäßig wahrgenommen. Mögliche Beschwerden laufen über den DVG (s. Kapitel 2.3 Beschwerdemanagement) geregelt. Auftretende Veränderungen werden entsprechend den Richtlinien angegangen. Dazu gehören die Anpassung an neue Regelungen (z. B. das neue Datenschutzgesetz) oder die Weitervermittlung an einen anderen Behandler (z. B. in Krisen).

Ein gängiges QM-System wie die ISO 9001 wird nicht benutzt. Herr Köhler nennt die Kosten und die entsprechend schwierige Handhabbarkeit in dem Therapiebereich als Grund. Er richtet seine Arbeit nach den Richtlinien des DVG und der EAGT aus. Herr Köhler dokumentiert jede seiner Sitzungen, es gibt einen Behandlungsvertrag und die Schweigepflichtserklärung. Der Therapieprozess ist klar definiert. Eine Abschiedsstunde wird ebenfalls als Qualitätsmerkmal genannt. Die Bedeutung findet sich in den Richtlinien des EAGT wieder.

Die Sicherstellung der Qualität der Behandlung erfolgt direkt über die Rückmeldung im Laufe einer Sitzung. Die Klient_in soll sich grundsätzlich mit der Zeit „besser" fühlen. Eine aktive Befragung zur Zufriedenheit wird als wünschenswert von Herr Köhler benannt. Ein direktes Nachsorgekonzept liegt nicht vor, in der Praxis kehren einige Klient_innen nach der Beendigung der Therapie noch für situative Einzeltermine zurück.

Generell ist Herr Köhler selbst für das Qualitätsmanagement verantwortlich und gesetzlich auch nicht dazu verpflichtet (s. Kapitel 1). Mögliche „Fehler" in der Behandlung werden durch die Dokumentation oder die Supervision/Intervision entdeckt bzw. können dadurch korrigiert werden. Für die Sicherstellung der Einhaltung der gesetzlichen und behördlichen Vorschriften hält sich Herr Köhler an die DVG-Linien. Da er zudem die Heilerlaubnis nach dem Heilpraktiker-Gesetz besitzt, ist er auch diesen Vorschriften gegenüber verpflichtet (Experten_inneninterview Köhler).

Herr Köhler setzt das Konzept der Gestalttherapie in seiner Praxis aktiv um und achtet dabei neben dem theoretischen Hintergrund auch auf die vorhandenen Richtlinien und Merkmale des QM soweit ihm dies möglich erscheint. Er ist sich der Grenzen von QM in dem Therapiebereich bewusst und versucht eine

Balance in seiner Praxis herzustellen. Neuen Ideen und Weiterentwicklungen von QM in der Gestalttherapie steht es offen gegenüber.

5. Herausforderungen

Qualitätsmanagement in der Gestalttherapie erweist sich als ein herausforderndes Thema. Auf Grund der theoretischen und praktischen Auffassung von Gestalttheorie ist es nicht dafür ausgelegt feste Konstrukte, wie QM-Merkmale präzise mit einzubinden. Der Abgleich der gefundenen Konzepte mit einem QM-Modell offenbart die Schwierigkeit, beides mit einander zu verbinden. Die vorhandenen Richtlinien dienen primär einer Orientierung als einer übergeordneten Bewertung. Bisherige wissenschaftliche Möglichkeiten von Messungen und Analysen erscheinen in diesem Bereich als schwer umsetzbar. Durch die nicht Anerkennung der Therapie sind die Vorgaben, die sich allgemein auf die Psychotherapie beziehen nicht bindend. Der Therapeut steht eigenständig in der Verantwortung, eine externe Prüfung ist in der Regel nicht vorgesehen. Somit herrscht kein akuter Handlungsbedarf von außen. Da sich QM-Modelle nicht durchgehend präzise auf den Bereich Gestalttherapie anwenden lassen und teilweise eine kostenintensive Investition notwendig wäre, scheinen weitere Entwicklungen in dem Bereich aktuell nicht absehbar zu sein.

In der Psychotherapie an sich wird den Therapeuten in der Praxis, die Notwendigkeit des QM verpflichtend auferlegt, die Ausgestaltung ist jedoch frei wählbar. Dieser Sachverhalt bietet die Möglichkeit sich unter Umständen eigene Regelungen zu entwickeln allerdings werden dadurch Ressourcen benötigt, die den Therapeuten nicht immer zur Verfügung stehen.

6. Schlussfolgerungen und Handlungsempfehlungen

QM ist im Gesundheitswesen bereits etabliert und wird vielfältig umgesetzt. Es existieren unterschiedliche Ansätze und Modelle. Im Bereich der Psychotherapie ist das Führen eines QM verpflichtend jedoch, ist die konkrete Umsetzung freigestellt.

QM im Sektor Gestalttherapie scheint noch in der Entwicklung zu sein. Die EAGT und die DVG zeigen durch ihre selbst auferlegten Konzepte und Richtlinien einen Weg auf, in dem QM bereits zu finden ist. Die Ausführungsbedingungen der DVG legen den Fokus auf die Ausbildung und die Verifizierung durch diesen. Dem entsprechend wird Verantwortung gegenüber den Klienten und den Therapeuten gezeigt. Inwieweit sich QM weiter etabliert und angepasst werden kann, hängt zum einen von der Rolle des QM in der Psychotherapie ab und zum anderen auch mit der Anerkennung der Gestalttherapie. Es ist empfehlenswert die Thematik Qualitätsmanagement in der Psychotherapie weiter zu erkunden. Eine Variante zur Unterstützung könnte ein speziell auf diesen Bereich abgestimmtes QM-System darstellen. Dadurch könnten einige „Schwachstellen" in den bisherigen Modellen angegangen werden und spezifischer auf den speziellen Bereich eingegangen werden. Dadurch kann auch die Gestalttherapie profitieren. Ebenso denkbar erscheint die Möglichkeit andere QM-Systeme mit der Gestalttherapie abzugleichen, daraus können andere Erkenntnisse gezogen werden. Die Bemühungen um eine Anerkennung der Gestalttherapie wird auch künftig weitergeführt werden. Nicht nur weitere Studien können dabei weiterhelfen, auch das Thema QM kann eine bedeutende Rolle dabei einnehmen.

Literaturverzeichnis

Deutsche Gesellschaft für Beratung (o.J.). *Gute Beratung tut not! – Öffentliche Stellungnahmen der DGfB zur Corona-Pandemie.* https://www.dachverband-beratung.de/corona-hilfe-fuer-freiberufliche-beraterinnen-und-berater/ (Letzter Zugriff: 18.07.2020)

Deutsche Gesellschaft für Medizinische Rehabilitation (2016). *Internes Qualitätsmanagement für ambulante und stationäre Rehabilitationseinrichtungen Auditleitfaden 6.0.* https://www.degemed.de/wp-content/uploads/2016/07/DEGEMED_Auditleitfaden_6_0_fr_einseitigen_Druck.pdf (Letzter Zugriff: 20.07.2020)

Deutsche Psychotherapeuten Vereinigung (o.J.). *QM in der Psychotherapeutischen Praxis.* https://www.deutschepsychotherapeutenvereinigung.de/fachgruppen/niedergelassene/qualitaetsmanagement/ (Letzter Zugriff: 22.07.2020)

Deutsche Vereinigung für Gestalttherapie e.V. (DVG) (o.J.). https://www.dvg-gestalt.de/ (Letzter Zugriff: 20.07.2020)

Deutsche Vereinigung für Gestalttherapie e.V. (DVG) (2016). *Ethik- und Schlichtungskommission der DVG e.V.* https://www.dvg-gestalt.de/wp-content/uploads/2020/04/2018-10-Beschwerdeprozedere-neues-Layout.pdf (Letzter Zugriff: 20.07.2020)

Deutsche Vereinigung für Gestalttherapie e.V. (DVG) (2017). *Ausführungsbestimmungen für die Aufnahme von Mitgliedern der DVG e.V.* https://www.dvg-gestalt.de/wp-content/uploads/2018/10/Ausfuehrungsbestimmungen.pdf (Letzter Zugriff: 20.07.2020)

Deutsche Vereinigung für Gestalttherapie e.V. (DVG) (2018). *Ethische Leitlinien der DVG e.v.* https://www.dvg-gestalt.de/wp-content/uploads/2018/06/DVG-Ethikrichtlinien-2018.pdf (Letzter Zugriff: 20.07.2020)

Doubrawa, E. (2006). Achtsamkeit und Gestalttherapie. *PiD – Psychotherapie im Dialog, 7(3)*, S. 263–266. https://www.thieme-connect.com/products/ejournals/pdf/10.1055/s-2006-940043.pdf (Letzter Zugriff: 11.07.2020)

Esser, G., Heuft, G. (2018). Wissenschaftlichen Beirat Psychotherapie. *Gutachten zur wissenschaftlichen Anerkennung der Humanistischen Psychotherapie.* http://dvg-gestalt.de.www299.your-server.de/wp-content/uploads/2018/01/Gutachten-HPT.pdf (Letzter Zugriff: 15.07.2020)

Francesetti, G., Roubal, J., Van Baalen, D., Vidakovic I., Wimmer B., Zeleskov J. (2014) *Professionelle Kompetenzen und Qualitative Standards: Spezifische Kompetenzen von GestalttherapeutInnen.* http://dvg-gestalt.de.www299.your-server.de/wp-content/uploads/2018/03/PCQS-German-2014.pdf (Letzter Zugriff: 20.07.2020)

Gemeinsamer Bundesausschuss (2015). *Qualitätsmanagement-Richtlinie.* https://www.g-ba.de/richtlinien/87/ (Letzter Zugriff: 15.07.2020)

Gemeinsamer Bundesausschuss (2019). *Psychotherapie-Richtlinie.* https://www.g-ba.de/richtlinien/20/ (Letzter Zugriff: 15.07.2020)

Gestaltpsychotherapie.de (o.J.). *Klienten-Seite.* http://www.gestaltpsychotherapie.de/klienten-seite.htm (Letzter Zugriff: 15.07.2020)

Hamburger Institut für Gestaltorientierte Weiterbildung (o.J.). *Weiterbildung am HIGW.* https://www.higw.de/higw/weiterbildung-am-higw/ (http://www.gestaltpsychotherapie.de/klienten-seite.htm 10.07.2020)

Hartmann-Kottek, L. (2011). Gestalttherapie – heute. *Psychotherapeutenjournal*, 2011(2), S. 157–165. https://www.psychotherapeutenjournal.de/ptk/web.nsf/gfx/A4029332213818D6412579F7002FE44A/$file/ptj_2011-2.pdf (Letzter Zugriff: 11.07.2020)

Hartmann-Kottek, L. (2012). *Gestalttherapie – Lehrbuch.* Berlin: Springer.

Hensen P. (2019a). Qualitätsbegriff im Gesundheitswesen. In: P. Hensen (Hrsg.), Qualitätsmanagement im Gesundheitswesen (pp 3–40). Wiesbaden: Springer Gabler.

Hensen, P. (2019b). Entwicklung und Grundlagen des Qualitätsmanagements. In: P. Hensen (Hrsg.), Qualitätsmanagement im Gesundheitswesen (pp 41–77). Wiesbaden: Springer Gabler.

Hutterer-Krisch, R., Klampfl, P., Stadler, B. (2017). Integrative Gestalttherapie. In: T. Slunecko *Psychotherapie – Eine Einführung.* (pp 202–239) Wien: Facultas.

Käfer, R., Wagner, K.W. (2017). *PQM-Prozessorientiertes Qualitätsmanagement: Leitfaden zur Umsetzung der ISO 9001*. München: Carl Hanser.

Köhler, F. (o.J.). Praxis für Gestalttherapie. https://www.frank-koehler-gestalttherapeut.de/ (Letzter Zugriff: 05.07.2020)

Petzina, R., Wehkamp, K. (2019). Qualitätsmanagement und Qualitätssicherung im Gesundheitswesen. In: R. Haring (eds) *Gesundheitswissenschaften*. (pp 709–723). Berlin, Heidelberg: Springer.

Piechotta, B. (2008). *PsyQM: Qualitätsmanagement für psychotherapeutische Praxen*. Heidelberg: Springer Medizin.

Verzeichnis der Experten_inneninterviews

Experten_inneninterview mit Herr Frank Köhler, Gestalttherapeut in der Praxis für Gestalttherapie, persönlich geführt am 16.06.2020, 10:00 – 11:00 in Hamburg (Interviewleitfaden).

Melis Özbudakci

18 Qualitätsmanagement im Therapiesektor Progressive Muskelentspannung (nach Jacobsen)

Zusammenfassung: Qualitätsmanagement (QM) dient zur Sicherung eines gewissen Qualitätsstandards. Dies sollte und wird in allen Bereichen des Gesundheitssektors durchgeführt. Zur Feststellung eines Qualitätsstandards sollte dieser regelmäßig geprüft und evaluiert werden. Zum Therapiesektor gehört die Psychotherapie und hierzu gehört die Teildisziplin der Progressiven Muskelentspannung (PME) nach Jacobsen.

Ziel: Das Ziel dieser Arbeit ist es, das Qualitätsmanagement im Therapiesektor zu erarbeiten und speziell für das PME das Qualitätsmanagement und ihre Systeme in der Theorie und in der Praxis zu erfassen.

Methoden: Eine ausführliche Literaturrecherche zu den Themen: Qualität, Qualitätsmanagement, Zertifizierungen, die Psychotherapie und PME wurde durchgeführt. Daraufhin wurde ein Experte gesucht der PME in der Praxis durchführt und dieser wurde dann zu seinem QM interviewt.

Ergebnisse: PME ist ein anerkanntes Verfahren zur Stressreduktion und wird seit Jahrzenten in der Psychotherapie angewendet. Außerdem hat PME in vielen Studien ihre Effektivität bewiesen und wird daher unter anderem als Präventionsverfahren bei Migränepatienten empfohlen. Außerdem wird PME von den gesetzlichen Krankenkassen als Präventionsprogramm in Kursformat oder als Online Selbstlernprogramm angeboten. Qualität wird hier durch die Zentrale Prüfstelle oder durch das Praxisinterne QM-System sichergestellt.

Herausforderungen, Schlussfolgerung: PME ist eine Teildisziplin der Psychotherapie. Da innerhalb des Therapiesektors Qualitätsmanagement nicht zu genüge evaluiert und verglichen wird, herrscht hier ein Mangel. Benchmarking sollte im Therapiesektor intensiver, speziell auch für die Teildisziplinen, betrieben werden.

Schlüsselwörter: Qualitätsmanagement, Qualitätsmanagement-Systeme, Progressive-Muskelentspannung, Zertifizierungen, Muskelentspannungstraining

1. Einführung

In der Psychologie gibt es eine Vielzahl von Methoden, die dabei behilflich sind eine erhöhte Erregungsbereitschaft und die Unfähigkeit bei Ängsten, Nervosität und anderen Stresssymptomen abzubauen. Damit werden die

Spannungszustände gelöst und ein neues Gleichgewicht erreicht (Online Lexikon Stangl, 2020).

Eine dieser Methoden ist die Progressive Muskelentspannung (PME). Edmund Jacobson begann 1903 seine Untersuchung und Forschung an der Harvard Universität. Dabei entdeckte er, dass beim Anspannen der Muskeln diese kontrahiert werden. Anspannungen wurden beobachtet, wenn zum Beispiel Angst bei dem Teilnehmenden verspürt wurde und das Gefühl der Angst konnte behoben werden, indem die Muskeln entspannt wurden. Die These seiner Untersuchungen war, dass die Entspannung der physiologische Gegenspieler der Anspannung ist, womit Menschen die verspannt und ängstlich sind behandelt werden können. Die entsprechende Behandlung veröffentlichte Edmund Jacobson im Jahre 1938, worin der Ansatz der Theorie und des Vorgehens technisch beschrieben werden.

Das Ziel von PME ist es, dass durch systematisches Anspannen und Entspannen von verschiedenen Muskelgruppen die beiden entstehenden Gefühle unterschieden werden können. Dabei sollen alle Muskelkontraktionen im Körper gelöst werden, um ein Gefühl der tiefen Entspannung zu erlangen (Bernstein und Borkovec, 2007).

PME gehört in den Bereich der Psychotherapie, wird aber in den verschiedensten Settings angewendet. Bei der Schmerztherapie ist die Progressive Muskelentspannung die häufigste verwendete Maßnahme zur Schmerzreduktion. Seit dem Jahr 2000 wird vom US Headach Consortium PME ausdrücklich für die Therapie bei Migräne empfohlen (Meyer, Keller, Müller, Wöhlbier und Kropp, 2018).

Da PME keine Materialien benötigt und kein hoher Zeitaufwand zum Erlernen notwendig ist, kann PME auch eigenständig erlernt werden. Daher wird sowohl von den Gesetzlichen Krankenkassen als auch von Therapeuten selbst Online Anleitung angeboten, zu dem Hintergrund von PME, wie es angewendet wird und wie die Übungen durchgeführt werden. Zum Beispiel bietet die Techniker Krankenkasse ein Selbstlernprogramm für Ihre Versicherten zum Downloaden an. Es sind außerdem zahlreiche Lehrbücher mit Anleitungen und YouTube Videos von Therapeuten zum eigenständigen Durchführen von PME zu finden.

Im Folgendem wird jedoch die PME als eine Therapieform, welche von einem Therapeuten ausgeführt wird, betrachtet, um das Qualitätsmanagement der Praxen mit diesem Handlungsfeld zu erarbeiten.

2. Methoden

PME wird durchgeführt, indem bestimmte Muskeln für mehrere Sekunden angespannt (ca. fünf Sekunden) und daraufhin für 30 Sekunden entspannt werden. Die Muskeln werden in Muskelgruppen aufgeteilt, die Langversion beinhaltet 16 Muskelgruppen, die nacheinander angespannt und entspannt werden. Die Kurzversion ist eine Zusammenführung der Muskelgruppen, weshalb sie unterschiedlich umfangreich sein kann, zum Beispiel mit sieben oder vier Muskelgruppen. Daher kann die Übungsdauer zwischen fünf bis 25 Minuten liegen (Meyer et al., 2018).

Die PME Übungen fördern die Übermittlung zum parasympathischen Nervensystem, weshalb eine physische und psychische Entspannung erreicht werden kann. So wird eine psychische Entspannung gewährleistet und Muskelverspannungen werden verringert. Ebenfalls erhöht PME die Bewegungstoleranz, Funktionalität und verbessert die Lebensqualität von chronischen kranken Menschen. Vier Komponenten sind beim Durchführen von PME zu beachten: Die Ausführung der Übungen, die Trainingshäufigkeit, das psychosoziale Verhalten und die Bewertung des Outcomes. PME Übungen werden ohne Hilfsmittel durchgeführt und zum Ausführen der Übungen ist nur eine Unterweisung notwendig. Daher ist diese therapeutische Maßnahme kostengünstig und kann in verschiedensten Settings durchgeführt werden (Aksu, Erdogan und Ozgur, 2017).

Trotz all dem ist die Disziplin zum regelmäßigen Üben die Voraussetzung, damit PME effektiv ist. Denn die Konditionierung des Gehirns zur Entspannungsfähigkeit benötigt wiederholtes Training, damit der Impuls der gleiche bleibt. Das heißt, Tiefenentspannung kann dann effektiv erreicht werden, wenn zum Beispiel zehn Wochen lang an sechs Tagen der Woche trainiert wird (Online Lexikon Stangl, 2020).

Die Effektivität von PME Programmen zeigen verschiedenste Studien, dabei variiert zwar die Durchführung der PME, aber hauptsächlich in der Trainingshäufigkeit und in der Zusammensetzung der Muskelgruppen.

In der Studie von Aksu, Erdogan und Ozgur wurde untersucht, ob bei Patient*innen die eine Lungenresektion hatten, die Schlafqualität im Krankenhaus durch PME verbessert werden kann. Dafür wurde am nullten postoperativen Tag damit begonnen Patient*innen, mithilfe eines Therapeuten, für sieben Tage zweimal täglich PME Übungen durchzuführen. Das PME Programm war so konzipiert, dass die Muskelgruppen vom Gesicht, Nacken, Schultern, Armen, Rücken, Bauch, Hüften, Oberschenkeln, Beinen und Füßen für fünf Sekunden angespannt und für 30 Sekunden entspannt werden, daraus ergab sich eine Trainingsdauer von 20 Minuten. Hier wurde nachgewiesen, dass PME die postoperative Genesung unterstützt und als eine nicht-invasive, effektive, bezahlbare und einfach zu implizierende Maßnahme für Krankenhäuser angewendet werden sollte. Speziell zur Schlafqualität wurde allgemein eine schlechte Qualität von Seiten der Patienten*innen erfasst, daher sollten die Faktoren, die für eine schlechte Schlafqualität im Krankenhaus sorgen, ermittelt und verringert werden (Aksu et al., 2017).

Seit dem Jahre 2000 wird PME als Therapie bei Migräne empfohlen und hierzu gab es im Jahr 2018 eine Untersuchung, die die Effektivität untersucht hat. Hierfür muss unterschieden werden zwischen der akuten Behandlung von Migräne mit Medikamenten und der prophylaktischen Migräne Behandlung. PME wird für die prophylaktische Migräne Behandlung angewendet. Hier wurde die Maßnahme so gestaltet, dass ein PME-Kurs mit sechs wöchentlichen Sitzungen stattfand. In der ersten Sitzung wurden die Ziele und Wirksamkeit von PME erläutert, wonach die Einführung in die Langversion mit 16 Muskelgruppen und praktische Übungen den Teilnehmenden beigebracht wurden. In der zweiten Sitzung wurden beide Kurzversionen (sieben und vier Muskelgruppen) gemeinsam durchgeführt. Bei allen Sitzungen wurden Probleme bei der Durchführung und Fragen besprochen, sowie die Hausaufgabe mitgegeben mindestens eine Übung eigenständig durchzuführen. Die Erfahrungen und mögliche Probleme von der Hausaufgabe wurden immer in der darauffolgenden Sitzung besprochen. Die Untersuchung hat belegt das PME in der prophylaktischen Migräne Behandlung nützlich ist und eine kortikalen Wirkmechanismus aufweist. Das heißt, dass die Wirkung von PME nicht rein psychologischer Natur ist, indem die Selbstwirksamkeitserwartung erfüllt wird, sondern dass die Wirkungen auch physiologischer Natur sind (Meyer et al., 2018).

3. Qualitätsmanagement-Ansätze

Der gesetzliche Rahmen gibt seit dem Jahre 1999 vor, dass alle Leistungserbringer des Gesundheitssystems dazu verpflichtet sind Qualitätssicherung in Ihrem Betrieb durchzuführen (Hiller, Bleichhardt und Schindler, 2009). Dies wurde im Jahr 2005 erweitert: Die gesamte ambulante ärztliche und psychotherapeutischen Versorgung, die eine Krankenversicherungszulassung haben, müssen ein praxisinternes Qualitätsmanagementsystem einführen und erhalten (Psychotherapeuten Kammer Berlin, 2020).

Zuerst werden nun die Begrifflichkeiten im Kontext des Qualitätsmanagements erklärt, woraufhin die allgemeinen Richtlinien und Ansätze vom

Qualitätsmanagement im Therapiesektor erläutert werden. Zum Schluss wird der Zertifizierungsablauf im Bezug zu Präventionsprogrammen genauer betrachtet, da PME entweder direkt in der Psychotherapie von Therapeuten oder speziell in Präventionsprogrammen angewendet wird.

3.1 Begriffe des Qualitätsmanagements

Nach Donabedian: „ist Qualität im Gesundheitswesen in der Regel eine Spiegelung der gegenwärtigen Werte und Ziele einer Gesellschaft und des darin eingebetteten Gesundheitssystems". Die Qualität im Gesundheitswesen kann in drei verschiedenen Qualitätsdimensionen definiert werden.

1. Qualitätsdimension: ist die Strukturqualität, hier wird die räumliche, strukturelle und personelle Ausstattung und organisatorische Abläufe überprüft.
2. Qualitätsdimension: ist die Prozessqualität, hier werden die diagnostischen, pflegerischen und therapeutischen Abläufe betrachtet, also alle organisatorischen und logistischen Abläufe, sowie die Implementierung neuer therapeutischer Maßnahmen.
3. Qualitätsdimension: ist die Ergebnisqualität, wofür angemessene Strukturen und gut funktionierende Prozesse integriert sein müssen, damit die aktuellen und zukünftigen Veränderungen des Gesundheitszustandes der Patienten*innen auf die Maßnahmen zurückzuführen sind.

Zur Qualitätsbeurteilung gehören die Komponenten Wirksamkeit, Effektivität, Effizienz, Optimalität, Akzeptanz, Legitimität und Gerechtigkeit. Diese Komponenten können bei der Beurteilung unterschiedlich gewichtet werden.

Allgemein lässt sich sagen, dass die Qualitätssicherung von der Definition der Qualität abhängt und diese wird durch die Perspektive des Akteurs beeinflusst. Die verschiedenen Akteure des Gesundheitssystems haben unterschiedliche Ziele (Bspw.: Leistungserbringer, Kostenträger, Nutzer des Versorgungssystem, etc.) und dies beeinflusst die Definition von Qualität.

Die DIN ISO 9000 von 2005 definiert Qualitätsmanagement, als: „aufeinander abgestimmte Tätigkeiten zum Leiten und Lenken einer Organisation bezüglich Qualität". Zum Qualitätsmanagement dazugehörig sind Qualitätsplanung, Qualitätslenkung, Qualitätssicherung und Qualitätsverbesserung.

Qualitätsmanagementsystem (QM-Systeme) müssen acht Kriterien des Qualitätsmanagements beinhalten, nämlich Kundenorientierung, Führung, Einbeziehung der Person, Prozessorientierter Ansatz, Systemorientierter Managementansatz, ständige Verbesserung, sachbezogener Ansatz zur

Entscheidungsfindung und Lieferantenbeziehung zum gegenseitigen Nutzen (Großimlinghaus, Jansen, Philipp, Laux und Gaebel, 2020).

3.2 Qualitätsmanagement-Systeme im Gesundheitssektor

Allgemein beschrieben sind QM-Systeme eine Liste von Maßnahmen und Regelungen, die den Ablauf von Tätigkeiten beschreiben. Die G-BA gibt hierfür Richtlinien vor, nach § 1 Satz 2 GBA muss der Aufwand des praxisinternen QM-Systems in einem angemessenen Verhältnis zu der personellen und strukturellen Ausstattung stehen. Im § 2 Satz 3 GBA wird das Ziel benannt, dass das QM die Arbeitszufriedenheit der Praxisleitung und -mitarbeiter*innen erhöhen soll. Die Einführung und Weiterentwicklung des praxisinternen QM-Systems, welches unter der Berücksichtigung der Praxisgegebenheit implementiert werden soll, ist unter dem § 6 Abs. 1 GBA geregelt. Nach diesen Richtlinien hat das G-BA eine Liste, worin Punkte benannt werden, welche mit einem QM-System umgesetzt werden sollen. Dafür sollen folgende Kriterien berücksichtigt werden:

1. Integration von aktuellen fachlichen und wissenschaftlichen Standards in den Behandlungsalltag
2. Berücksichtigung der Patienten-Leitlinien bei der Versorgung
3. Beratung von Patienten in der Praxis und Mitwirkung bei Entscheidungen
4. Informieren von Patienten über verschiedene präventive, diagnostische und therapeutische Maßnahmen
5. Strukturierung der Behandlungsabläufe in der Praxis
6. Kommunikation und Zusammenarbeit innerhalb der Praxis
7. Festlegung konkreter Qualitätsziele
8. Systematische Überprüfung der erreichten oder nicht erreichten Ziele
9. Beschreiben von in der Praxis vorkommenden Prozessen und Arbeitsabläufen
10. Durchführung von Patientenbefragungen
11. Regelung des Umgangs mit Beschwerden
12. Festlegung des Umgangs mit Fehlern und Beinahefehlern
13. Versorgung von Notfallpatienten
14. Dokumentation von Behandlungsverläufen und Patientenberatung.

Seit dem 01.01.2006 müssen alle Niedergelassenen ein praxisinternes QM-System integriert haben und dies fortlaufend aktualisieren und korrigieren. Neu Niedergelassene haben fünf Jahre Zeit, um ihr praxisinternes QM-System einzuführen. Dies geschieht in drei Phasen, nämlich der Planungsphase mit zwei Jahren Dauer, der Umsetzungsphase mit ebenfalls zwei Jahren und der Überprüfungs- und endgültigen Implementierungsphase mit einer Dauer von einem Jahr. Praxen können ihr eigenes QM-System entwickeln oder fertig entwickelte QM-Systeme, welche an dem Rahmen der Psychotherapie angepasst sind, integrieren. Eines dieser QM-Systeme ist die DIN EN ISO 9001 vom Jahr 2008 oder das KTQ (Kooperation für Transparenz und Qualität) und auch das das Modell der KBV (Qualität und Entwicklung in Praxen) (Psychotherapeuten Kammer Berlin, 2020).

Das allgemeine Ziel von Qualitätsmanagement ist es, die Qualität sicherzustellen und kontinuierlich zu verbessern. Dies kann nur durch einen systematischen und fortlaufenden Durchlauf eines Regelkreises gewährleistet werden. So ein Regelkreis ist der PDCA-Zyklus, hier steht P für Planung des zu erreichenden Ziels, D für die Durchführung dieser Planung, C (= Check) für die Überprüfung der Zielerreichung und A für Act, wo aus dem Soll-Ist-Zustand Vergleich Verbesserungsmaßnahmen abgeleitet werden sollen (Großimlinghaus et al., 2020).

Aus Fragen wie: Wie ist die Praxis telefonisch für Patienten zu erreichen?, oder: Welche Regelungen existieren für den Fall, dass der Praxisinhaber erkrankt?, können entsprechende Qualitätsmanagement Maßnahmen entwickelt werden. Wichtige Kriterien zum Entwickeln von Qualitätsmanagementmaßnahmen sind außerdem der Versorgungs- und Behandlungsauftrag, die Art des Trägers und das Team (Psychotherapeuten Kammer Berlin, 2020). So wird allgemein Qualitätsmanagement, QM-Systeme und Qualitätssicherung gewährleistet.

Daten, die mithilfe des PDCA-Zyklus und der QM-Systeme gesammelt werden, sollten immer im Bezug zu den Qualitätszielen und -kriterien interpretiert und evaluiert werden. Die Evaluation vom Qualitätsmanagement im Therapiebereich sollte mit keiner Zeitbegrenzung, also kontinuierlich evaluiert werden. Deshalb sollen die Qualitätsprozesse fortlaufend beobachtet und entsprechend gesteuert werden. Die Evaluation sollte nicht nur einmalig stattfinden, sondern in einem Zyklus, dies ist meist einmal jährlich in Form eines Audits, nach den Richtlinien des DIN ISO 9001, der Fall. Hier wird für das abgelaufene Jahr ein Qualitätsbericht und eine Management-Review erstellt, worin die erreichten Qualitätskriterien und mögliche Konsequenzen festgehalten werden. Zuletzt werden, wenn nötig, die Qualitätskriterien angepasst. Die Effektstärken und die Qualität von Therapieleistungen zu messen ist nahezu unmöglich, da Benchmarking im Therapiebereich, also die Therapieleistung und -resultate mit anderen therapeutischen Einrichtungen zu vergleichen. Dazu kommt, dass die eigenen Therapieresultate nicht als gut oder schlecht bewertet werden können, da dies nur mit Vergleichswerten und -daten möglich ist. Denn die Einschätzung der Therapieresultate und entsprechende Entwicklungen am Qualitätsmanagement müssen begründet sein und dies ist nicht gegeben, da das Benchmarking problematisch im Therapiebereich ist (Hiller et al., 2009).

3.3 Qualitätsmanagement Ansatz für PME

Wenn PME nicht direkt in einer Psychotherapie-Praxis oder als Selbstlernprogramm angewendet wird, ist ein weiterer Anwendungsbereich die Prävention. Präventionsprogramme werden von den Gesetzlichen Krankenkassen gestellt. Um als ein solches anerkannt zu sein benötigt es eine Zertifizierung der Zentralen Prüfstelle Prävention. Die Zentrale Prüfstelle Prävention ist eine Kooperationsgemeinschaft der Gesetzlichen Krankenversicherungen zur Zertifizierung von Präventionskursen nach dem § 20 SGB V. Diese Prüfstelle wurde im Jahre 2013 gegründet und hat seither 146.000 Präventionskurse mit dem Qualitätssiegel Deutscher Standard Prävention ausgezeichnet. Der Auftrag der Prüfstelle ist es, einen Leitfaden für Präventionskurse zu erstellen, damit auf dieser Basis die Krankenkassen ihre Bezuschussung genehmigen. Durch die Prüfstelle wird deutschlandweit einheitlich geprüft und die Prüfkriterien einheitlich angewendet. Damit wird auch ein allgemein anerkannter Qualitätsstandard auf Basis des Leitfadens sowie eine fortlaufende Qualitätssicherung gewährleistet, indem die Kurse nur für drei Jahre zertifiziert sind (Zentrale Prüfstelle Prävention, 2018).

Zur Zertifizierung eines Präventionskurses muss ein Kurskonzept vorgelegt werden, worin die Ziele, Inhalte, Methodik und Zielgruppe hervorgehen. Hier kann entweder ein standardisiertes Kurskonzept, welches schon zertifiziert ist, angeboten werden oder es wird ein eigenes Kurskonzept mithilfe von Stundenverlaufsplänen erläutert. Im Stundenverlaufsplan werden die einzelnen Kurseinheiten mit einer Zeitschiene abgebildet, wo die zeitlichen und inhaltlichen Punkte für den Einstieg, Hauptteil und Abschluss des Kurses dargestellt werden. Diese Zeitschiene muss für jede Kurseinheit vorgelegt werden. Wenn der zeitliche Ablauf für die Kurseinheiten immer der Gleiche ist, dann wird das markiert und nur um die jeweiligen Inhalte ergänzt. Im Stundenverlaufsplan müssen die Inhalte der Informationsvermittlung und des Handlungs- und Effektwissen erläutert werden. Für die Methode muss das entsprechende Hintergrundwissen und die gesundheitsförderlichen Wirkungen erklärt werden, indem allgemeine Informationen zu den Inhalten des jeweiligen Handlungsfeldes benannt werden. Zum Beispiel wird der Begriff „Stress" oder die Notwendigkeit von Bewegung erklärt. Außerdem muss das spezifische Hintergrundwissen zur Maßnahme durch Definitionen, Inhaltserklärungen oder der Benennung der Effekte der Maßnahme erläutert werden. Zu dem Kurskonzept werden ebenfalls Teilnehmerunterlagen hinzugefügt.

Neben dem Kurskonzept muss der Kursleiter seine Qualifikationen mit einer staatlich anerkannt Grundqualifikation in dem Handlungsfeld nachweisen. Dies kann ein Studienabschluss oder eine staatlich anerkannte Berufsausbildung sein. Für beide Qualifikationen muss die Abschlussurkunde vorgelegt werden, worin das Fachgebiet oder die Berufsbezeichnung steht. Ebenfalls müssen Zusatzqualifikationen für den speziellen Bereich vom Kursleiter nachgewiesen werden. Die genauen Erläuterungen der Inhalte der Qualifikation werden für die verschiedene Handlungsfelder der Präventionskurse in Präventionsprinzipien erläutert. Im Fall von PME ist es das Handlungsfeld Stressmanagement mit dem Präventionsprinzip Förderung von Entspannung. Hier werden die notwendigen Fachkompetenzen benannt, welche mit 60 Prozent aus der staatlich anerkannt Berufsausbildung oder Studium erworben sein müssen und mit 40 Prozent durch Zusatzqualifikation ergänzt werden. Die Fachkompetenzen sind:

1. Fachwissenschaftliche Kompetenzen, welche Pädagogik und Psychologie sind, die mit 180 Stunden oder sechs ECTS bedeckt sein müssen. Sowie Medizin mit 180 Stunden und sechs ECTS.
2. Fachpraktische Kompetenzen, worin Beratung, Training, Schulung, Selbsterfahrungen und Einweisung in PR/AT fallen, mit 90 Stunden oder drei ECTS bedeckt ist.
3. Fachübergreifende Kompetenzen, sind Grundlagen der Gesundheitsförderung und Prävention mit 30 Stunden oder einem ECTS und frei wählbaren Inhalte, die oben genannt wurden, die mit 150 Stunden oder 5 ECTS bedeckt sind.

Wenn ein bereits zertifiziertes Konzept vorgelegt wird, dann muss ebenfalls eine entsprechende Einweisung in das durchzuführende Programm belegt werden (GKV Spitzenverband, 2019).

4. Fallbeispiel

InTakt Gesundheit ist das Unternehmen von Annette Friedrich, hier bietet sie Coaching, Stressmanagement, Achtsamkeitstraining und Entspannungskurse an. Sie selbst ist Gesundheitsmanagerin B.A., Mental Coach, Fachkraft für betriebliches Gesundheitsmanagement und Entspannungs-, Achtsamkeits- und Stressmanagementtrainerin. Bei InTakt Gesundheit wird PME als ein 8-wöchiger Entspannungskurs angeboten (nach Jacobson), dies ist ein zertifizierter Präventionskurs (InTakt Gesundheit, 2020). Im Folgenden ist das durchgeführte Interview mit Frau Friedrich zu ihrem Qualitätsmanagement und dem PME Programm zu sehen.

Frage 1: „Wie ist das 8 Wochen Präventionsprogramm gestaltet?"

Antwort:
„Insgesamt findet der Kurs achtmal im Zeitraum von 8 Wochen, eine Stunde einmal pro Woche statt. Die Pause von einer Woche zwischen den Kurseinheiten ist ein guter Zeitraum zum Üben. In der nächsten Stunde können dann Probleme und Fragen in der Durchführung mit den Teilnehmenden geklärt werden.

Begonnen wird in der ersten Stunde mit allgemeinen Informationen zur PME, sowie Erläuterungen was Stress ist und weshalb Entspannung wichtig ist. Die Vielfältigkeit und Variationen von PME und das einfache Anwenden in verschiedenen Settings wird den Teilnehmenden nähergebracht.

Als erste praktische Übung wird die sogenannte „Ampel-Übung" durchgeführt. Dafür werden die Muskeln im rechten und linken Unterarm in unterschiedlicher Intensität angespannt und anschließend entspannt. Das Ziel ist es, den eigenen Anspannungsgrad zu finden, also wie viel Anspannung man benötigt, um dies zu spüren und die Entspannung danach wahrzunehmen. Es wird mit der dominanten Seite begonnen, weil dort die Wahrnehmung besser ist.

Bevor die Übung auf der anderen Unterarmseite wiederholt wird, wird sich über die in der Regel deutlich wahrgenommenen Unterschiede zwischen geübtem und ungeübtem Unterarm in der Gruppe ausgetauscht. Dieser Austausch untereinander ist besonders wichtig für Menschen, die wenig Zugang zu eigener Körperwahrnehmung haben und manchmal erst durch die geäußerten Empfindungen der anderen Teilnehmer hierfür mehr sensibilisiert werden.

Am Ende der ersten Stunde wird dann als Hausaufgabe angeregt, dass die Teilnehmenden ihre Körperwahrnehmung in ihrem Alltag üben und lernen, unterschiedliche Muskeln und ihren jeweiligen Anspannungsgrad wahrzunehmen.

In der zweiten Stunde werden die ersten 8 Muskelgruppen von 16 aus der Langversion (30 Minuten) im Liegen eingeübt. Jede Muskelgruppe wird zu Übungszwecken jeweils zweimal hintereinander an- und wieder entspannt. Das Verhältnis zwischen An- und Entspannung soll dabei ungefähr bei 1:3 liegen (ca. 5–8 Sekunden Anspannung, 15–25 Sekunden Entspannung).

Der Fokus liegt auf dem Wahrnehmen der eintretenden Entspannung. Im Anschluss findet ein Austausch in der Gruppe statt.

In der dritten Stunde werden die restlichen Muskelgruppen der Langversion kurz demonstriert und dann die Langversion komplett durchgeführt.

Diese wird in der vierten Stunde noch einmal wiederholt.

Ab da werden in Kursstunde fünf und sechs die Kurzversion mit sieben (10–15 Minuten) und mit vier (5–10 Minuten) Muskelgruppen vermittelt und geübt. Zu Beginn und am Ende jeder Kursstunde findet immer ein Austausch in der Gruppe statt, um Erfahrungen zu teilen und Fragen zu klären.

Die Teilnehmer werden angeregt, mindestens an 6 Tagen/Woche zu üben. Durch die regelmäßige Wiederholung lernt das Gehirn, beginnende Verspannungen im Alltag frühzeitig wahrzunehmen und dann durch Veränderung der Haltung oder die PME entgegensteuern zu können. Die eintretende Entspannung wird meist mit jedem Üben intensiver wahrgenommen, was auch damit zu tun hat, dass unser Gehirn diese Erfahrung abspeichert und so der Zugang immer einfacher wird. Deshalb werden die Teilnehmer*innen auch angeregt, die Intensität der anfänglichen Anspannung allmählich zu reduzieren, bzw. ihren persönlichen notwendigen Anspannungsgrad immer wieder zu überprüfen. Nach 10–12 Wochen regelmäßigen Übens ist es für viele auch möglich, sich die An- und Entspannung nur noch vorzustellen, um Entspannung zu erreichen (Imaginationstechnik).

In der letzten Kursstunde wird eine der drei Versionen nach Wunsch der Teilnehmer wiederholt. Anschließend werden die erreichten positiven Veränderungen gesammelt und als Motivationshilfe für regelmäßiges Üben visualisiert."

Frage 2: „Wurde das Konzept des Präventionsprogrammes selbst gestaltet?"

Antwort:
Die erste Stunde wurde komplett selbst entwickelt, der Aufbau des Kurses richtet sich auch nach einem selbst erstellten Konzept. Der Präventionskurs ist von der Zentralen Prüfstelle Prävention zertifiziert und von der GKV bezuschusst. Dem entsprechend mussten die Richtlinien beachtet und integriert werden in das Konzept.

Frage 3: „Wie haben Sie Ihre Zertifizierung erlangt?"

Antwort:
Mit der Grundqualifikation als Gesundheitsmanagerin und der Zusatzqualifikation, also Weiterbildung für PME. Das Kurskonzept wurde von mir selbst geschrieben, da es damals noch nicht die fertig zertifizierten Konzepte gab. Damit waren die Leitlinien zur Zertifizierung erfüllt.

Frage 4: „Wie stellen sie die erforderlichen Ressourcen bereit, zur Verwirklichung und Aufrechterhaltung des Kurses, für die ständige Verbesserung der Wirksamkeit und zur Erhöhung der Zufriedenheit der Teilnehmenden?"

Antwort:
Die Teilnehmenden werden am Anfang nach ihren Erwartungen und Vorerfahrungen befragt. In der letzten Kursstunden werden die Erwartungen der Teilnehmenden evaluiert, wobei geschaut wird ob die Erwartung erfüllt wurden. Die wahrgenommenen Veränderungen der Teilnehmenden und die Erfahrungen und das Wissen, welches sie mitnehmen, werden in einem Austausch in der Gruppe besprochen und festgehalten. Die Wertschätzung und Motivation der Teilnehmenden muss immer wieder vermittelt werden, dabei ist die Coaching Ausbildung mir auch behilflich. Ein Monat nach dem Kursende werden die Teilnehmenden mit einer E-Mail an die festgehaltenen Erfahrungen und Veränderungen (die gesammelten Erfahrungen) erinnert, daran die Übungen und Fortschritte weiter aufzuarbeiten. Daraufhin wird die Bitte geäußert, bei Zufriedenheit oder auch Unzufriedenheit mit dem Kurs ein Feedback auf der Internetseite zu schreiben.

Frage 5: „Haben Sie Qualitätsziele für Ihr Programm festgelegt?"

Antwort:
Das Ziel ist es, dass die Methode des PME so vermittelt wird, sodass die Teilnehmenden es eigenständig durchführen können und ihre eigene Variante des PME finden, die sie auch umsetzten. Mithilfe der E-Mail werden hier auch Rückmeldungen eingesammelt. Die Programmlänge von 8 Wochen ist behilflich dabei, dass die Teilnehmenden eine Routine entwickeln können, um Langfristige Effekte zu erreichen.

Frage 6: „Gibt es Rückmeldungspflicht an die Krankenkassen oder Überprüfungen?"

Antwort:
Nein gibt es nicht. Es soll eine stichprobenartige Überprüfung geben, ich habe aber diese noch nicht erlebt.

Frage 7: „Wie gestaltet sich sonst noch QM bei Ihnen?"

Antwort: Ein Feedback Fragebogen mit 5–6 Fragen wird in der letzten Kursstunde ausgeteilt und von den Teilnehmenden ausgefüllt, der dann per Hand ausgewertet wird. Die Reflektion der Teilnehmenden ist jedoch das wichtigste Feedback.

5. Herausforderungen

Qualitätsmanagement im Therapiebereich ist in der Literatur nicht zu genüge repräsentiert. Dieses Problem weitet sich auf spezielle Therapiefelder, wie PME, aus. PME gehört zu der Psychotherapie und als Teildisziplin wird diese nur innerhalb der Psychotherapeutischen Arbeit evaluiert. Daher war das Ziel dieser Arbeit, das Qualitätsmanagement von therapeutischen Praxen für PME näher zu betrachten.

Die Literaturrecherche wurde nur Online getätigt, aufgrund der Covid-19 Pandemie. Dabei fiel auf, dass PME eine verbreitete Methode zum Stressmanagement ist und durch das einfache Erlernen der Methode gibt es hierfür sehr viele Selbstlern-Angebote. Zum Beispiel das Buch „Progressive Muskel-Entspannung" von Andrea und Jürgen Naeher-Zeiffer aus dem Jahr 2014. Dies ist ein Buch, welches die PME erklärt und ein Selbstlernprogramm beinhaltet.

Außerdem werden von vielen Krankenkassen Selbstlernprogramme den Versicherten zur Verfügung gestellt und auf Plattformen wie YouTube werden Tutorials zur Durchführung von PME zur Verfügung gestellt. Die Qualität ist gerade beim letzteren anzweifelbar, jedoch verstärkt die Menge an Materialien, die es zur Selbstständigen Durchführung von PME gibt, und die Simplizität von PME den Anreiz, ohne einen Therapeuten diese Methode zu erlernen. Trotz alledem kann kein Qualitätsmanagement bei Selbstlernprogrammen durchgeführt werden. Dafür müsste eine Fall-Kontroll-Studie angelegt und durchgeführt werden.

Innerhalb einer therapeutischen Praxis, wie der von Frau Friedrich, beruht das Qualitätsmanagement auf den Elementaren Grundbausteinen. Hier spricht die Qualifikationen von Frau Friedrich sowie die Zertifizierung von der Zentralen Prüfstelle Prävention für Ihre Qualität. Außerdem evaluiert sie stetig die Erwartungen, Veränderungen und Erfolge Ihrer Teilnehmer*innen und stellt diese dann als Erinnerung den Teilnehmenden zur Verfügung, damit sie ihre neu erlernte Routine beibehalten. Außerdem erlangt Sie, durch das Einholen von Feedback Ihrer Teilnehmenden, eine Rückmeldung über die Qualität Ihres Programmes. Das Ziel von Frau Friedrich ist es, dass die Teilnehmenden diese Methode erlernen, verinnerlichen und auf ihre Art PME im Alltag durchführen. Außerdem erlangt sie Kundenbewertungen, wenn die Teilnehmenden auf der InTakt-Gesundheit Internetseite einen Kommentar schreiben. All diese Punkte sind das kleine QM-System von Frau Friedrich. Welches für eine selbstständige Praxis ohne Mitarbeitende für eine Qualitätssicherung sorgt.

Ein ausgearbeitetes QM-System, wie die ISO 9001, ist in einer Psychotherapeutischen Gemeinschaftspraxis oder ähnlich großen Praxen sinnvoll zu integrieren. Denn hier werden wahrscheinlich viele verschiedene Teildisziplinen der Psychotherapie abgedeckt, wie zum Beispiel PME, Verhaltenstherapie, Musiktherapie, Kunsttherapie, etc. Um hierfür stetig die Qualität der Therapien und der Praxisprozesse zu kontrollieren, evaluieren und zu verbessern ist ein QM-System, wie die ISO 9001, sehr hilfreich. Hier wäre ebenfalls Benchmarking eine hilfreiche Instanz. Dies gestaltet sich allgemein im Therapiebereich als schwierig, da hierfür die Therapieresultate verglichen werden müssten. Dies ist eine der Herausforderung des Therapiesektors: Eine einheitliche Grundlage zu schaffen, auf deren Grundlage Therapieresultate miteinander verglichen werden können. Denn Benchmarking ist eine sehr effektive Methode, um einen Qualitätsstandard für Therapien zu erreichen, weshalb dieses auch im Therapiebereich praktiziert werden sollte.

6. Schlussfolgerungen

In dieser Arbeit wurde Qualitätsmanagement im Therapiebereich betrachtet und die wichtigsten Qualitätsmanagement Ansätze wiedergegeben. Die genaue Betrachtung der Zentralen Prüfstelle Prävention und ihre Richtlinien zur Zertifizierung waren für die Betrachtung von Qualitätsmanagement bei PME hilfreich. Da viele Anbieter von PME diese Zertifizierung erlangt haben, welches ein Qualitätssiegel ist. Problematisch in dieser Arbeit waren die vielen Selbstlernprogramme, die für PME angeboten werden, da es dafür kein Qualitätsmanagement gibt.

Qualitätsmanagement in therapeutischen Praxen sorgt für eine Qualitätssicherung der Prozesse und Resultate, wodurch dann ein Qualitätsstandard erreicht werden kann. Dafür muss innerhalb der Praxen ein QM-System integriert werden, dies ist rechtlich verpflichtend. Trotzdem muss beim QM-System darauf geachtet werden, dass es für den Therapiebereich und für die Therapiefelder, die in der Praxis durchgeführt werden, angepasst ist.

Die Wirksamkeit und Effektivität von PME wird seit Jahrzenten in unterschiedlichsten Studien immer wieder belegt. PME ist eine Methode, die in der Schmerztherapie angewendet wird, zum Beispiel in der Migränetherapie. Da PME in jeglichen Settings durchführbar ist und nur eine Unterweisung benötigt, wird PME in manchen Bereichen angewendet ohne dass es im Qualitätsmanagement mit einbezogen wird, zum Beispiel in Krankenhäusern.

Zusammenfassend ist Qualitätsmanagement im Therapiebereich nicht zu Genüge in der Literatur repräsentiert. Außerdem müssen Teildisziplinen der Therapiebereiche in Bezug auf Qualitätsmanagement genauer differenziert werden, vor allem bei der Psychotherapie, die aus sehr vielen Teildisziplinen besteht. Durch die Möglichkeit, dass PME als Präventionskurs angeboten wird, kann hier eine Qualitätsprüfung und -sicherung durch die Zentrale Prüfstelle Prävention innerhalb ihres Zertifizierungsprozess geschehen. Danach obliegt jedem Kursleiter selbst eigene Qualitätsmanagement Maßnahmen und oder Systeme zu integrieren. Hierfür dient Frau Friedrich mit InTakt-Gesundheit als Fallbeispiel. Sie hat die Grundbausteine vom Qualitätsmanagement in Ihrem Kursprogramm integriert.

Literaturverzeichnis

Aksu, Erdogan und Ozgur (2017). Effects of progressive muscle relaxation training on sleep and quality of life in patients with pulmonary resection. *Sleep and Breathing, 22,* 695–702.

Bernstein und Burkovec (2007). Entspannungstraining: Handbuch der Progressiven Muskelentspannung nach Jacobson. Abrufbar unter: https://books.google.de/books?hl=de&lr=&id=mVi5SG0HeVIC&oi=fnd&pg=PA9&dq=bernstein+und+brokovec+2007&ots=Ha4NXy7vpk&sig=s0cMvYyUVMUJ-8iytKSBf3L66gQ&redir_esc=y#v=onepage&q=bernstein%20und%20brokovec%202007&f=false

GKV Spitzenverband (2019). Kriterien zur Zertifizierung von Kursangeboten in der Individuellen verhaltensbezogenen Prävention nach § 20 Abs. 4 Nr. 1 SGB V. Abrufbar unter: https://www.gkv-spitzenverband.de/media/dokumente/krankenversicherung_1/praevention__selbsthilfe__beratung/praevention/praevention_leitfaden/2019_Leitfaden_Praev_Kriterien_zur_Zertifizierung.pdf

Großimlinghaus, Janssen, Philipp, Laux und Gaebel (2020). Qualitätsmanagement in der Psychiatrie. *Springer Medizin Psychiatrie, Psychosomatik, Psychotherapie.* Abrufbar unter: https://www.springermedizin.de/emedpedia/psychiatrie-psychosomatik-psychotherapie/qualitaetsmanagement-in-der-psychiatrie?epediaDoi=10.1007%2F978-3-642-45028-0_56

Hiller, Bleichhardt und Schindler (2009). Evaluation von Psychotherapien aus der Perspektive von Qualitätssicherung und Qualitätsmanagement. *Zeitschrift für Psychiatrie, Psychologie und Psychotherapie, 57 (1),* 7–22.

InTakt-Gesundheit (2020). Coaching, Stressmanagement und Entspannungskurse. Abrufbar unter: https://www.intakt-gesundheit.de/index.php

Meyer, Keller, Müller, Wöhlbier und Kropp (2018). Progressive Muskelentspannung nach Jacobson bei der Migräneprophylaxe. *Der Schmerz, 32,* 250–258.

Online Lexikon Stangl (2020). Progressive Muskelentspannung. Abrufbar unter: https://lexikon.stangl.eu/737/progressive-muskelentspannung/

Psychotherapeuten Kammer Berlin (2020). Qualitätsmanagement in der Psychotherapie. Abrufbar unter: https://www.psychotherapeutenkammer-berlin.de/qualitaetsmanagement-der-psychotherapie-0

Zentrale Prüfstelle Prävention (2018). Zentrale Prüfstelle Prävention: Eckdaten, Auftrag und Prüfprozess. Abrufbar unter: https://www.zentrale-pruefstelle-praevention.de/admin/

Abbildungsverzeichnis

Theresa Paloma Mera Euler
Qualitätsmanagements im Therapiesektor der Hypnosetherapie

Abbildung 1:	Ethikkodex in der Hypnotherapie (verkürzt) (nach Deutschem Verband für Hypnose e.V., 2018), eigene Darstellung	41
Abbildung 2:	Bausteine zur Sicherstellung der Qualität, eigene Darstellung	43
Abbildung 3:	PDCA-Zyklus, eigene Darstellung	44

Elisa Rongstock
Qualitätsmanagement im Therapiesektor der Tanz- und Kunsttherapie

Abbildung 1:	Kunsttherapeutische Triade (eigene Darstellung)	58

Veronika Esipova
Qualitätsmanagement im Therapiesektor der Musiktherapie

Abbildung 1:	Richtungen der Familientherapie. Eigene Darstellung nach (Steiner et al., 2002, S. 8–12)	102
Abbildung 2:	Ziele eines Qualitätsmanagementsystems nach den Richtlinien des G-Bas. Eigene Darstellung nach (Schulz, 2007, S. 217f)	110
Abbildung 3:	Grundelemente zur Zielerreichung des Qualitätsmanagements nach den Richtlinien des G-BAs. Eigene Darstellung nach (Schulz, 2007, S. 218)	111

Julia Faul
Qualitätsmanagement im Therapiesektor der Paartherapie

Abbildung 1:	PDCA- Zyklus, eigene Darstellung	130
Abbildung 2:	Methoden zur Formulierung von Qualitätszielen, eigene Darstellung nach Hensen, 2016, S. 97f und Hettl, 2013, S. 19f	132
Abbildung 3:	Entstehung wahrgenommener Dienstleistungsqualität, eigene Darstellung nach Bruhn, 2019, S. 38	132

Abbildung 4:	Prozess Beschwerdemanagement, eigene Darstellung nach Bruhn, 2019, S. 379	134
Abbildung 5:	Qualitätsspirale, eigene Darstellung	136
Abbildung 6:	Sitzungsablauf Person A, eigene Darstellung	140

Selina Yasemin Rauterberg
Qualitätsmanagement im Therapiesektor der Selbsthilfe

Abbildung 1:	Übersicht der Akteure in der Selbsthilfe auf Lokaler-, Landes- und Bundesebene, eigene Darstellung nach NAKOS, 2017a, S. 23.	177
Abbildung 2:	Leitfaden zum Aufbau einer Selbsthilfegruppe, eigene Darstellung nach NAKOS, 2017b, S. 5.	180
Abbildung 3:	Qualitätskriterien für die Zusammenarbeit Krankenhäusern und Selbsthilfegruppen, eigene Darstellung nach Trojan, 2017, S. 175.	182
Abbildung 4:	KTQ-Model, eigene Darstellung nach KTQ, 2020a.	182

Janika Niecke
Grundlage des Qualitätsmanagements im Therapiebereich Osteopathie in Deutschland

Abbildung 1:	Osteopathische Behandlung (Pixabay.com, 2017)	222
Abbildung 2:	Einschätzung über die Qualifikation von Osteopath*innen, eigene Darstellung (Quelle: Forsa, im Auftrag des Verbands für Osteopathie Deutschland e.V., 2018)	226
Abbildung 3:	PDCA-Zyklus, eigene Anfertigung (Quelle: Hensen (2016), S. 60 f.)	232
Abbildung 4:	Audittätigkeiten, eigene Darstellung (Quelle: Hensen, 2016, S. 165)	235
Abbildung 5:	Vergleich zwischen den Qualitätskriterien des Gemeinsamen Bundesausschuss und den Qualitätskriterien der zugrundeliegenden Auditierung, eigene Darstellung (Quelle: Gemeinsamer Bundesausschuss, 2016; persönliche Kommunikation am 17. Juli 2020; persönliche Kommunikation am 1. Juni 2020)	240

Abbildungsverzeichnis

Wenke Schoof
Qualitätsmanagement im Therapiesektor der Atemtherapie

Abbildung 1: Behandlungsanlässe Atemtherapie (eigene Darstellung nach Stutz et al., 2006, S. 160–161) 250

Ronja Rohr
Qualitätsmanagement im Therapiesektor der Systemischen Therapie

Abbildung 1: SMART-Prinzip 284
Abbildung 2: PDCA-Zyklus 285
Abbildung 3: Qualitätsmanagementprozesse Praxis K. Puhlmann 291

Vera Heinrichs
Qualitätsmanagement im Therapiesektor der Theatertherapie

Abbildung 1: Erforderliche Kompetenzen der Künstlerischen Therapeut_innen laut Konsenspapier der BAG KT 306
Abbildung 2: Abschlüsse von Theater-/Dramatherapeut_innen in Deutschland. 309

Jonas Fermin Wülfing
Qualitätsmanagement-Ansätze in der Gestalttherapie

Abbildung 1: Qualitätsdimensionen, Quelle: Hensen, 2019a, S. 32, eigene Darstellung 322
Abbildung 2: DVG und EAGT analysiert, eigene Darstellung 324

Tabellenverzeichnis

Theresa Paloma Mera Euler
Qualitätsmanagements im Therapiesektor der Hypnosetherapie

Tabelle 1:	Therapieziel und Prozess (nach Revenstorf, 2012, S. 136), eigene Darstellung	36
Tabelle 2:	Hypnotherapie vs. Hypnocoaching, eigene Darstellung	37

Veronika Esipova
Qualitätsmanagement im Therapiesektor der Musiktherapie

Tabelle 1:	Wirkweise von Musiktherapie bei verschiedenen Erkrankungsbildern (Broocks, A. et al.; 2011; S. 1087–1088 & Bergmann, T./ Schumacher, K.; März 2020 & Deutsche musiktherapeutische Gesellschaft [DMtG]; 2020c & DMtG; 2020d); eigene Darstellung	79
Tabelle 2:	Mindestanforderungen an ein internes Qualitätsmanagement in Krankenhäusern nach der Richtlinie des G-BA (Gemeinsamer Bundesausschuss; 17.12.2015; S. 3–9); eigene Darstellung	90
Tabelle 3:	Bundesgesetz über die berufsmäßige Ausübung der Musiktherapie (Musiktherapiegesetz – MuthG) in Österreich vom 01.07.2009; eigene Darstellung	95

Julia Faul
Qualitätsmanagement im Therapiesektor der Paartherapie

Tabelle 1:	Methodische Ansätze der Paartherapie, eigene Darstellung	128

Janika Niecke
Grundlage des Qualitätsmanagements im Therapiebereich Osteopathie in Deutschland

Tabelle 1:	Techniken osteopathischer Behandlungen, eigene Darstellung (Quelle: Hoefert & Uehleke, 2009, S. 257)	223
Tabelle 2:	Qualitätskriterien nach dem Bund Deutscher Osteopathen e.V., eigene Darstellung (Quelle: Kothe, 2019)	234

Sandra Miriam Schwan
Qualitätsmanagement im Therapiesektor der Chemotherapie

Tabelle 1:	Chemotherapieformen, Aigner, K., Stephens, F. (2016). Krebstherapie, erschienen in: Onkologie Basiswissen. Springerverlag. Eigene Darstellung	264
Tabelle 2:	Auflistung der Pro und Contra Argumente am UKE, eigene Darstellung nach dem Interview und der allgemeinen Homepage des UKE	270
Tabelle 3:	Eigene Darstellung, nach DEGMED (S. 54–55) und Antworten aus dem Interview	272

Ronja Rohr
Qualitätsmanagement im Therapiesektor der Systemischen Therapie

Tabelle 1:	Instrumente des Qualitätsmanagements	284
Tabelle 2:	Qualitätsmanagementmodelle in Praxen	286

Jonas Fermin Wülfing
Qualitätsmanagement-Ansätze in der Gestalttherapie

Tabelle 1:	Arten von Gestalttherapie, Quelle: Hartmann-Kottek, 2012, S. 8	320
Tabelle 2:	Beispielmethoden der Gestalttherapie, Quelle: Hartmann-Kottek, 2012, S. 8	320
Tabelle 3:	Messinstrumente im Bereich QM, Quelle: Petzina et al, 2019, S. 713	323
Tabelle 4:	Weiterbildungsinhalte nach DVG, Quelle: DVG, 2017, S. 1	325

Die Autorinnen und Autoren

Marlene Blecken
Hochschule für Angewandte Wissenschaften Hamburg
Fakultät Life Sciences
Department Gesundheitswissenschaften
Ulmenliet 20
21033 Hamburg
E-Mail: Marlene.blecken@haw-hamburg.de

Veronika Esipova
Hochschule für Angewandte Wissenschaften Hamburg
Fakultät Life Sciences
Department Gesundheitswissenschaften
Ulmenliet 20
21033 Hamburg
E-Mail: Veronika.Esipova@haw-hamburg.de

Theresa Paloma Mera Euler
Hochschule für Angewandte Wissenschaften Hamburg
Fakultät Life Sciences
Department Gesundheitswissenschaften
Ulmenliet 20
21033 Hamburg
E-Mail: Theresa.MeraEuler@haw-hamburg.de

Julia Faul
Hochschule für Angewandte Wissenschaften Hamburg
Fakultät Life Sciences
Department Gesundheitswissenschaften
Ulmenliet 20
21033 Hamburg
E-Mail: julia.faul@haw-hamburg.de

Vera Heinrichs
Hochschule für Angewandte Wissenschaften Hamburg
Fakultät Life Sciences
Department Gesundheitswissenschaften
Ulmenliet 20
D-21033 Hamburg
E-Mail: vera.heinrichs@haw-hamburg.de

Lena Sophie Hirsch
Hochschule für Angewandte Wissenschaften Hamburg
Fakultät Life Sciences
Department Gesundheitswissenschaften
Ulmenliet 20
21033 Hamburg
E-Mail: LenaSophie.Hirsch@haw-hamburg.de

Rebecca Holst
Hochschule für Angewandte Wissenschaften Hamburg
Fakultät Life Sciences
Department Gesundheitswissenschaften
Ulmenliet 20
21033 Hamburg
E-Mail: rebecca.holst@haw-hamburg.de

Walter Leal Filho
Hochschule für Angewandte Wissenschaften Hamburg
Fakultät Life Sciences
Department Gesundheitswissenschaften
Ulmenliet 20
21033 Hamburg
E-Mail: Walter.leal2@haw-hamburg.de

Janika Niecke
Hochschule für Angewandte Wissenschaften Hamburg
Fakultät Life Sciences
Department Gesundheitswissenschaften
Ulmenliet 20, D-21033 Hamburg
E-Mail: janika.niecke@haw-hamburg.de

Melis Özbudakci
Hochschule für Angewandte Wissenschaften Hamburg
Fakultät Life Sciences
Department Gesundheitswissenschaften
Ulmenliet 20
21033 Hamburg

Selina Yasemin Rauterberg
Hochschule für Angewandte Wissenschaften Hamburg
Fakultät Life Sciences
Department Gesundheitswissenschaften
Ulmenliet 20
21033 Hamburg
E-Mail: selina.rauterberg@haw-hamburg.de

Ronja Rohr
Hochschule für Angewandte Wissenschaften Hamburg
Fakultät Life Sciences
Department Gesundheitswissenschaften
Ulmenliet 20
21033 Hamburg
Ronja.Rohr@haw-hamburg.de

Elisa Rongstock
Hochschule für Angewandte Wissenschaften Hamburg
Fakultät Life Sciences
Department Gesundheitswissenschaften
Ulmenliet 20
21033 Hamburg
E-Mail: elisa.rongstock@haw-hamburg.de

Wenke Schoof
Hochschule für Angewandte Wissenschaften Hamburg
Fakultät Life Sciences
Department Gesundheitswissenschaften
Ulmenliet 20
21033 Hamburg
E-Mail: Wenke.Schoof@haw-hamburg.de

Sandra Miriam Schwan
Hochschule für Angewandte Wissenschaften Hamburg
Fakultät Life Sciences
Department Gesundheitswissenschaften
Ulmenliet 20
21033 Hamburg
E-Mail: Sandra.Schwan@haw-hamburg.de

Lisa Merlin Timmermann
Hochschule für angewandte Wissenschaften Hamburg
Fakultät Life Sciences
Department Gesundheitswissenschaften
Ulmenliet 20
21033 Hamburg
E-Mail: lisa.timmermann@haw-hamburg.de

Olivia Wadislohner
Hochschule für Angewandte Wissenschaften Hamburg
Fakultät Life Sciences
Department Gesundheitswissenschaften
Ulmenliet 20
21033 Hamburg
E-Mail: Olivia.wadislohner@haw-hamburg.de

Jonas Fermin Wülfing
Hochschule für angewandte Wissenschaften Hamburg
Fakultät Life Sciences
Department Gesundheitswissenschaften
Ulmenliet 20
21033 Hamburg
E-Mail: jonas.wuelfing@haw-hamburg.de

www.ingramcontent.com/pod-product-compliance
Ingram Content Group UK Ltd.
Pitfield, Milton Keynes, MK11 3LW, UK
UKHW021842210426
5322IPUK00022B/422